Fitness für Dummies - Schummelseite

Zehn Rezepte für ein erfolgreiches Fitnessprogramm

1. **Setzen Sie sich Ziele.**

   Anstatt zu sagen: »Ich möchte endlich was für meine Figur und Gesundheit tun«, sollten Sie realistisch bleiben und sich konkrete Ziele setzen, wie: »Ich werde dreimal pro Woche jeweils 20 Minuten lang spazieren gehen« oder »Ich werde innerhalb der nächsten vier Monate vier Kilo abnehmen.«

2. **Belohnen Sie sich selbst.**

   Kaufen Sie sich die Uhr, die Sie sich schon lange wünschen, wenn Sie die vier Kilo abgenommen haben. Klar, daß es sich hierbei um Bestechung handelt, aber es führt zum Erfolg, solange Sie sich nicht mit einer Schwarzwälder Kirsch belohnen.

3. **Führen Sie Tagebuch.**

   Schreiben Sie jedes Mal in ein Tagebuch, was Sie im einzelnen während des Workouts gemacht haben. So können Sie leicht Ihre Fortschritte nachvollziehen und bleiben motiviert.

4. **Übertreiben Sie nichts.**

   Fangen Sie nicht gleich mit einem dreistündigen Workout an. Dann werden Sie schnell die Lust verlieren, und Sie könnten sich leicht verletzen. Sie sollten immer soviel Spaß bei der Sache haben, daß Sie sich auf das nächste Training freuen.

5. **Suchen Sie sich Partner.**

   Das Training mit einem Freund oder in einer Gruppe ist effektiver, da es immer eine Herausforderung darstellt. Sie werden sich an einem faulen Tag, an dem Sie lieber nur fernsehen würden, auch eher aufrappeln und in ein Studio gehen, wenn Sie sich dort mit jemandem verabredet haben.

6. **Unterziehen Sie sich zuerst einem Fitnesstest.**

   Keine Angst, Sie können nicht durchfallen. Bei diesem Test wird festgestellt, wie fit Sie sind, um anschließend Ihr Fitnessprogramm festzulegen, seien es aerobische Übungen, Krafttraining, Beweglichkeit oder Fettabbau.

7. **Seien Sie darauf gefaßt, daß Sie sich anstrengen müssen.**

   Sie sollten beim Training keine Schmerzen haben, wenn Sie jedoch bisher wenig für Ihren Körper getan haben, werden Sie das auch zu spüren bekommen.

8. **Kaufen Sie die richtige Ausrüstung.**

   Sie müssen nicht gleich Ihre Lebensversicherung kündigen, um sich die richtigen Geräte, die richtige Kleidung oder eine Mitgliedschaft in einem Studio leisten zu können. Aber mit der richtigen Ausrüstung wird Ihnen das Training leichter fallen, und Sie werden mehr Erfolg haben.

9. **Suchen Sie sich ein Vorbild.**

   Es kann Ihre Großmutter sein, die jeden Tag 2 km spazierengeht, oder ein Mitarbeiter, der früher einen Bierbauch vorweisen konnte, jetzt aber an 10-Kilometer-Läufen teilnimmt. Finden Sie eine Person als Vorbild, bei der Sie denken können: »Wenn die das kann, dann kann ich das auch.«

10. **Eignen Sie sich Kenntnisse an.**

    Je mehr Sie über Fitness wissen, um so lieber werden Sie trainieren. Sie können sich aus Zeitschriften, Büchern, dem Fernsehen oder sogar dem Internet Informationen besorgen.

Fitness für Dummies - Schummelseite

Zehn als falsch entlarvte Fitnessmythen

1. **Sie müssen nicht 30 Minuten lang trainieren.**

   Nirgends steht geschrieben – weder in der Verfassung, noch in der Bibel –, dass Sie aerobische Übungen mindestens 30 Minuten lang ausüben müssen, um von ihnen zu profitieren. Wenn es Ihr Ziel ist, etwas für Ihre Gesundheit zu tun, reicht es bereits aus, wenn Sie dreimal täglich jeweils 10 Minuten lang trainieren.

2. **Sie können auch von fettreduzierten Lebensmitteln dick werden.**

   Ein fettreduzierter Schokokeks hat 50 Kalorien, ein normaler hingegen 53. Fettfrei heißt also noch lange nicht kalorienfrei.

3. **Krafttraining wird aus Ihnen keine Amazone oder ein Muskelpaket machen.**

   Praktisch alle Frauen und die meisten Männer können durch Krafttraining keine großen Muskeln bekommen, wenn sie nicht mehrere Stunden am Tag sehr schwere Gewichte heben.

4. **Wenn Sie mit dem Training aufhören, werden sich Ihre Muskeln nicht in Fett umwandeln.**

   Sie werden nur schrumpfen. Fett und Muskeln sind zwei völlig unterschiedliche Gewebearten. Sie können das eine nicht in das andere umwandeln.

5. **Beginnen Sie das Training niemals mit einem Stretching.**

   Stretchen Sie Ihre Muskeln erst, nachdem Sie diese mindestens fünf Minuten lang durch leichte aerobische Übungen aufgewärmt haben. Wenn Sie die Muskeln stretchen, solange sie noch kalt sind, kann das leicht zu Verletzungen führen.

6. **Die besten Trainer sind nicht unbedingt die, die am besten in ihrer Trainingskleidung aussehen.**

   Beurteilen Sie einen Trainer danach, welche Qualifikationen er nachweisen kann. Haben Sie keine Angst, ihn danach zu fragen.

7. **Sie können nicht »gezielt« abnehmen.**

   Anders ausgedrückt, Sie können nicht nur an einem bestimmten Körperteil, etwa an den Oberschenkeln oder am Bauch, abnehmen.

8. **Diese »Schlankheitsgürtel« aus Neopren helfen gar nichts, wenn Sie abnehmen wollen.**

   Bestenfalls verlieren Sie Flüssigkeit, die Ihr Körper aber sofort wieder aufnimmt, wenn Sie etwas trinken. Im schlimmsten Fall jedoch wird der Körper durch das Tragen dieses Produktes gefährlich austrocknen.

9. **Fitnesstraining während einer Schwangerschaft erhöht weder die Gefahr einer Frühgeburt, noch ist es die Ursache für Geburtsfehler.**

   Das Training während einer Schwangerschaft ist für die meisten Frauen völlig ungefährlich – solange sie vernünftig bleiben und keinen Weltrekord im Hürdenlauf aufstellen wollen. Holen Sie jedoch immer die Zustimmung Ihres Arztes ein.

10. **Scharfes Essen wird weder Ihren Stoffwechsel beschleunigen, noch kann es mehr Fett verbrennen.**

    Kein Nahrungsmittel kann die Fettverbrennung erhöhen – auch nicht die lang überschätzte Grapefruit oder diese Getränke aus Aminosäuren, die manche Bodybuilder literweise in sich hineinschütten.

Fitness
für Dummies

Suzanne Schlosberg und Liz Neporent

Fitness für Dummies

Übersetzung aus dem Amerikanischen Reinhardt Christiansen

2., überarbeitete Auflage

WILEY-VCH

WILEY-VCH Verlag GmbH & Co. KGaA

Bibliografische Information Der Deutschen Bibliothek
Die Deutsche Bibliothek verzeichnet diese Publikation
in der Deutschen Nationalbibliografie;
detaillierte bibliografische Daten sind im Internet über
http://dnb.ddb.de abrufbar.

2., überarbeitete Auflage 2006

Printed in Germany

Gedruckt auf säurefreiem Papier

Korrektur Petra Heubach-Erdmann und Jürgen Erdmann, Düsseldorf
Satz Conrad und Lieselotte Neumann, München
Druck und Bindung M.P. Media-Print Informationstechnologie, Paderborn

ISBN-13: 978-3-527-70149-0
ISBN-10: 3-527-70149-4

Die Autorinnen

Suzanne Schlosberg schreibt für mehrere Magazine wie etwa Shape und Health und ist bekannt für ihre humorvolle Betrachtung von Gesundheits- und Fitnessthemen. Sie hat an den Büchern Weight Training For Dummies und Kathy Smith's Fitness Makeover als Co-Autorin mitgearbeitet und zeichnet für The Ultimate Workout Log als Alleinautorin verantwortlich. Suzanne arbeitet außerdem als Journalismus-Dozentin an der Universität von Los Angeles.

Suzanne schreibt häufig über ihre Fitnessabenteuer – von ihrem missglückten Versuch bei den American Gladiators bis hin zu ihrem rekordverdächtigen Sieg beim Great American Sack Race in Nevada, einem alle vier Jahre durchgeführten Wettkampf, bei dem die Teilnehmer mit einem 50-Pfund-Sack Hühnerfutter auf dem Rücken zu einem 5-Meilen-Rennen starten. Suzanne hat außerdem ihre beiden Radtouren quer durch die Vereinigten Staaten beschrieben. Sie macht nie ohne ihre Gewichtheberhandschuhe Ferien und hat sie schon in verschiedenen Studios in Zimbabwe, Marokko, Guam und in Mikronesien gut gebrauchen können.

Suzanne ist in Los Angeles geboren und geht natürlich niemals zu Fuß – selbst den einen Kilometer zum nächsten Starbuck's fährt sie im Geländewagen.

Liz Neporent ist zertifizierte Trainerin und Präsidentin von Plus One Health Management, einer Fitness-Consultingfirma in New York. Sie sorgt dafür, dass die Mitglieder von mehr als einem Dutzend Fitnessclubs in Hotels und Unternehmen im New Yorker Raum zufrieden sind, motiviert bleiben und regelmäßig trainieren.

Liz hat einen Master in Physiologie und Zertifikate des American Council on Exercise, des American College of Sports Medicine, der National Strength and Conditioning Association und der National Academy of Sports Medicine. Sie ist Co-Autorin von Abs of Steel, Buns of Steel: Total Body Workout und Weight Training For Dummies. Auch Fitness Walking For Dummies stammt aus ihrer Feder. Liz schreibt ebenfalls für die Zeitschrift Shape und hat eine regelmäßige Kolumne in der New York Times. Im Fernsehen und im Radio wird sie regelmäßig als Fachfrau für Fitness- und Gesundheitsfragen zu Rate gezogen.

Liz ist eine begeisterte Läuferin und hat an mehr als einem Dutzend Marathons und Ultra-Marathons teilgenommen. Sie liebt das Klettern, Wandern und Krafttraining. Liz lebt mit ihrem Mann Jay Shafran und ihrem Greyhound Zoomer in New York City.

Tere Stouffer Drenth war Profi-Läuferin und schreibt heute über Fitnessthemen. Sie hält sich mit Wandern und Walking fit und stapft im Winter auf Schneeschuhen durch die Wälder. Tere hat Marathon Training für Dummies geschrieben und war als Co-Autorin an Fit Pregnancy For Dummies beteiligt.

Reinhard Christiansen ist gelernter Journalist und übersetzt seit zehn Jahren Bücher aus der Dummies-Reihe. Regelmäßiges Fitnesstraining ist für ihn seit seiner Zeit als aktiver Segler und Ruderer ein wichtiger Bestandteil seines Lebens. Zurzeit bereitet er sich auf den nächsten Hamburg-Marathon vor.

Danksagung

Die Autorinnen bedanken sich beim Fotografen Mitchel Gray und den Models für die Fotos in diesem Buch: Nancy Ngai, Shel Bibbey, Terry Certain, Aja Certain, Annemarie Scarammucia, Melody Fadness, Yvonne Mitchell, Chris Stothard, Stacy Collins, Val Towne, James Jankiewicz, Jay Shafran, Doris Shafran, Melissa Saxon, Patty Buttenheim, Sunshine Hopkins und Jane Scott.

Unser Dank gilt auch unserer Agentin Felicia Eth, weil sie immer am Ball geblieben ist. Von den Wiley-Mitarbeitern danken wir besonders Tracy Boggier, die das Konzept für dieses Buch entwickelt hat, und Elizabeth Kuball, die unser Buch mit Eleganz, Humor und höchster Kompetenz begleitet hat. Weiterhin danken wir Randall Broderdorf, der mit seinen Tipps und Empfehlungen diesem Buch den letzten Schliff gegeben hat.

Von Suzanne:

Ich danke Sarah Bowen Shea, Mary Duffy, Daryn Eller, Daniel Hernandez, Jim Kraft, John Lehr, Wendy Niemi Kremer, Jennifer Schlosberg, Nancy Gottesman und Dana Sullivan für ihre Beiträge.

Mein besonderer Dank gilt meiner Familie – insbesondere meinen Eltern, Großeltern und meiner Schwester – für ihr Verständnis, wenn der Termindruck mich von der einen oder anderen Familienfeier ferngehalten hat. Danke Mom, Dad, Espy, Jen und John!

Ich könnte mir keine bessere Co-Autorin als Liz Neporent vorstellen, eine gute Freundin, eine witzige Person und eine große Expertin in allen Fitnessfragen.

Von Liz:

Vielen Dank an meine Plus One-Partner Jay Shafran, Mike Motta und Bill Horne.

Mein Dank geht an alle Plus One-Mitarbeiter, besonders an Grace De Simone, Holly Byrne, Baze Amiri, Lemont Platt, Bob Welter, Jamie Macdonald und Tom Maraday. Und natürlich bin ich allen Filialmanagern dankbar, dass sie mir den Job so einfach wie möglich gemacht und mir die Zeit gegeben haben, um all meine Nebenprojekte zu verwirklichen: John Buzzerio, Shel Bibbey, Kathleen Troy, Jason Ferrara, Terry Certain, Nancy Ngai, Nancy Belli, Mary Franz, Laura Girodano, Tom McCann und Carrie Wujick.

An meine Eltern, Schwestern, Brüder, Nichten, Neffen und die gesamte Schwägerschaft: Danke für eure Hilfe. Mein Dank geht auch an meine guten Freunde Patty Buttenheim, Gina Allchin, Norman Zinker und Mary Duffy. Ich danke außerdem Frank Tirelli, Lucy McGovern, Pam Di-Pietro und David Wildstein für ihre Hilfe bei der Organisation und beim Korrekturlesen.

Ein besonderer Dank gilt meinem Ehemann, Jay Shafran, der zweifellos der hilfreichste Mensch auf dieser Erde ist. Und vielen Dank auch an meine Co-Autorin Suzanne Schlosberg. Die Arbeit mit ihr hat immer Spaß gemacht.

Cartoons im Überblick

von Rich Tennant

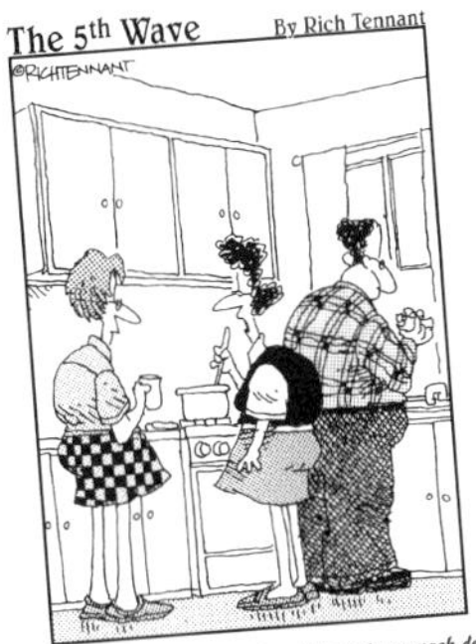

»Ernährungstechnisch gesehen richten wir uns nach der
amtlichen Nahrungsmittelpyramide. Als ich Philip
zum ersten Mal traf, aß er nach der Neandertaler-
Nahungsmittelpyramide. Das war eine ziemlich mysteriöse
Ernährungsgewohnheit, deren Zweck kein Mensch kannte.«

Seite 29

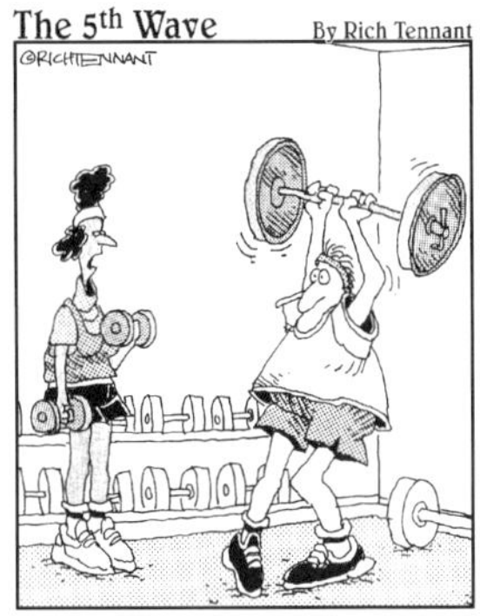

»Tolle Körperhaltung – für einen, der sich die Hose mit der Kneifzange anzieht.«

Seite 59

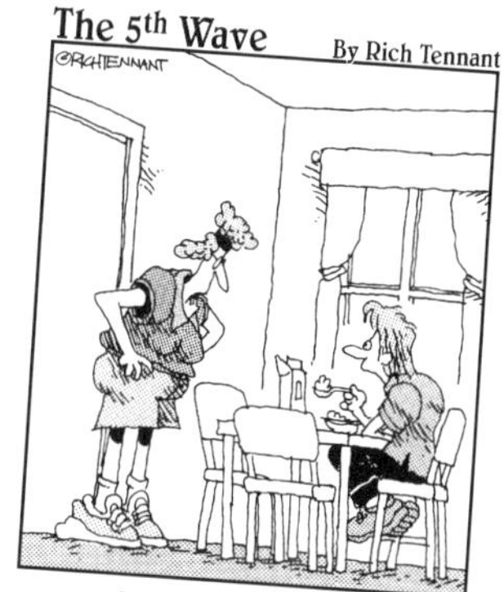

»...und sag nicht immer Bordsteinschwalbe zu mir, bloß weil ich auf der Straße trainiere.«

Seite 103

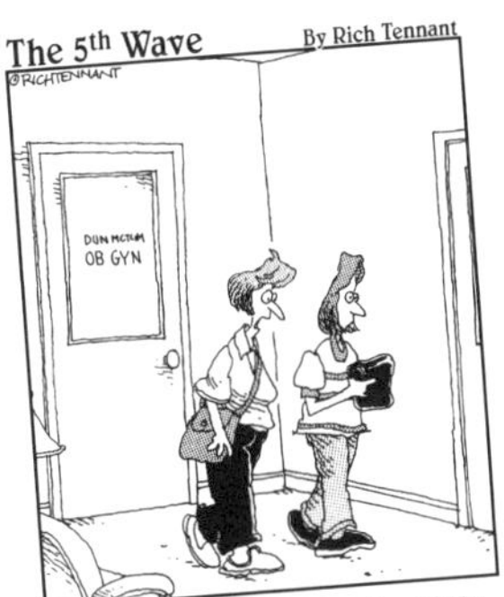

»Ich muss bloß aufpassen, dass ich nicht kurzatmig oder
schwindlig werde, dann macht mir das Training nichts aus.
Hätte ich diese Symptome ein paar Monate früher beachtet,
wäre ich allerdings gar nicht erst schwanger geworden.«

Seite 311

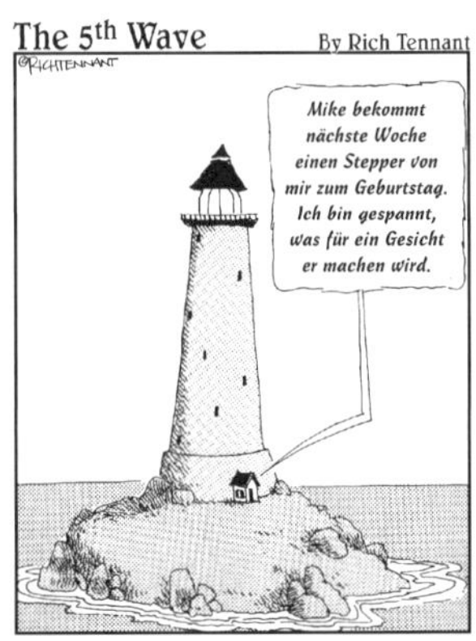

Seite 261

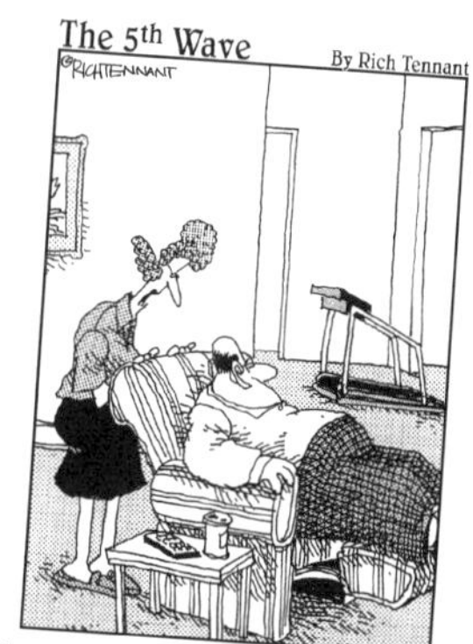

»Also, jeder der sich eine Fernbedienung für sein Laufband wünscht, hat nicht wirklich begriffen, um was es dabei überhaupt geht.«

Seite 337

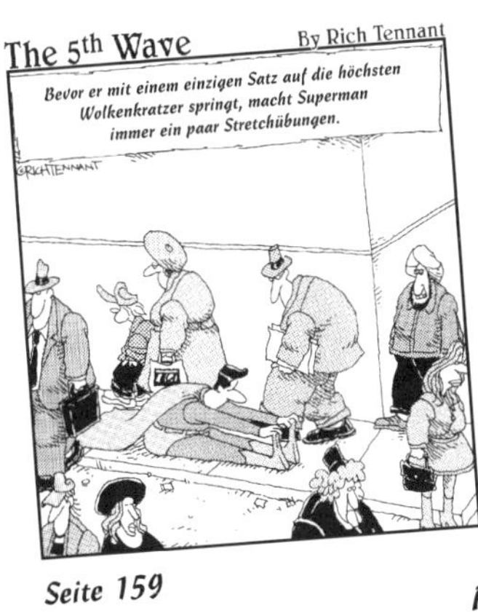

Seite 159

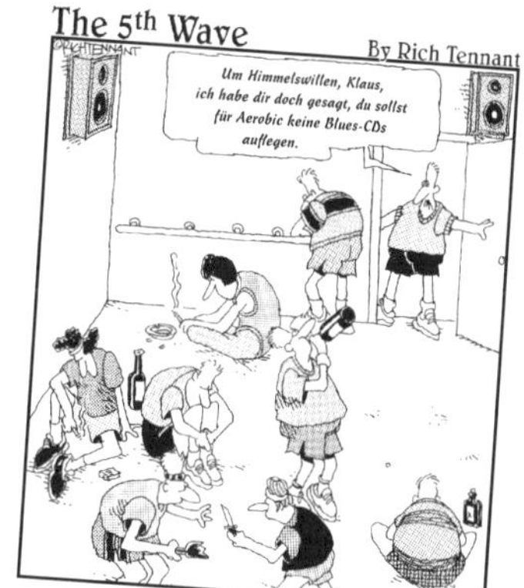

Seite 233

Fax: 001-978-546-7747
Internet: www.the5thwave.com
E-Mail: richtennant@the5thwave.com

Inhaltsverzeichnis

Teil IV Gewichtheben für einen kräftigen Körper 159

Kapitel 9 Warum Sie Gewichte heben sollen 161

Kapitel 10 Ihre Muskeln: kennen und lieben lernen 169

Einführung

Manche Dinge ändern sich einfach nicht, wie zum Beispiel das Wetter in Tahiti oder die regelmäßigen Staus auf unseren Straßen. Fitness gehört nicht zu diesen Dingen. In der Fitnesswelt gibt es fast jeden Tag etwas Neues zu entdecken: neue Geräte, neue Forschungsergebnisse, neue Videos oder neue Websites. Seit der letzten Auflage von *Fitness für Dummies* hat sich sogar so viel verändert, dass wir uns entschlossen haben, das Buch komplett zu überarbeiten, neue Kapitel einzufügen und die alten zu aktualisieren.

Was gibt es nun also Neues in puncto Fitness? Die Fitnessstudios bieten viele neue Kurse wie zum Beispiel Zirkeltraining oder Kickboxen und diverse neue Geräte wie etwa Ellipsentrainer an. Yoga, Pilates und andere Körper-Geist-Workouts sind so beliebt geworden, dass wir ihnen eigene Kapitel gewidmet haben. Und auch die neuen Technologien haben Einzug in die Studios gehalten. Viele Clubs haben in hochmoderne Unterhaltungssysteme investiert, die Ihnen erlauben, beim Training auf dem Laufband fernzusehen.

Natürlich ist auch eine Menge Unsinn erfunden und auf den Markt gebracht worden: Pillen, die angeblich gegen Zellulitis helfen sollen und überflüssige Kalorien verbrennen, oder Geräte, die schlanke Oberschenkel »ohne jede Anstrengung« versprechen. Und natürlich gibt es auch eine Menge Bücher und Websites, die voll falscher Informationen sind. Wir zeigen Ihnen, wie Sie die guten von den schlechten unterscheiden können.

Über dieses Buch

Die 2., erweiterte Auflage von Fitness für Dummies bringt Sie bei den neuesten Entwicklungen auf den letzten Stand, seien sie gut, schlecht oder nur schlicht verrückt. Unsere Hauptaufgabe aber bleibt die gleiche wie in der ersten Auflage: Wir wollen Ihre Fragen beantworten. Vielleicht fragen Sie sich, ob man für das Training am Stepper diplomierter Ingenieur sein muss. Vielleicht wundern Sie sich auch darüber, dass Sie – egal, welche Sportart Sie ausprobieren – letzten Endes immer wieder im Sofa landen.

Wir wollen nicht, dass Sie in der Statistik derjenigen auftauchen, die mit einem Fitnessprogramm beginnen und bereits innerhalb der ersten acht Wochen wieder aufgeben. Immerhin sind das 50 Prozent der Leute. Unsere Absicht ist es, Sie so zu motivieren, dass regelmäßige körperliche Bewegung von nun an zu Ihrem Alltag gehört.

In Fitness für Dummies erfahren Sie, was wirklich wichtig ist:

- ✔ Verbrauchen Sie mehr Fett, wenn Sie langsamer trainieren?
- ✔ Woran erkennen Sie, dass Sie im Fitnessstudio ausgenommen werden?
- ✔ Dürfen Sie alles glauben, was die Werbung verspricht?

- Welche Gewichtübungen sind für Anfänger geeignet?
- Können Sie wirklich in sechs Wochen Ihre Traumfigur erreichen, wie immer wieder in Zeitschriften zu lesen ist?
- Was ist eigentlich Pilates?
- Ist eine kohlenwasserstoffarme Ernährung gut für Sie?

Dieses Buch ist so geschrieben, dass es auch ein Fitnessneuling versteht. Es lohnt sich aber auch für die alten Hasen, die wissen möchten, was es bei Geräten, Trainingstechniken und Fitnesskonzepten an neuen Entwicklungen gibt.

Konventionen in diesem Buch

Wir haben in diesem Buch ein paar Konventionen festgelegt, weil wir wollen, dass Sie es an jeder beliebigen Stelle aufschlagen und sofort anfangen können. Achten Sie besonders auf die beiden folgenden Konventionen:

- Neue Fitnessbegriffe werden zusammen mit einer Definition kursiv gedruckt. Mit diesen Ausdrücken können Sie Ihre Freunde beeindrucken.
- Websites werden in dieser `Schriftart` gesetzt, um sie von dem übrigen Text abzuheben. Setzen Sie sich an Ihren Rechner und probieren Sie sie gleich mal aus.

Die Begriffe Fitnessroutine, Workout, Aktivität und Übungen haben bei uns die gleiche Bedeutung: Wir bezeichnen damit alle Tätigkeiten, mit denen Sie Ihren Puls beschleunigen oder Kraft entwickeln können oder beides zusammen erreichen.

Törichte Annahmen über den Leser

Wir wollen Ihnen, unserem geschätzten Leser, eigentlich nichts unterstellen, gehen aber mal dreisterweise davon aus, dass Sie Ihre Fitness verbessern möchten. Vielleicht sind Sie blutiger Anfänger und fragen sich, wo Sie anfangen sollen oder welche Schuhe Sie tragen sollten. Vielleicht sind Sie aber auch ein langjähriger Fitness-Fan und wollen wissen, wie Sie Ihr Training ein bisschen anspruchsvoller gestalten können. Vielleicht wollen Sie auch nach Jahren der Stubenhockerei endlich wieder ein gesünderes Leben führen.

Welches Motiv Sie auch haben – dieses Buch sagt Ihnen, wie Sie sich je nach individuellem Ziel, Lebensstil und aktuellem Fitnesslevel optimal entscheiden können. Wir geben Ihnen Schritt-für-Schritt-Anleitungen und erklären die Fitnessterminologie, damit Sie wissen, wovon der Verkäufer redet, wenn er Ihnen ein Laufband, ein Ergometer oder eine Clubmitgliedschaft verkaufen will. (Bonus: Die Kenntnis dieser Begriffe ist auch dann ganz praktisch, wenn Sie zufällig auf eine Party mit lauter Fitnesstrainern geraten.) Und wir sagen Ihnen, wann es angebracht ist, den Rat eines persönlichen Trainers oder eines Arztes einzuholen.

Wie dieses Buch aufgebaut ist

Das Buch ist in acht Teile untergliedert, jeder Teil wiederum in mehrere Kapitel. In den Kapiteln wird jeweils ein Thema ausführlich behandelt. Sie können jedes Kapitel für sich lesen und verstehen, ohne das vorhergehende oder nachfolgende kennen zu müssen. Manchmal verweisen wir aber auf andere Kapitel, die ebenfalls Informationen über das betreffende Thema enthalten. Hier eine Zusammenfassung des Inhalts der einzelnen Teile.

Teil I: Raus aus dem Sessel

Hier erhalten Sie die Basisinformationen an die Hand, um mit einem Fitnessprogramm zu beginnen. Zunächst sollten Sie sich einem Fitnesstest unterziehen, sich über den Grund für Ihren Wunsch nach sportlicher Aktivität klar werden und realistische Ziele setzen. Wir zeige Ihnen die Tricks, wie Sie Fitness zu einer Gewohnheit machen können, und erklären die Grundlagen einer gesunden Ernährung, damit Sie nicht auf Modediäten und nutzlose Pillen hereinfallen.

Teil II: Rundum gesund: Gesund Essen und Verletzungen vermeiden

Dieser Teil befasst sich mit den Punkten, mit denen sich eigentlich niemand beschäftigen möchte: Verletzungen, Stretching und richtiges Essen. Es ist zwar ganz wichtig, überhaupt erstmal raus aus dem Sessel zu kommen, aber wenn Sie sich gleich wieder eine Verletzung zuziehen, sind Sie schnell wieder dort angelangt, wo Sie gerade herkommen. Stretching ist nicht besonders angenehm oder aufregend, dafür aber eine der sichersten Methoden, um Ihre Muskeln und Gelenke langfristig gesund zu halten. Und schließlich bieten wir Ihnen wichtige Ernährungstipps, damit Sie angesichts der unterschiedlichen Meinungen, was gesundes Essen bedeutet, nicht die Übersicht verlieren.

Teil III: Workout ist eine Herzensangelegenheit

Dieser Teil beschäftigt sich mit den Ausdauerübungen, die Herz und Lunge kräftigen, eine Menge Kalorien verbrennen, Stress lindern und Ihnen die Energie geben, Ihren Hund bei der Kaninchenjagd nicht aus den Augen zu verlieren. Wir sagen Ihnen, wie lange, wie oft und wie intensiv Sie trainieren müssen, um abzunehmen, länger zu leben oder einen 10.000-Meter-Lauf zu schaffen.

Teil IV: Gewichtheben für einen kräftigen Körper

Hier erklären wir, warum jeder, egal, ob 18 oder 80 Jahre alt, ob Mann oder Frau, Gewichte heben sollte. Wir klären Sie auf, was damit überhaupt gemeint ist und beantworten Fragen wie:

- Worin besteht der Unterschied zwischen Kraftgeräten, Hanteln und Langhanteln?
- Wie viel Kilo soll ich heben?
- Wie viele Übungen soll ich pro Muskelgruppe machen?
- Wo befindet sich der Deltamuskel und was geht mich der eigentlich an?

Wir zeigen Ihnen in dieser Auflage außerdem eine komplettes Gewichts-Workout, das Sie zu Hause oder im Studio versuchen sollten.

Teil V: Ausdauer-Krafttraining: Hier treffen sich Ost und West

Wenn Sie Ausdauer-Workouts mit Krafttraining kombinieren können, haben Sie zwei Fliegen mit einer Klappe geschlagen. Eines der besten Ausdauer-Kraft-Workouts ist das so genannte Zirkeltraining, bei dem Sie auf einem Parcours ständig zwischen Kraft- und Ausdauertraining wechseln. Dieser Teil widmet ein ganzes Kapitel dieser Trainingsvariante. In einem weiteren Kapitel stellen wir Ihnen Yoga, eine der ältesten Fitnessübungen der Welt, mit allen Varianten und Formen vor. Ein weiteres Kapitel beschäftigt sich mit Pilates, einem Ausdauer-Kraft-Workout, das immer beliebter wird.

Teil VI: Auf geht's ins Fitnessstudio

Der Gang in ein Fitnessstudio erfordert Mut, in etwa vergleichbar mit einer Reise in ein fremdes Land, wo Sie keine Menschenseele kennen, die Sprache nicht sprechen, die Gebräuche nicht kennen und sich fühlen, als würde Sie jeder beobachten. Hier erfahren Sie, wie Sie den ersten Besuch in einem Studio hinter sich bringen ohne aufzufallen, wie Sie das richtige Studio für sich auswählen und die erste Aerobicstunde überstehen, wenn Sie das Gefühl haben, zwei linke Füße zu besitzen, die noch dazu zusammengebunden sind. Wir stellen Ihnen außerdem die neuesten Fitnessentwicklungen wie beispielsweise Spinning, Kickboxen oder Boot-Camps vor.

Fitnessstudios sind nicht jedermanns Sache. In diesem Teil zeigen wir Ihnen die optimale Fitnessausrüstung für Ihren Geldbeutel, sagen Ihnen, welche Geräte Sie brauchen, um Ihre Ziele zu erreichen, und welche in Ihr Haus passen. Sie besprechen ein breites Spektrum an Fitnesszubehör, von hypermodernen Laufbändern bis zu Schläuchen und Bändern für fünf Euro. Wir geben außerdem Ihnen Tipps für die Einrichtung Ihres Heim-Studios, damit Sie keine überflüssigen Dinge kaufen.

Teil VII: Fitness für Schwangere, Kinder und Senioren

Sie fragen sich, ob Sie auch während der Schwangerschaft trainieren dürfen? In diesem Teil sagen wir Ihnen, was Sie tun müssen, damit Sie selbst und Ihr Baby gesund bleiben. Wenn Sie wissen wollen, wie Sie Ihre ganze Familie für ein Fitnesstraining begeistern können, sollten

Sie Kapitel 20 aufschlagen. Auch wenn Sie schon im Rentenalter stehen, finden Sie in diesem Teil etwas für Sie. Hier erklären wir, wie Sie gesund und fit 90 Jahre alt werden und diese goldenen Jahre genießen können.

Teil VIII: Der Top-Ten-Teil

Jedes ... *für Dummies*-Buch enthält diesen Teil: Zehn nützliche Hinweise. Hier fassen wir verschiedene Themen, die Sie mitunter auch an anderen Stellen im Buch finden können, in jeweils zehn Punkten (manchmal auch weniger) zusammen. So nennen wir Ihnen in Kapitel 22 die zehn wichtigsten Gründe, um fit zu werden und zu bleiben. In Kapitel sagen wir Ihnen, welche preisgünstigen Anschaffungen sich wirklich lohnen. In Kapitel 24 nennen wir Ihnen die besten Strategien, um motiviert zu bleiben.

Symbole, die in diesem Buch verwendet werden

Wenn Sie dieses Buch lesen, werden Ihnen folgende Icons begegnen. Sie erscheinen immer am Rand und sollen Ihre Aufmerksamkeit auf interessante und nützliche Informationen lenken.

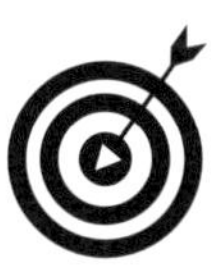

Ein Tipp ist eine Empfehlung, wie Sie beim Training effektiver vorgehen können. Zum Beispiel empfehlen wir Ihnen, ein Journal zu führen. Das Icon taucht auch auf, wenn wir Ihnen Tipps zum Geldsparen geben.

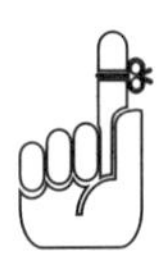

Hier erfahren Sie wichtiges über Dinge, die gut für Ihre Fitness und Gesundheit sind, von Laufbändern über Kleidung bis hin zu Ernährungstipps.

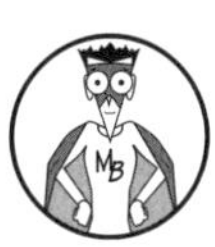

Wenn Sie dieses Zeichen sehen, sind wir wieder einmal dabei, Fitnessmythen zu zerstören. So beschreiben wir in Kapitel 6, dass Schmerzen während oder nach dem Training nicht der Preis für einen gesunden Körper sind und in Kapitel 8, dass Rudern entgegen landläufiger Meinung nicht schlecht für den Rücken ist.

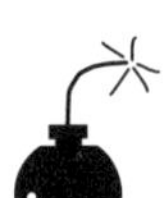

Achten Sie auf Fallen und falsche Versprechungen. Verkäufer und Werbung versprechen uns oft Erfolge, die sich gar nicht einstellen können. Dieses Icon weist aber auch auf Trainingsfehler hin, wie etwa den Sitz am Ergometer nicht richtig auf Ihre Höhe einzustellen.

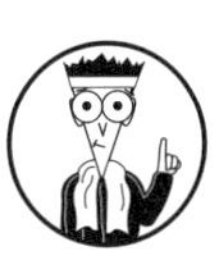

Hier geben wir eigene Erfahrungen oder die von Bekannten weiter. Die Anekdoten können verrückt, Ansporn oder schlichtweg nur hilfreich sein.

Wie es weitergeht

Sie können das Buch auf verschiedene Arten lesen:

- ✔ Wenn Sie einen Crash-Kurs in Fitnessfragen wünschen, lesen Sie das Buch von der ersten bis zur letzten Seite. Sie werden dann wissen, was Sie tun können, um in Form zu kommen. Und sicherlich werden auch einige Themen dabei sein, die neu für Sie sind, beispielsweise die richtigen Verhaltensregeln im Fitnessstudio oder die kritische Beurteilung von Werbeversprechen.
- ✔ Wenn Sie aber gezielt nach Informationen zu einem bestimmten Thema suchen, können Sie direkt die entsprechenden Seiten aufschlagen. Benutzen Sie das Buch als eine Referenz, wenn Sie sich auf unbekanntem Gebiet bewegen.

Teil I

Raus aus dem Sessel

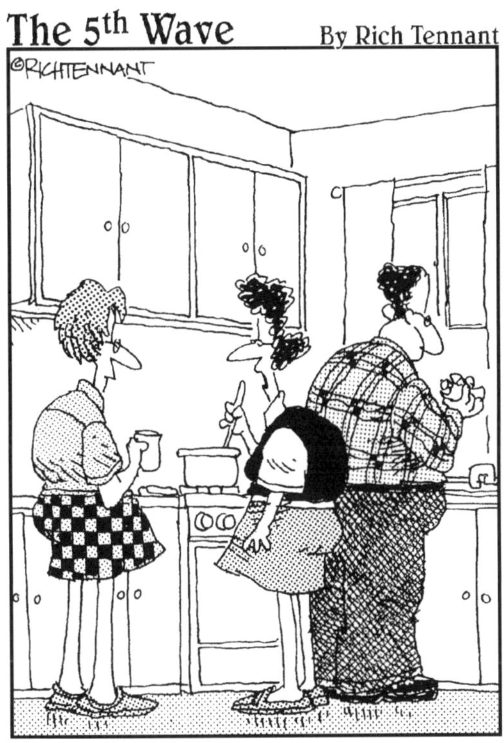

»Ernährungstechnisch gesehen richten wir uns nach der amtlichen Nahrungsmittelpyramide. Als ich Philip zum ersten Mal traf, aß er nach der Neandertaler-Nahungsmittelpyramide. Das war eine ziemlich mysteriöse Ernährungsgewohnheit, deren Zweck kein Mensch kannte.«

In diesem Teil ...

helfen wir Ihnen dabei, Ihren inneren Schweinehund zu besiegen und mit einem Fitnessprogramm zu beginnen – egal, welche Voraussetzungen Sie mitbringen. Kapitel 1 befasst sich mit den Vorbereitungen: Testen Sie, wie fit Sie sind. (Keine Angst, Sie können hier nicht durchfallen.) In Kapitel 2 erklären wir die Spielregeln, die Sie aufstellen und einhalten sollten: Welches Ziel haben Sie vor Augen, verfolgen Sie Ihre Fortschritte genau und entwickeln Sie Strategien, die Bewegung für Sie zur Gewohnheit werden lassen?

Wie fit sind Sie?

1

In diesem Kapitel

- Wie steht's um Ihre Gesundheit?
- Wie hoch sind Ihr Puls und Ihr Blutdruck?
- Wie fit sind Ihr Herz und Ihre Lunge?
- Wie hoch ist der Fettanteil an Ihrem Körpergewicht?
- Wie stark sind Ihre Muskeln?
- Wie beweglich sind Ihre Gelenke?

Eigentlich sind wir gegen Tests, auf die man sich nicht vorbereiten oder bei denen nicht zumindest gemogelt werden kann. Trotzdem sind wir der Ansicht, dass Sie sich einem Gesundheitscheck unterziehen sollten, bevor Sie sich in Form bringen. Aber nur keine Panik! Dieser Test ist keine Führerscheinprüfung: Sie können nicht durchfallen. Sie müssen auch nicht stundenlang Schlange stehen, um endlich an der Reihe zu sein. Ein Gesundheitscheck gibt Ihnen lediglich Auskunft darüber, in welcher körperlichen Verfassung Sie sich befinden.

Immer wieder bekommen wir zu hören: »Ich fühle mich so unförmig. Ich muss abnehmen.« Aber das ist in etwa so, wie im Reisebüro zu sagen: »Ich bin in Europa und möchte nach Afrika reisen.« Ihr Berater muss schon die Einzelheiten kennen: Sind Sie in Rom? Berlin? Moskau? Möchten Sie nach Kairo? Kapstadt? In die Kalahari? Bevor Sie mit einem Trainingsprogramm beginnen, müssen Sie Ihre Ausgangssituation genau kennen. Durch einen *Fitnesstest* erhalten Sie wertvolle Informationen über Ihren Pulsschlag, Ihr Körperfett, Ihre Kraft und Beweglichkeit. Nun sind Sie ausgerüstet mit den notwendigen Daten, um entweder selbst oder mit einem Trainer einen Plan auszuarbeiten, mit dem Sie Ihr Ziel erreichen können. Und wenn Sie angekommen sind, haben Sie schwarz auf weiß den Beweis, wie weit Sie gekommen sind.

In diesem Kapitel erfahren Sie, womit Sie rechnen müssen, wenn Sie sich einem Fitnesstest unterziehen. Gleichzeitig ist es jedoch eine Anleitung, wie Sie als Testperson die Kompetenz Ihres Prüfers bewerten können. Wir erklären auch, wie Sie Ihre Fitness selbst testen können. Sie sollten in diesem Fall aber einige Fragen dennoch mit einem Sportmediziner oder einem Fitnesstrainer besprechen. Tragen Sie die Ergebnisse Ihres Fitnesstests in die Tabelle am Ende dieses Kapitels ein.

Fragen zu Ihrer Gesundheit

Wenn Sie sich in einem Fitness-Studio anmelden, sollten Sie als Erstes – nach dem Ausfüllen der Anmeldeformulare natürlich – einen Fragebogen in die Hand gedrückt bekommen, der Sie nach Ihrer »Krankengeschichte« fragt. Anhand der Fragen soll ein Überblick über Ihren allgemeinen Gesundheitszustand und Ihre Gewohnheiten gewonnen werden. Wie sieht es zum Beispiel mit Ihren Essgewohnheiten und Ihren Freizeitbeschäftigungen aus? Könnten bei Ihnen *kardiovaskuläre Erkrankungen* auftreten, gibt es irgendwelche körperlichen Behinderungen oder sonstige gesundheitliche Einschränkungen, die Sie beim Sport berücksichtigen müssen? Typische Fragen sind etwa: Haben Sie chronische Gelenkerkrankungen wie Arthritis? Wie gut ertragen Sie Stress? Nehmen Sie regelmäßig Medikamente ein?

Wenn Sie kein Mitglied in einem Fitnessstudio sind, sollten Sie anhand folgender Fragen die Möglichkeit prüfen, ob Sie anfällig für Herzerkrankungen sind:

- ✔ Bewegen Sie sich wenig?
- ✔ Hatten Sie schon wiederholt Probleme mit dem Herzen?
- ✔ Sind Sie Diabetiker?
- ✔ Leiden Sie unter Bluthochdruck?
- ✔ Litten Ihre Eltern oder Geschwister bereits im Alter unter 50 an Herzerkrankungen?
- ✔ Rauchen Sie oder haben Sie innerhalb der letzten zwei Jahre damit aufgehört?
- ✔ Haben Sie einen hohen Cholesterinwert, entweder höher als 200 mg/dl oder HDL weniger als 35 mg/dl?

Wenn Sie mindestens eine Frage mit »Ja« beantwortet haben und älter als 35 sind, sollten Sie sich von einem Arzt gründlich untersuchen lassen, bevor Sie sich einem *Fitnesstest* unterziehen. Nur ein Arzt kann entscheiden, ob Sport gefährlich für Sie werden kann. Sollten Sie auf zwei oder mehr Fragen mit »Ja« geantwortet haben, sollten Sie unabhängig vom Alter einen Check-up vornehmen lassen.

Einige Fitnessstudios werden vielleicht darauf bestehen, dass Sie sich von einem Arzt untersuchen lassen, wenn ein Mitarbeiter glaubt, dass Sie gesundheitliche Probleme haben. Betrachten Sie diese Bitte nicht als übertriebene Vorsicht. Im Gegenteil: Es spricht für die Seriosität des Fitnessstudios, wenn Sie nicht nur ein zusätzlicher zahlender Kunde sind. Einige der Studios wollen nämlich vor allem Ihr Geld. Es ist möglich, dass Sie sich gar keinem Fitnesstest unterziehen müssen – außer dem, ob Sie imstande sind, Ihren Namen unter das Aufnahmeformular zu schreiben. Ist das der Fall, sollten Sie auf einem Test bestehen.

Nachdem Sie den Fragebogen ausgefüllt haben, sollte der Prüfer die Antworten mit Ihnen durchgehen und im Zweifelsfall weitere Informationen von Ihnen einholen. Falls Sie Raucher sind, wird er Sie zum Beispiel fragen, wie viel Sie täglich rauchen. Beantworten Sie die Fragen ehrlich und lassen Sie nichts aus. Erzählen Sie nicht, dass Sie jeden Tag zehn Kilometer laufen, wenn Sie, seitdem Sie die Schule verlassen haben, keinen Schritt mehr gelaufen sind – oder wenn Sie den *festen Vorsatz haben,* jeden Tag zu joggen, und es bisher nur noch nicht geschafft haben.

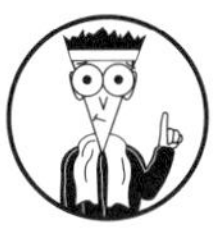

Überlassen Sie es dem Prüfer zu beurteilen, was wichtig ist. Uns sind zwei Männer bekannt, die es unterlassen haben, dem Prüfer zu erzählen, dass jedem von ihnen ein Lungenflügel entfernt wurde, und ein anderer hat irgendwie vergessen zu erwähnen, dass er eine Woche zuvor einen leichten Herzinfarkt hatte. Mensch, so etwas ist doch wichtig!

Den Herzschlag bestimmen

Ihr Herzschlag, den man auch als Puls bezeichnet, zeigt an, wie oft Ihr Herz pro Minute schlägt. Der Fitnesstest sollte auch die Messung Ihres Ruhepulses beinhalten – das bedeutet natürlich, wenn Sie ruhig sitzen oder liegen. Im Idealfall sollte die Anzahl der Schläge zwischen 60 und 90 Schlägen pro Minute liegen. Der Puls kann niedriger sein, wenn Sie sportlich sind oder genetisch vorbelastet; falls Sie jedoch nervös sind oder eben drei Tassen Espresso getrunken haben, kann er auch über der oberen Idealgrenze liegen. Außer Koffein können auch Stress und bestimmte Medikamente Ihren Puls beschleunigen.

Nachdem Sie zwei oder drei Monate lang regelmäßig Sport betrieben haben, wird Ihr Pulsschlag für gewöhnlich fallen. Das heißt, dass Ihr Herz leistungsfähiger geworden ist. Nun ist es vielleicht in der Lage, mit 80 Schlägen pro Minute die gleiche (oder sogar eine größere) Menge Blut zu pumpen, für die es vorher 90 Schläge gebraucht hat.

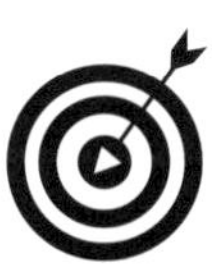

Am einfachsten lässt sich Ihr Puls am Handgelenk messen. Legen Sie Mittel- und Zeigefinger leicht auf das Handgelenk des anderen Arms, und zwar direkt unterhalb der Verlängerung Ihres Daumens, auf die feine blaue Linie Ihrer *Radialarterie,* die durch die Haut schimmert. Legen Sie Ihre Fingerspitzen genau hier drauf. Zählen Sie die Schläge eine Minute lang oder, falls Ihnen das zu langweilig wird, 30 Sekunden und multiplizieren Sie das Ergebnis mit 2. Noch einfacher und schneller geht es mit einem Herzschlagmonitor, der um das Handgelenk gelegt wird. Näheres über dieses nützliche Gerät erfahren Sie in Kapitel 6.

Den Blutdruck messen

Den Blutdruck sollten Sie nicht selbst messen, sondern von einer qualifizierten Person bestimmen lassen. Geräte für den Eigengebrauch sind oft ungenau.

Der *Blutdruck* zeigt an, wie offen Ihre Blutgefäße sind. Niedrige Werte bedeuten, dass Ihr Herz nicht schwer arbeiten muss, um das Blut durch die Blutgefäße zu pumpen. Im Idealfall sollte der Wert bei 120/80 oder darunter liegen. Leicht höhere Werte sind kein Grund, sich Sorgen zu machen (das erhöht nur den Blutdruck). Wenn aber der Blutdruck über 145/95 liegt, bezeichnet man dies als *hypertensiv*, eine phantasievolle Bezeichnung dafür, dass der Blutdruck zu hoch ist. Falls Sie sich dafür interessieren: Den oberen Wert bezeichnet man als *systolischen*, den unteren Wert als *diastolischen* Blutdruck. Sie bestimmen die Leistung des Herzens, wenn es Blut auspumpt oder sich zusammenzieht und auf die nächste Aktion vorbereitet.

Wenn Ihre Blutdruckwerte beim Fitnesstest zu hoch ausfallen, sollten Sie die Messung wiederholen lassen. Es kann viele Gründe dafür geben, wie Krankheit, Koffein, Nervosität oder körperliche Anstrengung, weil Sie zum Test rasen mussten, um nicht zu spät zu kommen. Sollten die Werte jedoch wiederholt zu hoch sein, empfehlen wir Ihnen einen Termin beim Arzt.

Wie fit ist Ihr Herz?

Die meisten guten Fitnessstudios führen einen so genannten *Submax-Test* durch. Dies ist die Abkürzung für *Submaximal-Test*, der im Fitnessjargon für Testwerte steht, die erzielt werden, wenn Sie unterhalb Ihrer maximalen Belastbarkeit trainieren. Diese Testwerte liegen bei 75 bis 85 Prozent Ihrer möglichen Maximalwerte. Ein *Maximal-Test* – bei dem Sie bis an Ihre Grenzen gehen – sollte nur in Anwesenheit eines Arztes durchgeführt werden.

Submax-Tests werden für gewöhnlich in Anwesenheit eines Trainers, Übungsleiters oder Arztes auf einem Ergometer durchgeführt. In einigen Studios bevorzugt man Laufbänder oder Stepper (verlangen Sie ein Laufband, falls Sie ein regelmäßiger Jogger sind, oder ein Ergometer, falls Sie zur Radfahrfraktion gehören – Sie sind bei dem am besten, was Sie regelmäßig tun). Der Test dauert üblicherweise 15 Minuten. Während dieser Zeit steigert sich der Schwierigkeitsgrad kontinuierlich alle drei bis vier Minuten. Gleichzeitig werden Ihre Puls- und Blutdruckwerte aufgezeichnet. Sie sollten sich bei den Tests nicht zu sehr anstrengen müssen. Auf einem Ergometer sollten Sie das Gefühl haben, als würden Sie einen nicht sehr steilen Hügel für ein paar Minuten hochradeln.

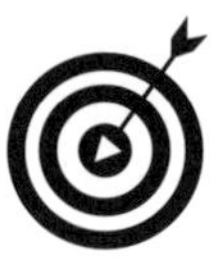

Wir zeigen Ihnen nun, wie Sie selbst testen können, wie fit Sie sind. Alles, was Sie hierfür brauchen, ist eine Uhr mit einem Sekundenzeiger und eine genau abgemessene Strecke (zum Beispiel zwei Kilometer). Wärmen Sie sich zuvor durch langsames Gehen auf (fünf bis zehn Minuten). Begeben Sie sich dann an den Anfang der Teststrecke, schauen Sie auf die Uhr und gehen Sie so schnell Sie können, bis zum Ende der Strecke (Sie sollten hierfür etwa zwölf bis 30 Minuten benötigen). Messen Sie Ihren Puls, kurz bevor Sie am Ziel sind, und notieren Sie sich das Ergebnis. Notieren Sie sich auch die Zeit, die Sie für die zwei Kilometer benötigt haben.

Eine Minute nach dem Gehen messen Sie Ihren Puls wieder (diesen Wert nennt man *Erholungspuls*. Vergleichen Sie das Ergebnis mit dem kurz vor dem Ziel und notieren Sie sich, wie stark der Puls zurückgegangen ist. Wiederholen Sie das Ganze nach zwei Monaten und vergleichen Sie dann, wie viel schneller Sie nun die Strecke zurücklegen können und um wie viel schneller der Puls wieder absinkt. Wenn Ihnen zwei Kilometer für den Anfang zu weit vorkommen, dann gehen Sie einfach weniger. Sie müssen nur sicher sein, dass Sie den Abstand genau kennen und einhalten können.

Machen Sie einen Termin für einen zweiten Fitnesstest nach ungefähr sechs Wochen Training aus. Bereits in den ersten Wochen können sich einschneidende Veränderungen bemerkbar machen; das spornt an weiterzumachen. Danach werden die Veränderungen kontinuierlich, aber langsamer eintreten. Lassen Sie sich alle drei oder sechs Monate erneut testen. Warten Sie nie länger als ein Jahr damit! Sie möchten doch keine Zeit mit einem Trainingsprogramm vergeuden, das nichts bringt.

Wie viel an Ihnen besteht aus Fett?

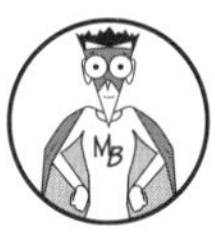

Während des Tests werden – und sollten – Sie gewogen werden. Dieser Wert ist aber nur beschränkt aussagekräftig. Wenn Sie sich auf eine Waage stellen, erfahren Sie Ihr Gewicht, zusammengesetzt aus Knochen, Organen, Blut, Fett, Muskeln und anderem Gewebe. Diese Zahl kann jedoch irreführend sein, denn Muskeln wiegen mehr als Fett.

Vergleichen wir mal zwei Männer, die beide 1,73 Meter groß sind und 86 Kilo wiegen. Einer davon ist ein Bodybuilder, der eine Menge Muskeln mit sich rumschleppt, der andere ein schlaffer Sportmuffel, dessen Wampe über den Hosengürtel hängt. Sogar ein niedriges Gewicht bedeutet nicht automatisch, dass Sie gesund und fit sind. Es kann daher kommen, dass Sie einen leichten Knochenbau und sehr wenig Muskeln haben.

Da das Gewicht allein irreführend sein kann, ist es nützlich, die Zusammensetzung der für das Gewicht zuständigen Anteile zu kennen. Welchen Anteil am Gewicht hat Fett und wie viel machen die anderen Körpergewebe aus? Das Verhältnis der beiden zueinander bestimmt, zu wie viel Prozent Ihr Körper aus Fett besteht, also den *Körperfettanteil* in Prozent.

Der Anteil Ihres Körperfettes ist nicht unbedingt ein Indikator für Ihre Gesundheit. Es stimmt zwar, dass kardiovaskuläre Erkrankungen, Diabetes und einige Krebsarten häufiger bei Übergewichtigen auftreten – bei Männern mit über 20 Prozent, bei Frauen mit über 30 Prozent Körperfett –, mittlerweile glauben jedoch einige Forscher, dass diese Krankheiten keine Folge von Übergewicht, sondern die Folge von Bewegungsmangel und falscher Ernährung sind. Anders ausgedrückt, wenn Sie regelmäßig Sport treiben und vernünftig essen, wird Ihnen das Übergewicht nicht schaden. Über diese Aussage wird natürlich heftig diskutiert, aber Einigkeit scheint darin zu bestehen, dass ein fetter Bauch ein größeres gesundheitliches Risiko darstellt als stämmige Oberschenkel.

Ungeachtet dieser unterschiedlichen Meinungen befürworten wir die Messung Ihres Körperfettes als Bestandteil Ihres Fitnesstests. Die Veränderung des Körperfettes ist bei der Bewertung eines Fitnessprogramms aussagekräftiger als ein verändertes Gewicht. Die Waage zeigt zum Beispiel einen Gewichtsverlust von drei Kilo an. Aber bei der Messung Ihres Körperfettes kann sich herausstellen, dass Sie in Wirklichkeit 4,5 Kilo Fett abgenommen und 1,5 Kilo Muskeln zugelegt haben – und das sieht doch wirklich besser aus.

Der Test bringt natürlich umgekehrt auch zu wenig Körperfett zutage. Vielleicht kann man wirklich nie zu reich sein, aber sicherlich kann man zu dünn sein. Bei Frauen mit sehr wenig Körperfett stellen sich häufig Probleme mit der Periode, Knochenschwund und brüchigen Knochen ein.

Keine Methode zur Messung des Körperfetts ist fehlerfrei. Sogar die besten Methoden sind nicht ganz genau. Mit anderen Worten, bei einer Steuerprüfung können Sie nur hoffen, dass Ihre Buchhaltung genauer war als die Ergebnisse bei der Bestimmung Ihres Körperfettes. Eine Methode zeigt möglicherweise 24, eine andere 29 Prozent an. Die Ergebnisse können sogar bei der Verwendung des *gleichen* Testverfahrens äußerst unterschiedlich sein, abhängig von der Erfahrung des Prüfers und dem Zustand des Testgerätes.

Es gibt nur eine sichere Möglichkeit, um Ihr Körperfett akkurat zu bestimmen: Sie müssten sich selbst verbrennen und den Kohlenstoffgehalt Ihrer Asche bestimmen. Da sich jedoch die wenigsten für diese Methode begeistern können, wurden verschiedene andere entwickelt. Die bekanntesten Methoden werden nachfolgend im Einzelnen beschrieben.

Zwick mich

Der am häufigsten verwendete Test zur Bestimmung des Körperfettes wird mit einer *Fettzange* durchgeführt. Das Gerät ähnelt einem Betäubungsgewehr mit aufgesetzten Salatzangen (siehe Abbildung 1.1). Wenn der Prüfer den Abzug drückt, krallen sich die Zangen an Ihrer Haut fest und ziehen sie samt Fett von Ihren Muskeln und Knochen weg. (Sie fühlen einen leichten Schmerz, vergleichbar dem Gefühl, wenn Ihre Großtante Sie bei einem Besuch zur Begrüßung in die Backe zwickt.) Ein Messgerät an der Zange zeigt die Dicke dieses Fettstückes an. Im Normalfall werden drei bis sieben unterschiedliche Körperteile auf diese Weise gemessen, wie etwa Bauch, Oberarm, Schenkel, Hüften und die Rückseite Ihrer Schulter. Die Ergebnisse der Messungen werden aufgezeichnet und daraus der prozentuale Anteil des Fettes am Gesamtgewicht ermittelt. Die Messungen sollten sicherheitshalber an den gleichen Stellen zwei- bis dreimal wiederholt werden.

Leider können bei diesem Test viele Fehler auftreten. Der Prüfer wählt nicht die richtige Stelle oder zieht nicht das gesamte Fett vom Knochen weg. Oder er zieht zu fest und reißt versehentlich an Ihren Muskeln.

Experten stufen diesen Test mit vier Fehlerpunkten ein, das heißt, dass Ihr Körperfett vier Prozentpunkte vom tatsächlichen Wert nach oben oder unten abweichen kann. Bitte hängen Sie sich nicht an diesen Zahlen auf! Freuen Sie sich stattdessen über die Veränderungen, die beim nächsten Test festgestellt werden. Um Fehler zu vermeiden, bleiben Sie einem Prüfer treu und lassen Sie sich vor Ihrem Workout messen. Während des Trainings wird Ihre Haut zur Kühlung besser durchblutet. Das kann zu einer Schwellung führen und der Test macht Sie fetter, als Sie sind.

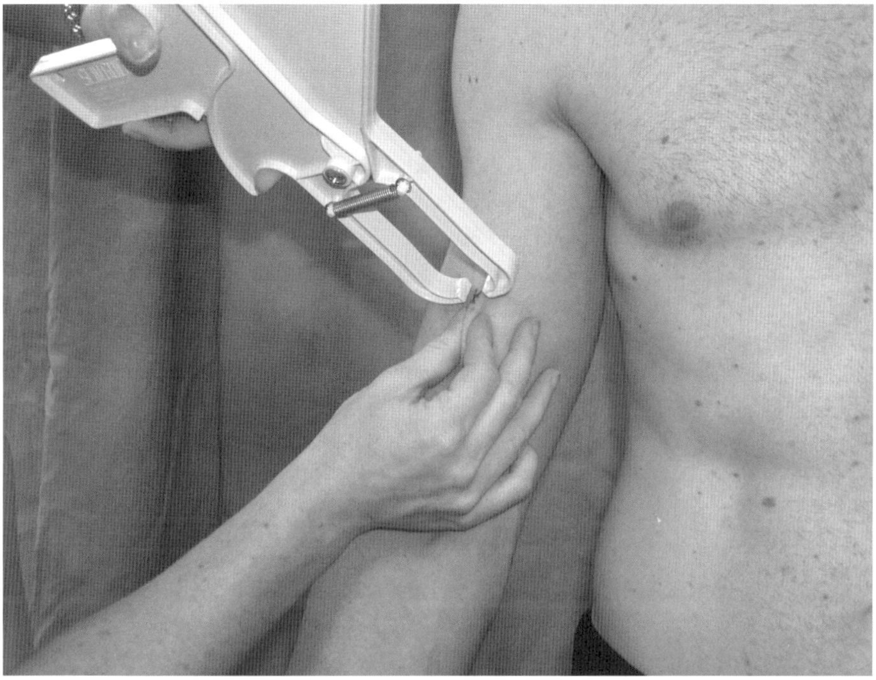

Abbildung 1.1: Kurz gezwickt mit der Fettzange

Nehmen Sie Maß

Eine etwas ungenauere, aber ebenfalls hilfreiche Methode, um die Veränderungen an Ihrem Körper zu kontrollieren, ist die, regelmäßig Ihre Maße zu nehmen und tabellarisch festzuhalten. Wenn Sie Zentimeter verlieren, bauen Sie Fett ab oder Sie bauen Muskeln auf. Es empfiehlt sich, an folgenden Körperstellen zu messen: Brustumfang, Oberarm, Taille, Hüften, Oberschenkel und Fußgelenk. Bitte immer an der dicksten und bei der Taille an der dünnsten Stelle messen. Wenn Sie wollen, können Sie die Zahlen in die Tabelle am Ende dieses Kapitels eintragen.

Berechnen Sie Ihren Body Mass Index (BMI)

Ein weiteres Maß zur Bestimmung Ihres Fettanteils ist der so genannte Body Mass Index (BMI) – ein Wert, der aus der Körpergröße und dem Gewicht berechnet wird. Um Ihren BMI zu ermitteln, schauen Sie in Tabelle 1.1 nach.

m/kg	50	54	58	62	66	70	74	78	82	86	90	94	98	102	106	110	114	118
1,50	22	24	25	27	29	31	32	34	36	38	40	41	43	45	47	48	50	52
1,52	21	23	25	26	28	30	32	33	35	37	38	40	42	44	45	47	49	51
1,54	21	22	24	26	27	29	31	32	34	36	37	39	41	43	44	46	48	49
1,56	20	22	23	25	27	28	30	32	33	35	36	38	40	41	43	45	46	48
1,58	20	21	23	24	26	28	29	31	32	34	36	37	39	40	42	44	45	47
1,60	19	21	22	24	25	27	28	30	32	33	35	36	38	39	41	42	44	46
1,62	19	20	22	23	25	26	28	29	31	32	34	35	37	38	40	41	43	44
1,64	18	20	21	23	24	26	27	29	30	31	33	34	36	37	39	40	42	43
1,66	18	19	21	22	23	25	26	28	29	31	32	34	35	37	38	39	41	42
1,68	17	19	20	21	23	24	26	27	29	30	31	33	34	36	37	38	40	41
1,70	17	18	20	21	22	24	25	26	28	29	31	32	33	35	36	38	39	40
1,72	16	18	19	20	22	23	25	26	27	29	30	31	33	34	35	37	38	39
1,74	16	17	19	20	21	23	24	25	27	28	29	31	32	33	35	36	37	38
1,76	16	17	18	20	21	22	23	25	26	27	29	30	31	32	34	35	36	38
1,78	15	17	18	19	20	22	23	24	25	27	28	29	30	32	33	34	35	37
1,80	15	16	17	19	20	21	22	24	25	26	27	29	30	31	32	33	35	36
1,82	15	16	17	18	19	21	22	23	24	25	27	28	29	30	32	33	34	35
1,84	14	15	17	18	19	20	21	23	24	25	26	27	28	30	31	32	33	34
1,86	14	15	16	17	19	20	21	22	23	24	26	27	28	29	30	31	32	34
1,88	14	15	16	17	18	19	20	22	23	24	25	26	27	28	29	31	32	33
1,90	13	14	16	17	18	19	20	21	22	23	24	26	27	28	29	30	31	32
1,92	13	14	15	16	17	18	20	21	22	23	24	25	26	27	28	29	30	32
1,94	13	14	15	16	17	18	19	20	21	22	23	24	26	27	28	29	30	31
1,96	13	14	15	16	17	18	19	20	21	22	23	24	25	26	27	28	29	30
1,98	12	13	14	15	16	17	18	19	20	21	22	23	24	26	27	28	29	30
2,00	12	13	14	15	16	17	18	19	20	21	22	23	24	25	26	27	28	29
2,02	12	13	14	15	16	17	18	19	20	21	22	23	24	24	25	26	27	28
2,04	12	12	13	14	15	16	17	18	19	20	21	22	23	24	25	26	27	28
2,06	11	12	13	14	15	16	17	18	19	20	21	22	23	24	24	25	26	27
2,08	11	12	13	14	15	16	17	18	18	19	20	21	22	23	24	25	26	27
2,10	11	12	13	14	14	15	16	17	18	19	20	21	22	23	24	24	25	26
m/kg	50	54	58	62	66	70	74	78	82	86	90	94	98	102	106	110	114	118

Tabelle 1.1: BMI-Werte in Abhängigkeit von Größe [m] und Gewicht [kg]

Wenn Sie Lust haben, können Sie Ihren BMI mit einem Taschenrechner auch sehr schnell mit folgender Formel errechnen:

Body Mass Index (BMI) = Körpergewicht (in Kilogramm) geteilt durch das Quadrat der Körpergröße (in Meter)

Wenn Sie zum Beispiel 1,70 m groß sind und 70 kg wiegen, lautet die Rechnung:

70 kg geteilt durch (1,70 m × 1,70 m) = BMI

70 kg geteilt durch 2,89 = 24,2

Sie haben einen BMI von ungefähr 24. Anhand von Tabelle 1.2 können Sie feststellen, was Ihr BMI für Sie bedeutet.

BMI	Gewichtsstatus
Weniger als 19	Untergewicht
19 bis 24,9	gesundes Gewicht
25 bis 29,9	Übergewicht
30 oder höher	Erhebliches Übergewicht

Tabelle 1.2: Der BMI und seine Bedeutung

Menschen mit einem BMI von 25 und höher tragen ein höheres Risiko für Herz-/Kreislauferkrankungen, Schlaganfall, Bluthochdruck, Gallenleiden und Krebs. Diese Richtwerte sind allerdings nicht unumstritten. Selbst die Experten, die die Tabelle erstellt haben, müssen zugeben, dass der Wert von 25 als Beginn der Übergewichtigkeit mehr oder weniger willkürlich ist. Bedenken Sie also, dass der BMI genauso wie der Fettanteil nur einer der Faktoren zur Bestimmung Ihres Gesundheitszustandes ist. Sie sollten auch wissen, dass die Berechnung des BMI bei extrem muskulösen Sportlern und schwangeren Frauen zu äußerst ungenauen Ergebnissen führt.

Sie werden sich jetzt vielleicht fragen, warum wir den BMI angesichts seiner eingeschränkten Aussagekraft in diesem Buch vorstellen. Ganz einfach: An ihm können Sie am schnellsten, einfachsten und ohne Kosten feststellen, ob Sie zur Schwergewichtsliga gehören.

Sie stehen unter Strom

Ebenfalls bekannt und beliebt zur Bestimmung des Körperfettes ist die Messung des *bioelektrischen Widerstands*. Sie liegen auf dem Rücken, eine Elektrode wird an Ihrem Fuß, eine an Ihrer Hand angeschlossen. Ein elektrisches Signal wandert von Ihrem Fuß zu Ihrer Hand. Je länger das Signal hierfür braucht, desto mehr Körperfett haben Sie. Fett behindert oder blockiert das Signal. Muskeln hingegen lassen das Signal schnell durch, da sie zu etwa 70 Prozent aus Wasser bestehen und daher Strom gut leiten. Fett besteht nur aus fünf bis 13 Prozent Wasser.

Die Fehlerquote bei diesem Test kann riesig sein, vor allem wenn Sie sehr dick oder sehr mager sind. Eine Studie mit dieser Messmethode ergab, dass Weltklasse-Langstreckenläuferinnen im Durchschnitt 20 Prozent Körperfett haben, während sie in Wirklichkeit näher bei zehn Prozent liegen. Dehydrierung ist ein weiterer Grund für falsche Ergebnisse. Wenn Ihr Körper weniger Wasser als gewöhnlich enthält, führt dies ebenfalls dazu, dass sich das Signal verlangsamt, was fälschlicherweise als ein hoher Fettanteil bewertet wird. Trinken Sie mindestens 24 Stunden vor dem Test keinen Alkohol oder Kaffee, da dies zu Dehydrierung führen kann.

Sie werden getaucht

Die Unterwassermethode ist zwar die beschwerlichste, aber auch die präziseste Methode, Ihr Körperfett zu bestimmen. Sie sitzen auf einer Waage in einem mit warmem Wasser gefüllten Tank und fühlen sich wie eine riesige Tortellini, die in einem großen Topf schwimmt. Jetzt kommt der nervige Teil an der ganzen Sache: Sie müssen die *gesamte* Luft aus Ihren Lungen blasen und sich nach vorne beugen, bis Sie völlig unter Wasser sind. Wenn Sie Ihre Lungen nicht ganz leer blasen, wird der Test mehr Körperfett anzeigen, als Sie in Wirklichkeit haben. Dieses Wissen allein lässt Sie beim Ausatmen der Luft vor Anstrengung fast platzen. Sie müssen ca. fünf Sekunden unter Wasser ausharren, währenddessen eine Digitalwaage Ihr Unterwassergewicht in Kilogramm registriert. Aus Ihrem Unterwassergewicht wird dann mit Hilfe einer mathematischen Formel Ihr Körperfett bestimmt.

Diese Methode beruht auf dem physikalischen Gesetz, dass Muskeln im Wasser absinken und Fett schwimmt. Fett ist leichter als Wasser, Muskeln hingegen sind schwerer. Je mehr Fett Sie haben, desto stärker ist der Auftrieb, wenn man den Körper unter Wasser drückt.

Die Fehlerquote dieser Methode liegt bei jungen Erwachsenen und Erwachsenen mittleren Alters bei 2 bis 2,5 Prozent. Bei Kindern, älteren und sehr schlanken Personen sind die Ergebnisse nicht so genau. Das liegt daran, dass die Gewebe, die nicht aus Fett oder Muskeln bestehen, die Messung beeinflussen können. Bei Kindern sind die Knochen noch nicht voll entwickelt, während sie bei älteren Personen mit großer Wahrscheinlichkeit porös und bei sehr sportlichen Leuten dichter als gewöhnlich sind. Diese Tests können auch nur in Spezialkliniken durchgeführt werden.

Wie stark sind Sie?

Sie brauchen keine Angst vor diesem Test zu haben, auch wenn das Schwerste, was Sie in letzter Zeit gehoben haben, ein Bierkrug war. Sie müssen keinen einzigen Liegestütz vorführen oder eine Langhantel stemmen, die mehr als Ihr Vater wiegt. Krafttests, wie alle anderen Test auch, die in diesem Kapitel beschrieben werden, sind nur dafür da, herauszufinden, in welcher körperlichen Verfassung Sie sich befinden. Die Ergebnisse des Krafttestes werden bei der Zusammenstellung Ihres privaten Fitnessprogramms berücksichtigt. Bei einem gut zusammengestellten Trainingsprogramm, das Sie regelmäßig absolvieren, werden Sie bereits nach zwei oder drei Monaten – bei einem erneuten Test – einen großen Fortschritt feststellen können.

In den meisten Fitnessstudios werden Sie beim Krafttest nicht bis an Ihr Limit getrieben. Das könnte gefährlich werden und sich in der Folge nicht nur auf einen Muskelkater beschränken. Die Tests sehen in der Regel so aus, dass man Ihre Ausdauer prüft, das heißt, wie oft und wie lange Sie ein leichteres Gewicht heben können. Viele der Tests können Sie aber auch zu Hause machen, zum Beispiel Liegestütze und Crunches (für die Bauchmuskulatur). Die Anwesenheit eines Freundes ist ratsam, da dieser mitzählen und kontrollieren kann, dass Sie bei den Tests nicht mogeln. Im Folgenden stellen wir die bekanntesten Methoden vor.

Die Muskulatur Ihres Oberkörpers

Zählen Sie, wie viele Liegestütze Sie ohne Pause bei korrekter Ausführung machen können. Stützen Sie Ihren Oberkörper auf die ausgestreckten Arme, die Hände liegen in Brusthöhe flach auf dem Boden. Die Männer wählen die schwierige Form, mit gestreckten Beinen und den Zehen auf dem Boden. Frauen dürfen sich auf den Boden knien. Nun senken Sie Ihren Körper langsam nach unten, bis die Oberarme parallel zum Boden liegen. Spannen Sie Ihre Bauchmuskeln fest an, damit verhindern Sie ein Hohlkreuz. Sie müssen die Arme an den Ellenbogen durchbiegen und nicht nur den Kopf rauf und runter bewegen.

Nachfolgende Tabelle erlaubt Ihnen einen Vergleich mit den Leistungen anderer Personen Ihres Alters und Ihres Geschlechts. Aber verzagen Sie nicht, wenn Ihre Leistung nicht im oberen Bereich liegt. Wichtig ist, welchen Fortschritt Sie mit einem Training erzielen. Die in den Tabellen angegebenen Werte sollten Ihr Ziel darstellen.

Alter	20 bis 29	30 bis 39	40 bis 49	50 bis 59	60+
Ausgezeichnet	55+	45+	40+	35+	30+
Gut	45 bis 54	35 bis 44	30 bis 39	25 bis 34	20 bis 29
Durchschnitt	35 bis 44	25 bis 34	20 bis 29	15 bis 24	10 bis 19
Mangelhaft	20 bis 24	15 bis 24	12 bis 19	8 bis 14	5 bis 9
Sehr niedrig	0 bis 19	0 bis 14	0 bis 11	0 bis 7	0 bis 4

Tabelle 1.3: Liegestütze – Männer

Alter	20 bis 29	30 bis 39	40 bis 49	50 bis 59	60+
Ausgezeichnet	49+	40+	35+	30+	20+
Gut	34 bis 48	25 bis 39	20 bis 34	15 bis 29	5 bis 19
Durchschnitt	17 bis 33	12 bis 24	8 bis 19	6 bis 14	3 bis 4
Mangelhaft	6 bis 16	4 bis 11	3 bis 7	2 bis 5	1 bis 2
Sehr niedrig	0 bis 5	0 bis 3	0 bis 2	0 bis 1	0

Tabelle 1.4: Liegestütze – Frauen

Einige Fitnessstudios testen die Oberkörpermuskulatur entweder an einer Freihantelbrustpresse oder einem Brustpressgerät. (In Kapitel 10 erklären wir den Unterschied zwischen Gewichten und Geräten.) Hier zählt nicht die Höhe des Gewichts, mit der Sie beginnen. Sie müssen nur bei jedem Test das gleiche Gewicht verwenden und so viele Wiederholungen machen, wie Sie schaffen.

Ihre Bauchmuskulatur

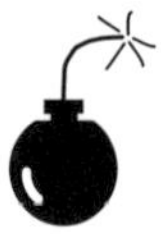

Die Kraft Ihrer Bauchmuskeln wird mit dem *Bauchmuskulaturtest* (Crunches) festgestellt. Dieser Test eignet sich allerdings nicht für Leute, die Probleme mit ihrem Rücken haben (siehe Abbildung 1.2).

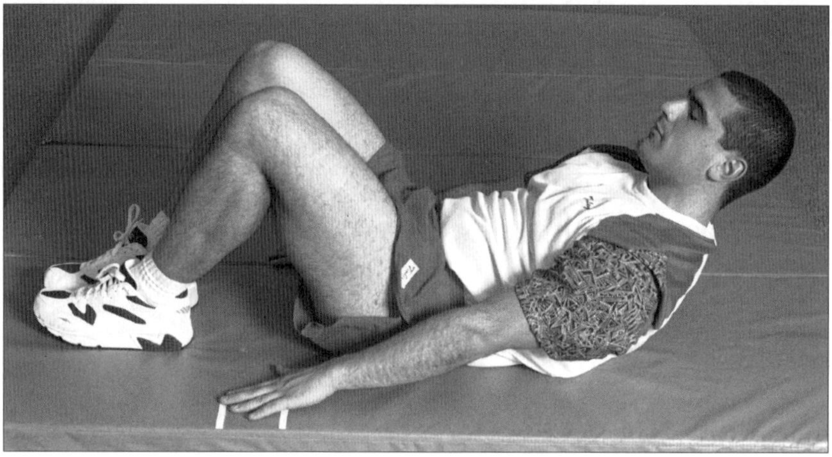

Abbildung 1.2: Der Crunch-Test

Kleben Sie etwa in der Mitte einer Übungsmatte zwei farbige Tesa-Streifen auf gleicher Höhe links und rechts an den Rand der Matte und im Abstand von sechs Zentimetern einen zweiten Streifen daneben. Legen Sie sich auf den Rücken, Arme parallel zum Körper, Ihre Fingerspitzen berühren den Klebestreifen, der Ihnen am nächsten ist. Beugen Sie die Knie und stellen Sie die Füße flach auf den Boden. Heben Sie nun Kopf, Nacken und Schulter gleichmäßig hoch und versuchen Sie, mit Ihren Händen den zweiten Streifen Klebeband auf jeder Seite der Matte zu erreichen. Legen Sie den Kopf wieder auf die Matte und beginnen Sie von vorn. Machen Sie so viele vollständige Wiederholungen, wie Sie schaffen. Versuchen Sie nicht zu mogeln, indem Sie, ohne den Körper zu heben, nur Ihre Arme nach unten schieben oder nur eine Seite des Körpers bewegen.

Anhand von Tabelle 1.5 oder 1.6 können Sie Ihr Ergebnis einstufen.

Alter	Unter 35	36 bis 45	Über 50
Ausgezeichnet	60	50	40
Gut	45	40	25
Durchschnitt	30	25	15
Muss trainiert werden	15	10	5

Tabelle 1.5: Der Test zur Bestimmung der Bauchmuskulatur (Crunch-Test) für Männer

Alter	Unter 35	36 bis 45	Über 50
Ausgezeichnet	50	40	30
Gut	40	25	15
Durchschnitt	25	15	10
Muss trainiert werden	10	6	4

Tabelle 1.6: Der Test zur Bestimmung der Bauchmuskulatur (Crunch-Test) für Frauen

Ihr Gesäß und Ihre Oberschenkel

Diese Muskelkraft wird oft an einem Beinstrecker gemessen, ein Gerät, das in jedem Fitnessstudio zu finden ist und der Stärkung Ihrer vorderen Oberschenkelmuskulatur dient. (Das Gerät sieht aus wie ein großer Stuhl mit einer hohen Lehne.) Manchmal werden jedoch andere Geräte für diesen Test benutzt oder ganz darauf verzichtet, da er zu starkem Muskelkater führen kann.

Sie können die Stärke Ihrer Oberschenkel- und Gesäßmuskulatur aber auch zu Hause testen. Diese Übung heißt Squat und wird in Kapitel 12 ausführlicher beschrieben. Frauen nehmen dafür eine 2-Kilo-, Männer eine 5-Kilo-Hantel in jede Hand und lassen die Arme nach unten hängen. Falls Sie ein völliger Anfänger sind, lassen Sie die Hanteln weg und stützen Sie die Hände auf die Hüften.

Für diesen Test gibt es keine Normwerte. Sie können die Ergebnisse aber für einen Vergleich mit späteren Tests nach einer gewissen Trainingszeit verwenden.

Wie beweglich sind Sie?

Wie ist es möglich, dass einige Turnerinnen ihre Beine hinter dem Kopf verschränken, während Sie mit großer Mühe gerade mal Ihre Zehen berühren können? Nun, weil sie einfach *beweglicher* sind. *Beweglichkeit* gibt Auskunft darüber, wie *weit* Sie ein Gelenk dehnen und wie *leicht* Sie es bewegen können. Weil aber die Muskeln an Ihren Gelenken befestigt sind und bewirken, dass sich diese bewegen, beinhaltet die Beweglichkeit Ihrer Gelenke auch diejenige Ihrer Muskeln.

Die *Beweglichkeitstests* ähneln oft einer Kreuzung zwischen einer Zirkusvorführung und einem IQ-Test. Der Prüfer verlangt von Ihnen eine sonderbare Verrenkung, und Sie müssen herausfinden, was er damit überhaupt meint. Und dann ist es noch die Frage, ob Ihr Körper das überhaupt mitmacht.

Ein anderer bewährter Test ist der *Streck-Test.* Hiermit können Sie leicht die Beweglichkeit Ihrer unteren Rücken- und hinteren Oberschenkelmuskulatur testen. Setzen Sie sich hin und strecken Sie Ihre Beine aus. Die Füße liegen rechts und links einer speziellen Metallschachtel, deren Oberseite mit einer Mess-Skala in Zentimeter versehen ist. Nun lehnen Sie sich über die Schachtel so weit wie möglich nach vorne, die Beine bleiben dabei ausgestreckt. Auf der Mess-Skala liest der Prüfer ab, wie weit Sie greifen können. Diese Schachteln sind nicht billig, können aber ohne viel Aufwand auch selbst hergestellt werden.

Nicht alle Fitnessstudios bieten diese Art von Tests an, aber das spricht auch nicht gegen sie. Es reicht nämlich auch, wenn man Sie bittet, sich nach vorne zu beugen und zu versuchen, mit den Fingerspitzen die Zehen zu erreichen. Das können Sie natürlich auch zu Hause probieren. Es geht ja nur darum, festzustellen, wie beweglich Sie sind und welche Gelenke beim Stretching besonders beachtet werden müssen. In Kapitel 4 erfahren Sie mehr zum Thema Stretching.

Nachfolgende Übersicht nennt Ihnen verschiedene Möglichkeiten, um Ihre Beweglichkeit zu Hause zu testen. Sicher wird die eine oder andere auch bei den Tests im Fitnessstudio angewandt werden.

Der Test	Die Ausführung	Ihre Beweglichkeit ist gut, wenn ...	... muss trainiert werden, wenn ...	... muss ausdauernd trainiert werden, wenn ...
Oberschenkel-Rückseite und unterer Rücken	Stellen Sie sich ohne Schuhe, die Füße nebeneinander, mit leicht gebeugten Knien hin und versuchen Sie, mit den Fingerspitzen den Boden zu erreichen.	Sie ohne Mühe und Schmerzen in den Oberschenkeln oder dem unteren Rücken den Boden berühren können.	Sie ohne Mühe und Schmerzen Ihre Zehen berühren können.	Sie Ihre Zehen nicht berühren können oder starke Schmerzen verspüren. Sie könnten leicht anfällig für Rückenprobleme sein.
Schulter	Legen Sie Ihre rechte Hand über die rechte Schulter auf den Rücken. Mit der linken Hand versuchen Sie, von unten die rechte Hand zu berühren (Abbildung 1.4).	Sie die Hände verschränken können.	sich Ihre Fingerspitzen (fast) berühren.	Ihre Fingerspitzen mehr als 2 cm auseinander sind. Sie könnten leicht anfällig für Schulter- und Nackenschmerzen sein.

Der Test	Die Ausführung	Ihre Beweglichkeit ist gut, wenn ...	... muss trainiert werden, wenn ...	... muss ausdauernd trainiert werden, wenn ...
Wade und Fußknöchel	Setzen Sie sich auf den Boden, die Beine gerade nach vorne ausgestreckt. Ziehen Sie die Zehen nach hinten.	Ihre Zehen so weit gegen Sie geneigt sind, dass die Füße nicht senkrecht zum Boden stehen.	Ihre Zehen genau senkrecht zum Boden stehen.	Sie Ihre Zehen kaum auf sich zu bewegen können. Sie könnten anfällig für Knöchelverletzungen sein.
Schienbein	Setzen Sie sich in die gleiche Position wie in der vorhergehenden Übung. Drücken Sie nun Ihre Zehen Richtung Boden.	Ihre Zehen den Boden berühren oder beinahe berühren.	Ihre Zehen bis auf 2 cm an den Boden heranreichen.	Ihre Zehen sich kaum in Richtung Boden bewegen. Es kann bei Ihnen leicht zur Schienbeinsplitterung kommen.
Hüfte und Gesäß	Legen Sie sich auf den Rücken und ziehen Sie ein Knie an die Brust. Fassen Sie mit beiden Händen unterhalb des Knies nach dem Schienbein. Halten Sie das andere Bein gestreckt.	Ihr ausgestrecktes Bein flach auf dem Boden liegt und Sie mühelos das gekrümmte Knie gegen die Brust ziehen können.	Ihr ausgestrecktes Bein zwar am Boden liegt, aber etwas nach außen dreht und Sie das gekrümmte Knie fast bis zur Brust ziehen können.	Ihr ausgestrecktes Bein nicht den Boden berührt und Sie Ihr gekrümmtes Bein nicht nahe an die Brust ziehen können. Sie könnten leicht Schwierigkeiten mit den Hüften und dem Rücken bekommen.
Rücken	Legen Sie sich auf den Rücken und strecken Sie Ihre Beine gerade aus. Strecken Sie Ihre Arme hoch und lassen Sie diese über Ihrem Kopf auf den Boden fallen.	Ihre Arme mühelos auf den Boden fallen, ohne dass sich Ihre Hüften nach oben bewegen.	Ihre Hände beinahe den Boden berühren und Ihre Hüften am Boden bleiben.	Ihre Arme weiter als 2 cm über dem Boden stehen bleiben und Sie ein Hohlkreuz bilden. Sie könnten leicht Probleme mit den Hüften und dem Rücken bekommen.
Vorderer Oberschenkel	Legen Sie sich auf den Bauch, mit einem Bein gestreckt und das andere Bein am Knie gebeugt. Bewegen Sie dieses Bein in Richtung Gesäß.	Ihre Ferse mühelos das Gesäß erreicht.	Ihre Ferse nahe, aber nicht ganz ans Gesäß herankommt.	Ihre Ferse mehr als 5 cm vom Gesäß entfernt stehen bleibt. Sie könnten Probleme mit dem Knie bekommen.

Tabelle 1.7: Ein Beweglichkeitstest für zuhause

Die Ergebnisse des Fitnesstests

Jetzt müssen Sie nur noch die Werte Ihres Fitnesstests notieren, damit Sie später feststellen können, wie weit sich Ihre Fitness verbessert hat. Tragen Sie die Zahlen einfach in die unten stehende Tabelle ein.

Test	Ergebnis Test 1	Ergebnis Test 2	Ergebnis Test 3	Ziel
Ruhepuls				
Blutdruck in Ruhe				
Ausdauer				
BMI				
Fettanteil				
Körpermaße				
Oberkörpermuskulatur				
Bauchmuskulatur				
Bein-/Gesäßmuskulatur				
Beweglichkeit				

Tabelle 1.8: Ergebnisse Ihres Fitnesstests

Was fangen Sie nun mit den Ergebnissen an?

Wenn Sie Ihren Fitnesstest beendet haben, sollten Sie darauf achten, dass die Ergebnisse nicht in einer Schublade verschwinden. Der Prüfer sollte sich mit Ihnen zusammensetzen und erklären, was die Ergebnisse bedeuten. Es genügt nicht, wenn er Ihnen sagt: »Nun, Ihr Ruhepuls ist 72, Sie haben 23 Sit-Ups geschafft, und Ihr Körperfett beträgt 28 Prozent.« Ein guter Prüfer sollte Ihre Ergebnisse im Vergleich zu denen anderer Leute Ihres Alters und Geschlechts erläutern und erklären, welche Körperteile am meisten trainiert werden sollen.

All das sollte niedergeschrieben werden (wie ein Bericht), um es mit nach Hause zu nehmen. Heben Sie sich dieses Papier auf, damit Sie später Vergleiche anstellen können. Es könnte für Sie einmal wichtiger sein als Ihr Schulabschlusszeugnis.

Gehen Sie gezielt vor

2

In diesem Kapitel

- Setzen Sie sich Ziele
- Belohnen Sie sich
- Verfolgen Sie Ihre Fortschritte
- So machen Sie eine Gewohnheit daraus

Sie würden niemals eine neue Geschäftsidee ohne einen genauen Plan in die Tat umsetzen. Sicherlich hätten Sie von Anfang an das Ziel und den Weg vor Augen, wie Sie dieses erreichen. Sie würden Ihre Investitionen den zu erwartenden Erträgen gegenüberstellen, Ihre Öffnungszeiten festlegen und eine Strategie ausarbeiten, wie Sie Hindernisse aus dem Weg räumen.

Ihr Fitnessprogramm erfordert in der Planung die gleiche Sorgfalt. In diesem Kapitel erfahren Sie, was Sie hierbei berücksichtigen sollten. Setzen Sie sich realistische Ziele und verfolgen Sie Ihren Fortschritt genau. Wir helfen Ihnen, Strategien zu entwickeln, um Ihr Fitnessprogramm so erfolgreich wie jedes andere Unternehmen durchzuführen.

Setzen Sie sich Ziele

Bevor Sie beginnen, sollten Sie sich überlegen, *warum* Sie fit werden wollen. Vielleicht haben Sie Angst vor einer Herzerkrankung, die in Ihrer Familie bereits öfter aufgetreten ist, und wollen dieser vorbeugen. Vielleicht können Sie mit Ihren Enkelkindern nicht mehr mithalten. Vielleicht ist Ihre Hose genau in dem Moment an der Naht geplatzt, als Sie sich erhoben haben, um Ihre neue Flamme zu begrüßen, und Sie haben beschlossen, endlich abzunehmen. Was auch immer der Auslöser ist, Sie müssen es selbst wollen – nicht weil Sie Ihrem Arzt eine Freude machen oder Ihren Partner zurückerobern möchten, der Sie wegen einer Jüngeren sitzen ließ.

Nachdem Sie einen Fitnesstest absolviert haben (mehr darüber finden Sie in Kapitel 1), sollten Sie sich über Ihre Ziele Gedanken machen. Erfahrungsgemäß haben Personen, die ein Ziel vor Augen haben, größere Erfolge aufzuweisen als diejenigen ohne. Dies ist auch durch Studien belegt. Einer Gruppe von Leuten wurde zum Beispiel aufgetragen, 60 Sit-Ups zu machen, während es bei einer anderen nur hieß: »Machen Sie, so viel Sie können.« Die zielorientierte Gruppe ist im Allgemeinen leistungsorientierter und erfolgreicher als die Vergleichsgruppe, die die Dauer der Übungen selbst bestimmt.

Wenn Sie mit einem Programm beginnen, sollten Sie immer das Ziel im Auge behalten, den Weg dahin aber in kleinere Abschnitte unterteilen. Mini-Ziele erleichtern das Erreichen des großen Ziels. Wir zeigen nun, wie das im Einzelnen aussehen könnte.

Langfristige Ziele

Setzen Sie sich ein Ziel für die nächsten drei bis sechs Monate. Einige Leute lassen sich wirklich tolle Dinge hierfür einfallen. Melissa Ebie aus Akron, Ohio, möchte als Langzeitziel zum Haus eines Bekannten gehen – in Birmingham, Alabama. Sie wird natürlich die knapp 1.200 Kilometer nicht auf Schusters Rappen zurücklegen. Für jede 20-Minuten-Einheit, die sie mit Aerobicübungen verbringt, gibt sie sich einen Bonus, der anderthalb Kilometern entspricht. Jede Woche zählt sie die so zurückgelegten Entfernungen zusammen und markiert die Strecke auf einer Landkarte.

Bleiben Sie bei Ihren Langzeitzielen realistisch. Wenn Sie heute mit Ihrem Schwimmtraining beginnen, sollten Sie sich nicht die Überquerung des Ärmelkanals in sechs Monaten zum Ziel setzen. Halten Sie aber andererseits auch an Ihren Träumen fest. Setzen Sie sich ein Ziel, das Sie beflügeln kann – etwas, was heute zwar noch unmöglich erscheint, aber dennoch wahr werden könnte. Leute sind oft selbst davon überrascht, was sie leisten können. Ellen Halliday, eine 64-jährige Großmutter aus Südkalifornien, fuhr mit ihrem Fahrrad quer durch Amerika. Sie legte täglich ca. 130 Kilometer zurück. Die ersten paar Wochen war sie am Ende des Tages so erschöpft, dass sie kaum noch in ihren Schlafsack krabbeln konnte. Am Ende ihrer Reise jedoch überquerte Ellen mit einem Lächeln und sechs Dosen Bier im Gepäck die Ziellinie. Als Erstes öffnete sie eine Dose Budweiser, trank sie aus und sagte: »Ich habe es verdient. Ich bin jetzt fitter als die meisten meiner Kinder.«

Beurteilen Sie selbst, was realistisch ist. Einige Leute wachsen über ihre anfänglich gesetzten Ziele hinaus, andere hingegen, die sie zu hoch angesetzt hatten, geben entmutigt auf. Fangen Sie klein an. Wenn Sie schneller als erwartet am Ziel sind, empfehlen wir, die Anforderungen zu steigern. Im Folgenden noch einige Beispiele für weiter entfernte Ziele:

- ✔ Nehmen Sie an einem 10-km-Lauf oder -Gang teil, der in vier Monaten stattfinden wird.
- ✔ Versuchen Sie, in zehn Wochen drei Prozent Körperfett zu verlieren.
- ✔ Machen Sie einen kompletten Klimmzug.
- ✔ Senken Sie Ihren Cholesterinwert um 20 Punkte.
- ✔ Gehen Sie zwei Kilometer in weniger als 18 Minuten.

Kurzfristige Ziele

Sechs Monate sind eine lange Zeit, um am Ziel anzugelangen. Damit Sie nicht frustriert aufgeben, sollten Sie auch Zwischenziele einplanen. Während Ellen Halliday von der West- zur Ostküste radelte, hat sie nicht jeden Tag von der Atlantikküste geträumt; sie konzentrierte sich auf absehbare Ziele, wie etwa die Durchquerung von Texas. Planen Sie Kurzzeitziele von einer Woche bis zu einem Monat ein. Hier einige Beispiele:

- ✔ Halten Sie eine Aerobic-Stunde ohne Unterbrechung durch.
- ✔ Unterbieten Sie die Dauer für den 2-km-Marsch von vergangener Woche um zehn Sekunden.
- ✔ Trainieren Sie diese Woche viermal 30 Minuten lang auf dem Stepper.
- ✔ Fahren Sie die nächsten vier Wochen wöchentlich 100 Kilometer auf dem Rad.

Unmittelbare Ziele

Sehen wir uns nun Ziele für jeden Tag oder jede Fitnessstunde an. So verschwenden Sie nicht weiter Zeit damit, sich zu überlegen, welche Übungen Sie machen sollten. Hier einige unmittelbare Ziele:

- ✔ Jeder Workout beenden Sie mit zehn Minuten Stretching.
- ✔ Trainieren Sie Ihren Oberkörper mit Gewichten und steigen Sie 20 Minuten auf den Stepper.
- ✔ Laufen Sie drei Kilometer.
- ✔ Fahren Sie Rad im hügeligen Gelände.

Ersatzziele

Sie brauchen immer eine Alternative für den Fall, dass etwas eintritt, was das Erreichen Ihres Langzeitziels verzögert. Indem Sie sich Ersatzziele setzen, werden Sie zumindest *etwas* erreichen und sich nicht wie ein Versager fühlen, wenn Sie nicht schaffen, was Sie sich ursprünglich vorgenommen hatten. Nehmen wir mal an, Ihr Langzeitziel ist es, fünf Kilo abzunehmen, indem Sie gesünder essen und jeden Tag fünf Kilometer gehen. Ihr Ersatzziel könnte sein, dass Sie fünf Kilometer in weniger als einer Stunde gehen. Oder Sie trainieren für einen 10-km-Lauf, der im Frühling stattfinden wird. Nun verletzen Sie sich am Knöchel und müssen mit dem Laufen aufhören. Wenn eines Ihrer Ersatzziele die Kräftigung Ihrer Oberkörpermuskulatur ist, so verlieren Sie nichts, solange Ihr Knöchel heilt.

Belohnen Sie sich selbst

Sie belohnen Ihre Kinder damit, dass sie im Kino einen Film sehen dürfen, wenn sie gute Noten nach Hause bringen. Sie geben Ihrem Golden Retriever einen Hundekeks, wenn er das Frisbee fängt. Seien Sie doch auch gut zu sich selbst. Belohnen Sie sich in angemessener Weise für Ihre Langzeit-, Kurzzeit- und unmittelbaren Ziele. Wenn Sie die sieben Kilo in sechs Monaten abgenommen haben, dann kaufen Sie sich doch die Uhr, die Sie sich schon lange wünschen. Erlauben Sie sich die Schnulze im Fernsehen, wenn Sie eine Woche keine Cola angerührt haben. Klar, das ist Bestechung, aber es wirkt. Belohnungen für Kurzzeitziele sind sehr wichtig, denn es besteht immer die Möglichkeit, dass Sie Ihr Langzeitziel nicht auf Anhieb schaffen. Sie dürfen auch schon auf einen halben Erfolg stolz sein. Es ist wohl selbstverständlich, dass Sie sich nicht mit einer Sahnetorte belohnen sollten, wenn Sie abnehmen wollen.

Wie schon bei der Zielsetzung, so können Sie auch bei der Belohnung Ihre Phantasie spielen lassen. Ein Bekannter von uns bat einen Freund, 500 US-Dollar für ihn zur Seite zu legen. Wenn er sein Ziel erreicht und zehn Kilo abnimmt, wird er das Geld zurückfordern und neue Kleidung dafür kaufen. Wenn er sein Ziel *nicht* erreicht, wird das Geld als Spende an eine karitative Einrichtung gehen. Unser Bekannter nahm die zehn Kilo ab.

Schreiben Sie alles auf

Es ist leicht, gute Vorsätze zu fassen, und noch leichter, sie zu brechen. Es hilft Ihnen, ehrlich – und motiviert – zu bleiben, wenn Sie all Ihre guten Vorsätze und Errungenschaften niederschreiben. Unsere Freundin Melissa aus Ohio stellt wöchentlich ihre zurückgelegte Strecke grafisch dar und klebt das Blatt an ihren Badezimmerspiegel. Ein anderer Freund hat seine Zielliste an der Innenseite seines Schließfachs im Fitnessstudio befestigt. Andere wieder programmieren ihren Computer derart, dass er sie zweimal am Tag an ihre guten Vorsätze erinnert. Es folgen noch ein paar Tipps, wie Sie sich auf die Sprünge helfen können.

Fertigen Sie eine Liste mit Ihren Zielvorstellungen an

Schreiben Sie Ihre Zielvorstellungen auf ein großes Blatt Papier und lassen Sie es da, wo Sie es oft sehen müssen, zum Beispiel auf Ihrem Schreibtisch oder an der Kühlschranktür. Neben jedem Ziel notieren Sie sich eine Belohnung. Diese Strategie ist nicht nur für Amateure sinnvoll, auch viele erfolgreiche Athleten benutzen sie. Abbildung 2.1 kann Ihnen als Vorlage für eine Zielliste dienen, die Sie wöchentlich ergänzen. Tragen Sie in jedes einzelne Feld Ihr Ziel und das angestrebte Datum ein.

Ihre Zielliste	
Langzeitziele	Belohnung
Ersatzziele für Langzeitziele	
Kurzzeitziele	Belohnung
Wöchentliche Ziele	Belohnung
Tägliche Ziele	Belohnung

Abbildung 2.1: Fertigen Sie eine Zielliste nach diesem Muster an.

Führen Sie ein Trainingstagebuch

Was auch immer Sie erreichen möchten, ein Trainingstagebuch kann Ihnen dabei behilflich sein. Am Ende einer Woche werden Sie erstaunt fragen: »Ich hab *das* alles gemacht?« Es wird als Ansporn dienen, mehr zu tun. Die Aufzeichnungen in einem Tagebuch helfen Ihnen dabei, realistische Ziele zu setzen und den Verlauf eines Übungsprogramms zu verfolgen. Wenn Sie abnehmen, Muskeln aufbauen oder mehr Ausdauer entwickeln, brauchen Sie nicht lange darüber nachzudenken, woher das kommt, Sie können schwarz auf weiß in Ihren Aufzeichnungen nachlesen, wie Sie es geschafft haben, diese Ziele zu erreichen.

Andererseits können Sie bei Verletzungen oder wenn Sie das Gefühl haben, dass nichts mehr vorwärts geht, Ihr Tagebuch aufschlagen und dort nach dem Grund suchen. Vielleicht stellen Sie fest, dass Sie für die gleiche Radstrecke fünf Minuten länger brauchen, wenn Sie vorher nichts essen. Oder Sie bemerken, dass Sie immer Schwierigkeiten mit dem Knie haben, wenn Sie eine bestimmte hügelige Strecke fahren. Oder Sie werden krank, wenn Sie nicht wenigstens einen Tag pro Woche faulenzen.

Aufzeichnungen über Ihr Workout-Programm verhindern, dass Sie sich selbst belügen. Sie glauben vielleicht, dass Sie viermal in der Woche fleißig trainieren; die Durchsicht Ihres Tagebuchs fördert jedoch etwas anderes zu Tage.

Sie können sich für die Aufzeichnungen den Anforderungen entsprechende Listen anfertigen oder auch auf Computerprogramme zurückgreifen, die diese Möglichkeit bieten (Tabellenkalkulationsprogramme). Abbildung 2.2 soll als Vorlage dienen. Fangen Sie mit dieser an, um zu sehen, ob Ihnen die Sache überhaupt liegt. Nicht jeder kann sich mit der Führung eines Tagebuchs anfreunden.

Hier ein paar Tipps zum Ausfüllen des Protokolls:

Wochentag und Datum

Vergessen Sie das Datum und den Wochentag nicht. Nur so können Sie nachvollziehen, ob Sie die 30 Kilometer in einer oder zwei Wochen gelaufen sind. Vielleicht stellen Sie fest, dass Sie sich am Freitag regelmäßig beim Workout schwer tun, weil Sie am Donnerstag lange aufbleiben, um eine bestimmte Sendung im Fernsehen zu schauen. Freitag könnte also der Tag sein, an dem Sie faulenzen. Schreiben Sie sich auch die Tage auf, an denen Sie nichts tun.

Im Feld »Bedingungen« können Sie die Wetterverhältnisse notieren, einschließlich Windstärke und Temperatur. Sie werden sich nämlich mehr anstrengen müssen, wenn es regnet oder aber extrem warm ist. Notieren Sie die Beschaffenheit der Laufstrecke (hügelig oder eben), mit wem Sie zusammen trainiert haben (»Klaus redet zu viel.«) und wie Sie sich vor, während und nach dem Training gefühlt haben. Anhand dieser Notizen können Sie die Ursache für mögliche Probleme nachvollziehen. Vielleicht zeigen sie aber auch, dass Sie sich immer dann besonders gut gefühlt haben, wenn Sie mit einem bestimmten Freund zusammen trainiert haben.

Wochentag	Datum			Schwierigkeitsgrad ☐
Ziele				
Ausdauertraining	Zeit			Entfernung
Krafttraining	Gewicht	Einheiten	Wieder-holungen	Bemerkung
Stretching				
Bemerkung				

Abbildung 2.2: Ein Muster für ein Trainingstagebuch

Ziele für den Workout

Notieren Sie schon vorher, was Sie an diesem Tag erreichen möchten. Es kann ein besonders schwieriges, 20-minütiges Programm auf dem Stepper sein, oder Sie nehmen sich vor, einen Kilometer zu schwimmen. Warten Sie nicht bis kurz vor Beginn der Fitnessstunde, um das heutige Ziel festzulegen. Am besten tun Sie das bereits am Abend davor oder, noch besser, gleich nach dem vorhergegangenen Workout. So vermeiden Sie, darüber nachzudenken, *was* Sie eigentlich erreichen möchten. Wenn Sie immer Ihr Ziel im Auge behalten, absolvieren Sie Ihr Fitnessprogramm mit mehr Enthusiasmus.

Ausdauertraining

Schreiben Sie auf, was Sie getan haben: Ob Sie auf dem Ergometer radelten, schnell marschierten, auf den Inline-Skates unterwegs waren oder Step-Aerobic betrieben. In die Felder »Zeit/

Entfernung« tragen Sie ein, wie lange die jeweilige Übung dauerte und, wenn möglich, welche Entfernung Sie zurücklegten – zum Beispiel »20 Minuten auf einem Laufband, 2,9 Kilometer«.

In der Spalte »Schwierigkeitsgrad« tragen Sie bitte eine Zahl zwischen 1 und 10 ein. Berücksichtigen Sie hier bei der Bewertung nicht nur die Kilometer, die Sie zurücklegten, oder die Kalorien, die Sie verbrannten, sondern auch, wie *stark* Sie sich verausgabten. Eine 1 würden Sie für ein extrem leichtes Fitnessprogramm eintragen, 10 würde bedeuten, dass Sie bis an Ihre Grenzen gingen. Der Sinn dieser Notengebung ist der, dass Sie sich einen vernünftigen Mix aus leichten und schweren Tagen zusammenstellen. Wenn Sie am Montag eine 9 eingetragen haben, sollten Sie am Dienstag auf eine 2 zurückschrauben. 0 steht natürlich für die Tage, an denen Sie eine Pause einlegen.

Krafttraining

Notieren Sie sich den Namen jeder einzelnen Übung, das Gewicht, das Sie hoben, und die Anzahl der Wiederholungen pro Übungseinheit. Wenn Sie den Namen einer Übung nicht kennen, dann fragen Sie danach. Sobald Sie etwas benennen können, werden Sie sich auch über den Sinn einer Übung klar.

Sie werden auch aufschreiben wollen, welche Veränderungen Sie in Ihre nächste Trainingsstunde einbauen möchten. Nehmen wir mal an, Sie haben zuletzt 20 Kilo an der Beinpresse aufgelegt und hatten keine Schwierigkeiten damit. Notieren Sie im Tagebuch, dass Sie das nächste Mal 25 Kilo versuchen werden. Schreiben Sie auch auf, welche Übungen Ihnen besonders leicht fallen und diejenigen, auf die Sie sich mehr konzentrieren sollten.

Bemerkungen

Hier ist der Platz für all die Details, die in den anderen Spalten nicht berücksichtigt wurden. Dies könnten Veränderungen bei der Nahrungsaufnahme oder eine neue Übung sein, die Sie zum ersten Mal ausprobiert haben. Alles, was Ihnen wichtig erscheint, sollte hier stehen.

Man kann sich an (fast) alles gewöhnen

Wie wir schon in der Einführung erwähnt haben, hören rund 50 Prozent der Neueinsteiger innerhalb von acht Wochen wieder mit dem Fitnessprogramm auf. Wir möchten natürlich, dass Sie zu den *anderen* 50 Prozent gehören. Die nachfolgenden Tipps sollen Ihnen als Starthilfe dienen und aufkommende Unlust im Keim ersticken. Wir werden diese Punkte im Buch öfter wieder aufgreifen, möchten aber sicher sein, dass Sie von Anfang an in Ihrem Bewusstsein verankert sind.

Bereiten Sie sich darauf vor, dass Sie sich am Anfang eher unwohl fühlen

Fitnesstraining muss nicht schmerzhaft sein. Wenn Sie Ihren Körper aber für lange Zeit vernachlässigt haben, werden Sie zu Beginn Ihres Fitnessprogramms dafür bestraft. Obwohl immer wieder Behauptungen wie »nur fünf Minuten am Tag genügen für diese Übung, und Sie können sie sogar vor dem Fernseher machen« aufgestellt werden, können Sie nicht ohne Anstrengung und Ausdauer fit werden. Ohne Schweiß kein Preis.

Drosseln Sie Ihr Tempo

Schaffen Sie sich nicht alle verfügbaren Fitnessvideos auf einmal an und probieren Sie nicht jedes Gerät im Fitnessstudio am ersten Tag aus. Auf diese Weise werden Sie schnell die Lust verlieren. Wie bei vielen anderen Dingen im Leben sollten Sie auch hier Ihre Neugier wach halten.

Trainieren Sie gemeinsam mit Freunden oder werden Sie Mitglied in einem Fitnessstudio

Ein Trainingspartner kann ein Ansporn für Sie sein oder Sie an verregneten Tagen dazu bewegen, einen Spaziergang zu machen, wenn Sie lieber zu Hause bleiben und zum x-ten Mal *Vom Winde verweht* ansehen würden. Wenn Sie sich mit einem Freund in einem Fitnessstudio verabreden, ist die Wahrscheinlichkeit, dass Sie hingehen, viel größer, als wenn Sie eine Verabredung mit sich selbst treffen.

Schließen Sie sich einem Verein an oder belegen Sie Kurse zum Beispiel bei der Volkshochschule, in denen Sie Gleichgesinnte treffen. Lesen Sie öfter die Privatanzeigen in Ihrer Zeitung, auch hier können Sie fündig werden.

Finden Sie eine gesunde Mischung

Häufig hört man die Klage, dass Fitnessübungen langweilig seien. Das muss nicht sein. Wechseln Sie einfach die Übungen alle paar Monate oder sogar mit jeder neuen Trainingseinheit. In diesem Buch finden Sie eine Menge Ideen, um Ihre Übungen zu variieren. Sie können mit verschiedenen Gewichten trainieren, unterschiedliche Stretchübungen versuchen und die Intensität Ihres Ausdauertrainings verändern.

Mit dieser Strategie bleiben Sie nicht nur motiviert, sondern außerdem gesund. Viele Verletzungen haben ihre Ursache nämlich in der ständigen Wiederholung der gleichen Bewegungsabläufe. Wenn Sie zum Beispiel im Wechsel schwimmen und laufen, wird die Wahrscheinlichkeit von Knieproblemen, die bei Läufern häufig auftreten, oder Schulterverletzungen, die wiederum bei Schwimmern nicht selten sind, weitaus geringer.

Leisten Sie sich die richtige Ausrüstung

Radfahren macht auf einem Rostesel keinen Spaß und Sandalen sind weder bequem noch sicher, wenn Sie ernsthaft joggen wollen. Sie müssen beileibe kein Vermögen ausgeben, schließlich macht Designer-Kleidung Sie auch nicht schneller, aber es müssen schon die richtige Kleidung und die richtige Ausrüstung sein, wenn Sie Spaß an der Sache haben wollen.

In Kapitel 8 erfahren Sie mehr über die Ausrüstungsgegenstände und Sportbekleidung, die Sie für die unterschiedlichen Aktivitäten benötigen.

Hier zunächst ein paar allgemeine Tipps für den Schuhkauf:

- ✔ **Kaufen Sie für jeden Sport die richtigen Schuhe.** Walking-Schuhe sind flexibler und haben eine festere Fersenunterstützung als Jogging-Schuhe. Schuhe für Tennis, Golf und Basketball zeichnen sich durch ein spezielles Design aus. Selbst 100-Meter-Sprinter und Langstreckenläufer brauchen unterschiedliches Schuhwerk. Wenn Sie zwischen verschiedenen Aktivitäten wechseln – einen Tag Joggen, am nächsten Tag Radfahren und am dritten Tag Gewichtheben –, werden Sie mit Cross-Training-Schuhen wahrscheinlich am besten bedient sein. Wenn Sie sich aber für längere Zeit auf eine einzige Sportart konzentrieren, sollten Sie sich ein Paar Schuhe anschaffen, die für genau diese Aktivität entwickelt wurden.

- ✔ **Kaufen Sie keine Billigprodukte.** Billigprodukte sehen zwar vielfach genauso aus wie Markenschuhe, müssen aber ohne Hightech auskommen. Hinter all den Streifen, Sternen usw. steckt eine Menge Entwicklungsarbeit, die Ihre Füße, Knöchel und andere Gelenke schützen hilft. Ein anständiges Paar Sportschuhe kostet mindestens 50 Euro, in vielen Fällen sogar mehr als das Doppelte. Auf lange Sicht können Sie damit aber Geld sparen. Gute Schuhe sind immer noch billiger als der Physiotherapeut.

- ✔ **Kaufen Sie in einem Sportladen ein, in dem die Verkäufer selber Sportler sind.** Viele Läden haben sich auf bestimmte Sportarten spezialisiert. Wenn Sie einmal ein bequemes Paar Schuhe in einem Sportgeschäft gefunden haben, können Sie später unter Umständen eine Menge Geld sparen, indem Sie sie über den Versandhandel bestellen.

- ✔ **Sportschuhe müssen vom ersten Moment an bequem sein.** Vergessen Sie die Regel, dass Schuhe immer erst »eingelaufen« werden müssen. Probieren Sie verschiedene Paare an, und machen Sie damit einen Testlauf durch das Geschäft.

Seien Sie nachsichtig mit sich selbst

Akzeptieren Sie, dass sich Menschen auch rein äußerlich unterscheiden. Es gibt Große und Kleine, Dicke und Dünne, und jeder hat seinen eigenen Stil. Es ist prima, wenn Sie sich von anderen inspirieren lassen können, aber lassen Sie sich nicht einreden, dass andere mehr erreichen als Sie. Seien Sie stolz darauf, dass Sie alle paar Tage fünf Kilometer gehen, auch wenn Ihr Nachbar täglich 15 Kilometer läuft.

Schimpfen Sie nicht mit sich selbst, wenn Sie sich ein paar Tage nicht bewegen – oder sogar ein paar Monate. Versuchen Sie's einfach wieder. Sie haben noch den Rest Ihres Lebens Zeit, das hinzukriegen.

Teil II

Rundum gesund: Gesund Essen und Verletzungen vermeiden

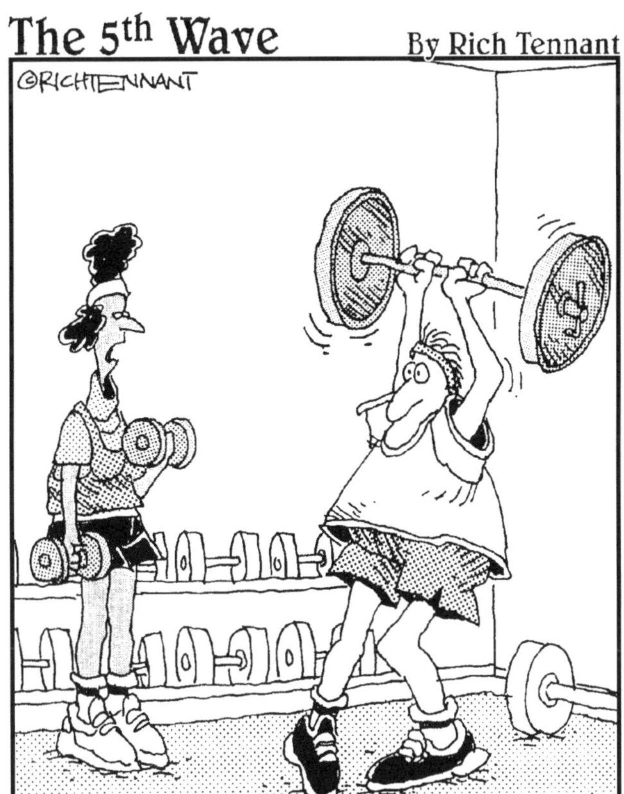

»Tolle Körperhaltung – für einen, der sich die Hose mit der Kneifzange anzieht.«

In diesem Teil ...

erläutern wir Ihnen unser Wohlfühlprogramm: Gesund essen, viel Stretching und Tipps zur Verringerung des Verletzungsrisikos.

In Kapitel 3 erklären wir den Unterschied zwischen Verstauchung und Zerrung und zeigen, wie Sie einige der am häufigsten vorkommenden Verletzungen vermeiden und behandeln können.

Wir stellen Ihnen auch eine der häufig vernachlässigten und vielleicht wichtigsten Komponenten eines Fitnessprogramms vor: das Stretching. In Kapitel 4 erfahren Sie, warum Sie sich jeden Tag zehn Minuten Zeit zum Stretching nehmen sollten. Wir erklären die unterschiedlichen Stretching-Philosophien, die Grundregeln des Stretching und stellen Ihnen ein einfaches Stretching-Workout vor.

In Kapitel 5 dreht sich alles um die Ernährung. Sie erfahren alles Wichtige über fett- und kohlenhydratarme Ernährung, Nahrungsmittelpyramiden, Vitamintabletten und phytochemische Stoffe (wichtige Substanzen mit langen und unaussprechlichen Namen).

Das sollte Ihnen eigentlich nicht passieren: Verletzungen vermeiden

3

In diesem Kapitel

- Schmerz ist nicht gleich Schmerz: der gute und der schlechte Schmerz
- Verletzungen erkennen und behandeln

Manchmal tut es weh, wenn man etwas für seine Gesundheit tut. Wenn Sie lange Zeit kaum etwas Schwereres als Ihren Telefonhörer in die Höhe hielten, werden Sie nach dem Training mit Hanteln natürlich Schmerzen verspüren. Aber über diese Art von Schmerzen müssen Sie sich keine Sorgen machen. Es ist jedoch etwas anderes, wenn Sie am Morgen nach einem Gewichttraining das Gefühl haben, Ihr linker Arm wäre in einen Mähdrescher gekommen. In diesem Kapitel sagen wir Ihnen, wie Sie mit beiden Arten umgehen sollen, wie Sie Verletzungen behandeln und von vornherein vermeiden.

Verletzungen behandeln

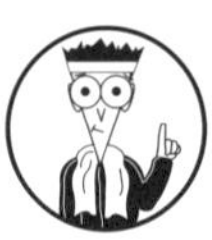

Guter Schmerz bleibt im Hintergrund und ist eher unspezifisch. Er sitzt in einem einzigen Muskel oder auch in einem größeren Teil Ihres Körpers. Schlechter Schmerz – der auf eine Verletzung hinweist – ist stechend und spezifisch. In der Regel tut es weh, wenn Sie bestimmte Bewegungen ausführen, wie etwa ein Knie beugen oder Ihren Arm hochstrecken. Es ist wichtig, diese Art von Schmerz rechtzeitig zu erkennen und entsprechend zu handeln. Vor nicht allzu langer Zeit hatte Suzanne leider die Schmerzen völlig ignoriert, die nach einer bestimmten Brustübung auftraten. Die Schmerzen wurden wenig später so stark, dass sie kein Glas Wasser in die Hand nehmen konnte, ohne das Gesicht zu verziehen. Sie musste das Gewichttraining für den Oberkörper für drei Monate einstellen, was sie natürlich ziemlich ärgerte.

Wenn Sie ähnlichen Ärger vermeiden wollen, folgen Sie den Ratschlägen in diesem Kapitel. Hier beschreiben wir die zehn häufigsten Sportverletzungen und sagen Ihnen, wie Sie sie erkennen und behandeln – und vor allem, was Sie zur Vorbeugung tun können.

Überdehnungen und Verstauchungen

Zuerst wollen wir uns mal über die Terminologie klar werden. Einer Ihrer Mitarbeiter kommt eines Tages in das Büro gehoppelt und erzählt, dass er einen Muskel »überdehnt« oder vielleicht auch »gezerrt« hat. Diese beiden Begriffe sind untereinander austauschbar, aber sie sind *kein* Synonym für »verstaucht«.

Bei einer *Muskelzerrung* überdehnen Sie eine Sehne, also das zähe, länglich auslaufende Ende des Muskels, das ihn mit dem Knochen verbindet. Diese Verletzung passiert, wenn Sie sich plötzlich mehr als normal anstrengen, zum Beispiel dann, wenn Sie Ihren jüngeren Bruder zum 100-Meter-Lauf herausfordern. Eine *Verstauchung* ist die Folge eines angerissenen oder überdehnten Bandes, das zwei Knochen miteinander verbindet. Sie können ein *Gelenk* verstauchen – wie zum Beispiel das Fußgelenk, wenn Sie den Fuß verdreht auf dem Boden aufsetzen –, aber Sie können keinen *Muskel* verstauchen.

Die zwei am häufigsten gezerrten Muskeln sind der Beinbizeps (hinterer Oberschenkelmuskel) und die Muskeln des inneren Oberschenkels (Leiste). Bei diesen Muskeln handelt es sich um festes Gewebe, das vor jedem Training mindestens fünf Minuten aufgewärmt werden muss. Wer das nicht macht, zerrt sich diese Muskeln leicht. Sie erkennen eine Zerrung am Beinbizeps daran, dass ein stechender Schmerz den hinteren Oberschenkel durchzuckt, wenn Sie Ihr Bein strecken. Eine Zerrung in der Leistengegend wird dadurch angezeigt, dass Sie ein stechender Schmerz quält, wenn Sie Ihr Bein seitwärts ausstrecken oder nach innen, auf Ihr anderes Bein hin bewegen. In beiden Fällen können Sie einen Knoten oder Klumpen an der Stelle fühlen, wo sich der Muskel zusammengezogen hat. Lassen Sie die Übung, die den Schmerz verursacht hat, für ein paar Tage sein, bis der Muskel von selbst wieder geheilt ist. Sonst setzen Sie sich der Gefahr aus, dass Sie sich einen Muskelriss zuziehen, der Sie ein paar Monate außer Gefecht setzen wird. Leichtes Stretching kann bei einer Zerrung den Heilungsprozess beschleunigen.

Das ist auch möglich, indem Sie die verletzte Stelle mit Eis kühlen. (Lesen Sie auch den Abschnitt *Hausmittel bei Sportverletzungen*.) Auch eine Massage kann bei Krämpfen helfen. Um in Zukunft Zerrungen zu vermeiden, dehnen Sie täglich vorsichtig Ihre Muskeln, aber immer erst nach einem Warm-up, und steigern kontinuierlich den Schwierigkeitsgrad des Workouts. Kontrollieren Sie auch Ihre Schuhe. Sportschuhe, bei denen die Absätze breiter sind als der Fersenteil, können Sie an einer normalen Bewegung Ihres Fußes und Fußgelenks hindern. Das kann wiederum dazu führen, dass sich Ihre Oberschenkelmuskulatur verhärtet. Zu große Schuhe verursachen das gleiche Problem.

Verstauchungen passieren in der Regel im Fußgelenk. Wenn Sie sich eine schlimme Verstauchung zufügen, können Sie vielleicht sogar ein leichtes Poppen oder Reißen hören, wenn der Unfall passiert. Für gewöhnlich verfärbt sich die Stelle blau und schwillt an, und Sie können das betroffene Gelenk nicht ohne Schmerzen belasten.

Verletzungen des Schienbeins

Eine Verletzung kann dadurch auftreten, dass Sie Ihrem Körper mehr abverlangen, als er geben kann, oder indem Sie etwas verändern, was Ihr Training beeinflusst, zum Beispiel neue Schuhe, Bergablaufen oder am Strand joggen, wenn Sie normalerweise auf festem Untergrund laufen.

Bei Schmerzen im Schienbein sollten Sie ein paar Tage mit dem Training aussetzen. Sobald Sie schmerzfrei sind, können Sie wieder damit beginnen, indem Sie es kontinuierlich steigern. Erhöhen Sie den Schwierigkeitsgrad Ihrer Übung um nicht mehr als zehn Prozent pro Woche. Eiskompressen helfen bei einer Entzündung und zur Betäubung des Schmerzes. Oder Sie massieren die Stelle mehrmals täglich vorsichtig.

Zur Vorbeugung von Schienbeinverletzungen sollten Sie spezielle Übungen machen, die das Schienbein kräftigen. So entwickeln Sie einen Gegenpol zu der meist besser entwickelten Wadenmuskulatur. Hier eine einfache Übung: Stellen Sie sich aufrecht hin, so dass Sie Ihr Gewicht gleichmäßig auf beide Beine verteilen. Heben und senken Sie Ihre Zehen und die Fußballen 20 bis 30 Mal. Bitten Sie Ihren Trainer, dass er Ihnen ein paar weitere Übungen zur Stärkung des Schienbeins zeigt.

Vergewissern Sie sich auch immer, dass Ihre Sportschuhe nicht abgenutzt sind. Beim Joggen ist es zum Beispiel wichtig, dass die Polsterung des Schuhs nicht ausgetreten ist, da sonst die Belastung des Schienbeins zu groß ist. Wir kennen einen Mann, der seine Schienbeinprobleme über Nacht löste, weil er sich ein paar Sportschuhe mit einem etwas breiteren Absatz kaufte. Fragen Sie bei Problemen einen Orthopäden, der Sie beraten kann. Wenn es für Sie keinen passenden Schuh zu kaufen gibt, kann er Ihnen spezielle Einlagen anfertigen lassen.

Entzündung der Achillessehne

Achilles war der mächtige, griechische Kämpfer, den seine Mutter kurz nach der Geburt in den Fluss Styx tauchte, um ihn unverwundbar zu machen. Leider blieb bei diesem Vorgang eine Stelle ausgespart: die Ferse, an der sie Achilles beim Eintauchen gehalten hatte. Dieser Teil, der die Achillessehne mit der Ferse verbindet, ist eine Schwachstelle für jeden, der sich in aufrechter Haltung bewegt, vor allem für Läufer, Walker, Inline-Skater, Radfahrer und Tennisspieler. Sobald die Achillessehne anschwillt oder schmerzt, haben Sie es mit einer *Entzündung der Achillessehne* zu tun.

Die Schuld an dieser Erkrankung trägt fast immer ein Wadenmuskel, der zu kurz und fest ist. Ein Stretchingprogramm für Fuß, Waden und Beinbizepse kann diesem Problem vorbeugen. Eis wirkt auch hier der Schwellung entgegen und verringert den Schmerz. Wenn Sie es gewohnt sind, hohe Absätze zu tragen, sollten Sie vielleicht zu flachen wechseln, da durch die hohen Absätze der Fuß stundenlang in einer Position verharrt, die die Wadenmuskulatur verkürzt.

Bei einer anhaltenden Entzündung der Achillesferse müssen Sie eine Maßnahme ergreifen, die Ihnen als eingefleischter Sportler wahrscheinlich schwer fällt: Hören Sie mit dem Training auf. Gönnen Sie der Achillessehne ein paar Tage Ruhe und Erholung. Legen Sie Eis auf, aber unterlassen Sie Stretching oder irgendwelche Übungen, die Ihre Ferse belasten. (Sie dürfen schwimmen, aber nur, wenn Sie keinen Schmerz verspüren.) Wenn das alles nichts hilft, sollten Sie einen Orthopäden aufsuchen. Sie benötigen vielleicht stärkere Mittel, um das Problem zu lösen.

Schmerzen im Knie

Oberflächlich betrachtet stellt das Knie einen wunderbar unkomplizierten Mechanismus mit einer simplen Aufgabe dar: Strecken und Beugen der Beine. Die Wirklichkeit sieht jedoch ganz anders aus. Das Knie ist mit mehr Muskeln, Sehnen, Bändern und Knorpeln versehen als jedes andere Gelenk in Ihrem Körper. Das ist wahrscheinlich der Grund dafür, warum es oft das erste Gelenk ist, das Schwierigkeiten macht.

Die Schmerzen im Knie sind vielfältiger als die Auswahl an Eissorten bei Ihrem Lieblings-Italiener. Sie können von einem Riss in einem Band, einer Sehne, einem Muskel oder einem Stück Knorpel (der sich zwischen zwei Knochen befindet und verhindert, dass diese gegeneinander reiben) stammen. Wir wissen nicht, was bei Ihnen die Ursache ist, aber so viel können wir Ihnen verraten: Schmerzen im Knie kommen oft davon, dass die gleiche Bewegung wieder und wieder ausgeführt wird. Sie können es meist auch nicht an einem Umstand festmachen; es ist höchstwahrscheinlich das Ergebnis eines Laufs oder einer Inline-Tour zu viel.

Cross-Training ist eine gute Möglichkeit, um Knieprobleme zu vermeiden. Wenn Sie Ihre Aktivitäten abwechseln – einen Tag joggen, den nächsten Tag Rad fahren –, benutzen Sie unterschiedliche Muskeln, oder Sie benutzen die gleichen Muskeln zumindest auf unterschiedliche Art und Weise. Sie können aber auch beim Cross-Training, wenn Sie es übertreiben, Ihr Knie verletzen. Ändern Sie Ihre Routine, sobald Sie Schmerzen im Knie verspüren. Manche Leute mit Knieproblemen beim Laufen können ohne Schmerz Rad fahren und umgekehrt. Die Behandlung mit Eis empfiehlt sich auch hier. Aber doktern Sie nicht zu lang selbst herum. Wenn sich der Schmerz immer wieder einstellt, sollten Sie unbedingt einen Arzt aufsuchen.

Stressfrakturen

Die ersten Klagen über *Stressfrakturen* kamen von Soldaten im 2. Weltkrieg. Sportlich ungeübte Zivilisten wurden in eine Uniform gesteckt, man packte ihnen schwere Lasten auf die Schultern und schickte sie auf den Weg. Und das tage- und wochenlang. Natürlich waren bald Klagen über Schmerzen im Fuß zu hören. Da jedoch ein Röntgenbild nichts zutage förderte, taten die Ärzte sie als unbegründet ab. Oft wurde nach Wochen ein zweites Röntgenbild angefertigt, und diesmal war tatsächlich etwas zu erkennen. Am Knochen entlang zeigte sich eine verschwommene Masse, *Knochenkallus.* Der Heilungsprozess hatte bereits eingesetzt, der Knochen formte eine eigene Schutzschicht. Heute tritt diese Krankheit häufig bei Langläufern, Hikern, Rucksack-Touristen und Inline-Skatern auf.

Stressfrakturen bestehen in aller Regel nicht aus einer, sondern aus einer *Vielzahl* von Mikro-Frakturen oder haarfeinen Brüchen, die sich an der Oberfläche des Knochens bilden. Meist kommen sie ohne Vorwarnung. Eines Morgens wachen Sie auf und spüren einen Schmerz, der von der Spitze einer oder zweier Zehen ausgeht und sich bis zur Mitte des Fußes erstreckt. Sie können beim Gehen Schmerzen verspüren und auch eine Rötung und Schwellung an der

Oberseite des Fußes feststellen. Wenn Sie mit einem Finger auf diese Stelle drücken, fühlen Sie einen stechenden Schmerz.

Behandeln Sie diese Verletzung nicht selbst. Begeben Sie sich zu einem Orthopäden, der anhand eines Röntgenbilds feststellen wird, ob es sich bei der Verletzung um eine Stressfraktur handelt. Der Arzt wird wahrscheinlich entzündungshemmende Mittel verschreiben, das Auflegen von Eis und die Hochlagerung des Beines empfehlen. Darüber hinaus wird er Ihnen Ruhe verordnen und Ihr Bein vielleicht sogar schienen.

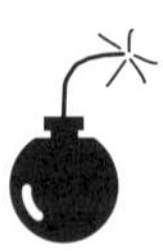

Hören Sie *sofort* mit dem Training auf, wenn Sie vermuten, dass Sie unter einer Stressfraktur leiden. Immer wieder hören wir davon, dass Marathonläufer ab Kilometer 15 trotz entsetzlicher Fußschmerzen den Lauf bis zum Ende mitmachen. Wenn Sie trotz Stressfraktur weiterlaufen, kann aus einer relativ harmlosen Verletzung eine Sache werden, die sich über Monate hinzieht.

Schmerzen im unteren Rückenbereich

Beinahe 80 Prozent von uns leiden im Laufe des Lebens unter Rückenschmerzen, angefangen bei einer gewissen Steifheit, die das Zubinden der Schuhe erschwert, bis zu einem chronischen, nervenaufreibenden Schmerz, der Sie wochenlang ans Bett fesselt. Regelmäßiger Workout (und hier besonders Übungen für Bauch und Rücken) kann solchen Schmerzen *vorbeugen*. Andererseits können aber auch bestimmte sportliche Aktivitäten diesen Zustand *auslösen*, vor allem, wenn Sie oft hart auf dem Boden auftreffen oder eine schlechte Haltung einnehmen. Sie können Ihrem Rücken auch dadurch Schaden zufügen, dass Sie ein Gewicht hochheben, ohne die Knie zu beugen. (Das gilt nicht nur im Sport, sondern auch dann, wenn Sie ein Kind oder einen Getränkekasten hochheben.)

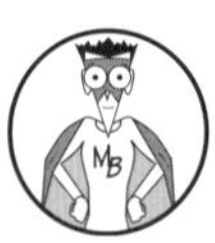

Oft ist das Schlimmste, was Sie einem schmerzenden Rücken antun können, wenn Sie im Bett liegen bleiben. Denn so schwächen Sie die Muskeln, die gelockert und gekräftigt werden müssten, noch mehr. Eine weitere Behandlung, die seit alters her benutzt wird, nämlich den Rücken warm zu halten (mit einem Heizkissen oder einer Wärmflasche) hat sich als falsch herausgestellt. Durch die Wärme tun die entzündeten Nerven noch mehr weh.

Was kann man also tun, wenn der Rücken schmerzt? Einfach warten. Viele Rückenschmerzen verschwinden nach etwa vier Wochen ohne Behandlung von selbst wieder. Wenn das nicht hilft, können Sie natürlich Ihre Runde bei den Ärzten beginnen. Die meisten Fachleute glauben, dass Rückenschmerzen meistens durch Muskeln ausgelöst werden und daher ohne operativen Eingriff behoben werden können. Sie empfehlen spezielle Rückenschulen, Massagen, physikalische Therapien oder einen Chiropraktiker. Schwimmen, Walking und Yoga haben sich als gute Aktivitäten zur Linderung von Rückenschmerzen bewiesen. Die Straffung der Rücken- und Bauchmuskulatur wird als Prävention empfohlen. Sie sollten diese Übungen jedoch unter Anweisung eines Therapeuten oder eines Trainers durchführen.

Wenn Sie im Moment unter Rückenschmerzen leiden, empfehlen wir Ihnen Eis und sanfte Bewegungen. Einige Experten empfehlen den Besuch bei einem Naturheilarzt. Dieser wird Ihnen wahrscheinlich Bewegung anstelle von Medikamenten oder einer Operation verordnen. Wenn Sie unter so starken Rückenschmerzen leiden, dass Sie die alltäglichen Aufgaben nicht mehr erledigen können, sollten Sie zuerst Ihren Arzt aufsuchen und klären lassen, ob der Grund für die Schmerzen nicht woanders zu finden ist, zum Beispiel bei einer Nierenentzündung oder Darmstörung.

Tennisarm

Sie müssen kein Tennisspieler sein, um bei einer Berührung einen Schmerz am Knochen an der Außenseite des Ellenbogens zu verspüren oder immer dann, wenn Sie den Arm ausstrecken oder etwas aufheben. Der Tennisarm, eine Entzündung in den Ellenbogensehnen, kann auch durch das Tragen einer Tasche mit ausgestrecktem Arm oder durch das Heben von Gewichten mit der falschen Körperhaltung hervorgerufen werden.

Wenn Sie Gewichte heben oder Ihre Arme aufstützen, sollten Sie diese an den Ellenbogen niemals durchdrücken. Dieser Fehler wird sehr häufig gemacht und alle, die sich dessen schuldig machen, haben den Zusammenhang zwischen Schmerzen im Ellenbogen und einer schlechten Haltung noch nicht erkannt.

Hören Sie mit dem auf, was Sie tun, sobald Sie Schmerzen im Ellenbogen verspüren. Versuchen Sie, mit Eis zu lindern, oder kaufen Sie sich in der Apotheke eine Bandage, die den Ellenbogen abstützt. Vielleicht empfiehlt Ihnen der Arzt, diese Bandage auch nachts zu tragen, damit Ihr Ellenbogen immer in einer bestimmten Position ruht. Um weiterhin Probleme mit dem Ellenbogen zu vermeiden, empfehlen sich Übungen für das Handgelenk und den Trizeps, den Muskel auf der Rückseite des Oberarmes.

Nackenschmerzen

Sie merken erst, wie nützlich Ihr Nacken ist, wenn Sie ihn nicht mehr bewegen können und Sie Ihren Körper um 90 Grad drehen müssen, um zur Seite zu blicken.

Fast alles kann Nackenschmerzen auslösen – eine verkrampfte Lage im Bett oder der Telefonhörer, der zu lange zwischen Kopf und Schulter eingeklemmt wurde. Sie werden aber auch häufig durch sportliche Aktivitäten ausgelöst, wie zum Beispiel durch eine schlechte Technik beim Gewichtheben, das Zur-Seite-Drehen des Kopfes bei einer Schulterpresse, oder durch eine schlechte Haltung Ihres Oberkörpers, wenn Sie den Kopf beim Joggen nach vorne hängen lassen. Wenn Sie nach einem Sport- oder sonstigen Unfall Schmerzen im Nacken verspüren, sollten Sie sofort zum Arzt gehen. Das gilt auch für den Fall, wenn die Nackenschmerzen immer wieder auftreten oder anhaltend sind.

Nackenschmerzen, die von keinem Unfall herrühren, sind für gewöhnlich ein Hinweis auf eine Verkrampfung der Muskeln im Nacken, oberen Rückenbereich und/oder in den Schultern. Wenn Sie mit einem Finger auf die Stelle zwischen Ihrer Schulter und dem Nacken drücken und sich diese hart und unnachgiebig anfühlt, haben Sie steife Nackenmuskeln. Neigen Sie Ihren Kopf langsam in Richtung linker Schulter, während Sie Ihren rechten Arm nach unten schieben und umgekehrt. Massagen helfen ebenfalls sehr gut bei Verspannungen im Nacken. Sie können sich selbst massieren, aber es ist viel besser, wenn Sie einen Freund fragen oder zu einem Fachmann gehen.

Eis eignet sich für die Behandlung von Nackenschmerzen nicht besonders. Wenn Sie schon steif sind, dann verstärkt die Kälte diesen Zustand nur noch. In diesem Fall empfehlen wir Ihnen die Anwendung von feuchter Wärme, einen warmer Waschlappen, eine warme Duschmassage oder einen Whirlpool.

Verletzungen der Rotatorenmanschette

Wie heißt die Hauptstadt von Simbabwe? Wenn Sie Ihre Hand nicht heben können, um die Frage zu beantworten, kann es sein, dass Sie sich eine Verletzung der Rotatorenmanschette zugezogen haben. Werfen, Fangen, die Bewegung des Armes nach außen kann ebenfalls Schmerzen verursachen. (Nebenbei bemerkt, die Antwort lautet »Harare«.)

Die *Rotatorenmanschette* besteht aus vier Muskeln, die das Schultergelenk umgeben und schützen. Sie ist ausgesprochen anfällig für Verletzungen. Die Muskeln können reißen, wenn jemand unsanft an Ihrem Arm zieht oder dreht oder wenn Sie mit ausgestreckten Armen hinfallen. Aber auch hier sind häufig ausgeführte sportliche Bewegungen oft der Anlass für eine Verletzung: Werfen, Fangen, Schwimmen, das Heben zu großer Gewichte. Welche Bewegung im Einzelnen schmerzhaft ist, hängt davon ab, welche Rotatorenmanschette Sie verletzt haben und wie schwerwiegend diese Verletzung ist. Vor allem bei den Sportarten, bei denen viele Würfe ausgeführt werden, ist eine Verletzung der Rotatorenmanschette häufig anzutreffen.

Diese Verletzungen werden in der Regel mit Eis, Kompressen und Krafttraining mit sehr leichten Gewichten behandelt. Lassen Sie die Finger eine Weile von schweren Gewichten, vor allem von der Brustpresse. Bitten Sie Ihren Trainer, dass er Ihre Haltung begutachtet. Gewöhnen Sie sich die richtige Technik beim Werfen, Fangen und Schwimmen an. Verteilen Sie hier die Kraft auf den ganzen Körper und nicht nur auf Arme und Schultern. Manchmal ist es aber für diese Maßnahmen schon zu spät, die Verletzungen sind durch Training allein nicht mehr gutzumachen. Dann ist eine Operation oder zumindest eine krankengymnastische Behandlung unumgänglich.

Wundgeriebene Körperteile

Ihre Beine fühlen sich noch federleicht an und Sie sind auch kaum in Schweiß ausgebrochen, dennoch müssen Sie die Radtour aufgeben, denn Ihr Po ist wund gerieben. Sie haben das, was man für gewöhnlich nur bei Kleinkindern in Windeln antrifft: eine wunde Stelle, dort wo die

Kleidung die Haut berührt. Das kann überall an Ihrem Körper auftreten und ist vor allem bei Hitze, wenn Schweiß hinzukommt, besonders gravierend. Jede Sportart hat ihre eigenen bevorzugten Stellen. Bei den Läufern sind es vor allem die Socken und Sport-BHs, die wund scheuern. Aber prinzipiell kann jedes Kleidungsstück, das lange genug an der Haut reibt, dieses Problem verursachen. Nur Nudisten sind immun dagegen.

Ein anderes Ärgernis sind Blasen (kleine Ansammlungen von Blut oder Wasser unter der Haut), wenn die Füße in zu weiten Schuhen herumrutschen oder sich in zu engen oder verrutschten Socken gegen die Nähte der Schuhe reiben. Blasen sind nicht nur schmerzhaft, sondern können Sie sogar tagelang vom Training abhalten.

Um einer Hautreizung vorzubeugen, sollten Sie bei der Auswahl von Stoffen und der Machart von Kleidungsstücken Rücksicht auf die besonderen Ansprüche Ihrer Haut nehmen. Weichere Stoffe, die einen gewissen Anteil an Baumwolle enthalten, sind erfahrungsgemäß am besten verträglich, aber nicht jeder kann sich für diese Stoffart begeistern. Cremen Sie die gefährdeten Körperteile ein, bevor Sie aktiv werden. Langstrecken-Radfahrer cremen ihren Allerwertesten mit Melkfett ein, bevor sie sich auf den Sattel schwingen. Eigentlich ist Melkfett für das Eincremen der Kuheuter gedacht, aber es hilft auch bei Menschen gegen Wundsein.

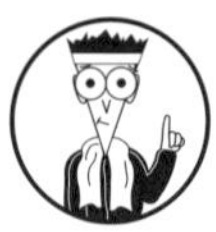

Wir kennen einen enthusiastischen Jogger, dessen Brustspitzen sich regelmäßig wund rieben. Jetzt klebt er sich vor jedem Lauf Heftpflaster darüber und das Problem ist gelöst. Das passt natürlich nicht zu einem Macho, aber die zwei Blutflecken auf seinem Hemd waren sicherlich nicht besser.

Hausmittel bei Sportverletzungen

Jede Behandlung von Sportverletzungen besteht meist aus den vier Elementen Ruhe, Eis, Kompression und Hochlagerung. Im Allgemeinen reicht das aus, um schnell wieder auf die Beine zu kommen, vor allem dann, wenn Sie diese Ratschläge die ersten 48 Stunden nach der Verletzung befolgen.

Ruhe

Vermeiden Sie Bewegungen, die die Verletzung verschlimmern könnten. (Wenn Sie sich am Knöchel verletzt haben, sollten Sie nicht herumlaufen.) Wenn Sie sich ruhig verhalten, können Sie oft eine Verletzung innerhalb von wenigen Tagen ausheilen, mit der Sie es sonst vielleicht Monate zu tun haben. Aber benutzen Sie die Verletzung nicht als Ausrede, um Ihr Training vollkommen einzustellen, sondern machen Sie Übungen, bei denen Sie keinen Schmerz verspüren. Bei einer Verletzung des Beinbizeps zum Beispiel besteht keine Veranlassung, nicht mit dem Krafttraining für die Oberkörpermuskulatur fortzufahren.

Eis

Durch das Auflegen von Eis geht die Schwellung zurück und wird der Schmerz verringert, da das Blut in der betreffenden Stelle langsamer zirkuliert. Solange Sie Schmerzen verspüren, legen Sie täglich drei- oder viermal Eis auf. Es stimmt nicht, dass das Auflegen von Eis nach dem ersten Tag nichts mehr nützt. Sie können spezielle Kompressen, die Sie in der Apotheke kaufen und im Kühlfach lagern, zerkleinerte Eiswürfel in einer Plastiktüte oder eine Packung mit gefrorenem Obst oder Gemüse auf die verletzte Stelle legen. Legen Sie das Eis aber niemals direkt auf die Haut, das könnte nämlich zu anderen Problemen führen, beispielsweise Erfrierungen.

Wir lieben Eismassagen. Füllen Sie einen hohen, schmalen Plastikbehälter mit Wasser und stellen Sie diesen in das Gefrierfach. Wenn das Eis gefroren ist, erwärmen Sie den Behälter unter warmem Wasser, bis das Eis herausgleitet. Sie halten nun so etwas Ähnliches wie Eis am Stiel in der Hand, ohne Stiel natürlich. Massieren Sie jetzt die betroffene Stelle mit dem Eisstück, indem Sie es etwa vier bis fünf Minuten lang darauf hin- und herrollen. Durch die Massage dringt der Kühleffekt tiefer in die Haut ein, als dies durch das reine Auflegen von Eis möglich ist. Sie müssen das Eis jedoch während der Massage immer hin- und herbewegen.

Kompression

Durch Druck wird die Schwellung zurückgedrängt. Legen Sie entweder einen Verband an oder benutzen Sie spezielle Bandagen für Knie, Ellenbogen und Handgelenk. Legen Sie den Verband ruhig fest an, aber nicht so fest, dass Sie die Blutzirkulation unterbrechen und ein taubes Gefühl verspüren.

Hochlagern

Durch das Hochlagern des verletzten Körperteils wird die Schwellung reduziert, da die Körperflüssigkeit aus diesem Teil zurückfließt. Bei einer Fußgelenkverletzung müssen Sie den Fuß nicht so hoch lagern, dass er senkrecht zum Boden steht. Ein paar Kissen als Unterlage sind hierfür völlig ausreichend. Das Hochlagern ist zusammen mit den drei anderen Behandlungsmethoden am effektivsten.

Das Wichtigste über Stretching

4

In diesem Kapitel

- Was und wem nützt Stretching?
- Die richtige Zeit zum Stretching
- Alternativen zum traditionellen Stretching

Für die meisten von uns rangiert das Stretching auf der Liste der ungeliebten Aktivitäten gleich hinter Fensterputzen und Geschirrspülen. Manche der aktivsten Hochleistungssportler hassen Stretching. Viele der Wissenschaftler, die sich professionell mit Stretching beschäftigen, sagen, dass sie Schwierigkeiten haben, sich selber zum Stretching zu motivieren – trotz der Tatsache, dass ihre eigenen Studien den Nutzen von Beweglichkeitsübungen erwiesen haben. Sogar der Entwickler eines beliebten Stretching-Geräts hat einmal zugegeben, dass er bei seinem Workout das Stretching normalerweise ausfallen lässt: »Da man mit Stretching kein Gewicht verlieren und keine Muskeln aufbauen kann, fliegt dieser Teil als Erstes aus dem Workout-Programm, wenn man wenig Zeit hat.«

Mit Stretching können Sie zwar nicht viele Kalorien verbrennen oder einen Körper wie Brad Pitt bekommen, aber trotzdem können ein paar Minuten Stretching pro Tag eine gute Investition in Ihre Gesundheit sein. In diesem Kapitel erklären wir Ihnen, wie Sie vom Stretching profitieren können und welche unterschiedlichen Stretching-Methoden heute verwendet werden. Außerdem zeigen wir Ihnen ein einfaches Stretching-Programm, das Sie sofort ausprobieren können.

Warum Sie Stretching immer mit einplanen sollten

Stretching ist *die* Methode, wie Sie Ihren Körper beweglich und die Gelenke geschmeidig halten können. Je älter Sie werden, desto kürzer und straffer werden die Sehnen, mit denen die Muskeln am Knochen befestigt sind. Ihre Beweglichkeit lässt nach, Sie bewegen sich langsamer und weniger fließend. Beim Gehen bewegen Sie sich mit steifen Beinen und kürzeren Schritten, das Treppensteigen und Bücken wird beschwerlicher. Wenn Sie Ihre hintere Oberschenkelmuskulatur sowie die Hüft- und Wadenmuskulatur oft dehnen, werden Ihnen diese Bewegungen wieder leichter fallen.

Beweglichkeit ist auch für eine gute Haltung wichtig. Weil sich die Halsmuskeln verkürzen, beugt sich der Kopf etwas nach vorne. Wenn sich Ihre Schulter- und Brustmuskulatur verkürzt, hängen die Schultern nach unten. Wenn sich Ihre untere Rückenmuskulatur sowie die hinteren Oberschenkel- und Hüftmuskeln verkürzen, wird sich ein Buckel bilden. Regelmäßiges Stretching kann auch Schmerzen und Verspannungen lindern, vor allem, wenn diese im unteren Rückenbereich auftreten. Oft verschwinden die Schmerzen sogar ganz, sobald Sie mit einfachen Stretchübungen für die Rücken- und Oberschenkelmuskulatur begonnen haben.

Stretching kann auch bewirken, dass Unterschiede in der Muskulatur ausgeglichen werden. Nehmen wir mal an, dass Ihre Oberschenkelmuskulatur vorne recht gut, hinten aber eher schwach ausgeprägt ist, was häufig vorkommt. Der Effekt ist, dass Sie Ihre vordere Muskulatur stärker beanspruchen. Sie sind sich mit ziemlicher Sicherheit dessen nicht bewusst, aber es macht sich doch auf subtile Art und Weise bemerkbar – entweder, weil Sie zu kurze Schritte machen oder sich mit einem wippenden Gang bewegen. Dieses Ungleichgewicht kann sogar zu Verletzungen wie beispielsweise Muskelüberdehnungen führen. Auch wenn Sie nur gelegentlich Sport treiben, kann Ihnen Stretching eine Menge nützen. Beweglichkeit in allen Richtungen macht Sie einfach zu einem besseren Sportler.

Vorher oder nachher – der richtige Zeitpunkt fürs Stretching

Entgegen landläufiger Meinung sollten Sie ein Training im Fitnessstudio oder im Freien niemals mit *Stretching* beginnen. Dehnen Sie Ihre Muskeln erst dann, wenn Sie zumindest die Aufwärmphase hinter sich haben, aber noch besser ist es, wenn Sie es nach dem Abkühlen Ihres Körpers tun. Stretching nach einem Workout hilft Ihnen dabei, einen fließenden Übergang von körperlicher Anstrengung in den Normalzustand zu schaffen. Ein Stretching nach dem Workout kann eine wunderbar entspannende Erfahrung sein und hilft außerdem, Verletzungen zu vermeiden.

Warten Sie mit dem Stretching auf alle Fälle, bis sich Ihre Körpertemperatur wieder gesenkt hat. Wenn Sie Ihren Kopf nach einem Workout unter die Höhe Ihres Herzens senken, kann dies zu Schwindel oder sogar Ohnmacht führen. Warten Sie, bis Ihr Puls wieder unter 100 Schlägen liegt und Sie nicht mehr außer Atem sind, bevor Sie mit dem Stretching beginnen. Die einzige Ausnahme von dieser Regel gilt für das so genannte *Active Isolated Stretching*, das wir weiter hinten in diesem Kapitel behandeln.

Ein paar wichtige Stretching-Regeln

Wenn Sie Jogger im Park oder Gewichtheber im Übungsraum beobachten, werden Sie häufig feststellen, dass die meisten von ihnen eine völlig falsche Vorstellung vom Stretching haben. Die einen greifen sich den Fuß und ziehen ihn kurz ans Gesäß, um die vordere Oberschenkelmuskulatur zu dehnen, oder beugen sich kurz nach vorne, um mit den Fingerspitzen die Zehen zu erreichen. Aber diese Art von Stretching fördert keineswegs die Beweglichkeit, sondern führt nur zu Verletzungen. Hier die Regeln für ein sicheres und effizientes Stretching:

- ✔ **Machen Sie die Dehnübungen so oft wie möglich – am besten jeden Tag.** Machen Sie nach jedem Workout, egal ob es sich um Ausdauertraining oder Kraftübungen handelt, einige Stretchübungen. Wenn Sie an den Tagen, an denen Sie kein anderes Workout-Programm haben, ein Stretchtraining durchführen, wärmen Sie sich vorher mit Schulter- oder Hüftrollen oder leichten Ausdauerübungen auf.
- ✔ **Gehen Sie immer langsam in eine Stretchposition hinein.** Zwingen Sie sich niemals mit ruckartigen Bewegungen oder durch Schwungholen in eine Stretchposition hinein.
- ✔ **Beobachten Sie die Spannung in den gedehnten Muskelpartien.** Eine Stretchinghaltung sollte auf Ihrer persönlichen Schmerzskala irgendwo zwischen einem leichtem Ziehen und mildem Unbehagen rangieren. Sie sollte niemals ernsthafte Schmerzen an einer anderen Stelle Ihres Körpers auslösen. Konzentrieren Sie sich auf den Bereich, der gedehnt werden soll, und achten Sie auf das Dehnungsgefühl in den betroffenen Muskelpartien.

Zählen Sie nach Erreichen der Stretchposition langsam bis zehn. Wenn Sie die angenehmste Stretchposition gefunden haben, können Sie sie halten oder langsam weiter ausdehnen. Ruckartiges Anspannen kann zu Muskelverspannungen oder sogar Verletzungen führen.

- ✔ **Atmen Sie in jeder Stretchposition mindestens zwei Mal ein und aus.** Tiefes Atmen fördert die Entspannung.

Kann Stretching Verletzungen vorbeugen?

Leider gibt es nur wenige Untersuchungen darüber, ob Stretching Verletzungen vorbeugen kann. Tatsächlich kommen einige Untersuchungen sogar zu dem Ergebnis, dass man das Beweglichkeitstraining gänzlich auslassen sollte. Die Ergebnisse dieser Studien deuten darauf hin, dass Läufer, die ihr Training regelmäßig mit Stretching beginnen, mehr Verletzungen haben und mehr Energie beim Laufen verbrauchen. Eine andere Untersuchung hat ergeben, dass gerade Neulinge nach dem Stretching vermehrt unter Muskelkater leiden.

Viele andere Untersuchungen deuten aber darauf hin, dass Stretching eine gute Sache ist. Ungeachtet der Tatsache, dass die Forschungen hinsichtlich der Verletzungsvermeidung durch Stretching zu unterschiedlichen Ergebnissen kommen, haben praktisch alle Topathleten dieser Welt das Stretching zu einem wichtigen Teil ihres Trainings gemacht.

Eine einfache Stretchroutine

In den folgenden Abschnitten stellen wir Ihnen eine einfache Stretchroutine vor. Wenn Sie Stretching für zu langweilig, zu schmerzhaft oder zu kompliziert halten, werden Sie dieses Kapitel mögen. Wir stellen Ihnen hier eine Routine vor, bei der Ihre Muskelfasern sanft behandelt und nicht so brutal wie beim Tauziehen auseinander gerissen werden. Obwohl auch wir die alternativen Techniken wie etwa AI oder PNF (siehe weiter hinten in diesem Kapitel) sehr schätzen, demonstrieren wir in diesem Kapitel nur klassische Stretchübungen, weil es diejenigen sind, die von den meisten Fitnessexperten empfohlen werden. Wenn Sie diese Übungen beherrschen, werden Sie für den Stretching-Workout künftig nicht mehr als fünf Minuten benötigen.

Bedenken Sie, dass dies nur ein Anfang ist. Wir halten es für eine gute Idee, noch weitere Stretchübungen zu erlernen – es gibt buchstäblich hunderte davon. Durch Variieren der Stretchroutine können Sie Ihre Muskeln aus unterschiedlichen Richtungen trainieren und ganz gezielt spezielle Muskelgruppen ansprechen. Als Tennisspieler oder Ruderer können Sie ein paar zusätzliche Übungen für den Oberkörper machen. Wenn Sie Jogger sind, machen Sie einige Stretchübungen für den Rücken und die Oberschenkelmuskulatur. Als Radfahrer sollten Sie gezielt die Quadrizepse trainieren.

Nacken-Stretching

Diese Stretchübung soll die Nackenmuskulatur lösen und entspannen.

Stellen oder setzen Sie sich bequem hin. Neigen Sie Ihr linkes Ohr zur linken Schulter. Strecken Sie Ihren rechten Arm leicht nach unten, ein paar Zentimeter vom Körper entfernt. Heben Sie die linke Hand über Ihren Kopf und legen Sie sie dabei an Ihr rechtes Ohr. Beugen Sie den Kopf dabei vorsichtig nach links, um die Dehnung der Nackenmuskulatur zu unterstützen (siehe Abbildung 4.1). Wiederholen Sie diese Übung für die rechte Seite.

Beachten Sie bei dieser Übung die folgenden Hinweise:

- Halten Sie die Schultern gerade und entspannt.
- Das Ohr kann, muss aber nicht die Schulter berühren.

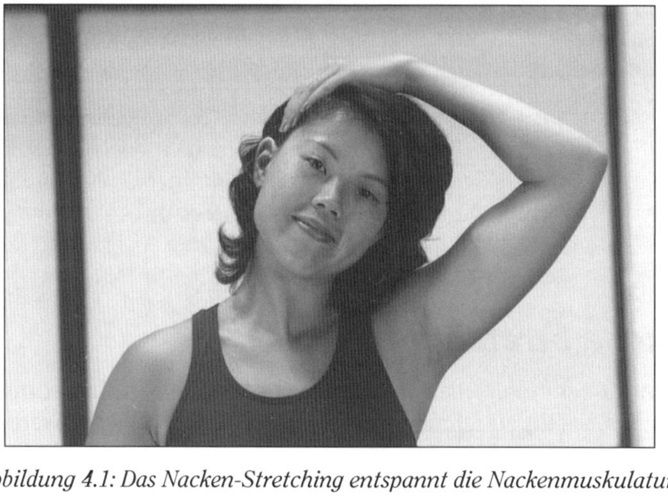

Abbildung 4.1: Das Nacken-Stretching entspannt die Nackenmuskulatur.

Brustkasten-Stretching

Diese Stretchübung soll die Schulter-, Brust und Armmuskulatur entspannen und sorgt außerdem für eine gute Körperhaltung.

Setzen oder stellen Sie sich aufrecht hin und verschränken Sie die Hände hinter dem Rücken (siehe Abbildung 4.2). Heben Sie den Brustkorb und die Arme leicht an. Sie sollten dabei ein leichtes Ziehen in der Brustmuskulatur und an der Rückseite der Arme verspüren.

Beachten Sie bei dieser Übung die folgenden Hinweise:

- ✔ Machen Sie kein Hohlkreuz, wenn Sie die Arme nach oben ziehen.
- ✔ Halten Sie die Schultern entspannt und ziehen Sie sie nicht hoch.
- ✔ Ziehen Sie die Arme nur so weit nach oben, wie es Ihnen angenehm ist.

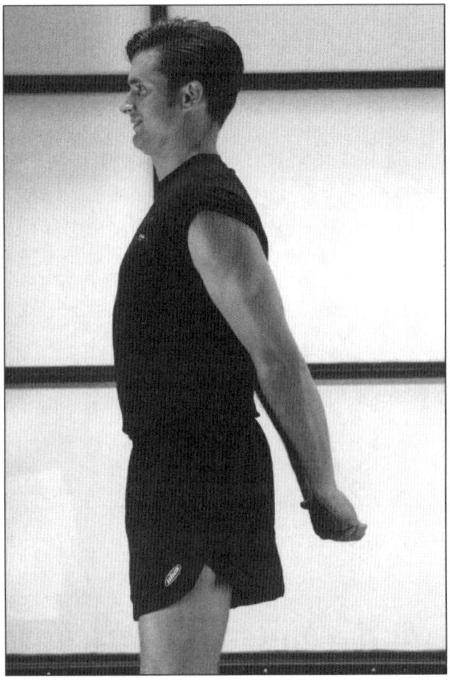

Abbildung 4.2: Das Brustkorb-Stretching sorgt für eine gute Körperhaltung.

Rücken-Stretching

Diese Stretchübung soll die Schulter- und Armmuskeln sowie die Muskulatur des unteren und oberen Rückenbereichs dehnen und entspannen.

Stellen Sie sich mit leicht gebeugten Knien aufrecht hin. Die Füße sollten eine Hüftbreite weit auseinander stehen. Heben Sie die Arme nach vorne auf Schulterhöhe an und verschränken Sie die Hände. Neigen Sie den Kopf nach vorne auf die Brust, ziehen Sie den Bauch ein und knicken Sie in der Taille ein, bis der Körper von der Seite wie ein C aussieht. Strecken Sie die Arme nach vorne, bis Sie spüren, dass sich die Schulterblätter auseinander bewegen. Sie sollten dabei ein leichtes Ziehen im Rücken, in den Schultern und Armen spüren (siehe Abbildung 4.3).

Beachten Sie bei dieser Übung die folgenden Hinweise:

- ✔ Halten Sie die Bauchmuskeln leicht angespannt, um den unteren Rückenbereich zu schützen.
- ✔ Beugen Sie sich nur so weit nach vorne, wie es Ihnen angenehm ist.
- ✔ Halten Sie die Schultern entspannt und ziehen Sie sie nicht hoch.

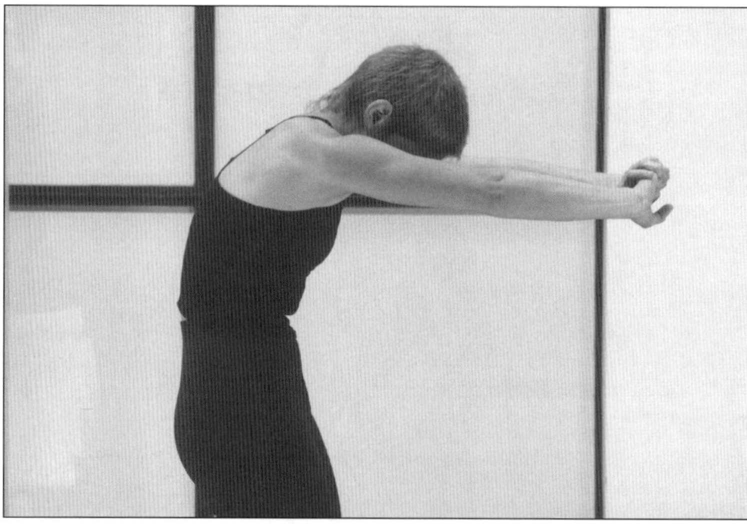

Abbildung 4.3: Das Rücken-Stretching lockert Rücken-, Arm- und Schultermuskeln.

Stretching-Übung für die hinteren Oberschenkelmuskeln

Diese Stretchübung soll die hinteren Oberschenkelmuskeln und den unteren Rückenbereich dehnen und entspannen. Wenn Sie Rückenprobleme haben, machen Sie die Übung im Liegen.

Stellen Sie sich aufrecht hin und setzen Sie den linken Fuß mit angehobenen Zehenspitzen ein paar Zentimeter vor den rechten Fuß. Beugen Sie das rechte Knie ein wenig und ziehen Sie den Bauch leicht ein. Beugen Sie sich aus der Hüfte heraus nach vorne und legen Sie beide Handflächen auf die Oberschenkel (siehe Abbildung 4.4). Halten Sie die Schultern entspannt und ziehen Sie sie nicht nach oben. Halten Sie den Rücken gerade. Sie sollten ein leichtes Ziehen an der Rückseite des Beins spüren.

Beachten Sie bei dieser Übung die folgenden Hinweise:

✔ Halten Sie den Rücken gerade und die Bauchmuskeln leicht angespannt, um den unteren Rückenbereich zu schützen und die Lockerung so effizient wie möglich zu machen.

✔ Beugen Sie sich nicht so weit nach vorne, dass Sie das Gleichgewicht verlieren oder Schmerzen im unteren Rückenbereich spüren.

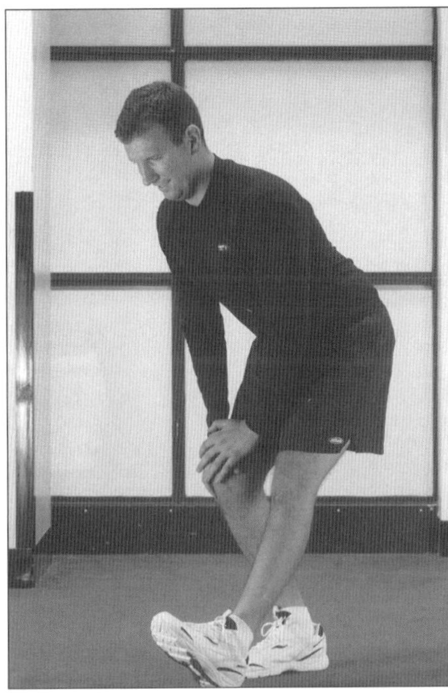

Abbildung 4.4: Diese Stretchübung dehnt die hinteren Oberschenkelmuskeln.

Stretching-Übung für die vorderen Oberschenkelmuskeln

Diese Stretchübung zielt auf die vorderen Oberschenkelmuskeln. Seien Sie besonders vorsichtig bei dieser Übung, wenn Sie Knie- oder Rückenprobleme haben. Wenn Sie Rückenschmerzen haben, sollten Sie die Übung in der Seitenlage auf dem Boden ausführen. Beugen Sie das obere Knie und ziehen Sie die Hacke ans Gesäß heran.

Stellen Sie sich aufrecht hin und setzen Sie die Füße eine Hüftbreite weit auseinander. Ziehen Sie den Bauch ein und entspannen Sie die Schultern. Beugen Sie das linke Knie und ziehen Sie den Fuß bis hoch zum Allerwertesten. Ergreifen Sie den Fuß mit der rechten Hand (siehe Abbildung 4.5). Sie sollten ein leichtes Ziehen an der Vorderseite des linken Beins spüren.

Beachten Sie bei dieser Übung die folgenden Hinweise:

- ✔ Stützen Sie sich auf einen Stuhl, wenn Sie Gleichgewichtsprobleme haben.
- ✔ Drücken Sie das Knie des Standbeins nicht völlig durch.

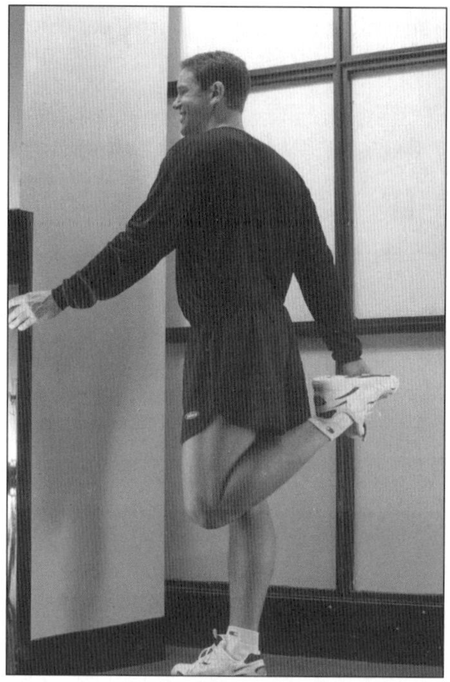

Abbildung 4.5: Diese Stretchübung dehnt die vorderen Oberschenkelmuskeln.

Waden-Stretching

Diese Stretchübung ist eine Wohltat für die Wadenmuskeln, die wegen der alltäglichen Aktivitäten wie Laufen und Stehen zu Verspannungen neigen.

Stellen Sie sich etwa 70 Zentimeter vor einer Wand auf. Die Füße sollen zusammen sein, das Gesicht soll zur Wand zeigen. Ziehen Sie den Bauch leicht ein und halten Sie den Rücken gerade. Lassen Sie sich etwas nach vorne fallen und drücken Sie die Handflächen mit ausgestreckten Armen gegen die Wand. Ihre Hacken sollen weiterhin auf dem Boden bleiben (siehe Abbildung 4.6). Sie sollten in dieser Position ein leichtes Ziehen in der Wadenmuskulatur spüren.

Beachten Sie bei dieser Übung die folgenden Hinweise:

- ✔ Behalten Sie die Hacken am Boden oder doch wenigstens so nahe wie möglich am Boden.

- ✔ Halten Sie die Bauchmuskeln leicht angespannt. Damit sorgen Sie dafür, dass Sie nicht automatisch ein Hohlkreuz machen.
- ✔ Wenn Sie die Waden noch etwas weiter dehnen wollen, beugen Sie die Ellenbogen und lehnen Sie sich näher an die Wand heran.

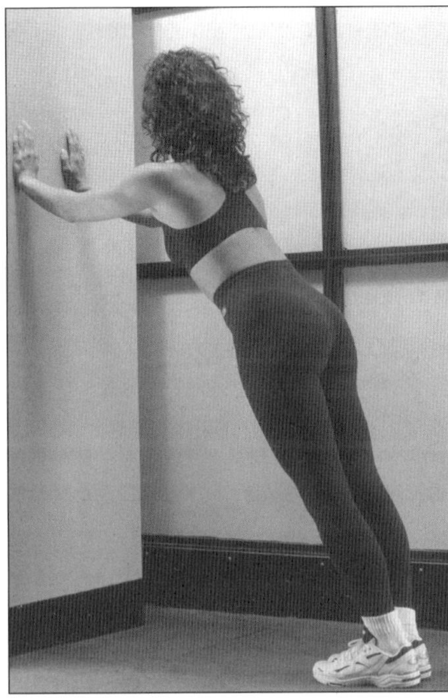

Abbildung 4.6: Das Waden-Stretching verhindert Krämpfe in der Wadenmuskulatur.

Wenn sich der Hund in den Schwanz beißt

Diese Bewegung dehnt die Bauchmuskeln sowie die Muskulatur des unteren Rückenbereichs. Achten Sie darauf, die Dehnung nicht zu übertreiben, wenn Sie Rückenprobleme haben.

Knien Sie sich hin und legen Sie die Hände vor sich auf den Boden. Die Knie sollen direkt unterhalb der Hüfte, die Hände direkt unterhalb der Schultern liegen. Machen Sie weder ein Hohlkreuz noch einen Katzenbuckel. Ziehen Sie zu diesem Zweck den Bauch leicht ein. Drehen Sie nun die Wirbelsäule langsam so weit wie möglich nach links, so dass Sie über die Schulter auf die linke Gesäßhälfte schauen. Die linke Gesäßhälfte wird dabei leicht nach vorne bewegt (siehe Abbildung 4.7). Sie sollten in dieser Position ein leichtes Ziehen in der Wirbelsäulenmuskulatur spüren. Machen Sie den Rücken wieder gerade und dehnen Sie anschließend die andere Körperhälfte.

Beachten Sie bei dieser Übung die folgenden Hinweise:

- ✔ Halten Sie die Bauchmuskeln leicht angespannt, um nicht ins Hohlkreuz zu fallen.
- ✔ Achten Sie darauf, die Dehnung nicht zu übertreiben.

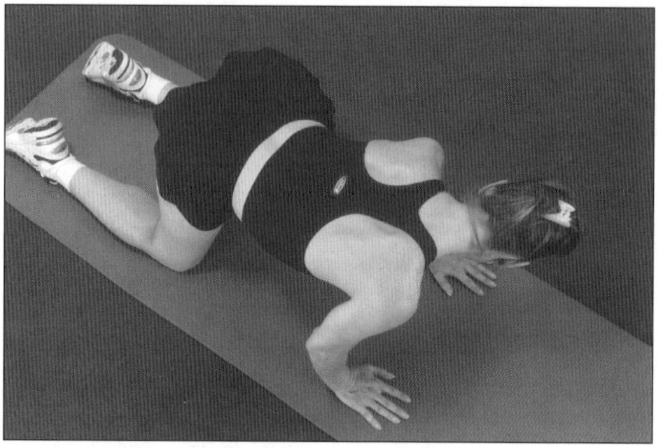

Abbildung 4.7: Dieses Stretching lockert die Rückenmuskulatur.

Locker wie ein Schmetterling

Diese Stretchübung dehnt die Muskeln der Oberschenkelinnenseiten, der Leiste, der Hüfte und des unteren Rückenbereichs. Wenn Sie Probleme mit dem unteren Rückenbereich haben, sollten Sie sich aus der Hüfte und nicht aus der Wirbelsäule heraus nach vorne beugen. Die Übung kann leichte Schmerzen in den Knien verursachen.

Setzen Sie sich aufrecht auf den Boden. Drücken Sie die Knie so weit wie möglich nach außen und legen Sie die Fußsohlen aneinander. Ziehen Sie den Bauch etwas ein und beugen Sie sich aus der Hüfte heraus nach vorne. Nehmen Sie die Füße in beide Hände und ziehen Sie sich vorsichtig ein Stückchen weiter nach vorne (siehe Abbildung 4.8). Sie sollten in dieser Position ein leichtes Ziehen in den Muskeln der Oberschenkelinnenseiten, im Hüftbereich und im unteren Rücken spüren.

Beachten Sie bei dieser Übung die folgenden Hinweise:

- ✔ Sie können die Dehnung verstärken, indem Sie die Oberschenkel vorsichtig weiter in Richtung Fußboden drücken.
- ✔ Ziehen Sie die Schultern nicht hoch und vermeiden Sie einen runden Rücken.
- ✔ Wenn Sie die Knie etwas entlasten wollen, setzen Sie die Füße weiter von Körper weg auf den Boden. Wenn Sie die Dehnung verstärken möchten, ziehen Sie die Füße weiter an den Körper heran.

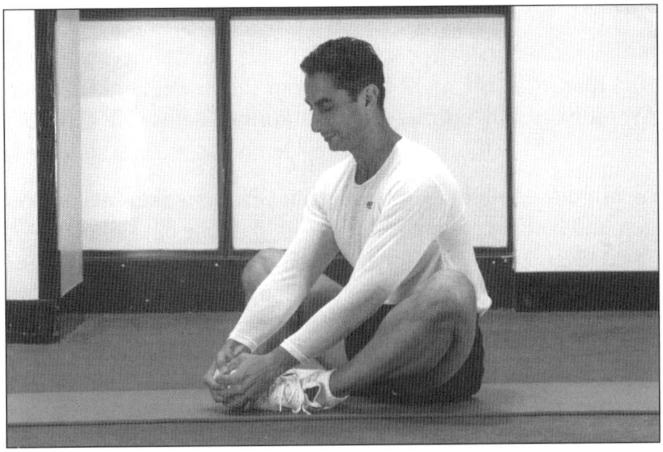

Abbildung 4.8: Diese Übung dehnt die Muskulatur der Oberschenkelinnenseiten, der Leiste, der Hüfte und des unteren Rückenbereichs.

Verschiedene Stretching-Varianten

Die traditionellen Stretching-Übungen, bei denen eine bestimmte Position zehn bis 30 Sekunden lang gehalten wird, ist nicht die einzige Möglichkeit, die Beweglichkeit zu verbessern. Hier ein Überblick über einige der anderen beliebten Methoden:

Active Isolated Stretching

Einige Experten vertreten die Meinung, dass die konventionellen Stretching-Techniken zu Verletzungen führen können, da die Muskeln zu stark, zu weit und zu lange gedehnt werden. Die Muskeln reagieren auf diese Überbeanspruchung mit Anspannung, um zu verhindern, dass sie reißen. Dieser automatische Verteidigungsmechanismus hat einen technischen Namen, den wir nicht aussprechen können. Laienhaft ausgedrückt, könnte man ihn als Krampfreflex bezeichnen.

Active Isolated Stretching (AI) ist eine Technik, mit der dieser Krampfreflex unterdrückt werden soll. Das Prinzip besteht darin, zuerst den Muskel anzuspannen, der dem zu trainierenden Muskel gegenüberliegt. Anschließend wird der zu trainierende Muskel gestretcht und etwa zwei Sekunden in der gedehnten Position gehalten – gerade lange genug, um den Muskel zu dehnen, ohne den Krampfreflex auszulösen. Die zu Grunde liegende Theorie geht davon aus, dass bei der Kontraktion eines Muskels der gegenüberliegende Muskel gar keine andere Möglichkeit hat, als sich zu entspannen und zu dehnen. Dieser Vorgang wird acht bis 20 Mal wiederholt, bevor man zur nächsten Stretchübung weitergeht.

So wie bei der PNF-Technik ist auch das AI-Stretching bisher nur wenig untersucht worden. Wir glauben aber, dass die Methode funktioniert und halten sie besonders geeignet für Leute, die nicht gerade über die Beweglichkeit einer Ballerina verfügen. Wenn man sehr unbeweglich ist, können selbst die zehn Sekunden, die eine normale Stretchposition gehalten werden muss, zu viel sein.

Und so können Sie mit dieser Methode die hinteren Oberschenkelmuskeln dehnen: Legen Sie sich auf den Rücken und beugen Sie das Bein so weit, dass Sie ein Handtuch oder ein spezielles AI-Band um den Fuß legen können. (Kaufen Sie sich ein Stück Seil im Baumarkt und lassen Sie die Enden verschweißen. Das Seil sollte etwa doppelt so lang sein wie Sie selbst.) Folgen Sie anschließend den Anweisungen in diesem Abschnitt. Am Ende der Bewegung sollten Sie bei immer noch gestrecktem Bein das Bein am Seil an sich heranziehen. Diese Position sollten Sie etwa zwei Sekunden lang halten.

Stretchübung für die hintere Oberschenkelmuskulatur

Um die hintere Oberschenkelmuskulatur zu dehnen, legen Sie sich auf den Rücken und legen Sie das Seil um den rechten Fuß. Halten Sie das linke Bein gerade oder leicht gebeugt und gehen Sie nach folgenden Schritten vor:

1. **Strecken Sie das rechte Bein gerade, drücken Sie das Knie durch und ziehen Sie es am Seil zu sich an die Brust (siehe Abbildung 4.9).**

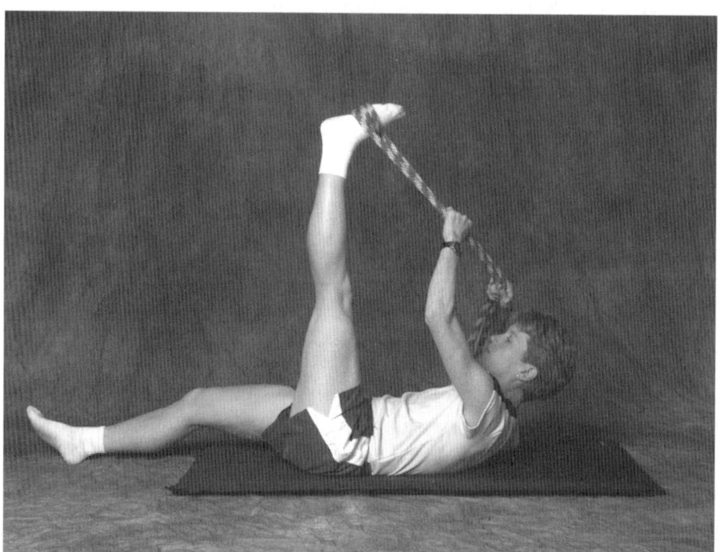

Abbildung 4.9: Stretching für den Oberschenkel

2. **Halten Sie die Position zwei Sekunden und lassen Sie dann das Seil locker, um das rechte Bein für ein paar Sekunden zu entspannen.**
3. **Wiederholen Sie die Schritte 1 und 2 acht bis zehn Mal.**

   Wenn nötig, machen Sie einen weiteren Satz mit acht bis zehn Wiederholungen.

Stretchübung für die vordere Oberschenkelmuskulatur

Falls Sie noch gar nicht mitbekommen haben, dass Ihre vordere Oberschenkelmuskulatur total verspannt ist, werden Sie es nach dieser Stretchübung merken. Sie werden sich vielleicht wie ein Zirkusartist bei der folgenden Übung vorkommen, aber dieses Stretching sorgt für eine tolle Lockerung der Oberschenkel.

1. **Legen Sie das Seil um den rechten Fuß und drehen Sie sich auf die linke Seite.**
2. **Beugen Sie das linke Knie und ziehen Sie es zum Brustkorb hoch.**
3. **Beugen Sie das rechte Bein und ziehen Sie den rechten Fuß ans Gesäß.**
4. **Ziehen Sie das Seil über den Kopf hoch und halten Sie die Position zwei Sekunden lang (siehe Abbildung 4.10).**
5. **Lassen Sie das Seil los und gönnen Sie dem Bein ein paar Sekunden Entspannung.**
6. **Wiederholen Sie die Schritte 2 bis 5 acht bis zehn Mal.**

   Wenn nötig, machen Sie einen weiteren Satz mit acht bis zehn Wiederholungen.

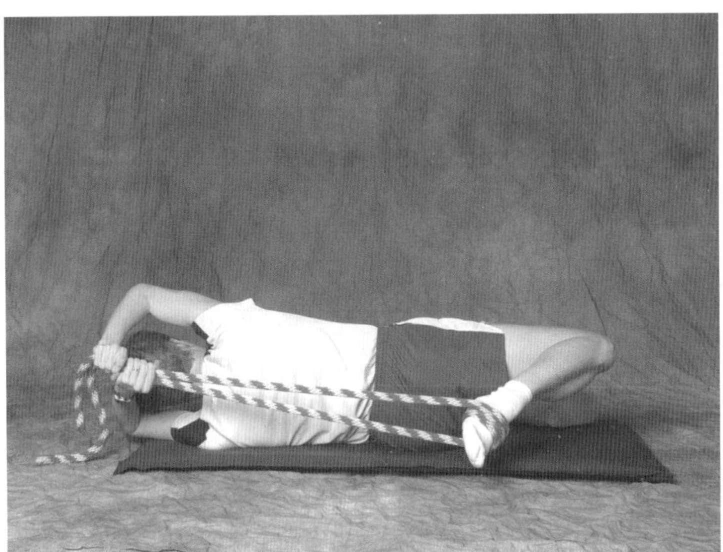

Abbildung 4.10: Stretching für den Quadrizeps

Waden-Stretching mit Seil

Um die Waden locker und geschmeidig zu halten, setzen Sie sich aufrecht auf den Boden und wickeln Sie das Seil um den rechten Fuß (das linke Fußgelenk kann gebeugt oder gerade sein). Gehen Sie anschließend nach folgenden Schritten vor:

1. **Drücken Sie das rechte Knie durch und ziehen Sie den rechten Fuß an sich heran.**
2. **Beugen Sie den Oberkörper um etwa zehn Grad nach vorne (in Richtung Unterschenkel) und halten Sie diese Position für etwa zwei Sekunden (siehe Abbildung 4.11).**

   Diese Vorwärtsbeuge ist besonders wichtig. Wenn Sie den Fuß einfach nur in Richtung Brust ziehen würden, ohne sich nach vorn zu beugen, würde die Wadenmuskulatur nicht genug gedehnt werden.
3. **Lassen Sie das Seil los und gönnen Sie dem rechten Bein ein paar Sekunden Entspannung.**
4. **Wiederholen Sie die Schritte 2 bis 5 acht bis zehn Mal.**

   Wenn nötig, machen Sie einen weiteren Satz mit acht bis zehn Wiederholungen.

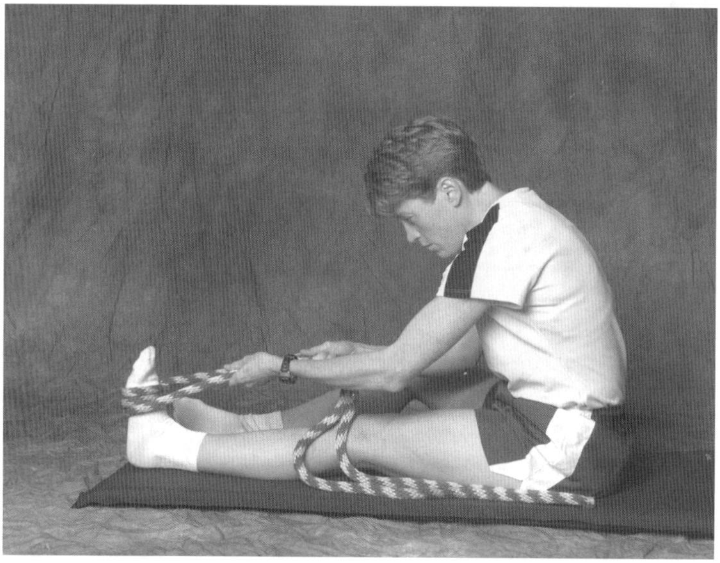

Abbildung 4.11: Stretching für den Quadrizeps

PNF

Sie haben vielleicht schon einmal einen Begriff gehört, der unserer Meinung nach einen Preis für kreative Wortschöpfung erhalten sollte: *Proprioceptive Neuromuscular Facilitation*, kurz PNF genannt. Trotz des Namens ist es diese Technik wert, dass wir sie näher betrachten.

PNF bedeutet, dass man einen Muskel stark anspannt, kurz bevor man ihn dehnt. Am häufigsten wird diese Technik bei der Dehnung des hinteren Oberschenkelmuskels angewandt. Sie liegen für diese Übung auf dem Rücken, strecken ein Bein gerade hoch und legen die Ferse gegen die Schulter eines Gegenübers. Nun pressen Sie die Ferse, so fest Sie können, gegen die Schulter Ihres Partners, der dem Druck Widerstand bietet. Bleiben Sie fünf bis zehn Sekunden in dieser Position. Anschließend entspannen Sie das Bein für etwa fünfzehn Sekunden, lassen es aber gestreckt gegen die Schulter gelegt. Wiederholen Sie diese Press-/Entspannungsübung drei bis vier Mal.

Sie können diese Übung auch alleine machen. Legen Sie sich dazu in die gleiche Position wie bei der Übung mit Partner. Legen Sie ein Handtuch um den Knöchel und nehmen Sie die beiden Enden in Ihre Hände. Die Theorie hinter dieser Technik: Durch die Anspannung soll der Muskel so geschwächt werden, dass er anschließend leichter auf die Dehnung anspricht. Nachdem Sie die hinteren Oberschenkelmuskeln ein paar Sekunden lang angespannt haben, werden Sie sie anschließend ein wenig weiter dehnen können als normal. Manche Experten vertreten auch die Meinung, dass man bessere Ergebnisse erzielt, wenn man jemanden hat, der die Dehnung ein bisschen weiter treibt, als es allein möglich wäre.

Funktioniert die PNF-Technik? Die Forschungsergebnisse sehen jedenfalls viel versprechend aus. Wir kennen viele Trainer und Sportler, die auf PNF schwören. Manche Studios bieten auch Trainingskurse an, die sich ausschließlich dieser Technik widmen.

Grundlagen der Ernährung

5

In diesem Kapitel

- Die Elemente einer gesunden Ernährung
- Beachten Sie die Signale Ihres Körpers
- Gesunde Essgewohnheiten entwickeln

Neulich haben wir in einem Fitnessbuch folgenden Satz gelesen: »Ein gutes Fitnessprogramm kann schlechte Ernährungsgewohnheiten ausgleichen.« Leider stimmt das nicht.

Moment mal – kann ich das Stück Kuchen, das ich im Büro als Nachtisch verzehrt habe, nicht auf dem Laufband wieder abarbeiten? Sicherlich, aber Sie müssen dafür eine Stunde schwitzen. Im Alltag können Sie jedoch allein durch Bewegung nicht zu viel Essen wieder ausgleichen. Außerdem sollten Sie nicht nur aus Gewichtsgründen auf die Menge und Qualität der Speisen und Getränke achten. Wenn Sie sich einseitig ernähren, fehlen Ihrem Körper wichtige Stoffe, die er braucht, um Sie vor Krebs- und Herzerkrankungen zu schützen, Ihre Knochen zu stärken und die verhindern, dass Sie über diesem Buch einschlafen. Nicht, dass dieses Buch einen sonst wieder loslassen würde ...

Wie sollen wir uns also ernähren? Die Bestsellerlisten sind voll von Diätbüchern. Jede Diät postuliert mehr oder weniger merkwürdige Regeln, wie beispielsweise niemals Obst mit anderen Lebensmitteln zu kombinieren, niemals Pasta zu Mittag zu essen oder spätestens zwei Stunden nach dem Frühstück einen kleinen Snack einzunehmen.

Vergessen Sie all diese Regeln. Jeder Mensch braucht einen individuellen Diätplan. Wie viel, wie oft und zu welcher Zeit Sie etwas essen sollten, hängt von so vielen Faktoren ab, beispielsweise Ihrer Körpergröße, Ihrem Tagesablauf, Ihren persönlichen Vorlieben und davon, wie viel Sie sich bewegen. Was bei dem einen funktioniert, muss bei dem anderen noch lange nicht anschlagen und kann sogar schädlich sein. Außerdem ist es nicht so besonders schwierig, herauszufinden, was Sie essen sollten. Sie müssen nicht die ganze Zeit ein Diätbuch mit sich herumtragen und ständig auf die Uhr schauen. Der bessere Weg ist, sich eingehend mit den Grundlagen einer gesunden Ernährung zu beschäftigen, auf die Signale der Körpers wie Hunger und Durst sowie kulinarische Vorlieben zu achten und Essgewohnheiten zu entwickeln, die ein Leben lang halten – und nicht nur für fünf Tage.

In diesem Kapitel präsentieren wir Ihnen einige Grundregeln für eine gesunde Ernährung. Wenn Sie sich an diese Regeln halten, können Sie Ihr Gewicht halten und gesund bleiben – auch ohne Ihre Geschmacksknospen zu quälen oder zu vernachlässigen.

Seien Sie vorsichtig mit den Kalorien

Wir alle essen weitaus weniger Fett als früher, und trotzdem steigt die Zahl der Übergewichtigen ständig an. Wie ist das möglich? Die Menschen achten einfach nicht genug auf die Kalorien. Sie nehmen zu, weil sie mehr Kalorien aufnehmen, als ihr Körper verbraucht. Falls Ihre Ernährungsanalyse ergibt (oder der Sitz Ihrer Jeans andeutet), dass Sie zu viel essen, halten Sie sich an die unten stehenden Strategien zur Kontrolle der Kalorienaufnahme. Denken Sie aber daran, nicht zu wenig zu essen, vor allem, wenn Sie regelmäßig Sport treiben. Wenn Sie unter 1.200 Kalorien am Tag kommen, schaltet Ihr Körper auf Sparflamme. Da er meint, er muss nun verhungern, »klammert« er sich an den paar Kalorien fest, die Sie ihm geben. Befolgen Sie unsere Ratschläge beim Essen, es ist nicht so schwer, wie Sie vielleicht glauben.

- ✔ **Beginnen Sie mit kleinen Portionen.** Überladen Sie Ihren Teller nicht. Sie können immer noch nachschöpfen. Bevorzugen Sie kleine Packungen. Sie werden wahrscheinlich keine zweite aufmachen, wenn diese leer ist. Bei Familienpackungen werden Sie jedoch weiter und weiter essen.
- ✔ **Verwechseln Sie fettarm nicht mit kalorienarm.** Viele fettarme Lebensmittel haben sehr viele Kalorien, weil das Fett durch Zucker wettgemacht wird.
- ✔ **Seien Sie nicht zu hart gegen sich selbst.** Wenn Sie ein ungeheures Verlangen nach Schokolade verspüren, dann gönnen Sie sich ein Stück. Sonst werden Sie am nächsten Tag eine Tafel verschlingen.
- ✔ **Essen Sie langsam.** Zwischen jedem Bissen müssen Sie mindestens einen vollständigen Satz einschieben können. Sie können stattdessen auch jeden Bissen 32 Mal kauen. Viele Leute essen so schnell, dass sie kaum etwas schmecken und sofort wieder Nachschub holen. Lassen Sie Ihrem Körper Zeit, ein Sättigungsgefühl zu entwickeln.
- ✔ **Vorsicht mit Alkohol.** Alkohol regt den Appetit an und macht Sie willensschwach. Das kann leicht dazu führen, die guten Vorsätze über Bord zu werfen und zu viel zu essen. Trinken Sie nie vor, sondern nur mit dem Essen.
- ✔ **Hören Sie auf, wenn Sie satt sind.** Essen Sie nur die Hälfte von dem, was auf dem Teller ist. Legen Sie dann eine 10-minütige Pause ein und entscheiden Sie dann, ob Sie wirklich noch hungrig sind. Wir essen oft nicht, weil wir hungrig, sondern weil wir depressiv oder erschöpft sind. Hinterfragen Sie immer, warum Sie essen.
- ✔ **Essen Sie regelmäßig.** Wenn Sie Mahlzeiten auslassen, werden Sie oft aus Heißhunger zu viel essen. Sie sollten bei jeder Mahlzeit Proteine zu sich nehmen; Fett und Zucker alleine werden Sie nie ganz zufrieden stellen.

Das Wichtigste über Fett

Jahrelang hat man uns gepredigt, dass Fett nicht gut für uns ist. Tatsache ist aber, dass diese Aussage so nicht richtig ist. Nur bestimmte Fettarten sind gesundheitsschädlich, während andere wiederum dabei helfen können, Herzkrankheiten zu verhindern. Außerdem brauchen wir alle wenigstens etwas Fett, um bestimmte Vitamine aufnehmen zu können und unser Immunsystem gesund zu erhalten. Manche Fette liefern außerdem die Bausteine für die Produktion von Hormonen, wie Testosteron.

Gesunde und ungesunde Fette

In den folgenden Abschnitten werden wir uns mit den unterschiedlichen Fettarten beschäftigen.

Gesättigte Fettsäuren

Gesättigte Fettsäuren sind die wirklichen Bösewichte. Sie befinden sich hauptsächlich in Fleisch – Rind, Schwein, Schinken – und in Milchprodukten wie Vollmilch, Sahne, Eiscreme und Käse. Allerdings ist der Anteil an gesättigten Fettsäuren unterschiedlich hoch. So enthalten 150 Gramm Schweinebraten nur 2 Gramm gesättigte Fettsäuren, während 150 Gramm Grillrippen vom Rind immerhin 12 Gramm enthalten.

Wie viel gesättigte Fettsäuren sind nun zu viel? Die meisten Gesundheitsorganisationen empfehlen, den Anteil an gesättigten Fettsäuren auf zehn Prozent der Gesamtkalorien pro Tag zu beschränken. Das heißt: Wenn Sie 2.000 Kalorien am Tag zu sich nehmen, können 200 davon auf das Konto von gesättigten Fettsäuren gehen. Da ein Gramm Fett neun Kalorien enthält, könnten Sie 22 Gramm gesättigte Fettsäuren am Tag zu sich nehmen. (Nebenbei gesagt: Das sind vier Gramm weniger gesättigte Fettsäuren, als in einem Doppel-Whopper mit Käse enthalten sind.)

Trans Fatty Acids (TFAs) - gehärtete Fette

Diese Fette können genauso schädlich sein wie die gesättigten Fettsäuren. Das Problem ist nur, dass sie weit weniger bekannt sind, weil sie bei den Lebensmitteln nicht mit angegeben werden. Gehärtete Fette entstehen, wenn mehrfach ungesättigte Öle durch einen chemischen Prozess – die *Hydrierung* – von flüssiger in feste Form wie Margarine oder Schmalz umgewandelt werden. Durch Hydrierung bleiben Backwaren länger haltbar. Frittierte Produkte, Plätzchen und Chips enthalten in der Regel viel TFA. Lesen Sie auf den Verpackungen nach, ob sich unter den Zutaten »gehärtete Fette« befinden.

Ungesättigte Fettsäuren

Kommen wir jetzt zu den Fetten, die sogar gesund sein können. Ungesättigte Fettsäuren finden sich beispielsweise in folgenden Lebensmitteln:

- ✔ Avocados
- ✔ Leinsamenöl

- ✔ Fetter Fisch wie etwa Lachs oder Makrelen
- ✔ Nüsse und Fruchtsamen (Kürbiskerne, Pinienkerne etc.)
- ✔ Erdnüsse und natürliche Erdnussbutter (die wirklich nur aus Erdnüssen und Salz hergestellt wird, im Gegensatz zu den verfälschten Produkten, die auch TFAs enthalten)
- ✔ Oliven und Olivenöl

Ungesättigte Fettsäuren lassen sich in zwei Kategorien unterteilen: die einfach und mehrfach ungesättigten Fettsäuren. Olivenöl besteht hauptsächlich aus den ersteren, Mais-, Soja-, Distel- und Sonnenblumenöl aus den letzteren.

Aller Anschein spricht dafür, dass die einfachen ungesättigten Fette das Risiko von Herz-/Kreislauferkrankungen senken können. Verfechter dieser These weisen darauf hin, dass einfach ungesättigte Fettsäuren die Konzentration von LDL (das schlechte Zeug) im Blut herabsetzen können, ohne die HDL-Cholesterinwerte (HDL-Cholesterin arbeitet als eine Art Staubsauger in Ihrem Blutkreislauf) zu beeinflussen. In Bezug auf die mehrfach ungesättigten Fettsäuren sind die Meinungen geteilt. Manche Untersuchungen deuten darauf hin, dass mehrfach ungesättigte Fettsäuren das HDL im Blut reduzieren. Allerdings gibt es auch Untersuchungen, die beweisen sollen, dass es zwischen den beiden bei ihrer Wirkung auf den Cholesterinspiegel keinen Unterschied gibt.

Wie viel Fett ist erlaubt?

Gesundheitsexperten sagen es uns immer und immer wieder: Der Anteil der Kalorien, der täglich über Fett zugeführt wird, sollte unter 30 Prozent liegen (etwa 66 Gramm Fett pro Tag bei einer Gesamtkalorienaufnahme von 2.000 pro Tag). Es wird sogar von vielen empfohlen, ihn auf 20 Prozent zu senken. Einen schlüssigen Beweis für diese Zahlen gibt es allerdings nicht. Eine Studie aus den 60er-Jahren hat ergeben, dass in bestimmten Teilen Griechenlands die Menschen bis zu 40 Prozent Fette zu sich nahmen (hauptsächlich in Form von Olivenöl), wobei der Anteil an Herz-/Kreislauferkrankungen dennoch um 90 Prozent unter dem der amerikanischen Bevölkerung lag. Es scheint also eine gewisse Spannbreite der zulässigen Fettsäureaufnahme zu geben. Trotzdem sollten Sie sich lieber an die Regel halten, den Anteil der gesättigten Fettsäuren auf zehn Prozent der täglichen Gesamtkalorienaufnahme zu beschränken.

Kohlenhydrat ist nicht gleich Kohlenhydrat

Wenn Sie in manchen Diätbüchern herumblättern, werden Sie den Eindruck bekommen, dass Kohlenhydrate die Wurzel allen Übels sind. Viele dieser Bücher behaupten, dass Pasta, Brötchen, Obst, Kartoffeln und andere kohlenhydrathaltige Lebensmittel den Körper anregen, überschüssiges Fett zu speichern. Aber wie viele der etwas merkwürdigen Diättheorien nimmt auch diese Ansicht eine wissenschaftlich fundierte Theorie als Grundlage und verdreht sie bis zur Unkenntlichkeit.

Tatsache ist aber, dass Kohlenhydrate die Hauptenergiequelle Ihres Körpers sind – und Sportler brauchen viel davon. Ernährungsexperten empfehlen, 50 bis 70 Prozent der Kalorien über Kohlenhydrate aufzunehmen.

Nur das Beste ist gut genug

Wichtig ist, *komplexe Kohlenhydrate* und unraffinierten Zucker zu sich zu nehmen. Komplexe Kohlenhydrate bestehen aus langen Zuckermolekülketten und sind unter anderem in Hülsenfrüchten, Nudeln, Getreide und Gemüse vorhanden. Sie sind in der Mehrzahl kalorien- und fettarm und reich an Ballaststoffen. Der Zucker in diesen Molekülen geht nur langsam in Ihren Blutkreislauf über, denn es dauert eine gewisse Zeit, bis diese langen Ketten aufgespalten sind. Ihr Blutzuckerspiegel und Ihre Energie bleiben über einen längeren Zeitraum ziemlich konstant, Sie werden nicht so bald wieder Hunger verspüren.

Denken Sie auch an die Ballaststoffe

Die meisten von uns nehmen gerade mal 12 bis 17 Gramm Ballaststoffe pro Tag zu sich, obwohl laut Empfehlungen der Wissenschaftler mindestens 20 bis 35 Gramm erforderlich wären. Ballaststoffe sind in Vollkornprodukten (Gemüse, Obst, Haferflocken, Vollkornbrot) sowie Bohnen, Erbsen, Nüssen und Kernen enthalten. Wenn Sie sich die Inhaltsstoffe auf den Verpackungen von verarbeiteten Lebensmitteln anschauen, werden Sie sehr wenig Ballaststoffe feststellen. Besonders viel Ballaststoffe enthalten Vollkornbrot und die Schalen von Früchten.

Ballaststoffe verhelfen zu einer regelmäßigen Verdauung, halten den Darm gesund und helfen, die Aufnahme von Cholesterin zu reduzieren. Der größte Vorteil von Ballaststoffen liegt aber darin, dass Sie sich schneller und länger satt fühlen.

Vermeiden Sie verarbeitete Kohlenhydrate

Einfache Kohlenhydrate hingegen bestehen aus einzelnen oder doppelten Zuckermolekülen. Sie finden sich in raffiniertem Zucker und verarbeiteten Nahrungsmitteln, aber auch in Früchten. Einfache Kohlenhydrate, egal ob Sie eine Papaya oder ein Stück Kuchen essen, werden schnell absorbiert und lassen Ihren Blutzuckerspiegel in die Höhe schnellen. Allerdings fällt er genau so schnell wieder ab, oftmals unter den Wert von vorher – und Sie fühlen sich müde und hungrig. Es gibt allerdings einen Unterschied zwischen dem im Obst enthaltenen einfachen Zucker und dem in Süßigkeiten zu findenden raffinierten Zucker: Wenn Sie eine Papaya essen, erhalten Sie neben Zucker auch eine Menge wertvoller Vitamine, Mineralien, Wasser und Ballaststoffe.

Generell sollten Sie so wenig verarbeitete Lebensmittel essen wie möglich. Nehmen Sie lieber einen Apfel an Stelle von Apfelsaft und Vollkornbrot anstatt Weißbrot. Sorgen Sie aber dafür, dass Sie auch wirklich das volle Korn erhalten. Viele vermeintliche Schwarz- und Vollkornbrote werden aus raffiniertem Weizenmehl hergestellt, das lediglich mit Zuckercouleur eingefärbt wird.

Gewöhnen Sie es sich an, auf der Verpackung nachzulesen, woraus sich das Produkt zusammensetzt. Genauso wie beim Fett vermutet man auch den Zucker oft nicht dort, wo er in Mengen auftritt. Fruchtjogurt zum Beispiel, besonders die fettarme Art, enthält oft einen hohen Anteil an Zucker. Cornflakes und ähnliche Produkte sind meist besonders zuckerhaltig, bis zu 40 Prozent. Zucker tritt nicht immer nur als Zucker auf. Er nennt sich auch Sirup, Honig, Ahornsirup, Dextrose, Saccharose – alles, was auf »ose« endet. Aber Zucker bleibt Zucker.

Low Carb - Modediät mit gesunden Verbesserungen

Auch wenn Sie ein Anhänger der Low-Carb-Modediät sind, müssen Sie nicht verzweifeln. Eine solche Diät kann mit folgenden kleinen Veränderungen auch gesund sein:

- ✔ Essen Sie viele unterschiedliche Arten von Gemüse.
- ✔ Nehmen Sie nur Vollkornprodukte zu sich und vermeiden Sie verarbeitete Kohlenhydrate.
- ✔ Essen Sie zwei bis vier Becher ungesüßte Früchte pro Tag. (Die meisten Low-Carb-Diäten verzichten auf Obst, aber Früchte enthalten viele wichtige Vitamine und Mineralien.)
- ✔ Reduzieren Sie die Aufnahme von gesättigten Fettsäuren und TFAs, die in den meisten Low-Carb-Diäten keinen Einschränkungen unterworfen sind.

Bringen Sie Abwechslung in Ihren Diätfahrplan

Ist Ihnen schon mal aufgefallen, dass Sie Ihren Einkaufswagen beim Gang durch den Supermarkt immer wieder mit den gleichen Lebensmitteln füllen? Wissenschaftler haben herausgefunden, dass die meisten von uns in ihren Gewohnheiten ziemlich eingefahren sind und regelmäßig nur 20 bis 25 unterschiedliche Lebensmittel essen. Damit nehmen wir uns zum einen die Abwechslung und Freude beim Essen und beschränken uns zum anderen in der Aufnahme lebenswichtiger Inhaltsstoffe.

Selbst wenn Sie sich mit ausreichend Vitaminen und Mineralien versorgen, fehlen Ihnen dennoch Tausende der so genannten *pytochemischen Stoffe* – Substanzen in Obst und Gemüse, die Herzkrankheiten und Krebs vorbeugen, das Immunsystem stärken und den Alterungsprozess verlangsamen. Diese Mikrostoffe haben lustige Namen, die nur schwer zu buchstabieren sind. Da über die Wirkung dieser Substanzen noch nicht sehr lange geforscht wird, sind sich die Ernährungsfachleute noch nicht sicher, welche Stoffe wichtig sind und welche Mengen wir davon brauchen. Am besten essen Sie so abwechslungsreich wie möglich. Wenn Sie gerne Brokkoli essen, der übrigens reich an Organosulfiden und Flavonoiden ist, kaufen Sie beim nächsten Supermarktbesuch mal Spargel ein (reich an Lutein, Zeaxanthin, um nur einige zu nennen).

Proteine müssen sein – aber nur in Maßen

Wir brauchen Proteine, die aus Aminosäuren bestehen, für den Aufbau und den Erhalt unserer Muskeln, roten Blutkörperchen, Enzyme und anderer Körpergewebe. Bevor Sie sich daran machen, Ihre Proteinaufnahme umzustellen, sollten Sie zuerst klären, ob Sie davon zu viel, zu wenig oder ausgewogen zu sich nehmen. Sie können sich als Faustregel merken: Etwa ein Gramm Protein pro Kilogramm Körpergewicht (bei inaktiven Menschen). Ein 90 Kilo schwerer Stubenhocker braucht also ungefähr 90 Gramm Protein pro Tag.

Aktive Sportler brauchen mehr Protein, wenn auch lange nicht so viel, wie uns die Werbung weismachen will. Ein Gelegenheitssportler benötigt bis zu 1,5 Gramm, ein Wettkampfsportler bis zu 1,8 Gramm Protein pro Kilogramm Körpergewicht. Die tägliche Kalorienmenge sollte zu 15 bis 20 Prozent aus Protein bestehen.

Anhand der Tipps im Abschnitt *Analysieren Sie Ihre Essgewohnheiten* weiter hinten in diesem Kapitel können Sie Ihren Proteinbedarf ermitteln. Wenn Sie merken, dass Sie über das Ziel hinausgeschossen sind, nehmen Sie proteinreiche Nahrungsmittel lieber als Beilage anstatt als Hauptgericht zu sich. Mischen Sie Ihr Fleisch unter die Spaghetti oder essen Sie einen Salat mit gegrillten Streifen Hühnerbrust anstelle von Hamburger und Grillhähnchen mit Beilage. Wenn Sie aber befürchten, nicht genug Protein zu essen, weil Sie das Fett ganz und gar vermeiden, sollten Sie Gerichte aus getrockneten Bohnen und Erbsen, Linsen, Sojabohnen und schwarzen Bohnen zu sich nehmen. Milchprodukte können Sie in einer fettarmen Variante wählen und sogar für strenge Vegetarier, die ganz auf tierische Produkte verzichten, gibt es eine große Auswahl an proteinreichen Nahrungsmitteln.

Analysieren Sie Ihre Essgewohnheiten

Weiter vorne in diesem Kapitel haben wir erwähnt, wie viel gesättigte Fette, Proteine und andere Nährstoffe wir ungefähr pro Tag benötigen. Aber wissen Sie tatsächlich, ob Sie genug Ballaststoffe, Kalzium oder Kohlenhydrate zu sich nehmen? Um das herauszufinden, sollten Sie Ihre Nahrungsaufnahme für einige Zeit protokollieren. Das bedeutet nicht, dass Sie jedes bisschen, das Sie am Tag zu sich nehmen, genau aufschreiben. Wir empfehlen aber, hin und wieder für ein paar Tage ein Ernährungstagebuch zu führen. Anhand dieses Protokolls können Sie am besten feststellen, ob Sie Ihre Essgewohnheiten verbessern sollten.

Es gibt eine Fülle von Büchern mit Kalorientabellen, in denen auch genau aufgelistet wird, wie viel Fett, gesättigte Fettsäuren, Proteine, Ballaststoffe und andere Nährstoffe in nahezu jedem denkbaren Lebensmittel enthalten sind.

Um zu vergleichen, wie viele Kalorien Sie pro Tag aufnehmen und verbrennen, können Sie die folgende Formel verwenden. Als Beispiel nehmen wir hier einen 85 Kilo schweren Ein-Meter-achtzig-Mann.

1. **Steigen Sie auf die Waage und multiplizieren Sie Ihr Gewicht (in Kilo) mit 24.**

   Als Frau müssen Sie Ihr Gewicht zunächst mit 0,9 multiplizieren. Mit dieser Berechnung ermitteln Sie Ihre *Ruhe-Stoffwechselrate* (oder Grundumsatz), das heißt die Kalorienzahl, die Sie benötigen, wenn Sie absolut nicht anderes tun, als 24 Stunden bewegungslos im Bett zu liegen. In unserem Beispiel lautet die Rechnung: 85 × 24 = 2.040.

2. **Je nach Aktivität müssen Sie Ihrem Grundumsatz nun einen bestimmten Prozentsatz hinzufügen.**

   Für einen relativ ruhigen Tag, an dem Sie vielleicht nur am Swimmingpool herumliegen, addieren Sie 20 Prozent zu dem Ergebnis aus dem ersten Schritt.

   Für unseren Beispielmann sieht die Rechnung folgendermaßen aus: 2.040 × 0,2 = 408; 2.040 + 408 = 2.448 Kalorien.

   Für Tage, an denen Sie trainieren, müssen Sie je nach Trainingsintensität 30 bis 50 Prozent hinzufügen.

Wenn Sie es ganz genau wissen wollen, sollten Sie einen Diätexperten zu Rate ziehen. Er oder sie kann Ihnen nicht nur sagen, in welchen Bereichen Sie Nachholbedarf haben, sondern kann Ihnen auch hilfreiche Vorschläge machen, wie Sie Ihre Kalorienaufnahme reduzieren oder mehr Ballaststoffe in Ihre Ernährung aufnehmen können.

Halten Sie sich an eine Lebensmittelpyramide

Wir haben sie schon im 4. Schuljahr gelernt: Die vier Gruppen der Nahrungsmittel, auch Grundnahrungsmittel genannt: Fleisch, Milchprodukte, Obst und Gemüse, Getreide und Körner. Wir lernten, dass wir uns ausgewogen ernähren, wenn wir unser Essen aus den vier Gruppen vernünftig auswählen. In die Tat umgesetzt hieß dies, dass wir von jeder Gruppe etwa den gleichen Anteil auf den Teller bekamen.

Nun, die Zeiten haben sich geändert. Sie können zwar die Regel befolgen – gleicher Anteil aus jeder Gruppe –, sich aber trotzdem falsch ernähren. Die Regel ist nicht spezifisch genug und berücksichtigt auch nicht die Art der Zubereitung – Ketchup und Brokkoli werden beide als Gemüse eingestuft. 1992 wurden die vier Nahrungsmittelgruppen schließlich durch die Nahrungsmittelpyramide ersetzt. Obwohl sich die beiden Modelle auf den ersten Blick stark voneinander unterscheiden, ist das zweite Modell tatsächlich nur eine Verfeinerung des ersten.

Danach soll der Hauptanteil Ihrer Nahrung aus dem Fuß der Pyramide bestehen: Körner, Getreide, Reis, Nudeln, Obst und Gemüse. Der mittlere Teil besteht aus Fleisch, Geflügel, Fisch, Eiern und Milchprodukten; Fette, Öle und Süßigkeiten bilden die Spitze und sollten nur in geringen Mengen gegessen werden. Die Pyramide ist nicht perfekt. Sie unterscheidet zum Beispiel nicht zwischen den gesättigten Fettsäuren in Fleisch und Milchprodukten und den gesünderen, ungesättigten Fettsäuen in Gemüse und Nussöl. Die Harvard University führte eine Studie durch und entwickelt daraus die Harvard-Pyramide. Neuerdings gibt es auch noch eine so genannte Mediterrane Nahrungsmittelpyramide. Wir stellen Ihnen in den folgenden Abschnitten die drei Modelle vor, und Sie können sich das Beste aus allen heraussuchen und kombinieren.

Die »amtliche« Nahrungsmittelpyramide

Kann man drei Gläser Milch und zwei Viertelpfünder pro Tag als gesunde Ernährung bezeichnen? Natürlich nicht. Aber genau diese Kombination wäre nach der amtlichen Nahrungsmittelpyramide (siehe Abbildung 5.1) erlaubt und zeigt auch gleich einen ihrer Hauptfehler auf. Dieses Modell unterscheidet nicht zwischen gesunden und krankheitsfördernden Fetten. In dieser Pyramide werden Fleisch, Geflügel, Fisch, Bohnen, Eier und Nüsse in einer Gruppe zusammengeworfen. Gleichzeit werden zwei bis drei Portionen von diesen proteinreichen Nahrungsmitteln empfohlen. Aber diese Lebensmittel sind nicht alle gleich gesund. Einige Sorten Fleisch stecken voller gesättigter Fettsäuren, während Nüsse mit ihrem hohen Gehalt an Vitamin E und ungesättigten (herzfreundlichen) Fettsäuren sehr gesund sind.

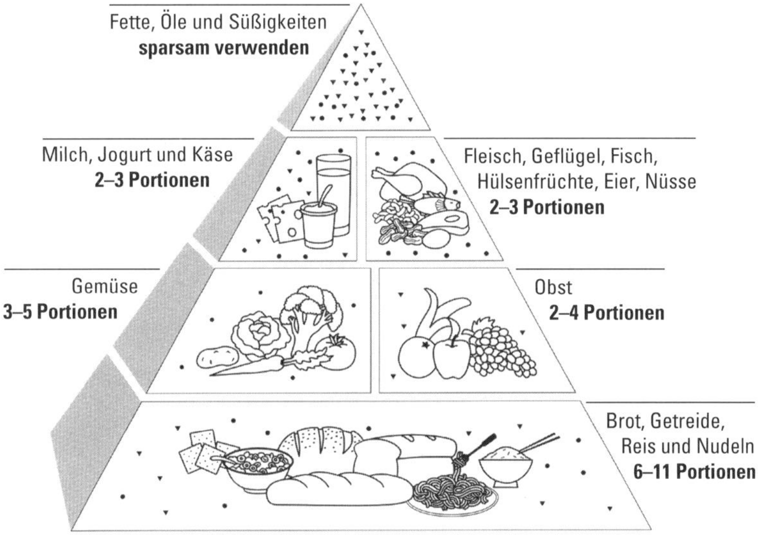

Mit freundliche Genehmigung von: The Education Department of the National Live Stock and Meat Board.

Abbildung 5.1: Die »amtliche« Nahrungsmittelpyramide

Noch ein Wort zur Vollmilch. Die Pyramide empfiehlt zwei bis drei Portionen Milch, Jogurt oder Käse, unterscheidet aber nicht zwischen vollfetten, fettarmen und fettfreien Varianten dieser kalziumreichen Produkte. (Die vollfetten Varianten stecken voller gesättigter Fettsäuren.) Gleichzeitig sind in dieser Pyramide Fette, Öle und Süßigkeiten zusammen an der Spitze zusammengefasst und sollen sparsam verwendet werden. Tatsächlich haben aber Untersuchungen herausgefunden, dass zum Beispiel die in Olivenöl enthaltenen Fette bestimmten Krankheiten vorbeugen können.

Ein weiterer Fehler der amtlichen Pyramide: Sie unterscheidet bei Brot, Reis und Pasta nicht zwischen Vollkornprodukten (die das Risiko verringern, an Arteriosklerose, Diabetes und sogar manchen Krebsarten zu erkranken) und den verarbeiteten Getreideprodukten, die keine Vitamine, Mineralien und Ballaststoffe mehr enthalten.

Die Mediterrane Nahrungsmittelpyramide

Viele der in der amtlichen Pyramide enthaltenen Fehler werden in der Mediterranen Nahrungsmittelpyramide (siehe Abbildung 5.2) berichtigt. Dieses Modell spiegelt die Essgewohnheiten verschiedener Völker im Mittelmeerraum in den 60er-Jahren wider, als deren Anteil an chronischen Krankheiten zu den niedrigsten und die Lebenserwartung trotz mangelhafter ärztlicher Versorgung zu den höchsten der Welt zählten.

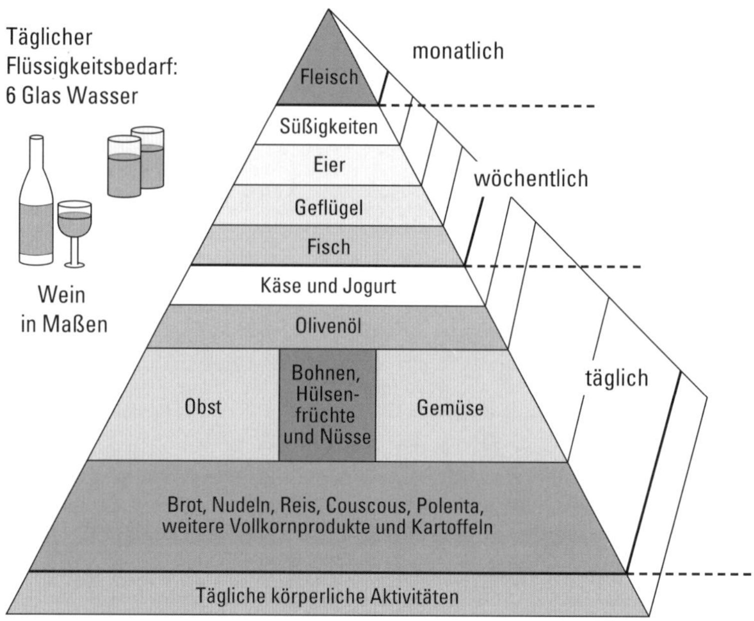

Abbildung 5.2: Die Mediterrane Nahrungsmittelpyramide

Dieses Modell setzt Prioritäten bei den proteinhaltigen Lebensmitteln, die in der amtlichen Pyramide zusammengeworfen sind. Bohnen und Nüsse liegen nahe am Fuß der Pyramide und können täglich gegessen werden. Fisch, Geflügel und Eier dürfen ein paar Mal in der Woche verzehrt werden, Fisch rangiert dabei vor Geflügel, das wiederum einen höheren Stellenwert hat als Eier. Der Grund dafür liegt darin, dass Fisch – reich an Omega-3-Fettsäuren – vor Herzerkrankungen schützt, während das weiße Geflügelfleisch (ohne Haut) neutral zu sein scheint. Das heißt: Es ist weder gesund noch schädlich fürs Herz. Eier können den Cholesterinspiegel anheben, scheinen aber (wenigstens für Nicht-Diabetiker) kein Problem darzustellen – wenn es nicht mehr als sieben Stück pro Woche sind. Rotes Fleisch ist an die Spitze der Pyramide verbannt und sollte nicht mehr als ein paar Mal pro Monat verzehrt werden.

Ist die Mediterrane Pyramide perfekt? Nein, wie das amtliche Modell unterscheidet auch sie nicht zwischen Vollkorn- und verarbeiteten Getreideprodukten.

Die Harvard-Nahrungsmittelpyramide

Die Forscher der Harvard-Universität entwickelten schließlich eine eigene Lebensmittelpyramide (siehe Abbildung 5.3), die die Mängel des amtlichen und des Mediterranen Modells korrigiert.

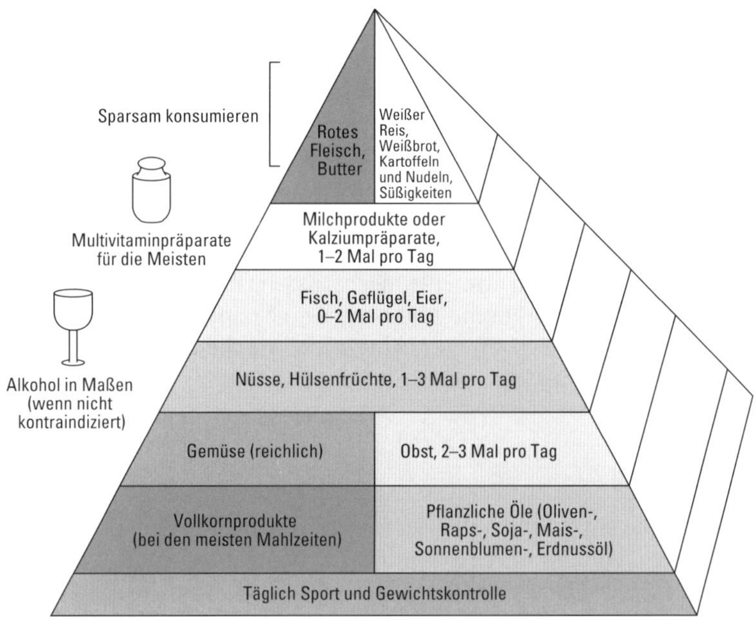

Abbildung 5.3: Die Harvard-Nahrungsmittelpyramide

Das Harvard-Modell platziert Vollkornprodukte zusammen mit Pflanzenölen an den Fuß der Pyramide. Warum Pflanzenöle, werden Sie sich vielleicht fragen. Gesunde ungesättigte Öle wie zum Beispiel Oliven- oder Sojabohnenöl können den Cholesterinspiegel senken und vor Herzerkrankungen schützen. Die Harvard-Pyramide geht davon aus, dass Sie Gemüse und manche Obstsorten ohne Mengenbegrenzung zu sich nehmen dürfen. Weiter oben in der Pyramide finden Sie Empfehlungen für Nüsse, Fisch, Geflügel und Eier. Empfohlen wird außerdem, zusätzlich etwa Kalzium zu sich zu nehmen. An der Spitze der Pyramide stehen verarbeitete Getreideprodukte, Süßigkeiten, Fleisch und Butter.

Die Harvard-Pyramide gleicht viele Schwächen der anderen beiden Pyramiden aus. Ihre eigene Schwäche liegt in der Einnahme von Kalzium, das als Pille oder Tablette gegessen werden soll. Fettarme und fettfreie Milchprodukte mit möglichst wenig Zucker sind aber die natürliche Quelle für diesen Zusatzstoff. Vitamine und Mineralien in Pillen- oder Pulverform sind zwar ein guter Ersatz, aber trotzdem ist es weitaus besser, sich über die Nahrung mit diesen Stoffen zu versorgen.

Laden Sie Energie auf, bevor Sie zum Workout gehen

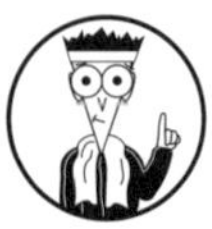

Glauben Sie nicht, dass es kaum einen Unterschied macht, ob Sie mit leeren Magen oder angenehm gesättigt zum Training gehen. Das gilt sowohl für Anfänger als auch für Athleten. Vor ein paar Jahren beschloss Brad Kearns, ein Triathlet, bis Mittag nichts anderes als Obst zu essen. Er wollte so rasch sein Gewicht reduzieren, um beim Laufen schneller zu werden. »Ich aß eine Melone, eine Banane und einige Beeren. Anschließend setzte ich mich drei Stunden aufs Fahrrad und schwamm eineinhalb Stunden lang«, erzählte uns Brad. Drei Monate später hatte er nichts abgenommen und große Mühe, beim Wettrennen bis zum Schluss mithalten zu können. »Ich war völlig ausgehungert. Ein paar Monate lang habe ich Erdnussbutter löffelweise gegessen. Damals habe ich erkannt, dass sich der Körper rächt, wenn man mit ihm Experimente macht. Essen ist lebensnotwendig.« Dasselbe gilt fürs Trinken – vor, während und nach dem Training. (Im Abschnitt *Trinken Sie viel Flüssigkeit* weiter hinten erfahren Sie, wie Sie der drohenden Dehydrierung vorbeugen können.) Das sollten Sie bei der Nahrungsaufnahme beachten:

Vor dem Training

Sie haben als Kind vielleicht gelernt, mindestens eine Stunde nach dem Essen zu warten, bevor Sie schwimmen gehen. Von uns hören Sie nun das Gegenteil: Lassen Sie zwischen dem Essen und dem Workout *nicht mehr* als eine Stunde verstreichen. Natürlich soll das keine üppige Mahlzeit sein. Wir empfehlen ein paar hundert Kalorien, die Sie hauptsächlich in Form von komplexen Kohlenhydraten aufnehmen, wie sie in Vollkornprodukten enthalten sind, oder auch ein paar Früchte. Etwas zusätzliches Protein ist gut, wenn Sie einen längeren Workout vorhaben.

Während des Trainings

Während eines Workouts brauchen Sie in der Regel nichts zum Essen. Natürlich ist das nicht der Fall, wenn Sie sich drei Stunden aufs Fahrrad setzen oder eine anstrengende Wanderung unternehmen. Energieriegel sind immer eine gute Wahl. Sie nehmen nicht viel Platz weg und können auch nicht so leicht zerdrückt werden.

Wenn Sie einen Workout planen, das länger als eine Stunde dauert, sind auch Sport-Drinks eine gute Idee. Sie bieten neben energiereichen Bestandteilen die nötige Flüssigkeit. Für kürzere Trainingseinheiten reicht einfaches Wasser völlig aus.

Nach dem Training

Es gibt Leute, die denken, dass sie den Erfolg gleich wieder schmälern, wenn sie direkt nach dem Training etwas essen. Aber genau das Gegenteil ist der Fall. Wenn Sie innerhalb einer Stunde nach dem Training Nahrung aufnehmen, kann Ihr Körper Ihre Energiedepots am besten wieder auffüllen. Sie sollten etwas essen, was viele Kohlenhydrate enthält. Aber diese allein reichen nicht aus. Etwas Protein und Fett gehören dazu, dass Sie sich wohl fühlen und Ihrem Körper auch die richtige Mischung aus Vitaminen, Mineralien und Kalorien zuführen.

Viele kleine Mahlzeiten sind das Geheimnis

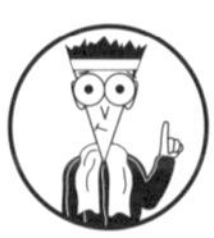

In den Fitnessstudios, die Liz leitete, gab es immer mindestens einen Ohnmächtigen pro Monat. Meistens waren es Leute, die zum Mittag zu einem kurzen Workout vorbeischauten und seit einem sehr zeitigen Frühstück um sechs Uhr morgens nichts mehr gegessen hatten. Um den Energiepegel den ganzen Tag über auf dem gleichen Niveau zu halten und derartige Ohnmachtsepisoden zu vermeiden, sollten Sie viele kleine Mahlzeiten zu sich nehmen.

Auch an trainingsfreien Tagen ist es wichtig, zwischen den Mahlzeiten nicht zu lange Pausen einzulegen. Lange Esspausen führen zu großen Schwankungen des Blutzuckerspiegels, was Sie wiederum Ihrer Energie beraubt und Ihre Konzentrationsfähigkeit mindert. Hinzu kommt, dass Sie wahrscheinlich zu viel essen werden, wenn Sie nach einer längeren Esspause den bekannten Heißhunger entwickelt haben.

Trinken Sie viel Flüssigkeit

Wir können gar nicht oft genug darauf hinweisen, wie wichtig die Aufnahme von Wasser im Allgemeinen und beim Sport im Besonderen ist. Mehr als 75 Prozent unseres Körpers besteht aus Wasser – sogar unsere Knochen enthalten 20 Prozent. Wenn Sie nicht genügend trinken, fließt das Blut langsamer und die Verdauung macht Probleme. Neue Forschungen haben ergeben, dass man durch reichliches Trinken von Wasser das Risiko, an Brust-, Dickdarm- und Harnwegskrebs zu erkranken, reduzieren kann.

Sie haben sicherlich schon oft gehört, dass Sie zwei Liter Wasser am Tag trinken sollen und bis zu drei, wenn Sie Sport treiben. Aber sicher wissen Sie nicht, woher diese Zahlen kommen. Sie verlieren am Tag etwa 2,5 Liter Wasser: 0,5 Liter durch Schwitzen und Ausdünstung, 0,5 Liter beim Atmen und 1,5 Liter beim Toilettengang. 0,5 Liter werden mit dem Essen wieder aufgenommen, die fehlende Menge müssen Sie trinken – und das sollte am besten Wasser sein.

Neueste Untersuchungen haben ergeben, dass man sogar noch mehr trinken soll – genauer gesagt: drei bis sechs Liter pro Tag. Drei Liter gelten für den Fall, dass Sie viel Obst und Gemüse zu sich nehmen (was Sie doch machen, oder?), weil diese Lebensmittel viel Flüssigkeit enthalten. Der hohe Wert gilt für den Fall, dass Sie mehrere Stunden pro Tag in einer sehr warmen Umgebung trainieren (was wir nicht empfehlen). Sie können Ihren Flüssigkeitsbedarf aus folgenden Quellen decken:

- ✔ **Wasser.** Wasser ist bei weitem die beste Möglichkeit, seinen Flüssigkeitsbedarf zu decken. Wasser ist von entscheidender Bedeutung für das ordnungsgemäße Funktionieren Ihrer Organe und sollte deshalb den größten Teil Ihres Flüssigkeitsbedarfs decken. Eine Flasche Wasser sollte immer mit dabei sein: auf dem Schreibtisch, in der Handtasche und im Auto.

  Wenn Sie Wasser nicht mögen, enthält es vielleicht Stoffe, die diesen Widerwillen hervorrufen. Versuchen Sie es mit einem Wasserfilter. Wenn Ihnen der Geschmack danach immer noch nicht zusagt, geben Sie einen Spritzer Zitronensaft ins Wasser.

- ✔ **Sport-Drinks.** Der Vorteil dieser Getränke gegenüber reinem Leitungswasser besteht darin, dass sie zusätzliche Elektrolyte wie etwa Pottasche, Magnesium, Kalzium und Natrium enthalten, die beim Training über den Schweiß ausgeschieden werden. Sport-Drinks können außerdem den nach einem Workout häufig auftretenden Magenschmerzen vorbeugen.

  Der Nachteil dieser Getränke liegt darin, dass sie sehr kalorienreich sind. Wenn Sie sich dazu verführen lassen, Sport-Drinks als Wasser zu betrachten, besteht die Gefahr der Gewichtszunahme. Versuchen Sie auf jeden Fall, nicht mehr als eine Flasche oder eine Dose zu trinken.

- ✔ **Wasser und Sport-Drinks mit Kohlensäure.** Kohlensäurehaltige Fruchtsaftgetränke mit viel Zucker bringen zusätzliche Kalorien in Ihren Ernährungsfahrplan, ohne in puncto Vitamine irgendetwas dazu beizutragen. Außerdem enthalten sie keine Elektrolyte wie die reinen Sport-Drinks. Eine Alternative bietet ein neuartiges kohlensäurehaltiges Wasser in verschiedenen Geschmacksrichtungen. Alle kohlensäurehaltigen Getränke enthalten außerdem Phosphat, das die Kalziumaufnahme behindert und zu Knochenproblemen führen kann. Ein Schluck Cola hin und wieder hat allerdings noch keinem geschadet.

- ✔ **Säfte.** Reiner Orangensaft ist reich an Vitamin C und anderen wichtigen Vitaminen, enthält aber viel Kalorien und wirkt nicht sehr sättigend. Gehen Sie also sparsam damit um. Ein Glas pro Tag würde schon reichen. Sie haben ohnehin mehr davon, eine ganze Orange zu essen. Wenn Sie also die Wahl haben, entscheiden Sie sich für die Frucht – sie sättigt und enthält obendrein weitere wertvolle Mineralstoffe.

- ✔ **Fettarme oder fettfreie Milch.** Zwei bis drei Gläser fettarme oder fettfreie Milch pro Tag sind ein wertvoller Kalziumspender. Allerdings ist es nicht jedermanns Sache, gleich nach dem Workout ein Glas Milch zu trinken. Versuchen Sie in dem Fall, vor dem Zubettgehen ein Glas fettarme Milch zu trinken. Milch versorgt Sie nicht nur mit dem lebenswichtigen Kalzium, sondern enthält außerdem reichlich Protein, das beim Einschlafen helfen kann.

- ✔ **Kaffee oder Tee.** Kaffee und Tee sind zwar wohlschmeckende Getränke, haben aber gegen reines Wasser keine Chance. Das in beiden Getränken enthaltene Koffein hat eine dehydrierende Wirkung, was dem eigentlichen Sinn des Trinkens grundlegend widerspricht.

Verlassen Sie sich nicht auf Ihr Gefühl, das Ihnen anzeigt, ob Sie etwas trinken sollen. Wenn Sie einen trockenen Mund spüren, ist es bereits zu spät. Vermeiden Sie eine Dehydrierung, indem Sie den ganzen Tag über Wasser trinken. Stellen Sie eine Flasche Wasser auf den Schreibtisch und nehmen Sie immer eine mit zum Training. Sie merken es auch am Urin, ob Sie genug Flüssigkeit zu sich nehmen. Wenn er klar und reichlich fließt, trinken Sie genug. Bei Flüssigkeitsmangel ist er dunkler gefärbt und fließt spärlich. Vitamine können aber auch die Farbe des Urins beeinflussen, daher ist es sicherer, nach dem Volumen zu urteilen.

Verschwenden Sie kein Geld für nutzlose Zusatzstoffe

Trotz der vielen irreführenden Werbeslogans sind wir der Meinung – und das aus zwei Gründen –, dass tatsächlich jeder von der Einnahme zusätzlicher Vitamin- und Mineralstoffe profitiert. Es stimmt zwar, dass wir diese Stoffe auch über unser Essen in ausreichender Menge aufnehmen können, andererseits ist dies aber nur der Fall, wenn wir uns *ausgewogen* ernähren. Untersuchungen haben ergeben, dass fast 90 Prozent der Leute nicht ausreichend mit Magnesium, Chrom, Vitamin A, B und E, Zink und vielen anderen Nährstoffen versorgt ist. Im Durchschnitt nimmt jede Frau weniger als zwei Drittel der Menge an Kalzium zu sich, die sie benötigt, um Osteoporose vorzubeugen.

Der zweite Grund, der für die zusätzliche Einnahme von Vitaminen und Mineralien spricht, ist der, dass auch bei einer ausgewogenen Ernährung manche dieser Stoffe nicht in ausreichender Form in der Nahrung vorhanden sind. Wissenschaftler haben festgestellt, dass Vitamin E die Risiken einer Krebs- oder Herzerkrankung senken kann. Sie müssten, um diesen Bedarf an Vitamin E zu decken, Berge von Spinat essen oder 400 Milliliter Speiseöl trinken, wovon wir aber entschieden abraten wollen. Anders als bei Vitamin C ist es nicht leicht, seinen Vitamin-E-Bedarf über das normale Essen zu decken.

Obige Ausführungen bedeuten jedoch nicht, dass Sie Ihren Bedarf an Vitaminen und Mineralien nun einzig und allein durch Pulver oder Tabletten decken sollten. Es ist vielmehr die Kombination dieser Bestandteile mit dem Nahrungsmittel, das die krankheitsvorbeugende Wirkung ausmacht. Nehmen Sie diese Pillen wirklich nur als Zusatz ein, und versuchen Sie, die Stoffe hauptsächlich über die Nahrung aufzunehmen. Keine Pille der Welt kann eine Ernährung ausgleichen, die aus Kartoffelchips und Bier besteht. Denn gesunde Ernährung bedeutet nicht nur Vitamine und Mineralien, sondern auch Proteine, Kohlenhydrate, Ballaststoffe und andere wichtige Nährstoffe.

Nehmen Sie Multivitaminpräparate, die die empfohlene Tagesdosis nicht überschreiten. Mehr heißt nicht notwendigerweise besser. Ihr Körper kann nur einen gewissen Anteil absorbieren, der Rest wird unverbraucht ausgeschieden. Einige Vitamine wie A und D können in Überdosis sogar leicht giftig wirken. In der Regel reicht eine Tablette oder Pille, um den Tagesbedarf zu decken, mit Ausnahme von Kalzium, das meist nicht ausreichend darin enthalten ist. Fragen Sie beim nächsten Arztbesuch, ob Sie zusätzliche Kalziumpräparate einnehmen sollen.

Es müssen nicht die Produktmarken sein, die bereits fast in Vergessenheit geratene Models und Sportler als die einzig wahren anpreisen. Außer, dass sie mehr kosten, unterscheiden sie sich nicht von den Produkten, die sie mittlerweile in jedem Drogerie- oder Supermarkt angeboten bekommen. Die Hersteller sind uns bis jetzt den Beweis schuldig geblieben, dass eine »Wunderpille« uns vor Falten schützt oder 196 Jahre alt werden lässt. Fallen Sie auch nicht auf die Schlagwörter *organisch, natürlich* oder *zeitlos* herein. In der Regel kosten diese Produkte mehr, ohne mehr zu bieten.

Teil III

Workout ist eine Herzensangelegenheit

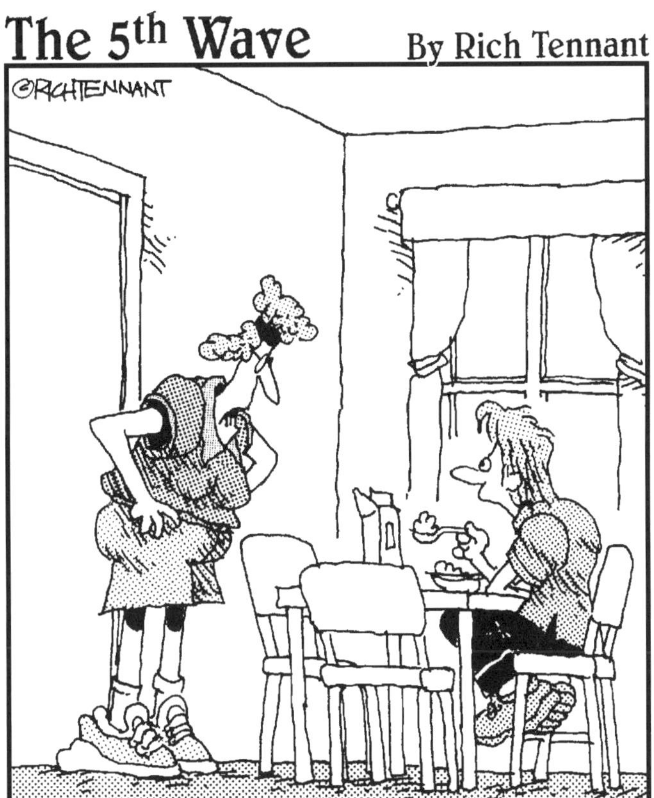

»...und sag nicht immer Bordsteinschwalbe zu mir, bloß weil ich auf der Straße trainiere.«

In diesem Teil ...

erklären wir, was mit den Begriffen Aerobic und Ausdauertraining wirklich gemeint ist und welche Art von Übungen dazugehören. In Kapitel 6 erfahren Sie, was mit angestrebtem Trainingspulsschlag und anaerobischer Schwelle gemeint ist. Wir erklären Ihnen, wie Sie ein Ausdauerprogramm zusammenstellen können, das auf Ihre individuellen Ziele und Ihr Fitnessniveau zugeschnitten ist. Kapitel 7 informiert Sie über das Training mit Kardiogeräten wie etwa Ellipsentrainer, Stepper oder Laufband. In Kapitel 8 geben wir Ihnen Tipps für die beliebtesten Outdoor-Workouts wie Walking, Joggen, Inline-Skating, Radfahren oder Schwimmen und sagen Ihnen, welche Ausrüstung Sie dafür benötigen.

Das Wichtigste über Ausdauer-Workouts

6

In diesem Kapitel

- Aufwärmen und abkühlen
- Welche Bewegungsarten verbrennen die meisten Kalorien?
- Gesundheit und ein langes Leben durch Ausdauertraining
- Wie Ihnen Bewegung beim Abnehmen helfen kann
- Wie Sie Ihre Ausdauer erhöhen
- Nur nicht übertreiben!

Es gibt viele Gründe für ein Ausdauertraining: Der eine will seinen Blutdruck senken, der andere will für einen gesunderen Schlaf sorgen. In diesem Kapitel erklären wir, wie Sie diese Ziele erreichen können. Mit anderen Worten: Wir zeigen Ihnen, was unter Ausdauertraining zu verstehen ist. Wir erklären Ihnen Begriffe wie *aerobisch, anaerobisch* oder *angestrebter Puls*. Wenn Sie das Grundkonzept verstanden haben, können Sie sich anhand der Anleitung am Ende dieses Kapitels selber ein Ausdauerprogramm zusammenstellen.

Grundregeln für das Ausdauertraining

Sie versuchen bestimmt nicht, einem potenziellen Kunden eine Stereoanlage zu verkaufen, ohne ein paar freundliche Worte zur Einführung zu verlieren. Sie müssen zunächst seine Kaufbereitschaft mit einem Scherz oder wenigstens einem »Schönen guten Tag, was kann ich für Sie tun?« wecken. Und ganz sicher würden Sie sich nicht sofort, nachdem er Ihnen seine Kreditkarte gegeben hat, umdrehen und links liegen lassen. Wahrscheinlich würden Sie den Kunden zu seinem Kauf beglückwünschen und einen guten Tag wünschen. Das gleiche Prinzip gilt für das Ausdauertraining: Egal, welche Art von Training (Radfahren, Jogging oder Fußballspielen) Sie beginnen wollen, Sie müssen immer mit einem Warm-up langsam beginnen und mit einem Cool-down aufhören. (Auch Gewichttraining erfordert ein Warm-up, muss aber nicht unbedingt mit einer Abkühlphase ausklingen.)

Was bedeutet Aerobic überhaupt?

Aerobische Übungen sind alle wiederholt ausgeführten Bewegungen, die Sie so lange ausführen, dass Sie die Wirkung im Herz und in der Lunge spüren. In der Regel benötigen Sie dafür Ihre großen Muskeln, einschließlich Po, Beine, Rücken und Brust. Laufen, Fahrrad fahren, Schwimmen und Treppensteigen zählen zu den aerobischen Übungen.

Bewegungen, die Ihre kleineren Muskeln beanspruchen, wie etwa die am Handgelenk, gehören nicht dazu. Obwohl es nicht zu leugnen ist, dass ständiges Hin- und Herschalten zwischen den Fernsehprogrammen mit Hilfe der Fernbedienung ebenfalls zu den Wiederholungsbewegungen gehört, können wir dies nicht als aerobische Übung akzeptieren. In diesem Buch werde wir die Ausdrücke aerobisch und kardiovasculär (Herz, Kreislauf) abwechselnd benutzen.

Das Wort Aerobic tauchte in den späten 60ern auf, erstmals benutzt von dem Fitnessguru Dr. Kenneth Cooper und bedeutet *mit Luft*. Beim Training benötigt Ihr Körper mehr Sauerstoff als im Ruhezustand, den sich die Lunge natürlich aus der Luft holt. Sauerstoff ist für uns das, was für das Auto das Benzin ist. Wenn Sie bei Rot an der Ampel warten, brauchen Sie nicht so viel davon, als wenn Sie mit 200 über die Autobahn rasen. Während des Workouts versorgt Ihr Körper die Muskeln beständig mit Sauerstoff.

Wenn Sie beim Training bis zum äußersten Limit gehen, kann es jedoch passieren, dass Sie einen Punkt erreichen, an dem Ihre Lungen nicht mehr genug Sauerstoff aufnehmen können, um die Muskeln damit zu versorgen. Hier werden Sie aber noch nicht zusammenbrechen, da Ihr Körper noch über Reserven verfügt, um auch ohne den benötigten Sauerstoff auszukommen. Diesen Zustand bezeichnet man als *anaerobisch* oder *ohne Luft.*

Hierunter fallen alle Aktivitäten, die sehr intensiv sind: ein Sprint oder das Heben schwerer Gewichte. Nach etwa 90 Sekunden fangen Sie an, nach Luft zu schnappen und Ihre Beine beginnen zu »brennen«. Ihr Körper zwingt Sie aufzuhören.

Warm-up

Bevor Sie überhaupt mit irgendeiner sportlichen Aktivität beginnen – sei es joggen, Basketball spielen oder Gewichte heben – müssen Sie sich *aufwärmen,* was nichts anderes bedeutet, als 5 bis 15 Minuten leichter aerobischer Übungen. Am besten suchen Sie sich eine Aufwärmübung, die die gleichen Muskeln beansprucht wie die, die Sie später trainieren wollen. Jogger zum Beispiel beginnen mit einem zügigen Marsch. Stretching ist *keine* geeignete Methode, um sich aufzuwärmen, es steht immer am Ende eines Workouts (siehe Kapitel 4).

Anfänger sollten die längste Zeit für die Aufwärmphase einplanen. Ihr Körper ist noch nicht in Form, die Muskeln noch nicht geschmeidig. Für sie stellt *jede* Form von körperlicher Anstrengung bereits eine große Belastung dar. Mit der Zeit werden sie fitter, der Körper *weiß*, was nun von ihm verlangt wird, und wird schneller warm.

Viele Leute schenken sich die Aufwärmphase, weil sie in Eile sind. Sie beginnen sofort mit dem Training an den Geräten oder den Gewichten, weil sie denken, die Zeit so effektiver genutzt zu haben. Ganz falsch! Sie setzen sich so nur einer höheren Verletzungsgefahr aus. Sie haben auch mehr Spaß am Training selbst, wenn Sie langsam damit beginnen.

Aber was passiert eigentlich während der Aufwärmphase? Nun, wie der Name schon sagt, unser Körper erwärmt sich. Die Temperatur in den Muskeln und in dem Gewebe, das den Muskel am Knochen und Knochen mit Knochen verbindet, steigt. Warme Muskeln und Gelenke sind geschmeidiger und dehnbarer, was einer Zerrung vorbeugt. Beim Aufwärmen fließt das Blut aus den Körperteilen, die es nun weniger benötigen, wie etwa Magen oder Milz, zu den Muskeln, die Sie nun beanspruchen werden. Das Blut transportiert Nährstoffe und Sauerstoff in die Muskeln und erhöht somit deren Ausdauer. Anders ausgedrückt, Sie werden schneller müde, wenn Sie sich nicht aufwärmen.

Beim Aufwärmen geben Sie Ihrem Herzschlag auch die Möglichkeit, sich gleichmäßig zu erhöhen. Ohne diese Vorbereitungszeit wird Ihr Pulsschlag derartig schnell nach oben gejagt, dass Sie sich wie bei einem Gang durch knietiefe Schneewehen fühlen.

Cool-down

Nach Ihrem Workout gilt das Gleiche wie zuvor. Rennen Sie anschließend nicht gleich unter die Dusche oder machen Sie sich es auf einer Couch bequem. Hören Sie auf, indem Sie langsam die Geschwindigkeit oder Stärke der Übung drosseln. Sie können auch leicht joggen oder Rad fahren. Wenn Sie die letzten zwanzig Minuten auf einem Stepper bei Stufe 5 trainiert haben, sollten Sie dies beenden, indem Sie ein paar Minuten auf Stufe 4, dann 3 und so fort weitermachen. Diese Phase der *Abkühlung* sollte fünf bis zehn Minuten betragen – und sogar länger, wenn Sie sehr ausdauernd trainiert haben.

Der Zweck dieser Übungen ist die Umkehrung der Aufwärmphase. Am Ende eines Trainings ist Ihr Herzschlag ganz oben, das Blut zirkuliert in Ihren Muskeln. Sie müssen also wieder den Normalzustand erreichen, bevor Sie zurück ins Büro oder sonst wohin hetzen. Außerdem sollte sich Ihr Körper abgekühlt haben, bevor Sie sich unter eine warme oder kalte Dusche stellen, sonst könnten Sie leicht zusammenklappen. Das Blut, das sich während des Trainings hauptsächlich in einem Körperteil angesammelt hat, soll nach dem Abkühlen wieder gleichmäßig im Körper zirkulieren. Sonst kann es dazu kommen, dass Ihnen schwindlig oder schlecht wird oder Sie im schlimmsten Fall umkippen. Wenn Sie zu denen gehören, die ganz und gar aus der Form sind oder Probleme mit dem Herzen haben, sollten Sie niemals auf die Abkühlphase verzichten.

Finden Sie das richtige Tempo

Wie viel Schweiß müssen Sie nun vergießen, um von einem Ausdauertraining profitieren zu können? Nicht so viel, wie Sie vielleicht gedacht haben. Natürlich werden Sie sich beim Training nicht mit der gleichen Gemütlichkeit bewegen können wie beim Einkaufsbummel. Es heißt nicht umsonst *Workout*. Ihr Herz ist ein Muskel, und je mehr er beansprucht wird, desto stärker wird er. Andererseits dürfen Sie es auch nicht übertreiben. Übertreibung kann zu Verletzungen führen und macht anfällig für Erkältungen und Infektionen. Außerdem verliert man dann meistens schnell die Lust und möchte am liebsten das Rudergerät in Brand setzen. Außerdem: Je schneller man wird, desto weniger lange kann man eine Übung durchhalten. Je nachdem, welche Ziele Sie verfolgen, können Sie mehr erreichen, wenn Sie es ein wenig ruhiger angehen lassen.

Wie so oft im Leben heißt es auch hier, die goldene Mitte zu finden – dafür bieten sich verschiedene Möglichkeiten an. Einige Methoden sind sehr leicht durchzuführen, andere verlangen eine Auseinandersetzung mit höherer Mathematik. Wir stellen Ihnen drei beliebte Möglichkeiten vor, wie Sie den Grad der Anstrengung beim Training selbst beurteilen können.

Der Redetest

Dieser Test ist am einfachsten durchzuführen. Sie sollten in der Lage sein, sich während des Trainings mühelos zu unterhalten. Wenn Sie kaum die Worte »Oh mein Gott, hilf mir« herauspressen können, müssen Sie die Anstrengung reduzieren. Sollten Sie es aber mit Leichtigkeit schaffen, aus vollem Hals »Hoch auf dem gelben Wagen« zu schmettern, dann dürfen Sie beim Training ruhig einen Zahn zulegen. Sie sollten stets das Gefühl haben, dass Sie sich anstrengen, aber nicht so sehr, dass Sie glauben, Ihre Lunge sei kurz vorm Platzen.

Subjektive Anstrengung

Wenn Sie zu den Menschen gehören, die alles lieber etwas wissenschaftlicher angehen, dann sollten Sie es vielleicht mit dem Test versuchen, der die subjektive Anstrengung prüft (rating of perceived exertion, kurz RPE genannt). Stellen Sie eine Skala von 1 bis 10 auf und beurteilen Sie selbst den Grad der Anstrengung, wie Sie ihn *subjektiv empfinden*.

Eine 1 auf der Skala bedeutet, dass Sie diese Übung überhaupt nicht anstrengt und Sie ewig weitermachen könnten. Eine 10 geben Sie sich, wenn Sie kurz vor dem Zusammenbruch stehen, wie zum Beispiel bei den letzten paar Metern eines wirklich anstrengenden Geländelaufs, kurz bevor die Beine unter Ihnen wegklappen würden. Die Intensität des Trainings sollte irgendwo zwischen 5 und 8 liegen. Bei der Beurteilung Ihrer Leistung berücksichtigen Sie die Atmung, den Herzschlag, wie sehr Sie schwitzen und wie schwer sich Ihre Beine anfühlen – alles eben, was zu dem Gefühl der Anstrengung beiträgt.

Absicht dieses Tests ist es nicht, Ihr Leben komplizierter zu machen. Er soll Ihnen vielmehr dabei helfen, dass Sie Ihre Leistungen besser einschätzen und den Umständen anpassen können. Nehmen wir mal an, Sie sind drei Kilometer gelaufen und geben sich eine 8 dafür. Nach ein paar Wochen fällt Ihnen die gleiche Übung wesentlich leichter und Sie benoten die Leistung mit einer 4. Nun wissen Sie, dass Sie den Schwierigkeitsgrad erhöhen müssen. Anfänglich werden Sie die Tabelle beim Training stets dabei haben, aber nach einer Weile haben Sie sie so verinnerlicht, dass Sie darauf verzichten können. Nehmen Sie Tabelle 6.1 als Vorlage für Ihre eigene:

Punkte	Subjektive Wertung	Aktivitäten
0	Nichts	Still sitzen, Lesen
1	Sehr leicht	Anstehen
2	Leicht	Einkaufsbummel
3		
4	Leicht/Mittelschwer	Spazierengehen
5	Mittelschwer	Zügig gehen, Gartenarbeit
6		
7	Schwer	Schnelles Joggen, Radfahren in hügeligem Gelände
8	Sehr schwer	Schnelles Laufen
9	Außerordentlich anstrengend	Einen steilen Hügel hinauflaufen

Tabelle 6.1: Der RPE-Test

Den Pulsschlag messen

Der Rede- und RPE-Test sind gute Möglichkeiten, um den Grad der Anstrengung beim Training zu testen. Aber es gibt noch eine genauere Methode: Die Messung des *Pulses* oder *Herzschlags* (die Anzahl der Herzschläge pro Minute). Sie können dies tun, indem Sie die Schläge am Hals oder am Handgelenk zählen oder auch ein Pulsmessgerät dafür verwenden, das in den meisten Studios zur Verfügung steht. Weiter hinten in diesem Kapitel erfahren Sie noch genau, wie sie diesen Test durchführen sollen und den richtigen Trainingspuls finden können.

Warum es so wichtig ist, den Pulsschlag zu messen

Vielleicht sind Sie der Meinung, dass es nur für Leistungssportler wichtig ist, den Pulsschlag beständig zu kontrollieren. Aber sicherlich ist es nicht wichtig für Anfänger. Weit gefehlt – gerade die profitieren am meisten davon.

Wenn Sie gerade mit einem Trainingsprogramm begonnen haben, können Sie nur schwer beurteilen, wie effektiv Sie arbeiten. Und mit all dieser »Ohne Schweiß kein Preis«-Propaganda im Hinterkopf strengen Sie sich vielleicht mehr an als nötig. Das passiert auch bei Fortgeschrittenen und Athleten häufig. Sie steigern sich geradezu in die Idee hinein, jeden Tag besser sein zu müssen als am Tag zuvor. Daher benutzen die wirklichen Profis ein Pulsmessgerät, um sich im Zaum zu halten. Für die meisten von uns trifft jedoch das Gegenteil zu – wir müssen uns immer wieder einen Ruck geben und uns mehr fordern.

Distanz oder Geschwindigkeit allein sagt nicht viel über den Grad der Anstrengung aus. Unser Pulsschlag ist ein wesentlich exakterer Maßstab. Nehmen wir mal an, wir laufen an einem heißen und schwülen Sommertag zehn Kilometer in knapp einer Stunde. Sie werden sich an diesem Tag hierfür sicherlich mehr anstrengen müssen als an einem kühlen, bewölkten Morgen. Wenn Sie diese Strecke immer nur mit der dafür benötigten Zeit im Hinterkopf laufen, werden Sie sich an heißen Tagen wahrscheinlich überfordern. Ihr Pulsschlag ist ein viel genaueres Messinstrument: Er sagt Ihnen, wann Sie schneller oder langsamer laufen sollten.

Das Gleiche gilt auch, wenn Sie müde sind, weil Sie gerade eine sehr anstrengende Woche hinter sich haben. Sie steigen auf den Stepper und stellen den Schwierigkeitsgrad 4 ein, den Sie sonst gut schaffen. Ohne den Pulsschlag zu messen, würden Sie nicht wissen, dass Sie sich unter diesen Bedingungen zu viel vorgenommen haben. Das Messgerät zeigt jedoch deutlich an, dass Sie den Schwierigkeitsgrad drosseln müssen, da Ihr Pulsschlag schon die oberste Grenze erreicht hat.

Wenn Sie Ihren Pulsschlag über einen längeren Zeitraum aufzeichnen, wird Ihnen das viel über Ihre Fortschritte sagen. Das Herz eines Anfängers muss viel mehr leisten, um den Bedarf des Körpers an Blut und Sauerstoff zu decken, als das eines Fortgeschrittenen. Regelmäßiges Training macht auch Ihr Herz fitter. Anfänglich hatten Sie das Ergometer vielleicht auf Stufe 1 eingestellt und der Herzschlag stieg auf 140 Schläge pro Minute. Zwei Monate später liegt Ihr Puls bei 125 Schlägen pro Minute. Das bedeutet, dass Sie den Schwierigkeitsgrad der Übung erhöhen sollten. Sie sehen, warum es auch wichtig ist, dass Sie sich Ihre Daten immer aufschreiben.

Ihr Fortschritt beim Training lässt sich auch dadurch feststellen, wie schnell Ihr Puls sinkt. Messen Sie den Puls direkt nach dem Training und noch einmal nach einer Minute. Je fitter Sie sind, desto schneller verlangsamt sich der Puls. Im Idealfall sollte er nach einer Minute 20 Schläge niedriger liegen. Bei Personen, die viel Sport treiben, fällt er sogar um 40 Schläge pro Minute. Schreiben Sie sich diese Zahlen auf, sie werden im Laufe der Wochen und Monate eine deutliche Verbesserung feststellen. (Medikamente können unseren Herzschlag und den Blutdruck beeinflussen. Fragen Sie Ihren Arzt, ob das bei Ihnen der Fall sein kann.)

Wie wir bereits im ersten Kapitel beschrieben haben, ist es empfehlenswert, den *Pulsschlag im Ruhezustand* zu messen. Wenn Sie mit dem Training beginnen, kann dieser bis zu 90 Schläge hoch sein, nach einigen Monaten aber schon um zehn bis 20 Schläge pro Minute gefallen sein. Der Pulsschlag im Ruhezustand von Topathleten in Ausdauersportarten kann sogar nur 30 Schläge pro Minute betragen. Vergleichen Sie aber Ihre Ergebnisse nicht mit denen anderer. Ihr Pulsschlag im Ruhezustand ist zum Teil auch erblich bedingt.

Ihr Ruhepuls sagt auch viel über Ihre Tagesform aus. Messen Sie täglich morgens vor dem Aufstehen den Puls, entweder mit einem Gerät oder mit den Fingern. Wenn der Herzschlag zehn Schläge höher ist als normal, haben Sie sich wahrscheinlich noch nicht von der Anstrengung des Vortags erholt.

Der angestrebte Trainingspuls

Ihr Herzschlag ist ein ausgezeichnetes Barometer für Ihren Körper – wie fit Sie sind, welche Fortschritte Sie machen und wie weit Sie sich von der Anstrengung des Vortags erholt haben. Aber wie hoch sollte der für Sie richtige Pulsschlag beim Training sein? Da gibt es keine magische Zahl. Vielmehr steht Ihnen hier eine Bandbreite zur Verfügung, im Allgemeinen als *angestrebter Trainingspulsschlag* bezeichnet. Er liegt irgendwo in der Mitte zwischen Abschlaffen und Überanstrengung. Als Richtlinie gilt, dass er bei 50 bis 85 Prozent Ihres *maximalen Pulsschlags* liegt.

Der Punkt, an dem Ihr Körper anfängt, von Sauerstoff als primärer Energiequelle auf Zucker zu wechseln, wird als *anaerobische Schwelle* bezeichnet. (Das ist auch genau der Punkt, an dem Milchsäure in den Muskeln gebildet wird.) Wenn Sie in schlechter physischer Verfassung sind, kann Ihr Körper den Sauerstoff nicht effizient genug aufnehmen. In diesem Fall liegt die anaerobische Schwelle sehr niedrig. Je fitter Sie werden, desto länger und schneller können Sie trainieren und die Muskeln mit Sauerstoff versorgen. Wenn ein Stubenhocker mit einer Geschwindigkeit von 20 Stundenkilometer losrennt, wird er seine anaerobische Schwelle an der nächsten Ecke erreichen. Ein Spitzensportler kann einen Marathonlauf gewinnen, ohne die Zuckerreserven des Körpers anzutasten.

Am unteren Ende Ihres angestrebten Trainingspulsschlags werden Sie kaum einen Schweißtropfen verlieren, am oberen Ende läuft Ihnen der Schweiß in Strömen herunter. Anfänger sollten sich mit dem unteren Wert begnügen, so können Sie die Übung länger durchhalten und eine Verletzung ausschließen. Später werden Sie sich automatisch nach oben hin anpassen.

Nun müssen Sie nur noch erfahren, wie Sie Ihren maximalen Pulsschlag bestimmen. Wir empfehlen nicht, so schnell und so lange zu laufen, bis Ihnen schlecht wird, und dann den Puls zu messen. Lassen Sie das lieber von jemandem machen, der sich hier auskennt: Ihr Arzt oder Trainer. Es gibt aber auch mathematische Formeln, die Ihnen dabei helfen können.

Die bisher bewährteste Methode ist für Männer, ihr Alter von 220, und für Frauen, ihr Alter von 226 zu subtrahieren. Vergessen Sie nicht, dass diese Formel nur eine grobe Angabe ist. Sie können auch 15 Schläge pro Minute darunter oder darüber liegen. Außerdem gilt sie auch nur für Übungen, bei denen Ihre Beine den Boden berühren. Beim Fahrradfahren ziehen Sie noch einmal fünf Punkte vom ursprünglichen Ergebnis ab, beim Schwimmen zehn.

Mit dieser Formel können wir nun unseren angestrebten Trainingspulsschlag vom unteren Ende (50 Prozent) bis zum oberen Ende (85 Prozent) bestimmen. Als Beispiel dient ein 40 Jahre alter Mann.

$220 - 40 = 180$

Das ist Ihr geschätzter maximaler Pulsschlag.

$180 \times 0{,}50 = 90$

Das ist die untere Grenze Ihres angestrebten Trainingspulsschlags. Wenn Ihr Puls unter 90 Schlägen pro Minute liegt, trainieren Sie nicht hart genug.

180 × 0,85 = 153

Das ist die obere Grenze Ihres angestrebten Trainingspulsschlags. Wenn Ihr Puls über 153 Schlägen pro Minute liegt, müssen Sie etwas langsamer machen.

Okay, jetzt wissen Sie also, wie Sie die für Sie angemessene Pulsrate beim Training bestimmen. Aber wie wissen Sie, dass Sie sich in dieser Zone befinden? Ganz einfach: Sie können es mit Ihren Fingern selbst testen oder ein Pulsmessgerät verwenden.

Eine weitere Möglichkeit, um Ihren angestrebten Trainingspulsschlag zu bestimmen

Mit der eben vorgestellten Formel zur Bestimmung des Trainingspulsschlags gibt es ein Problem: Sie berücksichtigt nur das Alter. Das ist zwar nicht falsch, da der Pulsschlag mit dem Alter abnimmt. Eine weitere Möglichkeit bietet die so genannte Karvonen-Methode, die auch den Pulsschlag im Ruhezustand berücksichtigt. Je fitter Sie sind, desto niedriger ist dieser Wert.

Um diese Formel anzuwenden, müssen wir uns jedoch noch tiefer in die Mathematik begeben. Holen Sie Ihren Taschenrechner und befolgen Sie die folgenden Anweisungen. Wir nehmen wieder einen 40-jährigen Mann (Herr Mustermann), dessen Herz im Ruhezustand 60 Mal pro Minute schlägt. Sein angestrebter Bereich für den Trainingspulsschlag liegt wiederum zwischen 50 und 85 Prozent.

1. **Ziehen Sie Ihr Alter von 220 ab.**

   220 – 40 = 180 für unser Beispiel

   Dies ist der geschätzte maximale Pulsschlag für Herrn Mustermann.

2. **Ziehen Sie den Ruhepuls von dem maximalen Pulsschlag ab.**

   180 – 60 = 120

3. **Multiplizieren Sie das Ergebnis aus dem zweiten Schritt mit 50 Prozent. Zählen Sie dann Ihren Ruhepuls wieder dazu.**

   120 × 0,50 = 60

   60 + 60 = 120

   120 ist der untere Bereich des angestrebten Trainingspulses von Herrn Mustermann

4. **Multiplizieren Sie das Ergebnis aus Schritt 2 mit 85 Prozent. Zählen Sie dann Ihren Ruhepuls hinzu.**

   120 × 0,85 = 102

   102 + 60 = 162

   162 ist der obere Bereich seines angestrebten Trainingspulses.

Okay, nachdem Sie sich jetzt fühlen, als hätten Sie soeben Ihren Doktor in Mathematik gemacht, vergleichen wir dieses Ergebnis mit dem, was wir aus unserer ersten Formel erhielten. Der Wertebereich, der nur das Alter berücksichtigt, liegt zwischen 90 und 153. Wenn Sie den Puls im Ruhezustand berücksichtigen, liegt er zwischen 120 und 162.

Den Puls manuell messen

Sicher haben Sie es schon beobachtet oder selbst miterlebt, dass der Trainer der Klasse befiehlt: »Pause einlegen. Wir messen jetzt unseren Puls.« Die Teilnehmer legen pflichtbewusst ihre Finger an den Hals oder das Handgelenk. Konzentrieren Sie sich dabei, da die Fehlerrate sehr hoch sein kann.

Wenn Sie den Puls am Hals messen, legen Sie Ihren Zeige- und Mittelfinger in eine der Vertiefungen rechts oder links von der Luftröhre. Das Pochen, das Sie verspüren, kommt von Ihrer Halsschlagader. Wir bevorzugen die Messung des Pulsschlags am Handgelenk, wie wir es in Kapitel 1 beschrieben haben. Es ist schwerer, die richtige Stelle am Hals zu finden, und einige Experten sind sogar der Meinung, dass der Druck, den wir auf diese Arterie ausüben, den Pulsschlag verlangsamt.

Welche Methode Sie auch vorziehen, Sie müssen Ihre Finger nicht eine Minute lang auf die betreffende Stelle legen und die Schläge zählen. Sobald Sie das regelmäßige Pochen Ihres Blutes durch die Arterien deutlich spüren, fangen Sie mit dem Zählen an. Und das nur 15 Sekunden lang. Diesen Wert multiplizieren Sie mit vier – et voilà: Ihr Pulsschlag.

Während des Trainings sollten Sie ca. alle 15 Minuten Ihren Puls messen. Sie müssen sich aber darauf konzentrieren, sonst kann es passieren, dass Sie die Schritte auf dem Stepper und nicht Ihren Pulsschlag zählen. Verlangsamen Sie Ihr Tempo während des Pulsmessens oder legen Sie eine kleine Pause ein. Klar, diese Aktion unterbricht den beständigen Verlauf des Workouts immer wieder aufs Neue, aber bei weitem nicht in dem Maß, als wenn Sie vor Erschöpfung vom Laufband fallen.

Die Verwendung eines Pulsmessgerätes

Wenn Sie ein Pulsmessgerät verwenden, können Sie sich die oben beschriebene Prozedur natürlich sparen. Außerdem bekommen Sie damit genauere Werte. Ohne Unterbrechung, wann immer Sie wollen, werfen Sie einen Blick auf den Monitor an Ihrem Handgelenk. Sie können das Gerät im Fitnessclub ausleihen oder ein eigenes kaufen.

Die beste und genaueste Methode, Ihren Puls zu messen, ist diejenige, die im Prinzip wie ein Elektrokardiogramm (EKG) beim Arzt arbeitet. Sie wickeln sich ein etwa zwei Zentimeter breites Band um die Brust. Das Band dient als Elektrode, das die Signale, die von Ihrem Herzen ausgehen, weiterleitet. Diese Information wird dann in eine Zahl umgewandelt, die Sie von einem Gerät an Ihrem Handgelenk ablesen können, das wie eine Uhr aussieht. Sie wissen also zu jedem Zeitpunkt während des Trainings, wie hoch Ihr Puls ist.

Monitore, die die von Ihrem Herzen ausgesandten Signale in Form einer Zahl weitergeben, arbeiten sehr genau. Allerdings muss man damit rechnen, dass sie auch auf andere elektromagnetische Wellen, die von Laufbändern, Steppern oder anderen Monitoren in Ihrer Nähe ausgehen, reagieren. Halten Sie mindestens einen Abstand von 1,20 Meter von Personen, die ebenfalls einen Monitor tragen, um eventuelle Interferenzen auszuschalten.

Weniger genau als diese Art von Monitor sind photo-optische Modelle, die in vielen Sportgeschäften und sogar in Supermärkten angeboten werden. Dabei wird ein Sensor an das Ohrläppchen oder auf die Fingerspitze geklemmt. Über einen Infrarotimpuls misst das Gerät, wie viel Blut durch die Gefäße gepumpt wird. Der Pulsschlag wird auf einer speziellen Armbandanzeige dargestellt. Diese Modelle kosten nicht viel, allerdings kann jede Hand-, Arm- oder Fingerbewegung zu falschen Ergebnissen führen. Starke Sonneneinstrahlung, schlechte Durchblutung oder ein verschärftes Training kann ebenfalls ungenaue Ergebnisse bringen.

Wie hart muss ich trainieren?

Wenn Sie nicht gerade Profisportler oder reicher als ein Dritte-Welt-Diktator sind, werden Sie nicht unbegrenzt viel Zeit für Ihr Fitnesstraining zur Verfügung haben. Wahrscheinlich werden Sie sich fragen, wie viel Ausdauertraining erforderlich ist, um fit zu werden und zu bleiben.

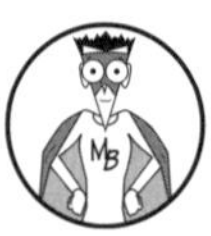

Die Antwort auf diese Frage ist abhängig von den Zielen. Fitnesstraining ist keine Alles-oder-Nichts-Entscheidung. Man kann fit sein wollen, um ein langes gesundes Leben führen zu können, kann fit für eine 50-km-Fahrradtour, den New-Mount-Everest-Marathon (ja, den gibt es tatsächlich) oder ein Vorhaben sein wollen, das irgendwo dazwischen liegt. In diesem Kapitel beschreiben wir, wie hart Sie trainieren müssen, um folgende drei allgemeine Ziele zu erreichen: Gesundheit, Gewichtsverlust und maximale Fitness. Außerdem erklären wir, wie Sie Ihre Workouts reduzieren können, ohne dabei an Fitness zu verlieren.

Zur Antwort auf die Frage, wie viel Training erforderlich ist, um das Gewicht zu halten, hat eine amerikanische Forschergruppe zunächst die Testteilnehmer in vier Kategorien unterteilt:

- ✔ Gar kein Training
- ✔ Wenig Training (20 Kilometer Joggen oder Walking pro Woche mit mäßiger Intensität)
- ✔ Wenig Training (20 Kilometer Joggen oder Walking pro Woche mit hoher Intensität)
- ✔ Viel Training (20 Kilometer Joggen oder Walking pro Woche mit hoher Intensität)

Die Testteilnehmer haben während der Testdauer weder ihre Kalorienaufnahme noch die Ernährungszusammenstellung geändert. Die Forscher haben nun herausgefunden, dass 73 Prozent der Kontrollgruppe (die gar nicht trainiert haben) während der Testdauer an Gewicht zugenommen haben. Dieses Ergebnis lässt den Schluss zu, dass wenigstens *etwas* Training absolut erforderlich ist, um das Körpergewicht zu halten. 75 Prozent der Teilnehmer in den anderen drei Gruppen haben an Gewicht verloren, was nicht überraschend ist.

Und hier die beste Nachricht: Die Teilnehmer, die viel und mit hoher Intensität trainiert haben (Gruppe 4), haben sowohl an Körperumfang als auch an Gewicht am meisten abgenommen. Die Frage, wie viel Training ausreichend ist, kann mit diesem Test nicht abschließend beantwortet werden, aber fest steht immerhin, dass viel Training mit hoher Intensität am meisten bringt.

Fit für ein langes, gesundes Leben

Wenn es Ihr Ziel ist, fit und gesund ein hohes Alter zu erreichen, dann bringt Sie ein wenig regelmäßige körperliche Betätigung schon ein gutes Stück weiter. Untersuchungen haben bewiesen, dass diejenigen Personen, die nie sehr bewegungsfreudig waren und das nun ändern möchten, den größten Fortschritt erzielen können – also nicht die bereits Fitten, die superfit werden möchten. Zwanzig Prozent der Bevölkerung gehören zu den sportlichen Nieten, zwanzig Prozent zu den Sportskanonen. Die erste Gruppe hat ein 65 Prozent höheres Risiko, an Herzinfarkt, Schlaganfall, Diabetes oder Krebs zu sterben, als die zweite Gruppe. Wenn sich die Bewegungsmuffel allerdings jeden Tag für einen halbstündigen Spaziergang Zeit nehmen, ist die Wahrscheinlichkeit, an einer dieser Krankheiten zu sterben, nur noch zehn Prozent höher im Vergleich zu den sportlich Aktiven.

Wie oft sollten Sie Ihre Ausdauer trainieren?

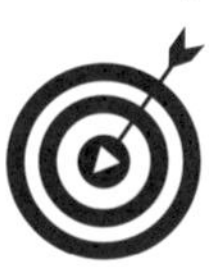

Forschungen haben ergeben, dass Sie bereits mit drei 20-minütigen Spaziergängen in der Woche das Risiko von Herz-/Kreislauferkrankungen verringern können. Das reicht zwar, um das allgemeine Wohlbefinden zu steigern, bringt aber in puncto Gewichtsabnahme natürlich nicht viel. Wir empfehlen, dass Anfänger fünf- bis sechsmal pro Woche trainieren, wobei die Trainingseinheiten relativ kurz gehalten werden sollten, um sich an die Trainingsroutine zu gewöhnen.

Wie lang sollte eine Trainingseinheit sein?

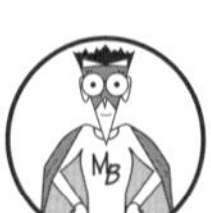

Wenn es Ihr Ziel ist, allgemein etwas mehr für Ihre Gesundheit zu tun, müssen Sie nicht stundenlang trainieren. Nirgendwo steht geschrieben – weder im Grundgesetz noch in der Bibel –, dass man, um von aerobischen Übungen zu profitieren, diese mindestens 30 Minuten am Stück ausführen muss. Im Gegenteil, es hat sich herausgestellt, dass drei 10-minütige Übungseinheiten nahezu den gleichen Effekt haben wie ein halbstündiges Programm.

Wie weit dürfen Sie gehen?

Wenn Sie einfach nur Ihr Allgemeinbefinden verbessern wollen, ist Aktivität das A und O, selbst wenn Sie dabei nicht immer den angestrebten Trainingspuls erreichen (siehe Abschnitt *Der angestrebte Trainingspuls* weiter vorn). Bedenken Sie aber, dass Sie den größten Nutzen für Ihre Gesundheit – zum Beispiel eine bedeutende Senkung des Risikos von Herz-/Kreislauferkrankungen – erreichen, wenn Sie sich beim Training die meiste Zeit mit dem angestrebten Trainingspulsschlag bewegen. Aber auch wenn Sie nur bescheidene Ziele haben, sollten Sie versuchen, die Trainingsintensität zu steigern, und sei es nur, um die Trainingsroutine interessanter zu machen.

Ausdauertraining für die schlanke Linie

Wenn Sie sich Gewichtsverlust als Ziel gesetzt haben, wird das Ausdauertraining für ein langes und gesundes Leben nicht helfen. Sie würden einfach nicht genug Kalorien verbrennen, um die Pfunde purzeln zu lassen. Der Grund ist einfach: Um ein Pfund Körpergewicht pro Woche zu verlieren, müssen Sie ein 3.500-Kalorien-Defizit erzeugen. Mit anderen Worten: Sie müssen 3.500 Kalorien mehr verbrennen, als Sie zu sich nehmen. Bei einem 30-minütigen Spaziergang auf ebenem Terrain werden ungefähr 150 Kalorien verbrannt (siehe Tabelle am Ende dieses Kapitels). Um also ein Pfund an Gewicht zu verlieren, müssten Sie mehr als zwei Stunden pro Tag laufen.

Keine Angst! Diese Übung werden wir Ihnen nicht empfehlen. Unserer Meinung nach kann man am besten abnehmen, indem man Kalorien einerseits durch Training verbrennt und gleichzeitig weniger Kalorien zu sich nimmt. So könnten Sie für den Gewichtsverlust von einem Pfund pro Woche zum Beispiel 250 Kalorien pro Tag einsparen, indem Sie Mayonnaise und Butter vom Speiseplan verbannen und weitere 250 Kalorien bei einem einstündigen Spaziergang oder einer halbstündigen Jogging-Tour pro Tag zusätzlich verbrennen.

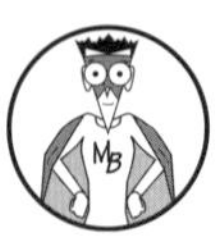

Training ist aber nur der eine Teil eines Programms zum Abnehmen. Zusätzlich müssen Sie Ihre Essgewohnheiten verändern (siehe Kapitel 5) und ein Hanteltraining beginnen (siehe Kapitel 9). Denken Sie auch daran, dass Abnehmen bei weitem nicht so einfach ist, wie es uns die Werbung weismachen will. Es ist nicht damit getan, dass wir dieses leckere Pulver in Wasser gelöst zum Frühstück zu uns nehmen. Und es benötigt auch Zeit. Dreimal in der Woche 20 Minuten lang Sport treiben kann schon etwas für Ihre Gesundheit tun, aber abnehmen werden Sie dadurch nicht. Wenn Sie wirklich Fett abbauen wollen, müssen Sie sich etwa fünf Mal in der Woche je 45 Minuten Zeit fürs Fitnesstraining nehmen. Vergessen Sie jedoch nicht, dass Vererbung beim Gewicht eine große Rolle spielt. Manche nehmen einfach viel leichter ab als andere. Unabhängig davon, ob Sie sich nun für weniger essen, körperliche Betätigung oder eine Kombination aus beiden entscheiden, sollten Sie in der Woche nicht mehr als ein halbes bis ein Pfund abnehmen und täglich nicht weniger als 1.200 Kalorien essen (eher mehr). Wenn Sie weniger essen, versorgen Sie Ihren Körper nicht ausreichend mit den Nährstoffen, die er braucht, und es wird schwerer sein, das reduzierte Gewicht zu halten. Und auch die Gene spielen eine Rolle beim Abnehmen. Manche Menschen nehmen einfach schneller ab als andere. In Kapitel 5 finden Sie eine Formel, mit der Sie berechnen können, wie viele Kalorien Sie zu sich nehmen beziehungsweise verbrennen müssen, um Gewicht abzubauen.

Wie oft müssen Sie trainieren?

Hier die erste grausame Wahrheit: Sie werden wahrscheinlich fünf oder sechs Trainingseinheiten pro Woche absolvieren müssen.

Wie lang sollten die Trainingseinheiten sein?

Und schon folgt die zweite nackte Wahrheit: Sie sollten sich auf 45 Minuten pro Tag einrichten. Sie müssen den ganzen Schweiß dabei nicht in einem Durchgang vergießen. Aber damit die Pfunde purzeln können, müssen Sie eine Menge Kalorien verbrennen.

Wie hart müssen Sie fürs Abnehmen arbeiten?

Für den Gewichtsverlust ist die Anzahl der verbrauchten Kalorien wichtiger als die Trainingsintensität. Um aber die Pfunde merkbar purzeln zu lassen, sollten Sie so trainieren, dass Sie den angestrebten Trainingspuls erreichen. Bedenken Sie aber: Wenn Sie wirklich ernsthaft außer Form sind, können Sie auch mit nur 50 Prozent des Trainingspulses Ihre Fitness schon erheblich steigern.

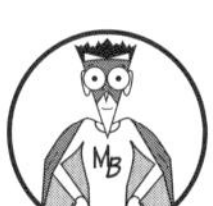

Vielleicht haben Sie schon gehört, dass Sie mit einem geruhsamen Training besser abnehmen können als mit einem intensiven Workout. Tatsache ist, dass sogar verschiedene Ausdauergeräte ein »Fettverbrenn«-Programm haben, bei dem die Trainingsintensität extra niedrig gehalten wird. Vertrauen Sie aber nicht darauf, dieses Konzept funktioniert einfach nicht.

Es ist wahr, dass Ihr Körper bei Aerobicübungen mit geringer Intensität in erster Linie Fett als Brennstoff verbraucht. Je intensiver der Workout wird, desto weniger Fett und desto mehr Kohlenhydrate werden verbrannt. Wenn man allerdings die Intensität steigert, werden sowohl mehr Kalorien insgesamt als auch mehr Fettkalorien verbraucht.

Hier ein Beispiel: Bei einer 30-minütigen Inline-Skate-Tour in gemäßigtem Tempo verbrennen Sie ungefähr 100 Kalorien – wovon 80 Prozent aus Fett gewonnen werden. Wenn Sie aber 30 Minuten in etwas schärferem Tempo in hügeligem Gelände skaten, würden Sie 300 Kalorien verbrauchen – wovon 30 Prozent »Fett-Kalorien« (das heißt 90 Kalorien) sind. Bei diesem Tempo würden Sie also mehr als doppelt so viele Gesamtkalorien und sogar zehn »Fett-Kalorien« zusätzlich verbrauchen.

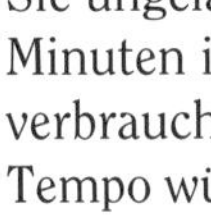

Natürlich ist schneller und härter nicht immer besser. Wenn Sie gerade erst anfangen mit dem Training, würden Sie ein schnelleres Tempo wahrscheinlich gar nicht durchhalten, und der Schweiß wäre umsonst vergossen. Wenn Sie es langsamer angehen lassen, werden Sie weitaus länger trainieren können und letztlich mehr Kalorien verbrennen.

Welche Bewegungsarten verbrauchen die meisten Kalorien?

Trainieren Sie optimal und verbrennen Sie 1.000 Kalorien in der Stunde! So oder ähnlich könnte eine Werbung für Laufbänder, Stepper und Langlauf-Trainingsgeräte aussehen. Und es stimmt sogar, vorausgesetzt, Sie stellen das Gerät auf die höchste Stufe ein und besitzen Roboterbeine. Als Anfänger werden Sie es genau 30 Sekunden aushalten und ganze 8,3 Kalorien verbrannt haben, bevor Sie vom Gerät fallen und man Sie auf einer Bahre hinausträgt.

Es gibt, Gott sei Dank, einen besseren Weg, Kalorien zu verbrauchen. Suchen Sie etwas aus, was Sie gerne tun und auch mindestens zehn bis 15 Minuten durchhalten. Sicher, beim Joggen verbrauchen Sie mehr Kalorien als beim Gehen, aber wenn Sie beim Joggen schon nach einem Kilometer aus der Puste sind oder Ihre Knie Probleme machen, dann entscheiden Sie sich lieber fürs Walking.

Aus der nachfolgenden Tabelle ersehen Sie den Kalorienverbrauch bei den beliebtesten sportlichen Aktivitäten. Die Höhe der verbrauchten Kalorien richtet sich nach der Intensität des Trainings, Ihrem Gewicht, Ihrer Muskelmasse und Ihrem Stoffwechsel. Ein Anfänger verbrennt in der Regel vier bis fünf Kalorien pro Minute, während ein Profi zehn bis zwölf in der Minute schaffen kann.

Sportart	15 Minuten	30 Minuten	45 Minuten	60 Minuten
Aerobic	171	342	513	684
Basketball	141	282	432	564
Fahrrad 20 km/h	142	283	425	566
25 km/h	177	354	531	708
30 km/h	213	425	638	850
Krafttraining mit Gewichten	189	378	576	756
Skilanglauf	146	291	437	583
Abfahrtsski	105	210	315	420
Golf (Ausrüstung selbst tragen)	87	174	261	348
Inline-Skating	150	300	450	600
Seilspringen, 60–80 Sprünge/Min.	143	286	429	572
Karate, Taekwondo	192	384	576	768
Kajak	75	150	225	300
Rudergerät	104	208	310	415
Joggen, 6-Min/km	110	220	330	440
5-Min/km	140	280	420	560
Skilanglaufgerät	141	282	423	564
Slide	152	304	456	608

Sportart	15 Minuten	30 Minuten	45 Minuten	60 Minuten
Schwimmen, Freistil 30m/Min.	120	240	360	480
Freistil 45m/Min.	131	261	392	523
Tennis, Single	116	232	348	464
Tennis, Doppel	43	85	128	170
Walking, 12-Min/km, flach	36	72	98	144
12-Min/km, hügelig	50	100	150	200
9-Min/km, flach	44	88	132	176
9-Min/km, hügelig	61	122	183	244
Aquarobic	70	140	210	280

Tabelle 6.2: Kalorienverbrauch einiger beliebter Sportarten

Ausdauertraining für mehr Fitness

Einige bringen es fertig, am Freitagabend tanzen zu gehen, am Samstagmorgen an einem Marathonlauf teilzunehmen und am Sonntagnachmittag eine Klettertour in den Bergen zu absolvieren. Sie besitzen die Ausdauer aller Bewohner einer französischen Kleinstadt zusammen. Das lässt sich natürlich nicht ohne Übung und Durchhaltevermögen erreichen. Aber schaffen könnten wir es alle.

Bernie Kalkbrenner, der Direktor eines Bestattungsunternehmens in Duluth, Minnesota, hat 25 Jahre lang jeden Tag 2½ Schachteln Zigaretten geraucht. Eines Tages dämmerte es Bernie, dass er bald selbst Kunde seines Unternehmens sein würde, wenn er so weitermachte wie bisher. Er hörte mit dem Rauchen auf und setzte sich aufs Fahrrad. Im Alter von 51 Jahren durchquerte er Amerika in weniger als sieben Wochen. »Ich habe mich in meinem Leben noch nie so wohl gefühlt«, sagte Bernie hinterher. »Es ist ein großartiges Gefühl, wenn man einen Berg hochradeln kann, ohne aus der Puste zu kommen.«

Wie können Sie selbst so fit werden wie Bernie? In Kapitel 8 geben wir Ihnen Tipps für Outdoor-Sportarten wie zum Beispiel Radfahren. In den weiter unten folgenden Abschnitten finden Sie einige allgemeine Tipps für ein gutes Ausdauertraining. Denken Sie daran, die Trainingsintensität nur langsam zu steigern. Versuchen Sie nicht, gleichzeitig länger, öfter und härter zu trainieren. Damit erhöhen Sie nur das Risiko, sich zu verletzen. Mit anderen Worten: Es ist keine gute Idee, in der einen Woche drei 20-Minuten-Workouts einzulegen und in der folgenden Woche gleich auf drei 45-Minuten-Runden zu springen. Vernünftigerweise sollten Sie eine Workout-Einheit auf 25 Minuten steigern und die übrigen bei 20 Minuten lassen.

Beginnen Sie ein Ausdauertraining in dem Bewusstsein, dass Sie etwas sehr Wichtiges tun. Auch wenn Ihnen der Anfang schwer fällt und Sie kaum die ersten Stunden hinter sich bringen, bleiben Sie dabei. Wenn Sie sechs Wochen lang wenigstens drei Mal die Woche trainieren, werden Sie einen riesigen Fortschritt feststellen. Sie werden feststellen, dass Sie sich schon viel schneller von der Anstrengung erholen. Anstatt zu Hause auf das Sofa zu sinken, sind Sie sogar noch fit genug, um eine Bowlingkugel zu schwingen oder einen Spaziergang zu machen.

Wie oft sollten Sie trainieren?

Fünf Mal pro Woche sollten Sie sich schon als Ziel setzen. Die meisten fühlen Sie am wohlsten, wenn sie einen oder zwei Tage pro Woche aussetzen. Sie sollten aber mindestens einen Ruhetag einlegen. Weiter hinten in diesem Kapitel erklären wir Ihnen, wie Sie erkennen können, ob Sie mehr Ruhe benötigen.

Wie lange sollten Sie trainieren?

Je nachdem, welche Sportart Sie betreiben und welche Ziele Sie haben, sollten Sie mindestens zwei lange Workouts von einer oder zwei Stunden Länge pro Woche einplanen. Denken Sie aber daran, die Dauer Ihrer Workouts um nicht mehr als zehn Prozent pro Woche zu verlängern. Anderenfalls würden Sie Ihr Verletzungsrisiko nur unnötig erhöhen.

Müssen Sie bis an Ihr Limit gehen?

Selbst wenn Sie in die beste Form kommen wollen, die Sie jemals hatten, sollten Sie nicht jeden Tag bis an die Grenze Ihrer Belastbarkeit gehen. (Tatsächlich sollten ausschließlich Leistungssportler und auch die nur unmittelbar vor einem Wettkampf, und dann auch höchstens ein bis zwei Mal pro Woche, bis ans Limit gehen.) Innerhalb Ihres angestrebten Zielbereichs können Sie unter einer Vielzahl von Intensitätsstufen wählen. An manchen Tagen bleiben Sie lieber im unteren Bereich und trainieren dafür ein bisschen länger, an anderen Tagen können Sie sich mehr anstrengen und dafür die Trainingsdauer verkürzen. Probieren Sie einfach mal die im folgenden Abschnitt beschriebenen Trainingstechniken aus.

Vier Strategien, die Sie weiterbringen

Wir beschreiben in diesem Abschnitt vier Trainingsmöglichkeiten, die Sie aber erst nach einem bis zwei Monaten bei 50 bis 60 Prozent Ihres Maximalpulsschlags oder auf Stufe 5 oder 6 Ihrer RPE-Skala beginnen sollten. Je weniger fit Sie sind, desto mehr sollten Sie aufpassen. Lassen Sie Ihrem Körper Zeit, sich an all diese Anforderungen zu gewöhnen.

Intervall-Training

Bei diesem Training wechseln sich kurze, aber intensive Trainingseinheiten mit relativ leichten ab. Sie sind zum Beispiel auf dem Fahrrad unterwegs. Nach einer Aufwärmzeit von etwa

15 Minuten radeln Sie 30 Sekunden lang so schnell und stark wie Sie können, gefolgt von einigen Minuten leichtem Tritt, bis Ihr Pulsschlag auf 120 oder weniger Schläge pro Minute gesunken ist. Nun beginnen Sie wieder mit dem 30-Sekunden-Sprint. Sie bewegen sich demnach ständig innerhalb des unteren und oberen Endes Ihres angestrebten Trainingspulsschlags.

Wenn Sie mit dem Intervall-Training beginnen, halten Sie die intensiven Trainingseinheiten kurz – etwa 15 bis 30 Sekunden. Danach legen Sie eine *aktive Pause* ein, das bedeutet, dass Sie während der Intervalle weiter in Bewegung bleiben. Diese Pause sollte mindestens dreimal so lang sein wie die intensive Phase. Als Anfänger müssen Sie vielleicht sogar eine längere Pause einlegen. Je geübter Sie sind, desto länger können natürlich die intensiven Abschnitte und desto kürzer können die aktiven Pausen sein. Im Idealfall werden Sie das Verhältnis von 1:1 erreichen. Als Maßeinheiten der Intervalle können sowohl Zeit als auch Entfernung dienen.

Geschwindigkeitsspiel

Sie alle kennen dieses Spiel aus Ihrer Kindheit. Es handelt sich dabei um ein Intervall-Training ohne exakte Zeit- und Entfernungsangabe. Sie können es überall und immer, wenn Ihnen danach ist, tun. Es ist das bei den Kindern so beliebte »Wer zuerst da ist«-Spiel. Suchen Sie sich irgendein entferntes Objekt aus, ein Straßenschild, das blaue Auto, und rennen Sie darauf zu, so schnell Sie können.

Bergauf-bergab

Wenn Sie draußen trainieren, können Sie als Abwechslung immer Hügel mit einbeziehen. Das macht das Training natürlich schwerer, aber Sie werden durch mehr Kraft und Ausdauer belohnt. Bergauf verbrauchen Sie etwa doppelt so viele Kalorien wie auf gerader Strecke. Als besonderen Leckerbissen können Sie folgende Übung versuchen: Suchen Sie sich einen langen, relativ steilen Hügel aus und sprinten Sie ihn hoch. Joggen Sie wieder an den Ausgangspunkt zurück und wiederholen Sie das Ganze fünf bis zehnmal.

Wir verraten Ihnen einen Trick, wie diese Übung leichter erscheint: Konzentrieren Sie sich auf einen Gegenstand etwa auf der Hälfte der Strecke. Nun stellen Sie sich vor, Sie halten ein Seil in den Händen, das am anderen Ende um diesen Gegenstand gebunden ist. Ziehen Sie sich mit Hilfe dieses Seils an diesen heran. Wenn Sie angekommen sind, werfen Sie das Seil in Gedanken um einen anderen Gegenstand und ziehen sich zu diesem hin. Fahren Sie damit fort, bis Sie auf dem Gipfel angekommen sind.

Tempo-Workouts

Tempo-Workouts bringen Ihnen bei, schneller zu werden. Während dieser Übung bewegen Sie sich mit einer Geschwindigkeit, die Ihnen als schnell, aber nicht brutal vorkommt. Bleiben Sie vier bis zehn Minuten dabei. Wiederholen Sie diese Übung ein paar Mal während Ihres normalen Trainings. Beginnen Sie mit einer kurzen Zeitdauer, die Sie kontinuierlich steigern.

Für einen Wettkampf trainieren

Überlegen Sie, für ein 5.000- oder 10.000-Meter-Rennen, einen Marathon oder gar einen Triathlon zu trainieren? Dazu sollte man mindestens 16 Wochen Vorbereitung einplanen. In den ersten sechs bis zehn Wochen sollten Sie sich an das Laufen, Schwimmen oder Radfahren gewöhnen und dabei die Strecke jede Woche um zehn Prozent steigern. Ab der neunten bis elften Woche können Sie anfangen, die weiter vorne beschriebenen Strategien zur Fitnessverbesserung einzusetzen und in die normale Trainingsroutine einzubauen. In der einen Woche könnten Sie es zum Beispiel an einem Tag mit »Bergauf-bergab« versuchen, in der nächsten Woche legen Sie am Montag einen Tempo-Workout und am Donnerstag ein Geschwindigkeits-Workout ein. An den anderen Tagen laufen, schwimmen oder radeln Sie in gemäßigterem Tempo oder setzen einen ganzen Tag aus, um dem Körper vor dem nächsten Workout Zeit zur Erholung zu geben. In der 16. Woche sollten Sie dann bereit für den großen Tag sein.

Legen Sie mal eine Pause ein

Für die meisten von uns ist die Gefahr, zu viel zu trainieren, in etwa so groß wie die Gefahr, zu viel Geld zu sparen. Aber gerade die Anfänger – die nun zwanzig verlorene Jahre wieder gutmachen wollen – schwören, von nun an jeden Tag für die nächsten zwanzig Jahre zu schwitzen. Das ist keine gute Idee. Wenn Sie fit werden wollen, ist das Fitnessprogramm die eine Seite der Medaille, Ausruhen die andere.

Wechseln Sie zwischen schweren und leichten Trainingstagen ab. Einem intensiven Training am Montag sollte ein leichter Workout am Dienstag folgen. Zwei anstrengende Tage hintereinander werden Ihre Beine schwer wie Blei erscheinen lassen. Jeder sollte mindestens einmal pro Woche eine Pause einlegen. Und wir meinen mit einem freien Tag, dass Sie sich *überhaupt nicht* sportlich betätigen. Zusätzlich zu einem oder zwei trainingsfreien Tagen in der Woche ist Ihnen auch eine leichte Trainingswoche im Monat oder alle zwei Monate gegönnt. Wenn Sie in der Regel 25 Kilometer pro Woche laufen, dann lassen Sie es in dieser Woche bei zwölf Kilometer gut sein. Diese Pausen können Ihre Motivation wieder aufbauen und Ihrem Körper die Ruhe zukommen lassen, die er vielleicht braucht.

Es gibt keine Formel, nach der Sie berechnen können, wie lange Pausen Sie einlegen sollten, um Ihre Ziele und Ihr Fitnesslevel zu erreichen. Aber es gibt eine Regel, die Sie befolgen können: Wenn Sie alles richtig machen, sollten Sie morgens mit dem Gefühl aufwachen, dass Sie sich auf den Workout freuen, und sich nicht die Frage stellen, wie Sie das durchhalten sollen.

Ob Anfänger oder Profi, keiner ist davor gefeit, sich beim Training zu überfordern. Für den einen können es bereits 15 Kilometer in der Woche sein, für den anderen liegt diese Schwelle bei 150 Kilometer. Beachten Sie folgende Symptome, sie können eine Vorwarnung sein, dass Sie etwas langsamer treten müssen:

- ✔ **Ihr Ruhepuls ist viel höher als normal – um etwa zehn Schläge pro Minute.** Entscheiden Sie sich für ein leichtes Training oder legen Sie einen oder zwei Tage Pause ein (lesen Sie in Kapitel 1 nach).
- ✔ **Sie fühlen sich immer etwas krank oder schwach.** Wenn Ihnen eine Wasserflasche so schwer wie eine 4-Kilo-Hantel vorkommt, dann bleiben Sie besser zu Hause.
- ✔ **Sie haben ständig Schnupfen oder eine Infektion.**
- ✔ **Sie schlafen schlecht.**
- ✔ **Sie sind leicht erregbar, ängstlich oder depressiv.** Vorsicht, wenn Sie, weil Sie den Schlüssel im verschlossenen Auto vergessen haben, die Scheibe einschlagen, statt den ADAC anzurufen!
- ✔ **Sie können sich schlecht konzentrieren oder fühlen sich desorientiert.** Wenn Sie auf einem Ergometer mit dem linken Arm das Zeichen zum Abbiegen geben, sollten Sie sich unbedingt ausruhen.

Was passiert, wenn Sie mit dem Training aufhören?

Ein Aufbautraining ist nur wirksam, wenn Sie dabei bleiben. Ein paar Tage, an denen Sie nichts tun, werden Ihnen nicht schaden. Aber nach ein paar Wochen werden Sie das meiste von dem, was Sie erreicht haben, wieder verloren haben. Und das ist unabhängig davon, wie oft und lang Sie vorher trainiert hatten.

Es gibt aber auch Erfreuliches zu berichten. Wenn es die Umstände nicht zulassen, dass Sie eine Zeit lang im gewohnten Umfang trainieren, werden Sie das bereits Erreichte nicht verlieren, wenn Sie zumindest ein Minimum an Training aufrechterhalten. Sie haben zum Beispiel während der letzten vier Monate viermal pro Woche jeweils eine halbe Stunde auf dem Laufband verbracht. Aus beruflichen oder privaten Gründen müssen Sie dieses Training reduzieren. Es reicht jedoch, um das Erreichte zu behalten, wenn Sie sich für eine gewisse Zeit an ein verkürztes Programm halten.

Sie gehen nun nicht mehr viermal pro Woche eine halbe Stunde laufen, sondern nur noch zweimal, oder viermal die Woche 15 Minuten lang. Sie dürfen nur bei dem Schwierigkeitsgrad der Übung keine Kompromisse machen. Wenn Sie das beachten, werden Sie, nachdem Sie wieder zum normalen Training zurückkehren, fast oder gar keinen Unterschied feststellen. Gehen Sie genauso bei Verletzungen vor. Wenn Sie es gewohnt sind zu joggen und sich am Knöchel verletzt haben, hören Sie nicht mit dem Training auf, sondern suchen Sie sich einen Ersatz, wie etwa Schwimmen oder Rudern.

Mit Kardiogeräten trainieren

7

In diesem Kapitel

- Kalorien zählen mit Kardiogeräten
- Wie Sie sich beim Training an Geräten vor Langeweile schützen
- Mit Laufbändern, Ergometern, Steppern, VersaClimbern und Rudergeräten trainieren

Wenn Sie das erste Mal ein Fitnessstudio oder einen Laden betreten, der Geräte für das Herz-Kreislauftraining (Kardiogeräte) anbietet, haben Sie das Gefühl, auf einem anderen Planeten zu sein. Die Reihen bizarrer Geräte haben wenig Ähnlichkeit mit Dingen, die Sie vom Leben auf der Erde kennen. Sie sehen aus wie eine Mischung aus Video-Spiel-Konsole, Rolltreppe und Rasenmäher. Manche Fitnessstudios bieten Geräte an, die Windsurfing, Inline-Skating und die freie Bewegung im Raum imitieren und extravagante Modelle herkömmlicher Geräte: Laufbänder, Rudergeräte, Fahrräder und Stepper.

Wir werden Ihnen nicht jedes Gerät vorstellen, das seinen Weg in die Fitnesscenter oder Geschäfte findet. Viele davon wird es nicht mehr geben, wenn Sie dieses Buch gelesen haben. Hier in diesem Kapitel stellen wir Ihnen die Geräte vor, die sich im Laufe der Zeit bewährt haben, die Sie wahrscheinlich überall vorfinden und hoffentlich auch *benutzen* werden. Außerdem beschreiben wir ein Gerät, das wahrscheinlich seinen Platz im Markt behaupten wird: der Ellipsentrainer. Wir geben Ihnen zahlreiche Tipps, wie Sie sich vor Langeweile schützen und aus jedem Gerät aufgrund der richtigen Einstellung das meiste herausholen können und Verletzungen vermeiden. Wir erklären auch, welche Geräte für Anfänger am besten geeignet sind und wie man sie benutzt, ohne sich zu blamieren.

Kann man den Kalorienzählern vertrauen?

Wir haben einmal eine Frau beobachtet, die fast am Ende ihres 45-minütigen Programms auf dem Stepper angekommen war. Kurz vor Ende sah sie eine Bekannte, mit der sie einige Worte wechselte. Die Zeit war abgelaufen, ohne dass sie es bemerkt hatte. Damit hatte sie zu ihrem großen Entsetzen auch die Anzeige der Summe der bei der Übung verbrauchten Kalorien verpasst. Sie stieß einige Flüche aus, die wir hier nicht wiederholen wollen – als hätte die Tatsache, dass sie nicht die Höhe der verbrauchten Kalorien kannte, die vorhergegangene körperliche Anstrengung zunichte gemacht. Wutentbrannt stürmte sie in den Umkleideraum.

Das mag ein Extremfall sein, aber für die meisten von uns ist es ein psychologischer Kick, zu wissen, wie viel Kalorien wir gerade verbraucht haben. Allerdings gibt's da ein kleines Problem – die angezeigten Daten sind nicht immer korrekt.

Die Formeln zur Berechnung des Kalorienverbrauchs werden meistens von Tests mit gesunden jungen Männern abgeleitet – bei denen es sich manchmal sogar um Leistungssportler handelt, die kurz vor ihrer Leistungsgrenze trainieren. Diese Werte lassen sich natürlich auf die meisten von uns nicht genau übertragen. Eine vor kurzem durchgeführte Untersuchung hat herausgefunden, dass die Kalorienverbrauchsangaben von Fitnessgeräten für übergewichtige Frauen 80 Kalorien zu viel für 30 Minuten Walking mit mittlerer Intensität anzeigten.

Andere Untersuchungen haben ergeben, dass die Kalorienangaben grob verfälscht werden, wenn Sie sich aufstützen, die Handstützen zu fest umklammern oder Ihren Körper in einer Art und Weise auf dem Gerät positionieren, die die Übungen weniger anstrengend macht. Hier sind Abweichungen von bis zu 50 Prozent herausgefunden worden.

Wir haben den Verdacht, dass die Ellipsentrainer (siehe weiter hinten in diesem Kapitel) die großzügigsten Kalorienzähler aufweisen. Beispiel: Wenn Liz einen moderaten Workout auf dem Ellipsentrainer durchführt, gibt der Apparat an, dass sie zwölf Kalorien pro Minute verbrennt – ein verdächtig hoher Wert. Um den gleichen Kalorienverbrauch auf einem Laufband zu erreichen (die bekanntermaßen relativ genaue Angaben machen), muss sie schon gut und gerne muntere 15 Stundenkilometer rennen – eine Geschwindigkeit, bei der sie ganz schön ins Schnaufen gerät. Wie können uns nicht vorstellen, dass diese beiden Workout-Varianten wirklich den gleichen Wert ergeben.

Die genauesten Geräte sind wahrscheinlich das Laufband und das Trainingsfahrrad, da diese Maschinen am häufigsten getestet worden sind. In den vergangenen Jahren sind auch bei den Klettergeräten die Verbrauchswerte nach unten korrigiert worden, um die Realitäten besser wiederzugeben.

Halten Sie sich immer vor Augen, dass die Kalorienangaben nur ungefähre Werte sind.

Benutzen Sie die Anzeigen auf den Konsolen als Motivation und Kontrolle, aber machen Sie sich nicht zum Sklaven der Technik, indem Sie Ihre Erfolge nur von den Zahlen abhängig machen, die angezeigt werden.

Lassen Sie keine Langeweile aufkommen

Ganz egal, welches Gerät Sie sich aussuchen und wie viel Lichter vor Ihren Augen aufflackern, um Ihnen zu zeigen, was Sie erreicht haben, irgendwann wird die Langeweile auch über Sie hereinbrechen. Hier nennen wir Ihnen einige Möglichkeiten, wie Sie sich von dem, was Sie tun, ablenken können und 20 bis 30 Minuten unbemerkt verstreichen. Wenn Sie weiter fortgeschritten sind, kann es leicht möglich sein, dass Sie die Zeit am Gerät nicht mehr als Pflicht empfinden, sondern die Reaktionen Ihres Körpers, Schweiß und Erschöpfung, als angenehm empfinden.

Nehmen Sie Gerätestunden

Wenn Sie früher zusammen mit einem flotten Lehrer und begeisterten Mitspielern trainieren wollten, mussten Sie sich einer Aerobic- oder Tanzgruppe anschließen. Heutzutage wird auch Geräte-Workout als Gruppenübung angeboten. Der Trend begann mit Indoor-Fahrradgruppen und erstreckt sich mittlerweile auch auf das Training mit Laufbändern, Steppern und Rudergeräten. Versuchen Sie es einfach mal!

Die Übungsleiter in diesen Gruppen vermitteln Ihnen das Gefühl, als würden Sie unter freiem Himmel laufen, radeln oder joggen. In Ihrer Vorstellung radeln Sie dabei über grüne Berghügel, laufen über eine Frühlingswiese oder quälen sich durch die Tour de France. Ein guter Übungsleiter kann das Indoor-Training so abwechslungsreich gestalten, dass Sie völlig vergessen, mit einem Dutzend anderer verschwitzter Menschen in einem Raum auf der Stelle zu treten.

Bringen Sie Abwechslung in Ihren Workout

Wenn Sie keine Stunden nehmen oder Ihren Workout allein zu Hause absolvieren wollen, können Sie es schon dadurch unterhaltsamer machen, dass Sie die Geschwindigkeit variieren. Die meisten Geräte verfügen über einen *manuellen Modus* mit dem *Sie* den Schwierigkeitsgrad der Übung einstellen können. Sie drücken den Pfeil nach oben, um die Geschwindigkeit zu erhöhen, den nach unten, wenn Sie langsamer werden möchten. Stellen Sie sich im manuellen Modus Ihr eigenes Programm zusammen unter Berücksichtigung der Techniken, die wir in Kapitel 6 beschrieben haben.

Versuchen Sie aber auch einige der zahlreichen Programme, die vorprogrammiert sind. Hier können Sie sich ganz auf das Gerät verlassen, es entscheidet über die Abfolge des Programms, einschließlich der Aufwärm- und Abkühlphase. Im Verlauf des Programms verändert sich der Schwierigkeitsgrad automatisch. So haben zum Beispiel viele Geräte ein Programm, das alle zehn bis 30 Sekunden wechselt. Bei vielen Laufbändern kann man ebenfalls unterschiedliche Übungen auswählen. So gibt es zum Beispiel die Möglichkeit, dass Sie fünf Kilometer Walking oder einen Lauf über hügeliges Gelände simulieren. Das Laufband stellt automatisch auf diese vorprogrammierten Optionen um.

Hören Sie Musik oder lassen Sie sich ein Buch vorlesen

Rock, Rap, Pop oder Volksmusik – wählen Sie das, was Sie am meisten beschwingt. Wenn Sie eine CD haben, auf der sich schnelle und langsame Rhythmen abwechseln, umso besser. Unsere Bewegungen suchen nämlich den Einklang mit der Musik. Studien haben gezeigt, dass Frauen, die sich bei den Übungen von Musik begleiten lassen, 25 Prozent länger durchhalten als andere, die in absoluter Stille schwitzen. In manchen Fitnessstudios können Sie sich mit einem eigenen Ohrhörer in das Audiosystem einklinken und haben die Auswahl unter Dutzenden CDs und Audio-Kanälen.

Oder versuchen Sie es mal mit einem Hörbuch. Sei es eine Story, die Sie gefangen hält, oder eine Anweisung für ein erfülltes Liebesleben. Wenn Sie einen CD-Player verwenden wollen, denken Sie daran, immer Reservebatterien mitzunehmen. Wir sind schon unzählige Male mit dem CD-Player ins Studio gefahren, um dann festzustellen, dass die Batterien leer waren – ein echter Motivationskiller.

Sehen Sie fern

Zu Hause suchen Sie sich etwas Unterhaltsames aus, sei es nun die Sportschau, eine Musiksendung oder eine Debatte im Bundestag. Nutzen Sie die Werbeeinlagen, um die Intensität der Übung zu steigern. In vielen Fitnessstudios sind Fernsehgeräte aufgestellt, aber da läuft nicht immer das, was Sie interessiert. Sie müssen sich eventuell mit den anderen Gästen abstimmen.

Lesen Sie eine Zeitschrift

So schlagen Sie zwei Fliegen mit einer Klappe: Verbrennen Sie Kalorien und informieren Sie sich über ein bestimmtes Thema. Suchen Sie sich aber Zeitschriften aus, die entweder mit dem Thema Sport oder leichter Unterhaltung zu tun haben. Allzu schwierige Texte sollten Sie vermeiden, wenn Sie schweißüberströmt auf einem Ergometer sitzen.

Fitnessmagazine werden oft Artikel enthalten, die Sie bei dem, was Sie tun, unterstützen. Andererseits wird ein Bericht über ein Friedensabkommen für Tadschikistan Ihre Konzentration über alle Maßen strapazieren. Vergessen Sie diese Beschäftigung also auf einem Laufband, wo Sie womöglich noch Sprints einlegen.

Wechseln Sie häufiger zwischen den Übungen

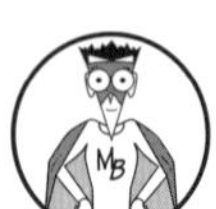

Sie beugen der Monotonie vor, wenn Sie nach fünf- bis zehnminütigen Übungen an einem Gerät fünf Minuten zu den Hanteln gehen oder ein ganz anderes Gerät benutzen. Wir haben in Kapitel 6 bereits erklärt, dass es nicht wahr ist, dass Sie 20 bis 30 Minuten lang bei einer Übung bleiben *müssen*. Wenn Sie sich aber zum Ziel gesetzt haben, Ihre Ausdauer zu erhöhen, sollten Sie mindestens 20 Minuten am Stück trainieren und nicht, wie oben beschrieben, verschiedene Übungen abwechselnd ausführen. Wenn es aber Ihr Ziel ist, Kalorien zu verbrennen und etwas für Ihre Gesundheit zu tun, spielt es keine Rolle, wie lange Sie bei einer Übung bleiben, hier zählt nur die Gesamtzeit, die Sie trainiert haben.

Denken Sie nach, aber nicht zu angestrengt

Menschen haben oft die besten Ideen, wenn sie sich monoton mit etwas beschäftigen, das ihren Geist nicht zu sehr beansprucht. Versuchen Sie nicht, die Steuer zu reformieren, sondern denken Sie über näher liegende Probleme nach, zum Beispiel, wie Sie endlich Ihrem Chef beibringen können, dass er Sie in Ruhe lässt.

Kontrollieren Sie Ihren Pulsschlag

Das ist ebenfalls eine Möglichkeit, um sich zu beschäftigen. Schließen Sie ein Pulsmessgerät am Monitor an und absolvieren Sie ein Intervall-Programm. Nach der Aufwärmphase trainieren Sie zum Beispiel fünf Minuten am unteren Ende Ihres angestrebten Trainingspulsschlags, anschließend fünf Minuten am oberen Ende und so fort. Lesen Sie in Kapitel 6 nach, wenn Sie mit Begriffen wie etwa Intervall oder angestrebter Trainingspulsschlag nichts anfangen können.

Viele Kardiogeräte verfügen über eingebaute Pulsmessgeräte. Der Herzschlag wird gemessen, sobald man die Handgriffe anfasst. Bei manchen anderen Modellen wird der Herzschlag über ein Brustband abgenommen und auf einem Monitor neben der Laufgeschwindigkeit und der zurückgelegten Strecke angezeigt. Bei diesen Modellen müssen Sie allerdings ein eigenes Brustband mitbringen. In Kapitel 6 finden Sie Tipps für den Kauf von Herzfrequenzgeräten.

Plaudern Sie mit einem Freund

Manche Leute glauben, dass sie sich nicht genug verausgaben, wenn sie sich während des Trainings unterhalten können. Wie wir bereits in Kapitel 6 erklärt haben, ist diese Annahme falsch. Im Allgemeinen sollten Sie immer genug Luft bekommen, um sich an einer Diskussion zu beteiligen.

Indoor-Training

Die meisten von uns haben ein Gerät, das sie am liebsten benutzen, und auch eines, das sie nicht ausstehen können. Einige haben ein richtiges Faible für Laufbänder, andere finden die Arbeit daran noch langweiliger als Kartoffelschälen. Wir schlagen vor, dass Sie alle Geräte im Fitnessstudio oder im Laden, falls Sie eines kaufen wollen, ausprobieren. Kein Gerät ist besser als das andere. Wichtig ist allein, dass Sie das Ding oft genug benutzen.

Egal mit welchem Gerät Sie trainieren – Sie sollten immer eine Wasserflasche und ein Handtuch in Reichweite haben. Achten Sie auch auf die Signale Ihres Körpers. Wenn Ihre Knie schmerzen oder Sie sich schwach fühlen, ignorieren Sie die Schmerzen nicht einfach. Es könnten Anzeichen für Verletzungen von Muskeln oder Gelenken sein.

Wir stellen Ihnen hier die wichtigsten Kardiogeräte für ein Ausdauertraining vor.

Laufbänder

Laufbänder ermöglichen es Ihnen, zu walken oder zu joggen, ohne Ihren Platz zu verlassen. Sie müssen sich nur auf die Geschwindigkeit des Bandes einstellen, das sich unter Ihnen bewegt. Auf diesen Laufbändern verbrauchen Sie in etwa die gleiche Kalorienmenge, als wenn Sie diese Sportarten draußen betreiben. Anders ist es nur, wenn Sie bergauf laufen. Wenn Sie das Laufband auf »bergauf« einstellen, scheint das hier einfacher zu sein, als in freier Natur einen Hügel mit der gleichen Steigung hochzulaufen. Beim Walken verhält es sich anders. Es macht keinen Unterschied, ob Sie auf dem Laufband oder einem richtigen Hügel hochgehen.

Wer es mögen wird

Laufbänder sind vor allem in Großstädten beliebt, wo Sie sich entweder als Ackergaul oder Abluftfilter durch die Straßen bewegen. Laufbänder eignen sich auch gut für Anfänger, da sie sich stur darauf bewegen können, ohne sich auf den Weg konzentrieren zu müssen. Diese Bänder können darüber hinaus so langsam eingestellt werden, dass sie auch für den völlig ungeübten Läufer geeignet sind. Leute mit Problemen im Rücken, in den Knien oder schwachen Knöcheln haben auf dem weichen Band weniger Beschwerden als auf Stein- oder Asphaltwegen. Die modernen Laufbänder absorbieren die Sprünge sehr gut. Viele verfügen über schicke neue Features wie beispielsweise Internet-Verbindungen, die es Ihnen ermöglichen, zusammen mit Leidensgenossen auf der ganzen Welt zu laufen. Manche Modelle können bis zu 100 persönliche Programme speichern.

Wer es hassen wird

Sie müssen einen sehr starken Willen haben oder völlig abschalten können, um für längere Zeit auf dem Laufband zu trainieren. Die meisten halten es, sogar mit Musik, nicht länger als eine halbe Stunde auf diesem Gerät aus. Wenn Sie zu den Läufern gehören, die den Wind in den Haaren lieben und die Landschaft beim Laufen genießen können, dann benutzen Sie das Laufband nur in Notfallsituationen, zum Beispiel bei sehr schlechtem Wetter. Bedenken Sie auch, dass Laufen die Gelenke stärker beansprucht als andere Übungen und nicht so geeignet ist, wenn Sie unter Problemen mit dem unteren Rückenbereich leiden, Knieschmerzen oder schwache Knöchel haben.

Tipps für die Benutzung des Laufbands

Laufbänder gehören in der Anwendung zu den einfachsten Kardiogeräten. Dennoch kann man auf ihnen eine schlechte Figur machen. Und wenn Sie nicht aufpassen, können Sie auch stolpern. Gelegentlich können Sie beobachten, wie jemand vom Laufband gleitet wie ein Koffer vom Transportband. Beachten Sie diese Tipps, damit Ihnen das nicht passiert.

- ✔ **Beginnen Sie langsam.** Die meisten Laufbänder verfügen über Sicherheitseinrichtungen, die Sie daran hindern, mit hoher Geschwindigkeit zu beginnen.

Dennoch seien Sie lieber vorsichtig. Stellen Sie ein Bein jeweils links und rechts neben das Band und treten Sie erst auf, wenn Sie sicher sind, dass es sich mit der gewünschten Anfangsgeschwindigkeit, für gewöhnlich 2 bis 3 km/h, bewegt.

- ✔ **Verlassen Sie sich nicht auf die Armstützen.** Sie können sich am Anfang, bis Sie die Balance gefunden haben, natürlich aufstützen. Aber lassen Sie los, sobald Sie Ihren Rhythmus gefunden haben. Sie bewegen sich natürlicher, wenn Ihre Arme neben Ihrem Körper mitschwingen. Sie haben eine zu hohe Geschwindigkeit eingestellt, wenn Sie aussehen, als würden Sie Wasserski fahren – mit anderen Worten, wenn Sie sich vorne an der Stange festhalten und sich zurücklehnen. Diese Stellung sieht man häufig bei Personen, die das Band auf eine Steigung einstellen. Sie ist sowohl schlecht für Ihre Ellenbogen wie auch für das Gerät. Und, machen Sie sich nichts vor, Sie verbrennen viel weniger Kalorien als auf dem Display angezeigt wird. Wenn Sie jedoch Gleichgewichtsprobleme haben und sich beim freien Laufen unsicher fühlen, sollten Sie sich an den Stützen festhalten.
- ✔ **Schauen Sie nach vorne.** Ihre Füße folgen für gewöhnlich Ihren Augen. Wenn Sie geradeaus blicken, werden Sie sich also auch gerade nach vorn bewegen, anstatt immer wieder seitlich auszuscheren. Drehen Sie sich niemals um, wenn jemand Ihren Namen ruft. Dieser Rat erscheint Ihnen womöglich überflüssig, aber warten Sie, bis Sie mal in dieser Situation sind.
- ✔ **Sie werden zu Anfang leicht das Gleichgewicht verlieren.** Die ersten paar Mal auf dem Laufband werden Sie sich etwas schwindelig fühlen, sobald Sie abgestiegen sind. Das ist die Reaktion Ihres Körpers darauf, dass sich plötzlich nichts mehr unter ihm bewegt. Aber keine Sorge. Meist hat sich der Körper schon nach ein- oder zweimal Training darauf eingestellt.
- ✔ **Niemals barfuß trainieren.** Tragen Sie immer gute Walking- oder Joggingschuhe, wenn Sie auf dem Laufband trainieren.
- ✔ **Niemals auf dem Laufband lesen.** Sie würden dann möglicherweise das Gleichgewicht verlieren und auf die Seite oder den Rücken fallen.

Ellipsentrainer

Gerade als wir gedacht hatten, dass alle guten Kardiogeräte schon erfunden worden sind, kam der Ellipsentrainer auf den Markt. Diese Geräte haben zwei große Pedale, auf denen die Füße in einer Ellipsenform bewegt werden. Diese Bewegung vermittelt ein Gefühl, das zwischen schnellem Walking, Treppensteigen und der Bewegung auf Langlaufskiern liegt. In den letzten Jahren sind Ellipsentrainer immer beliebter geworden und können sich in puncto Beliebtheit mittlerweile mit den Laufbändern messen. Bei den neueren Geräten können Sie die Arme entgegen der Fußrichtung bewegen, was ziemlich verwirrend sein kann, wenn man beim Training zu sehr darüber nachdenkt. Die Bewegung der Arme verbrennt aber zusätzliche Kalorien.

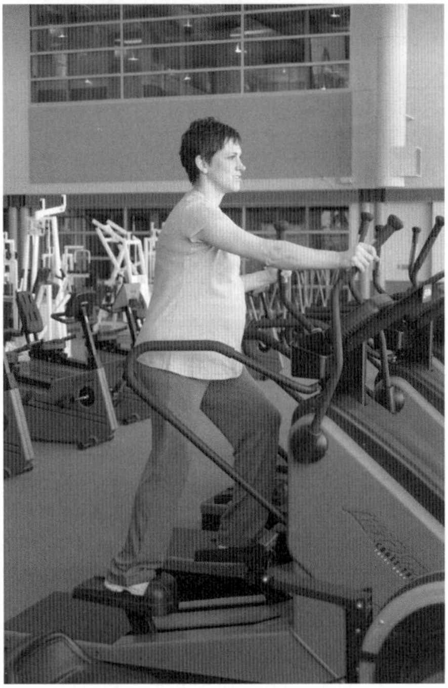

Abbildung 7.1: Ellipsentrainer eignen sich auch für Schwangere.

Wer es mögen wird

Der Ellipsentrainer ist beliebt bei Leuten, die sonst auf dem Laufband trainieren und einen etwas lebendigeren Workout wollen. Er ist außerdem sehr beliebt bei Leuten, denen der Treppensteiger zu langweilig und zu belastend für die Knie ist.

Wer es hassen wird

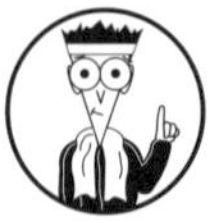

Suzanne! Sie findet die elliptische Bewegung unnatürlich. Ihre Gründe: Wenn die Füße eine kreisartige Bewegung beschreiben, muss man sitzen wie auf einem Fahrrad. Wenn man steht, sollten sich die Füße hoch und runter beziehungsweise vor und zurück bewegen. Aber Suzannes Urteil ist hier wahrscheinlich nicht viel wert. Sie kann sich nicht gleichzeitig auf die Stirn klopfen und den Bauch reiben. Sie findet es außerdem schwierig, auf einem Ellipsentrainer zu lesen. Und da sie ihre Zeit auf den Kardiogeräten dazu nutzt, das Fernsehprogramm zu studieren, ist das natürlich ein Problem.

Tipps für die Benutzung des Ellipsentrainers

- ✔ **Treten Sie nicht rückwärts.** Entgegen der landläufigen Meinung wird beim Rückwärtstreten der Po nicht besser trainiert als beim Vorwärtsgehen (es kann unter Umständen sogar die Kniegelenke schädigen). Beide Bewegungsarten stärken die vordere Oberschenkelmuskulatur. Ein Hersteller bestätigte uns gegenüber, dass die Knie sehr stark beansprucht werden, wenn man längere Zeit rückwärts tritt.
- ✔ **Nutzen Sie die vielfältigen Möglichkeiten des Geräts.** Treten Sie schneller, erhöhen Sie den Anstiegswinkel oder den Widerstand oder versuchen Sie eine Kombination dieser Möglichkeiten.
- ✔ **Drücken Sie die Knie nicht durch.** Lassen Sie die Knie leicht angewinkelt, damit die Bewegung gleichmäßig bleibt.
- ✔ **Stehen Sie immer mit aufrechtem Oberkörper.** Obwohl Sie auf dem Ellipsentrainer schon automatisch eine bessere Haltung als auf einem Stepper annehmen werden, kann es doch passieren, dass Sie sich zu weit nach hinten lehnen oder die Konsole zu fest umklammern.

Ergometer

Es gibt zwei Arten von Ergometern: Zum aufrechten Sitzen (upright) und halb aufrechtem Sitzen (recumbent). Ergometer, auf denen Sie aufrecht sitzen und die wie normale Fahrräder aussehen, außer dass Sie sich damit auf der Stelle bewegen, gibt es schon sehr lange (vergleiche Abbildung 7.2). Das Recumbent-Ergometer, das seit Ende der 80er-Jahre anzutreffen ist, hat einen Schalensitz und Ihre Beine sind beim Treten nach vorne ausgestreckt. Keiner der beiden Typen ist dem anderen überlegen, Sie können sich für das Gerät entscheiden, das Ihnen angenehmer ist. Die Recumbent-Version entlastet Ihren Rücken und ist daher für Leute mit Problemen im unteren Rückenbereich bequemer.

Wer es mögen wird

Ergometer sind hervorragend dazu geeignet, Ihre Oberschenkelmuskulatur zu formen (die halb aufrecht sitzende Version ist besonders gut für Ihren Po), und sie entlasten Ihre Knie. Darüber hinaus bieten sie ein ausgezeichnetes Ausdauertraining. Sie sind auch beliebt bei denjenigen, die beim Workout gerne lesen. Lesen ist viel schwieriger auf einem Laufband oder Stepper und unmöglich auf dem Langlauf- oder Rudergerät.

Wer es hassen wird

Fahrrad-Enthusiasten beschweren sich darüber, dass man auf einem Ergometer niemals das gleiche Gefühl wie beim Fahrradfahren im Freien hat. Und sie haben Recht: Die Position der Pedale ist anders und die Sitze auf den Ergometern für gewöhnlich breiter. Darüber hinaus muss man auf den Ergometern gerade sitzen und kann sich nicht vornüber beugen wie auf einem normalen Fahrrad. Aber das wird den meisten Leuten egal sein. Jeder Herstellertyp hat seine Eigenheiten, Sie werden auch hier anhand persönlicher Vorlieben eine Auswahl treffen.

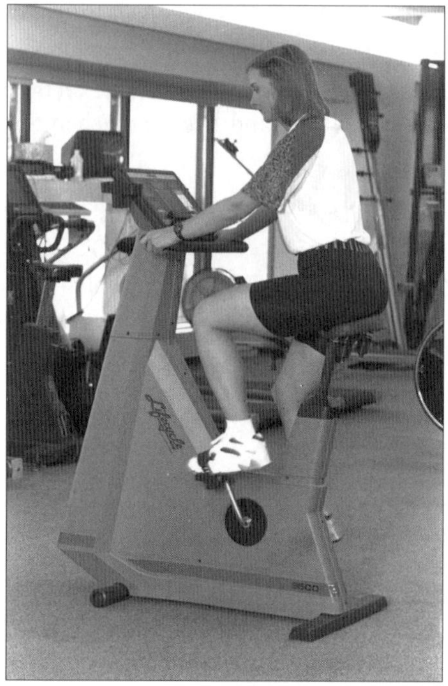

Abbildung 7.2: Ein Ergometer zum aufrechten Sitzen

Tipps für die Benutzung des Ergometers

Auf Fahrrädern ist es schwieriger, eine schlechte Figur zu machen als auf manch anderen Geräten. Man kann sich dennoch auch auf ihnen verletzen oder unwohl fühlen. Hier ein paar Hinweise, wie Sie beides vermeiden können:

- **Stellen Sie die richtige Sitzhöhe ein.** Auf beiden Ergometertypen stellen Sie die Sitze so ein, dass, wenn das Pedal am weitesten von Ihnen entfernt ist, das Bein fast, aber nicht ganz gerade ausgestreckt ist. Sie sollten nicht auf dem Sattel hin- und herrutschen müssen, um die Pedale zu erreichen. Sie sollten das Knie auch nicht zu weit nach oben ziehen müssen, wenn das eine Pedal oben ist. Auf einem Recumbent-Ergometer stellen Sie den Sitz anstatt nach oben oder nach unten weiter nach vorne oder nach hinten ein, aber das Prinzip bleibt gleich.

- ✔ **Stellen Sie vor dem Training Ihren Lenker richtig ein.** Sonst werden Sie sich bald unwohl fühlen. Diese Einstellung ist vor allem wichtig, wenn Sie sehr groß oder sehr klein sind. Allerdings bieten nicht alle Ergometer die Möglichkeit, den Lenker Ihrem Körper bestmöglich anzupassen.
- ✔ **Machen Sie sich mit dem Display vertraut.** Die Anzeigen auf dem Display helfen Ihnen dabei, die richtige Geschwindigkeit zu halten. Prüfen Sie zuerst, wie viele Schwierigkeitsgrade Sie einstellen können. Manche Ergometer bieten zwölf, andere aber auch 40 Möglichkeiten. Wenn Sie sich einfach draufsetzen und Stufe 6 drücken, haben Sie es, je nach Herstellertyp, mit sehr unterschiedlichen Schwierigkeitsgraden zu tun. Beobachten Sie auch immer, wie viele Umdrehungen pro Minute Sie machen. Es empfiehlt sich, hier öfter einen Wechsel vorzunehmen. So bewegen Sie Ihre Beine etwa fünf Minuten mit 80 Umdrehungen pro Minute und legen dann 30-sekündige Intervalle mit 100 Umdrehungen pro Minute im selben Schwierigkeitsgrad ein.
- ✔ **Passen Sie die Pedalgurte so an, dass die Füße fest sitzen (aber nicht so fest, dass die Blutzirkulation abgeschnürt wird).** Es ist viel bequemer und effektiver, mit den Pedalgurten als ohne zu treten.
- ✔ **Treten Sie die Pedale nicht nur mit den Zehen.** So kann es leicht zu Krämpfen im Fuß und im Unterschenkel kommen. Pressen Sie stattdessen Ihren Fußballen mit der Ferse auf dem Pedal nach unten und ziehen Sie es mit dem ganzen Fuß wieder nach oben.
- ✔ **Machen Sie keinen gekrümmten Rücken.** Sie bekommen sonst sehr schnell Rücken- und Nackenschmerzen. Und beteiligen Sie Ihren Oberkörper nicht an der Bewegung. Im Gegensatz zu anderen Kardiogeräten ist ein Ergometer nicht dazu konzipiert, den ganzen Körper zu trainieren. Wenn Sie sich wie wild von Seite zu Seite bewegen, Ihre Zähne fletschen und die Lenkstange umklammern müssen, haben Sie sich zu viel zugemutet. Schalten Sie zurück.

Vergewissern Sie sich, dass das Fahrrad stabil ist. In einem New Yorker Fitnesscenter passierte folgendes: Ein junger Mann radelte mit Elan auf einem Ergometer, als plötzlich der Rahmen brach. Das Gerät kippte nach vorne und der junge Mann segelte damit aus dem Fenster im ersten Stock. Ironischerweise ist er auf einem Fahrradständer gelandet. New York wäre nicht New York, wenn nicht sofort der Portier angerannt gekommen wäre und gesagt hätte: »Hey, dieses Ding dürfen Sie hier nicht abstellen.« Den letzten Teil der Geschichte haben wir erfunden, aber alles andere stimmt, es kam sogar in den Nachrichten. Obwohl der Mann in einem Krankenhaus behandelt werden musste, kam er mit relativ leichten Verletzungen davon.

Wir sind von dem neuesten Trend, Laufbänder mit beweglichen seitlichen Armen auszustatten, nicht begeistert, aber wir mögen die so genannten Zweifach-Aktions-Ergometer (dual action bikes), zumindest diejenigen, die in Fitnessstudios anzutreffen sind (siehe Abbildung 7.3). Auf einem guten Ergometer ist es nicht schwer, die Bewegungen im oberen Bereich des Körpers mit denen im unteren zu koordinieren. Es sieht komplizierter aus, als es ist. Aber es ist viel einfacher, als zum Beispiel mit einer Hand kreisförmig den Bauch zu streicheln, während man sich mit der anderen Hand auf den Kopf klopft. Vor allem lieben wir die neuen Recumbent-Ergometer mit seitlichen Armgriffen und unter denen eine Marke, die sich Cycle Plus nennt. Sie können die Schwierigkeitsstufe für Arme und Beine getrennt einstellen. Das Ergometer bietet auch eine Anzahl verschiedener Positionen für die Hände, je nachdem, welche Muskeln Sie trainieren möchten. Ein anderer Favorit ist der Schwinn Airdyne, eine Upright-Version. Dadurch, dass Sie mit den Füßen treten und die Arme hin- und herbewegen, versorgen Sie einen Ventilator mit Energie, der Ihnen als Dank angenehme kühle Luft ins Gesicht bläst.

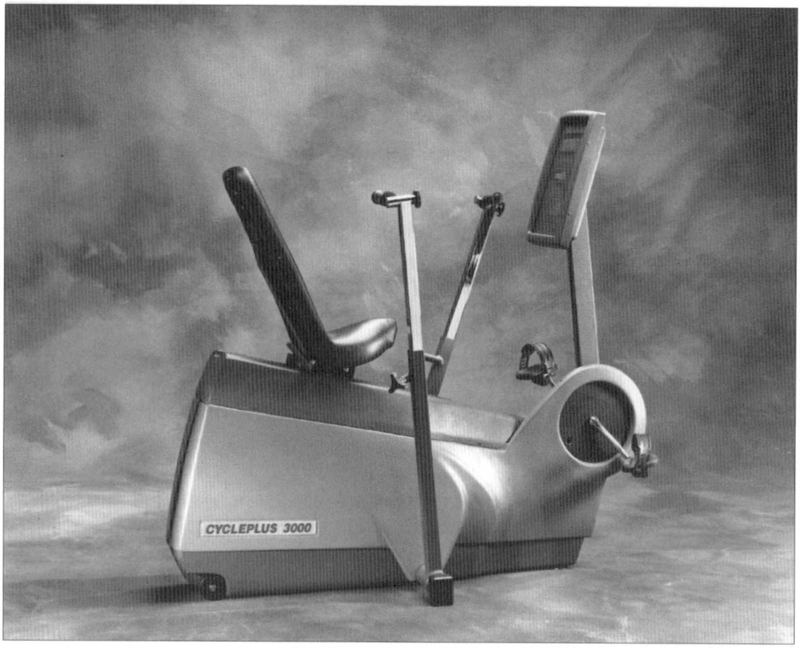

Abbildung 7.3: Ein Ergometer zum halb aufrechten Sitzen mit seitlichen Armgriffen

Stellen Sie die Sitzhöhe wie gewohnt und die Griffe auf Schulterhöhe ein. Die Koordination der oberen und unteren Körperbewegungen ist gewöhnungsbedürftig. Konzentrieren Sie sich zuerst auf die Beinbewegungen, dann beginnen Sie, die Arme zu bewegen. Wenn Ihnen diese Übung zu anstrengend ist, wechseln Sie einfach zwischen Armen und Beinen ab. Irgendwann haben Sie genug Ausdauer, um beides gleichzeitig zu trainieren. Solange Sie sich bewegen, tun Sie etwas für Ihren Körper (in Kapitel 4 haben wir den Begriff *aerobic* erklärt). Aber auch wenn Sie das Zweifach-Aktions-Ergometer regelmäßig verwenden, müssen Sie noch ein gesondertes Krafttraining für den Oberkörper einplanen. Der Widerstand des Geräts ist zu gering, um wirklich Muskeln aufzubauen.

Stepper (Treppensteigen)

Die bekannteste Version des Treppensteigers ist die mit dem Fußtrittbrett, der im Allgemeinen als Stepper bezeichnet wird. Workout auf einem Stepper bedeutet einen großen Fortschritt im Vergleich zu der Trainingsmethode, in einem Hochhaus oder Fußballstadion die Treppen rauf- und runterzurennen. Dieses Gerät minimiert den Schaden an Ihren Gelenken.

Wer es mögen wird

Frauen steigen besonders gern auf dieses Gerät, da es hervorragend geeignet ist, um die Po- und Oberschenkelmuskulatur zu straffen. Es ist ebenfalls gut geeignet zur Vorbereitung für Sportarten wie Skifahren, Klettern, Wandern und Laufen.

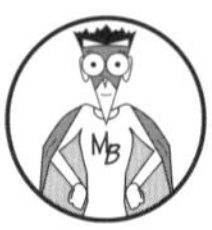

Hier ist der richtige Moment, um Sie darüber aufzuklären, dass der Stepper nicht dazu geeignet ist, große Muskeln in Ihren Beinen aufzubauen. Wenn Sie die haben möchten, dann suchen Sie sich *irgendeine* Übung, wo Sie sehr langsam gegen eine große Spannung arbeiten. Und wenn Sie zu denen gehören, die von Natur aus schon sehr muskulös gebaut sind, dann werden Sie wenig dagegen tun können. Aber auf die meisten von uns trifft das nicht zu. Der Stepper ist ein ausgezeichnetes Gerät, um Kalorien zu verbrennen und Muskeln zu straffen.

Wer es hassen wird

Anfänger können an diesem Gerät leicht den Mut verlieren, denn dieser Workout ist kein Urlaubsvergnügen. Wenn Sie gerade mit einem Fitnessprogramm begonnen haben, ist es leicht möglich, dass Sie kaum fünf Minuten auf der niedrigsten Stufe schaffen. Wenn das der Fall ist, trainieren Sie zuerst an anderen Geräten, bis Sie genug Ausdauer und Kraft für den Stepper aufgebaut haben. Diese Übung kann auch zu Schmerzen im Knie führen. Wenn Sie zu den Leuten gehören, die unbedingt den Stepper benutzen möchten, können Sie dem vorbeugen, indem Sie zuerst mit Gewichten trainieren. Alle Übungen, die Ihre Oberschenkelmuskulatur stärken, sowohl vorne als auch hinten, sind ebenfalls dazu geeignet, das Knie zu entlasten.

Tipps für die Benutzung des Stepper

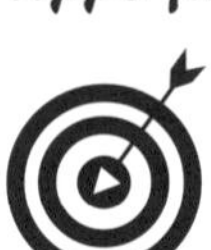

Mehr als an jedem anderen Gerät sieht man hier eine falsche Körperhaltung. Manche klammern sich derart an der Umrandung fest, dass ihre Knöchel weiß hervortreten. Für andere wiederum zählt nur der Schwierigkeitsgrad, ganz egal, was für ein Bild sie abgeben. Aber diejenigen, die Bescheid wissen, wissen auch, dass bei dieser Klammerhaltung erheblich weniger Kalorien verbrannt werden, weil das Körpergewicht von den Beinen auf die Arme verlagert wird.

Viele Hersteller haben dieses Problem inzwischen dadurch gelöst, dass sie die Handgriffe senkrecht angeordnet haben. Hier erklären wir Ihnen, wie Sie mit diesem Gerät richtig umgehen:

- ✔ **Legen Sie Ihre Hände – oder besser, Ihre Fingerspitzen – auf die vor Ihnen oder seitlich am Gerät sich befindenden Stangen.** Fassen Sie dabei nicht fester zu, als Sie es tun würden, um einen Papierbecher in die Hand zu nehmen. Und legen Sie sich auf keinem Fall so auf die Stangen, dass Ihre Fingerspitzen gegen den Boden zeigen, während Ihre Ellenbogen nach oben abstehen. Eigentlich sollten Sie den Stepper benutzen können, ohne sich festhalten zu müssen. Festhalten sollten Sie sich nur, um die Balance zu halten. Wenn Sie es tun müssen, weil es sonst zu schwierig wird, bewegen Sie die Pedale zu schnell. Glauben Sie uns, niemand wird schlechter von Ihnen denken, nur weil Sie ein wenig langsamer treten. Im Gegenteil, Sie werden die Leute durch Ihre hervorragende Haltung und Lässigkeit beeindrucken (siehe Abbildung 7.4).
- ✔ **Stellen Sie sich gerade hin, mit einer leichten Beugung in den Hüften.** Sie sollen nicht so aussehen, als hätten Sie einen Stecken verschluckt oder wären bei einer Militärparade dabei. Eine leichte – und wir meinen leichte – Neigung nach vorne, aus den Hüften heraus, verhindert, dass Sie Ihre Knie durchstrecken und den unteren Rückenbereich zu sehr wölben.
- ✔ **Treten Sie gleichmäßig, mit mittelmäßig hohen Stufen.** Kurze, schnelle, hüpfende Tretbewegungen belasten Ihre Wadenmuskeln, und Sie verbrennen weniger Kalorien.
- ✔ **Stellen Sie die ganze Fußsohle aufs Pedal.** Auf diese Art und Weise profitieren Ihr Po und Ihre Oberschenkel am meisten von der Übung und belasten Sie am wenigsten die Wadenmuskulatur.

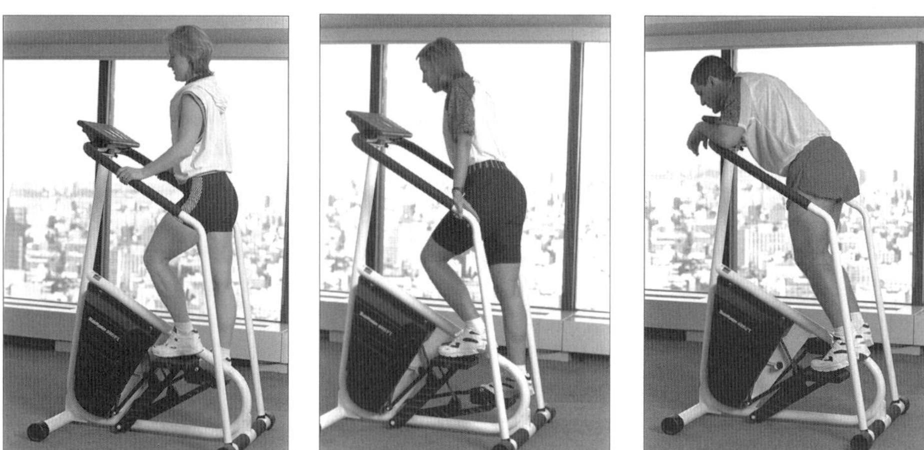

Abbildung 7.4: Positionen auf dem Stepper: gut, schlecht und genauso schlecht

Rolltreppe

Sie sieht in etwa so aus wie die Rolltreppen in Kaufhäusern und U-Bahn-Stationen (aber sie steht Ihnen nicht umsonst zur Verfügung). Eine bestimmte Anzahl an Stufen rotieren kreisförmig um eine Achse, so dass Sie ständig nach oben steigen, ohne, wie Sisyphos, jemals irgendwo anzukommen. Die Geschwindigkeit können Sie anhand einer Gangschaltung einstellen, die sich seitlich am Gerät befindet. Direkt vor Ihnen befindet sich die Konsole, die Ihnen anzeigt, wie viele Stockwerke Sie schon hochgestiegen sind. Nebenbei bemerkt: Diese Rolltreppen gibt es schon viel länger als die Stepper. Um die Jahrhundertwende mussten Strafgefangene bereits diese Geräte für die Stromversorgung in den Gefängnissen treten.

Wer es mögen wird

Die Rolltreppe ist in vieler Hinsicht dem Stepper überlegen. Sie macht es Ihnen schwerer, zu schwindeln, da die Tritthöhe vorgegeben ist. (Schwindeln geht trotzdem, indem Sie sich an den seitlichen Stangen anklammern.) Mit diesem Gerät können Sie ganz hervorragend Ihre Po- und Oberschenkelmuskulatur straffen, und Sie werden ganz fürchterlich ins Schwitzen kommen. Fangen Sie mit einer niedrigen Geschwindigkeitsstufe an, bis Sie sich auf die Schritthöhe eingestellt haben, dann erhöhen Sie das Tempo kontinuierlich.

Wer es hassen wird

Wenn Sie bereits den Stepper gewohnt sind, wird Ihnen die Rolltreppe am Anfang Schwierigkeiten bereiten. Aber Sie werden das bald in den Griff bekommen. Für Anfänger ist diese Übung nicht die einfachste, warten Sie lieber, bis Sie schon etwas Kraft und Ausdauer aufgebaut haben. In einigen Fitnessstudios nennt man diesen Workout »die Rolltreppe aus der Hölle«. Bei Problemen mit dem Rücken oder den Knien sollten Sie dieses Übungsprogramm vielleicht ganz weglassen.

Tipps für die Benutzung der Rolltreppe

Die Rolltreppe ist optimal, wenn Sie aus dem Treppensteigen das Letzte herausholen wollen. Wir kennen eine Frau, die sich darauf für den Lauf auf das Empire State Building vorbereitet hat – 102 Stockwerke. Sie wurde Zweite.

- **Fangen Sie ganz langsam an.** Erhöhen Sie die Geschwindigkeit erst, wenn Sie die Höhe der Stufen gut einschätzen können. Hier handelt es sich um ein Gerät, von dem Sie mit Sicherheit herunterfallen werden, wenn Sie die Geschwindigkeit nicht halten können.
- **Beginnen Sie mit fünf oder zehn Minuten.** Auch wenn Sie auf dem Stepper oder dem Laufband schon relativ fit sind, werden Sie dieses Gerät erstaunlich anstrengend finden.

- ✔ **Treten Sie auf jede zweite Stufe.** Diese Übung ist ein Killer und nicht für Anfänger geeignet. Aber Ihre Pomuskeln werden es Ihnen danken. Sie ist ebenfalls ein ausgezeichnetes Stretching für Ihre Beine.

VersaClimber (Klettergerät)

In diesem Fall benutzen wir wieder einen Markennamen, der für einen bestimmten Gerätetyp steht und von verschiedenen Herstellern angeboten wird – der VersaClimber. Es handelt sich um ein Gerät, das das Hochklettern an Leitern simuliert. Der VersaClimber ist mit Abstand das beste Gerät auf dem Markt und wahrscheinlich auch dasjenige, das Sie in Fitnessstudios antreffen werden (siehe Abbildung 7.5). Der VersaClimber besteht aus einem etwa 2,5 Meter hohen Pfosten aus Holz oder Metall, der leicht nach hinten geneigt ist. Steigen Sie auf die Pedale, halten Sie die Handgriffe am Pfosten fest und führen Sie nun vertikale Kraulbewegungen aus. Manche Modelle haben keine Handgriffe, sondern nur seitliche Stangen, so dass Sie nur die Beine, nicht aber die Arme bewegen (ähnlich wie beim Stepper). Bei anderen wiederum können Sie sich setzen und nur den Oberkörper trainieren. Häufig sind diese Geräte mit einem Pulsfrequenzmesser ausgestattet.

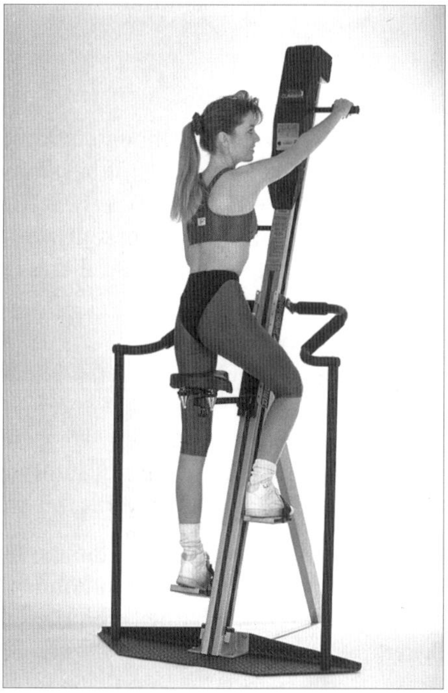

Abbildung 7.5: Die Benutzung des VersaClimber

Wer es mögen wird

Dieses Gerät hat den Ruf, nur für den harten Kern der Fitnessfreaks interessant zu sein. Aber es ist in Wirklichkeit auch für den Anfänger geeignet. Sie können leicht die unterschiedlichen Optionen verändern – Stufenhöhe, Armbewegung, Geschwindigkeit und Gewicht –, um Sie Ihren Bedürfnissen anzupassen. Leute, die gerne klettern möchten, aber Probleme im Knie haben, werden es an diesem Gerät vielleicht einfacher haben als an anderen Klettervorrichtungen. Viele Athleten trainieren am VersaClimber und, falls es Sie interessiert, Madonna hat auch einen zu Hause.

Wer es hassen wird

Wir haben unsere eigene Theorie entwickelt, warum der VersaClimber nicht so beliebt ist wie andere Geräte: Die meisten mögen es nicht, wenn sie an exponierter Stelle, erhöht, ihren Allerwertesten zur Schau stellen. Deshalb ist er in einigen Fitnessstudios in einer Ecke versteckt, wo ihn die meisten gar nicht finden. Das ist bedauerlich, denn der VersaClimber ist ein ausgezeichnetes Trainingsgerät. Die Eitelkeit mal außer Acht gelassen, gibt es dennoch ein paar Gründe, dieses Gerät nicht zu benutzen: bei Rückenproblemen oder schlechter Durchblutung Ihrer Füße.

Tipps für die Benutzung des VersaClimber

Lassen Sie sich von diesem etwas komisch aussehenden Gerät nicht abschrecken. Es ist nicht so schwer zu benutzen, wie Sie vielleicht glauben. Hier ein paar Tipps, wie Sie von Anfang an wie ein Profi aussehen:

- ✔ **Beginnen Sie zum Aufwärmen immer mit kleinen, schnellen Zügen, drei bis fünf Minuten lang.** Anschließend empfehlen wir mit unterschiedlichen Geschwindigkeiten, Schrittlängen und Gewichten zu experimentieren. Wenn Sie müde werden, trainieren Sie ohne die Armbewegung weiter, oder Sie setzen sich auf den Sitz, halten die Beine ruhig und trainieren nur die Armmuskulatur.
- ✔ **Gewöhnen Sie sich eine gute Haltung an.** Halten Sie Ihren Rücken gerade und Ihren Körper parallel zum Gerät. Machen Sie keinen runden Rücken und lehnen Sie sich nicht leicht rückwärts. Auch wenn Sie lange Schritte machen, sollten Sie Ihren Körper nicht so weit strecken, dass Ihr Fuß den Boden berührt, Ihre Knie und Ellenbogen durchgestreckt sind oder Sie Ihren Rücken zu sehr krümmen müssen.
- ✔ **Versteifen Sie sich nicht auf die zurückzulegende Strecke**. Ein Kilometer, der vertikal zurückgelegt wird, ist etwas anderes als ein Kilometer auf einem Laufband oder auf der Straße. Ein Kilometer ist zwar auch hier tausend Meter, aber hier heißt das kerzengerade hoch.

Rudergeräte

Gute Geräte bestehen aus einem Schwungrad, einem Ventilator und einem Kabel, an dessen einem Ende ein Handgriff befestigt ist. Sie ziehen den Griff in Ihre Richtung, während Sie gleichzeitig mit dem Sitz nach hinten gleiten. Der Ventilator erzeugt einen Luftwiderstand, was in etwa das Gefühl erweckt, über Wasser zu gleiten.

Wer es mögen wird

Jeder, der einen Workout sucht, mit dem der gesamte Körper trainiert wird, wird sich an diesem Gerät wohl fühlen. Wenn Sie die Absicht haben, sich für Rudersport fit zu machen, dann beginnen Sie hier. Rudern schadet dem Rücken nicht, auch wenn man immer wieder das Gegenteil hört. Wenn Sie richtig rudern, setzen Sie hierfür die Kraft Ihrer Beine und des Gesäßes ein, was wiederum bedeutet, dass Sie den Rücken entlasten.

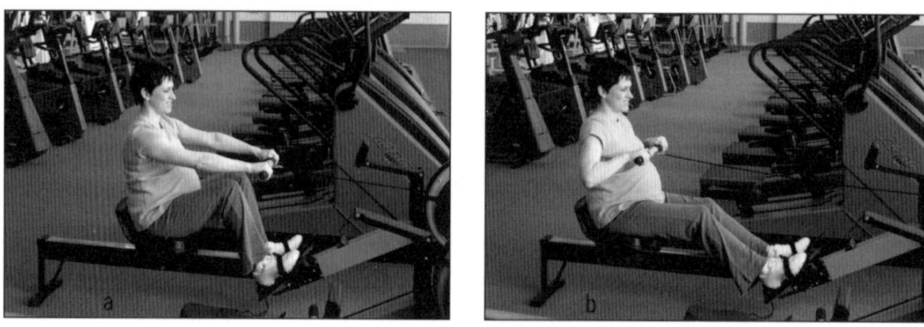

Abbildung 7.6: Für Schwangere ist ein Rudergerät bestens geeignet.

Wer es hassen wird

Manche Leute langweilen sich an diesem Gerät bereits nach einigen Minuten. Andere schämen sich, denn Rudern ist nicht so geläufig wie Gehen, Laufen oder Radeln. Wir haben einen Mann beobachtet, der sich den Handgriff immer und immer wieder an die Stirn schlug, bis endlich jemand Erbarmen mit ihm hatte und ihm zeigte, wie's geht.

Tipps für die Benutzung des Rudergeräts

Bei erfahrenen Ruderern sehen die Bewegungen relativ leicht aus, wenn Sie es jedoch selbst versuchen, werden Sie feststellen, dass man schon einige Übung benötigt, um die Bewegungen aufeinander abzustimmen. Hier wieder einige Tipps, wie Sie es richtig machen:

- ✔ **Denken Sie an Beine, Beine, Beine.** Konzentrieren Sie sich darauf, dass die Bewegung aus dem Po und weniger aus dem unteren Rückenbereich kommt. Strecken Sie das Bein nie ganz durch, das Knie sollte immer ein klein wenig gebeugt bleiben.
- ✔ **Machen Sie keinen runden Rücken**. Sonst werden Sie es mit Sicherheit mit Rückenproblemen zu tun bekommen. Lehnen Sie sich aber auch nicht zu weit zurück, wenn Sie das Seil an sich heranziehen. Sie haben die richtige Haltung gefunden, wenn Ihr Oberkörper einen Winkel von 45 Grad nach hinten bildet.
- ✔ **Ziehen Sie gleichmäßig und behutsam am Griff.** Stoppen Sie nie, wenn Sie sich gerade am äußeren Ende einer Bewegung befinden.

Bewegung an der frischen Luft

8

In diesem Kapitel

- Walking oder Joggen
- Radeln auf Mountainbike und Rennrad
- Fit werden durch Inline-Skating
- Fitness für den ganzen Körper: Schwimmen

Bewegung an der frischen Luft: Was für eine tolle Sache. Wir beschäftigen uns viel mit neuen Techniken und Indoor-Trainingsgeräten und vergessen dabei, dass uns die Natur hervorragende Möglichkeiten für sportliche Aktivitäten bietet. In einigen Fällen ist dieses Training vergleichbaren Übungen in geschlossenen Räumen sogar überlegen, da Sie mehrere Muskeln gleichzeitig beanspruchen und mehr Kalorien verbrennen. Auf einem Ergometer zum Beispiel wird Ihre Oberkörpermuskulatur nicht beansprucht, Sie können sogar entspannt lesen oder fernsehen. Auf einem Rennrad oder Mountainbike müssen Sie auch Ihre Brust-, Arm-, Bauch- und Rückenmuskeln mit einsetzen. Sie benutzen den ganzen Körper, um bergauf zu fahren, gegen den Wind anzukämpfen und um eine Ecke zu lenken. Aber das Tollste dabei ist, dass hier die Zeit wie im Flug vergeht, weil Ihnen die Bewegung in einer abwechslungsreichen Umgebung Spaß macht.

In diesem Kapitel beschreiben wir die beliebtesten Outdoor-Aktivitäten und zeigen Ihnen, welche Ausrüstung Sie benötigen und was sie kostet. Außerdem stellen wir Ihnen Trainingsstrategien und Sicherheitstipps für Anfänger vor.

Walking

Kann man durch Walking wirklich fit werden? Ja, das können Sie – wenn Sie es lange genug, schnell genug und oft genug tun. (Wenn Sie sich fragen, »Wie lang?«, »Wie oft?« und »Wie schnell?«, dann sehen Sie bitte in Kapitel 6 nach.)

Das Schöne an dieser Bewegung ist, dass es jeder kann; man setzt einfach einen Fuß vor den anderen. Zugegeben, Sie verbrauchen beim Walking weniger Kalorien als beim Joggen oder Inline-Skaten, dafür können Sie es jedoch länger durchhalten und somit auch auf Ihre Rechnung kommen. Im Vergleich zu Joggern tragen Walker ein relativ geringes Verletzungsrisiko. Vor einigen Jahren hat eine New Yorker Zeitung die Zeit gestoppt, die ein Fußgänger, ein Bus und eine U-Bahn auf einigen der am häufigsten benutzten Rushhour-Routen benötigten. Das Ergebnis: Der Fußgänger erreichte sein Ziel in den meisten Fällen schneller als die öffentlichen Verkehrsmittel.

Trotzdem wollen wir nicht den Eindruck erwecken, als wäre es das reinste Zuckerschlecken: Für einige von uns wird es immer langweilig bleiben, sie werden alles tun, um das Gehen zu vermeiden. Wir kennen Leute, die 20 Minuten lang einen Parkplatz in der unmittelbaren Nähe des Fitnessstudios suchen, bevor sie sich für eine Stunde auf den Stepper schwingen. Okay, wir geben's zu. Wir sind diese Leute. Zumindest eine von uns, die in unmittelbarer Nähe der Stadtautobahn in Los Angeles aufgewachsen ist.

Ihre Walking-Ausrüstung

Obwohl alle anderen Lebewesen wunderbar ohne Gehhilfen auskommen, sind unserer Füße nicht dafür geeignet, ohne das passende Schuhwerk unserer Umgebung standzuhalten. Wir brauchen gute Schuhe, um Probleme mit den Füßen, den Knöcheln, den Knien, der Hüfte und dem unteren Rückenbereich zu vermeiden. Sie werden gute Walking-Schuhe kaum unter 70 Euro bekommen, damit können Sie dann aber 1.500 bis 2.500 Kilometer zurücklegen. (Jogging-Schuhe müssen meist schon nach 500 bis 800 Kilometern ausrangiert werden.) Ersetzen Sie die Schuhe, wenn die Nähte aufgehen oder die Seiten nicht mehr genug Halt bieten.

Sind Walking-Schuhe nicht eine Erfindung der Marketingabteilung von Schuhherstellern? Wir *gehen* doch nur – da müsste doch ein Paar bequemer Schuhe ausreichen. Nein, Walking-Schuhe haben ihre Berechtigung. Nicht einmal Jogging-Schuhe eignen sich fürs Walking. Walking-Schuhe sind flexibler, da Sie beim Gehen den Fuß stärker durchbiegen als beim Laufen und die Zehen mehr belasten. Da beim Walken das meiste Gewicht auf Ihrer Ferse ruht, brauchen Sie hier eine stabile Stütze.

Wenn Sie viel in unebenem Gelände gehen, sollten Sie sich gute Wanderschuhe zulegen, mit Profilsohlen und gut ausgearbeitetem Fersen- und Knöchelteil. Wenn Sie hingegen schnell oder sehr viel gehen möchten, dann brauchen Sie Schuhe mit einer Polsterung im Mittelteil der Sohle. Lassen Sie sich im Fachhandel beraten.

So gehen Sie richtig

Wir geben's zu, wir haben Sie angelogen. Richtiges Walking bedeutet mehr, als nur einen Fuß vor den anderen zu setzen. Auch hier sollten Sie auf Ihre Körperhaltung achten, wenn Sie wirklich von dieser Sportart profitieren wollen. Der größte Fehler ist es, wenn Sie sich beim Gehen leicht nach vorne beugen, so werden Sie ganz schnell Probleme im unteren Rückenbereich, Nacken und an den Hüften bekommen. Sie sollten natürlich aufrecht gehen. Zwingen Sie sich nicht zu einer stocksteifen Haltung, aber vermeiden Sie einen krummen Rücken und eine zu starke Neigung nach vorne aus den Hüften heraus. Entspannen Sie Ihre Schultern, weiten Sie den Brustkorb und ziehen Sie den Bauch leicht ein. Kopf und Kinn bleiben oben, Sie schauen geradeaus.

Lassen Sie dabei die Hände locker hängen und die Arme am Körper vorbei schwingen. Beim Aufwärtsschwung sollte die Hand bis zur Höhe des Brustbeins kommen, bei Abwärtsschwung sollte sie die Hüfte leicht berühren. Bleiben Sie locker und entspannt in der Hüfte. Treten Sie beim Laufen mit der Hacke zuerst auf und lassen Sie den Fuß gleichmäßig bis zu den Zehen abrollen. Stoßen Sie sich anschließend mit den Zehen und dem Fußballen wieder ab. Kontrollieren Sie beim Laufen immer wieder, ob Sie diese Grundregel beherzigen.

Walking-Tipps für Anfänger

Obwohl das Walking eigentlich die einfachste und natürlichste aller Fitnessaktivitäten ist, können Anfänger von den folgenden Tipps profitieren:

- ✔ **Verlängern Sie Ihre Walking-Einheit langsam.** Beginnen Sie am besten mit fünf 10- bis 20-minütigen Walking-Einheiten pro Woche. Nach etwa einem Monat können Sie Ihren Walking-Workout so lange um zwei bis drei Minuten pro Woche verlängern, bis Sie 30 bis 45 Minuten bequem gehen können. Fünf Walking-Einheiten pro Woche mag auf den ersten Blick viel erscheinen. Aber wenn Sie an fast jedem Tag der Woche laufen, werden Sie sich schneller daran gewöhnen.
- ✔ **Gehen Sie so schnell, wie Sie können, ohne dass es Ihnen zu anstrengend wird.** Wenn Sie sehr schnell gehen – zwischen 7,5 und 9 Minuten für einen Kilometer – können Sie doppelt so viele Kalorien verbrennen wie bei einer Geschwindigkeit von 12 Minuten pro Kilometer. Am Anfang werden Sie diese hohen Geschwindigkeiten nicht schaffen, aber je fitter Sie werden, desto öfter können Sie schnelle Intervalle einfügen. (In Kapitel 6 finden Sie mehr über das Intervall-Training.) Kontrollieren Sie immer wieder Ihren Pulsschlag, um sicher zu sein, dass Sie sich im idealen Trainingsbereich befinden und alle Vorteile dieser Sportart ausnützen.
- ✔ **Wenn Sie auf der Straße trainieren, gehen Sie immer auf der linken Straßenseite, damit Sie die entgegenkommenden Autos rechtzeitig sehen können.**
- ✔ **Sie können Ihr Walking-Programm interessanter machen, wenn Sie immer mal wieder über hügeliges Gelände gehen.** So verbrennen Sie mehr Kalorien (je nach Steilheit der Hügel bis zu 30 Prozent mehr als in flachem Gelände) und beanspruchen Ihre Po- und Oberschenkelmuskulatur stärker.
- ✔ **Nutzen Sie jede Gelegenheit für einen Spaziergang.** Lassen Sie Ihr Auto zu Hause und gehen Sie zum Bahnhof. Machen Sie in Ihrer Mittagspause einen 15-minütigen Spaziergang. Benutzen Sie am Flughafen keine Laufbänder, sondern gehen Sie die Strecke zu Fuß. Das alles kommt Ihnen zugute.

Joggen

Wie Walken, so können Sie auch diesen Sport ohne große Vorbereitung ausüben. Sie brauchen keinen Autoständer oder einen Koffer voll mit Ausrüstung: Sie machen einfach die Tür auf und laufen los. Und, was Ihnen jeder pathologische Läufer bestätigen wird, nichts ist so befriedigend wie ein guter Lauf. Sie schwitzen heftig, verbrennen jede Menge Kalorien und Ihre Muskeln machen sich danach angenehm bemerkbar.

Sollten Sie sonst alles vergessen, was Sie in diesem Buch gelesen haben, bitte erinnern Sie sich an das eine: Keine sportliche Aktivität ist einer anderen überlegen. Das einzige Kriterium ist, welche am besten für *Sie* ist. Laufen ist nicht für jeden geeignet. Jogger klagen häufig über Probleme in den Gelenken, Knien oder Knöcheln. Manche Leute haben Gelenke, die diese Art von Bewegung nicht ertragen. Wenn Sie nicht zum Laufen geschaffen sind, nehmen Sie es Ihrem Körper nicht übel. Für Sie bleiben jede Menge andere Sportarten, die Sie fit machen. Sportnovizen sollten ebenfalls nicht mit Joggen beginnen, sondern warten, bis sie bereits Kraft und Ausdauer aufgebaut haben.

Ihre Jogging-Ausrüstung

Sie können problemlos Hunderte von Euro für schnieke Jogging-Klamotten ausgeben, aber das Einzige, was Sie wirklich kaufen müssen, sind die richtigen Schuhe (bei Frauen empfiehlt sich auch ein Sport-BH). Hier müssen Sie ebenfalls, wie schon bei den Walking-Schuhen, mindestens hundert Euro ausgeben, wobei der teuerste Schuh aber nicht der beste sein muss. Wir haben einmal einen Orthopäden nach dem Unterschied zwischen Schuhen für 80 Euro und 180 Euro gefragt. Seine Antwort: »Etwa 100 Euro.«

Jetzt möchten Sie, dass wir Ihnen einen Jogging-Schuh empfehlen. Aber das ist nicht möglich, da die Auswahl von Ihrem Gewicht, Ihrer Fußform, Ihrem Laufstil und Problemen abhängig ist, die Sie vielleicht mit Ihren Knöcheln oder Knien haben. Sie müssen die Schuhe im Geschäft anprobieren und damit idealerweise ein paar Runden laufen.

Die Schuhe sollten ziemlich flexibel sein, vor allem am Fußballen. Halten Sie den Schuh an beiden Enden fest und biegen Sie ihn, er sollte genau am Fußballen nachgeben. Er darf auch weich sein, aber nicht so sehr, dass Sie den Aufprall des Fußes am Boden nicht mehr spüren. Die Ferse muss fest im Schuh ruhen, der Fuß darf nicht hin- und herrutschen, sonst bekommen Sie mit Sicherheit bald Probleme beim Laufen.

So joggen Sie richtig

Läufer haben oft die Angewohnheit, vor sich auf den Boden zu blicken, als ob sie es nicht ertragen können zu sehen, was noch vor ihnen liegt. Das kann jedoch zur Folge haben, dass Sie es mit Problemen in Rücken und im Nacken zu tun bekommen. Halten Sie Ihren Kopf immer so, dass Sie gerade nach vorne blicken. Wir kennen einen jungen Mann, der immer mit dem Blick nach unten joggte und einmal über den Rand einer Brücke hinauslief. Glücklicherweise landete er in einem Bach. Als er später zurückkehrte, um herauszufinden, wie das passieren konnte, sah er, dass er an Warnlichtern, Absperrungen und orangefarbenen Hinweisschildern vorbeigelaufen war, ohne sie zu bemerken. Er hat daraus gelernt, jetzt blickt er beim Laufen geradeaus.

Ihre Schultern sollten entspannt, die Brust frei und Ihre Bauchmuskeln angespannt sein. Machen Sie kein Hohlkreuz, denn das ist die Hauptursache für Rücken- und Hüftschmerzen.

Halten Sie Ihre Arme nahe am Körper und schwingen Sie sie leicht nach vorne und zurück, jedoch nicht vor Ihrem Körper hin und her. Ballen Sie keine Faust, sondern stellen Sie sich vor, Sie halten einen Schmetterling gefangen. Sie wollen ihn nicht zerdrücken, aber auch nicht, dass er Ihnen entkommt.

Heben Sie Ihr Knie und strecken Sie beim Auftreten Ihr Bein hinten durch. Schlurfen Sie nicht am Boden entlang, als trügen Sie Schuhe aus Zement. Ihre Füße müssen die Arbeit verrichten, nicht Ihre Schuhe. Berühren Sie zuerst mit der Ferse den Boden, danach rollen Sie den gesamten Fuß ab. Springen Sie aus den Fußballen nach oben. Berühren Sie nicht mit dem ganzen Fuß den Boden und heben Sie sich nicht aus der Ferse heraus ab. Sonst werden Ihre Füße und Beine lange vor Ihrem Herz-Kreislauf-System um Hilfe rufen.

Wenn Sie Schmerzen in den Fußgelenken, Knien oder im unteren Rückenbereich haben, hören Sie eine Weile mit dem Joggen auf.

Jogging-Tipps für Anfänger

Die folgenden Tipps können Ihnen helfen, fit zu werden und gleichzeitig Verletzungen zu vermeiden:

- ✔ **Beginnen Sie, indem Sie zwischen Gehen und Laufen abwechseln.** Zwei Minuten gehen und eine Minute laufen ist sehr gut für den Anfang. Verkürzen Sie kontinuierlich Ihre Walking-Intervalle, bis Sie so weit sind, dass Sie 20 Minuten lang laufen können. Sie können die Zeit weiter ausbauen, wenn Sie möchten. Natürlich können Sie auch bei der Laufen-Gehen-Routine bleiben. Damit verringern Sie das Risiko von Verletzungen.
- ✔ **Variieren Sie Ihre Geschwindigkeit.** Ihr Herz, Ihre Lunge und die Beine werden durch die unterschiedlichen Geschwindigkeiten unterschiedlich belastet. Benutzen Sie die Technik, die wir in Kapitel 6 beschrieben haben.
- ✔ **Sie sollten Ihre Laufstrecke um nicht mehr als zehn Prozent pro Woche erhöhen.** Eine Steigerung von 5 auf 5,5 Kilometer hört sich nach nicht viel an, aber Untersuchungen haben gezeigt, dass die Verletzungsgefahr steigt, wenn Sie pro Woche mehr als zehn Prozent hinzufügen.

- **Laufen Sie auch nicht jeden Tag.** Geben Sie Ihrem Körper mindestens einen, besser sogar mehrere Tage pro Woche zum Ausruhen und Erholen. Wechseln Sie zwischen Laufen, Radfahren, Schwimmen und anderen Aktivitäten, die die Gelenke nicht so stark beanspruchen.

Radfahren: Auf der Straße und im Gelände

Sprechen Sie einmal mit einer Gruppe von Radfahrern und Sie werden bald feststellen, dass Sie es hier mit Ex-Joggern zu tun haben. Radfahren ist die perfekte Alternative für Leute, deren Gelenke beim Joggen den ständigen Aufprall nicht mehr vertragen oder die einfach gerne schneller vorwärts kommen möchten. Selbst ein Anfänger kann schon nach wenigen Einheiten eine 35-Kilometer-Strecke meistern.

Andererseits können Sie dabei aber auch eine Menge Zeit allein mit der Vorbereitung zubringen. Sie können nicht nur einfach nach Ihren Schuhen greifen, die Tür öffnen und loslaufen. Fürs Radfahren benötigen Sie einen Helm, eine Getränkeflasche, Handschuhe, Sonnenschutz und Brille. Und trotz all dieser Ausrüstung kann es leicht zu Verletzungen kommen. Radfahren ist zwar ein gelenkschonender Sport – aber nur, so lange Sie nicht den Boden, ein Auto, einen Baum, ein Loch oder einen anderen Radfahrer treffen.

Ihre Radfahr-Ausrüstung

Machen Sie sich auf eine Überraschung gefasst, wenn Sie seit der 6. Klasse kein Fahrrad mehr gekauft haben. Mountain-Bikes, die mit den dicken Reifen und nach oben gebogenen Lenkern, sind ein wenig günstiger zu haben als vergleichbare Rennräder mit zehn Gängen und nach unten gekrümmten Lenkern, die nun häufig schon mit 14 oder 21 Gängen angeboten werden. In beiden Kategorien werden Sie kaum etwas Brauchbares unter 1.000 Euro finden, die meisten liegen weit darüber. Belasten Sie Ihr Haus nicht mit einer Hypothek, um sich so ein Rad anzuschaffen. Andererseits sollten Sie aber, wenn Sie diesen Sport ernsthaft betreiben wollen, nicht zu sparsam sein. Sie werden sonst innerhalb kürzester Zeit ein zweites, teureres Rad kaufen.

Sie werden sich fragen, was ein Fahrrad für 1.000 Euro von einem für 3.000 Euro unterscheidet. Im Allgemeinen besteht der Unterschied darin, dass mit steigendem Preis der Rahmen leichter und stabiler wird. Ein schweres Fahrrad ist langsamer, aber so lange Sie nicht bei der Tour de France mitfahren wollen, machen ein paar hundert Gramm keinen großen Unterschied. Billigere Fahrräder bestehen aus Stahl, die in der höheren Preisklasse jedoch aus Aluminium, einer Chrom-Molybdänlegierung und Titan. Der Preis eines Fahrrads ist auch von der Qualität des Zubehörs abhängig, also den mechanischen Komponenten, die es ermöglichen, dass Sie fahren, bremsen und den Gang wechseln können.

Billigere Fahrräder sind mit Pedalclips ausgerüstet, mit deren Hilfe Sie die Pedale sowohl nach unten drücken als auch nach oben ziehen können. Wesentlich effizienter können Sie die

Pedale allerdings mit cliplosen Pedalen nach oben ziehen, die mit speziellen Klemmen an den Sohlen der Radfahrschuhe befestigt werden. Diese Systeme funktionieren wie Skibindungen. Die Schuhe sind fest mit dem Pedal verbunden, werden aber bei einem Sturz freigegeben. Um die Verbindung zu lösen, müssen Sie den Fuß einfach ein bisschen zur Seite drehen.

Anfänger erleben mit cliplosen Pedalen meistens den einen oder anderen Unfall, weil sie noch nicht das Gefühl dafür entwickelt haben, den Fuß mit der leichten Seitwärtsdrehung zu befreien.

Suchen Sie sich einen Verkäufer, zu dem Sie Vertrauen haben. Denken Sie auch daran, über den Preis zu verhandeln. Versuchen Sie wenigstens, noch einen Fahrradcomputer zur Geschwindigkeitsmessung, eine Halterung für die Wasserflasche oder Ähnliches als Gratiszugabe zu bekommen.

Setzen Sie immer einen Helm auf, wenn Sie aufs Fahrrad steigen. Wichtig sind auch spezielle Fahrradhandschuhe, die die Hände bei einem Sturz schützen. Brillen schützen Sie vor Staub, Schmutz und kleinen Steinchen.

Kaufen Sie sich ein Paar gefütterte Fahrradhosen und ein buntes Radlertrikot, damit Sie leichter gesehen werden können. Anders als Baumwoll-T-Shirts leiten Fahrradjerseys den Schweiß ab, damit Sie nach einer schweißtreibenden Bergaufstrecke bei der Abfahrt nicht ins Frieren kommen. Jerseys sind außerdem mit Taschen am Rücken ausgestattet, in denen Sie jede Menge Snacks unterbringen können. Nehmen Sie immer eine Flasche Wasser oder ein Hydration-Pack mit, einen rucksackartigen Wasserbehälter, den wir weiter hinten in diesem Buch beschreiben. Denken Sie daran, immer Flickzeug einzupacken. Üben Sie auch den Umgang mit den verschiedenen Werkzeugen. Leider gibt es keine Gelben Engel für Fahrradfahrer, die Ihnen unterwegs helfen könnten.

Richtig Radfahren

Um Ihre Knie vor Verletzungen zu schützen, müssen Sie den Sitz richtig einstellen (bitten Sie den Verkäufer um Hilfe) und radeln Sie mit der richtigen Kadenz. Mit *Kadenz* wird die Anzahl der Pedalumdrehungen pro Minute bezeichnet. Unerfahrene Radfahrer fahren oft in einem zu hohen Gang, was die Beine vorzeitig ermüden und die Knie schmerzen lässt.

Radfahren auf der Straße kann zu einer Tortur für den unteren Wirbelsäulenbereich werden, weil man lange in gebückter Position verharrt. Entspannen Sie deshalb den Oberkörper und behalten Sie auch eine lockere Armhaltung. Greifen Sie den Lenker mit der gleichen Kraft, mit der Sie die Hand eines kleinen Kindes festhalten, wenn Sie mit ihm über die Straße gehen. Bewegen Sie die Pedale in einer gleichmäßigen Bewegung, anstatt nur brutal nach unten zu treten. Stellen Sie sich vor, Sie hätten Reißzwecken in den Schuhen und wollten Ihre Strecke ohne Fußverletzungen absolvieren.

Radfahrtipps für Anfänger

Sie können eine Menge lernen, wenn Sie einem Club beitreten oder mit Freunden fahren, die über einige Erfahrung verfügen. Hier einige Hinweise, die Sie beim Radfahren beachten sollten:

- ✔ **Befolgen Sie die Straßenverkehrsordnung.** Halten Sie bei allen Stoppschildern und verwenden Sie die Handsignale, die Sie schon im Verkehrsunterricht gelernt haben. Trauen Sie keinem Auto, niemals. Gehen Sie immer davon aus, dass der Fahrer Sie nicht bemerkt hat, auch wenn er Ihnen direkt in die Augen schaut.
- ✔ **Wenn Sie im Gelände fahren wollen, beginnen Sie mit den breiteren Feldwegen und nicht mit den engen Pfaden, die schon eine gewisse Geschicklichkeit im Umgang mit dem Rad erfordern.** Und glauben Sie nicht, weil Sie auf diesen Wegen vor Autos sicher sind, dass Sie hier nicht verunglücken können. Tatsächlich passieren mehr Unfälle im Gelände als auf den Straßen, denn man trifft hier wesentlich häufiger auf Hindernisse und die Fahrer verhalten sich überdies unvorsichtiger.
- ✔ **Verlangsamen Sie die Geschwindigkeit, wenn Sie sich einer Kurve nähern, und nehmen Sie nie die Augen von der Straße.** Setzen Sie die Bremsen – vor allem die des Vorderrads – niemals abrupt ein, sonst kann es passieren, dass Sie mit Schwung über die Lenkstange fliegen und mit dem Gesicht voraus auf der Straße landen.

Inline-Skating

1980 stellte die Firma Rollerblade eine neue Art von Rollschuhen vor: Anstelle von zwei Rädern vorne bei den Zehen und zwei Rädern hinten an der Ferse wurden vier Räder hintereinander in der Mitte eines Schuhs platziert. Das war die größte Erfindung auf diesem Gebiet seit dem 16. Jahrhundert, als ein Holländer die ersten Rollschuhe nach dem Prinzip von Schlittschuhen anfertigte. Jetzt ist Inline-Skating – das häufig auch Rollerblading genannt wird – für mehr als 15 Millionen Leute die bevorzugte Sportart auf Rädern oder Kufen an den Füßen.

Skating macht großen Spaß, denn man bewegt sich hier nicht hauptsächlich in einer Richtung wie beim Walken, Joggen oder auf dem Fahrrad, sondern kann Kurven fahren, sich rückwärts bewegen, gleiten, sprinten und sich um die eigene Achse drehen. Skating ist auch eine ausgezeichnete Sportart, um einige selten benutzte Hüftmuskeln zu stärken, da Sie bei dieser Bewegung die Beine seitlich nach außen bewegen. Und Sie können damit jede Menge Kalorien verbrennen.

Inline-Skating ist aber auch ein sehr gefährlicher Sport. Ungefähr 270.000 Skater landen pro Jahr beim Notarzt. Die Rate ist deshalb so hoch, weil man leicht die Balance verlieren kann und stets hochkonzentriert bei der Sache sein muss. Das plötzliche Anhalten ist gar nicht so einfach. Sie müssen sich gleichzeitig aus der

Hüfte heraus nach vorne beugen, den Skate, an dem sich die Bremse befindet, nach oben neigen, Druck auf die Ferse ausüben und das Gleichgewicht halten. Nur Fortgeschrittene beherrschen all diese Bewegungen gleichzeitig. Ein Anfänger kann schon zufrieden sein, wenn er es schafft anzuhalten, indem er die Geschwindigkeit drosselt.

Ihre Skating-Ausrüstung

Eine gute Skating-Ausrüstung ist nicht billig. Für gute Inline-Skates müssen Sie zwischen 100 und 400 Euro ausgeben. (Wir empfehlen, sich erst ein paar Mal ein Paar Skates zu mieten, bevor Sie sich selber welche kaufen.) Probieren Sie verschiedene Modelle an und tragen Sie sie jeweils mindestens zehn Minuten, bis Ihre Füße richtig warm werden. Neigen Sie Ihren Fuß nach innen und nach außen und vergewissern Sie sich, dass es nirgendwo drückt oder schmerzt. So vermeiden Sie Blasen. Die Zehen und Fersen sollten fest im Stiefel sitzen. Wenn Sie an der Ferse zu viel Platz haben, haben Sie beim Fahren keine Kontrolle über Ihre Skates.

Inline-Skates unterscheiden sich nicht nur durch die Lage der Räder von Rollschuhen. Die Räder sind schneller, weicher und haltbarer. Die meisten Skates bestehen aus ausgeschäumten Plastikstiefeln. Sie passen sich viel besser Ihrem Fuß an als Leder und sind wesentlich luftdurchlässiger. Skates mit Schnallenverschlüssen sind meist bequemer als solche mit Schuhbändern. Sie sollten synthetische Socken tragen, da Baumwolle Feuchtigkeit aufnimmt und Ihr Fuß sich wund reibt.

Beim Skaten können Sie genauso wenig wie beim Radfahren auf einen Helm verzichten. Es tut hier auch der Helm, den Sie beim Radfahren tragen. Natürlich gibt es auch spezielle Inline-Helme, die mehr Schutz im hinteren Kopfbereich bieten. Wichtig sind auch Handgelenk-, Knie- und Ellenbogenschoner. Kaufen Sie diese Gegenstände noch vor den Skates, damit Sie nicht auf die Idee kommen, es schon mal vorher ohne sie zu probieren.

So skaten Sie richtig

Platzieren Sie Ihre Hände immer vor Ihrem Körper, die Ellenbogen nahe am Körper, Ihre Unterarme gerade und die Handflächen nach unten, so als wollten Sie sie auf eine Tischplatte legen. Wenn Sie Ihre Hände seitlich bewegen, wird Ihnen Ihr Körper folgen. Halten Sie Ihre Arme so ruhig wie möglich.

Bewegen Sie sich in leicht sitzender Haltung, indem Sie in den Knien einknicken, als wollten Sie sich hinsetzen. Verlagern Sie Ihr Gewicht auf das hinterste Rad und schieben Sie Ihr Bein aus der Ferse heraus nach vorne. Spannen Sie die Bauchmuskeln an und halten Sie den Rücken gerade. Machen Sie sich kleiner, auf keinen Fall größer, wenn Sie die Balance verlieren. Wenn Sie von der Straße abkommen und im Schlamm oder Gras landen, lassen Sie die Skates ausrollen und versuchen Sie nicht zu bremsen.

Skating-Tipps für Anfänger

Wenn Sie herausfinden möchten, ob Skating ein Sport für Sie sein könnte, machen Sie einen Inline-Skate-Kursus. Informationen erhalten Sie in den einschlägigen Fachgeschäften. Beachten Sie beim Inline-Skating die folgenden Hinweise:

- ✔ **Gehen Sie auf Ihren Skates zuerst auf einem Teppich oder Rasen, um die Balance zu üben.** Danach suchen Sie einen Parkplatz, wo Sie ungestört laufen, drehen und stoppen üben können. Benutzen Sie so lange die Radfahrwege, bis Sie sich wirklich sicher auf den Skates fühlen. Auf der Straße bewegen Sie sich immer in Richtung mit – nicht gegen – den Verkehr. Bedenken Sie, dass für Sie auch die Straßenverkehrsordnung gilt.
- ✔ **Erwarten Sie nicht, dass Sie beim Bremsen sofort ganz zum Stillstand kommen.** Ein Anfänger sollte lediglich damit rechnen, etwas langsamer zu werden. Beugen Sie sich dazu von der Hüfte aus nach vorne, kippen Sie den Brems-Skate nach hinten und drücken Sie den Bremsklotz fest nach unten. Und versuchen Sie dabei immer, das Gleichgewicht zu halten. Gehen Sie erst dann in hügeliges Gelände, wenn Sie das Bremsen sicher beherrschen. Skaten Sie nur so schnell, wie Sie das Gefühl haben, jederzeit stoppen zu können.
- ✔ **Skaten Sie nicht auf der Straße.** Bleiben Sie auf dem Fahrradweg und anderen asphaltierten Wegen mit wenig Verkehr.
- ✔ **Halten Sie beim Skaten besser nichts in der Hand, auch kein Getränk.** Sie werden beim Sturz reflexartig versuchen, diesen Gegenstand zu retten, und nicht darauf achten, wie Sie fallen.

Schwimmen

Schwimmen ist eine Sportart, die keine negativen Auswirkungen auf den Körper hat. Auch wenn sich die Schultern verspannen können, wenn Sie zu lange schwimmen, üben Sie keinerlei Druck auf Ihre Gelenke aus, und zu einem Zusammenstoß kann es nur kommen, wenn Sie das Ende des Pools übersehen. Sie trainieren beim Schwimmen Ihren ganzen Körper. Darüber hinaus übt Wasser einen sanften, lindernden Einfluss auf diejenigen aus, die unter Arthritis oder anderen Gelenkerkrankungen leiden.

Schwimmen eignet sich auch ganz ausgezeichnet für Leute, die trotz Verletzungen einen Sport ausüben möchten, sowie für Schwangere und Übergewichtige. Das Körperfett wirkt wie ein Auftrieb, der Sie an der Oberfläche des Wassers hält und verhindert, dass Sie wie ein Stein nach unten sinken.

Bahnen zu schwimmen hat den Ruf, langweilig zu sein – die Aussicht verändert sich nicht von einem Ende des Beckens zum anderen und zurück. Es gibt aber einige Tricks, wie Sie das

Schwimmen abwechslungsreicher gestalten können – beispielsweise mit einem wasserdichten Walkman.

Ihre Schwimmausrüstung

Natürlich benötigen Sie eine größere Menge Wasser, am besten mit einem Bademeister in der Nähe. Und in den meisten Fällen müssen Sie auch die entsprechende Kleidung tragen. Achten Sie beim Kauf darauf, dass dieses Kleidungsstück nicht nur zum Sonnenbaden geeignet ist, sonst wird beim Schwimmen die halbe Brust oder der halbe Po entblößt.

Wenn das Wasser gechlort ist, können Sie mit Hilfe von Schwimmbrillen eine Rötung der Augen vermeiden und unter Wasser auch die Augen offen lassen. Probieren Sie die Brillen vor dem Kauf an. Sie sollten einen gewissen Sog um die Augen herum verspüren, aber nicht so stark, dass Sie das Gefühl haben, dass Ihre Augen hervortreten. Wir empfehlen auch eine Badekappe, wenn Sie verhindern wollen, dass Ihnen die nassen Haare die Sicht versperren oder von den Chemikalien angegriffen werden.

Natürlich gibt es auch eine Reihe von Gegenständen, die das Schwimmen erleichtern oder verschönern können. In den meisten Schwimmhallen kann man sie leihen, aber eine anständige Ausrüstung bekommen Sie schon für weniger als 75 Euro. Wir lieben Schwimmflossen, da man mit diesen viel schneller und kraftvoller schwimmen kann. Als Anfänger haben Sie vielleicht das Gefühl, dass Sie im Wasser überhaupt nicht vorankommen und Ihren Puls bei dieser Geschwindigkeit um keinen Schlag erhöhen. Probieren Sie es mal mit Schwimmflossen – Sie werden sich vorkommen wie ein olympischer Schwimmer.

Sie können die Flossen sowohl an einem Schwimmbrett hängend als auch beim Brust-, Rücken- und Delphinschwimmen anlegen. Aber verwenden Sie sie nicht so, dass Sie sie unbedingt zum Schwimmen brauchen, weil Sie es sonst nicht können. Wenn Sie besser geworden sind, tauschen Sie längere Flossen gegen kürzere aus. Sie werden gleich merken, dass Sie sich jetzt mehr anstrengen müssen. Verwenden Sie aber keine Taucherflossen, diese sind zu groß und zu steif.

Schwimmen mit kleinen Plastikpaddeln an den Händen trainieren den Oberkörper zusätzlich. Manche Paddel sind platt und rechteckig, andere sind mehr wie eine Hand geformt und haben einen ausgeformten Bereich für die Handfläche. Bei beiden Typen wird die Hand mit dicken Gummibändern am Paddel festgehalten. Mit den Paddeln können Sie Ihre Armtechnik verbessern und die Intensität des Workouts steigern. Übertreiben Sie es dabei aber nicht, da es leicht zu Schulterverletzungen kommen kann. Klemmen Sie ein Schaumstoffkissen zwischen Ihre Oberschenkel, wenn Sie mit den Paddeln schwimmen. So können Sie mühelos Ihre Beine nahe an der Oberfläche halten und sich aufs Paddeln konzentrieren.

So schwimmen Sie richtig

Wahrscheinlich werden Sie hauptsächlich kraulen, ein Schwimmstil, der auch Freistil genannt wird. Sie kommen damit am schnellsten vorwärts, legen also die größte Strecke zurück und erzielen somit die maximale Leistung. Beachten Sie hierbei die richtige Technik. Setzen Sie die Arme voll ein: So weit nach vorne, wie Sie können und dann zurück, bis Ihre Hand den Oberschenkel streift. Lassen Sie die Schwimmzüge ausklingen, damit Sie für eine 25 Meter lange Strecke etwa 25 bis 27 Schläge benötigen. Je weniger Schwimmzüge Sie brauchen, desto besser ist Ihre Technik. Top-Schwimmer schaffen 25 Meter mit 12 bis 15 Zügen.

Bewegen Sie Ihre Beine aus den Hüften und nicht aus den Knien heraus. Strampeln Sie nicht zu tief nach unten und auch nicht an der Wasseroberfläche. Wenn Sie es richtig machen, sieht es so aus, als würde das Wasser kochen und nicht spritzen.

Atmen Sie nach zwei oder drei Zügen durch den Mund ein. Sie benötigen beim Schwimmen viel Sauerstoff. Anfänger machen oft den Fehler, dass sie erst nach sechs oder acht Zügen einatmen und deshalb schnell ermüden. Um zu atmen, rollen Sie Ihren ganzen Körper auf die Seite, bis Ihr Mund und Ihre Nase aus dem Wasser ragen. Stellen Sie sich Ihren Körper auf einem Spieß vor, der zur Seite gedreht wird. Wenn Sie den Kopf völlig aus dem Wasser heben, verbrauchen Sie allein dafür schon eine Menge Energie.

Schwimmtipps für Anfänger

Sie können der Star in der Aerobic-Klasse sein oder wie ein Champion auf dem Fahrrad bergauf fahren und trotzdem am Anfang im Wasser sehr schnell aus der Puste kommen. Mehr als bei jeder anderen aerobischen Bewegung ist hier die richtige Technik ausschlaggebend. Das zu erlernen, dauert jedoch seine Zeit. Hier einige Tipps:

- ✔ **Nehmen Sie Schwimmunterricht, wenn Sie längere Zeit nicht geschwommen sind.** Anfänger verschwenden viel Energie darauf, im Wasser mit wilden Bewegungen um sich zu schlagen, ohne wirklich vorwärts zu kommen.
- ✔ **Teilen Sie die Zeit im Wasser in Intervalle ein.** Springen Sie nicht einfach in das Becken, um 20 Bahnen zu schwimmen, um dann das Wasser wieder zu verlassen. Es ist besser, erst vier Bahnen im gemäßigten Tempo zum Aufwärmen zurückzulegen, anschließend schwimmen Sie acht Bahnen bei einem höheren Tempo. Zwischen jeder Bahn legen Sie 20 Sekunden Pause ein. Zum Abkühlen legen Sie wieder zwei Bahnen bei langsamem Tempo zurück. Zum Abschluss können Sie noch ein paar Aquarobic-Übungen am Beckenrand machen. Wechseln Sie auch Ihren Schwimmstil: Für die vier Schwimmstile – Kraul, Rücken, Brust und Delphin – setzen Sie unterschiedliche Muskeln ein.

✔ **Wenn Sie sich gerne im Wasser aufhalten, Schwimmen aber zu langweilig für Sie ist, sollten Sie es mal mit Aquajogging oder Aquarobic versuchen.** Aquajogging ist ein ziemlich anstrengender Workout, da das Wasser den Beinen beim Laufen von allen Seiten Widerstand entgegensetzt. Es ist außerdem ein ausgezeichnetes Training für verletzte Jogger, weil es die Gelenke schont und trotzdem die Ausdauer trainiert. Glauben Sie bloß nicht, dass Aquarobic für kleine alte Damen mit gerüschten Badehauben erfunden wurde. Mit dem richtigen Trainer und dem richtigen Programm können Sie einen wirklich guten Aquarobic-Workout zustande bringen. Wasserlaufen ist sogar noch effektiver.

Teil IV

Gewichtheben für einen kräftigen Körper

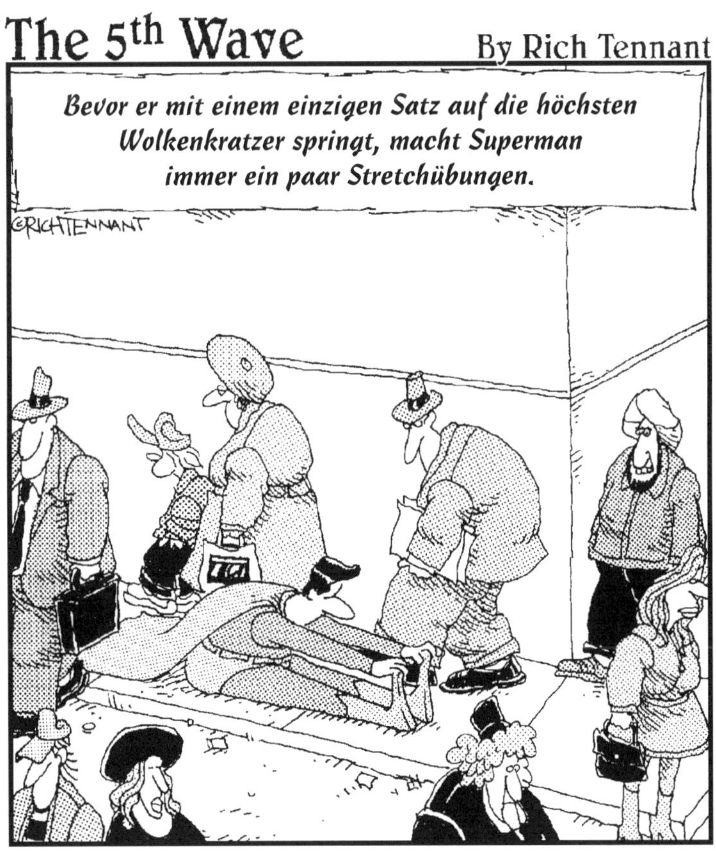
The 5th Wave
By Rich Tennant
Bevor er mit einem einzigen Satz auf die höchsten Wolkenkratzer springt, macht Superman immer ein paar Stretchübungen.
©RICHTENNANT

In diesem Teil ...

erfahren Sie alles Wissenswerte über den Aufbau und die Kräftigung Ihrer Muskeln, unabhängig davon, ob Sie zuhause oder im Fitnessstudio trainieren. In Kapitel 9 nennen wir Ihnen fünf überzeugende Gründe, warum Sie mit Gewichten trainieren sollten und wie lange es dauern wird, bis Sie einen Unterschied bemerken. In Kapitel 10 finden Sie die Bezeichnungen für die wichtigsten Muskelgruppen, damit Sie endlich zwischen Bizeps, Trizeps und Quadrizeps unterscheiden können. In Kapitel 11 erklären wir Ihnen den Unterschied zwischen Hanteln, Langhanteln und Krafttrainingsgeräten und helfen Ihnen dabei, die für Sie am besten geeigneten Geräte auszuwählen. Und in Kapitel 12 erfahren Sie schließlich, wie Sie das für Sie beste Programm für ein Krafttraining zusammenstellen können, mit Angaben dazu, wie hoch das Gewicht und die Anzahl der Wiederholungen sein sollen. Außerdem erfahren Sie, wie die richtige Haltung aussieht, um Verletzungen zu vermeiden.

Warum Sie Gewichte heben sollen

9

In diesem Kapitel

- Fünf wichtige Gründe fürs Gewichtheben
- Mythen über Muskelpakete
- Ihre Aussichten, wie Sylvester Stallone oder Linda Hamilton auszusehen

Vielleicht haben Sie sich niemals als »Gewichtheber«-Typ eingestuft. Vielleicht glauben Sie sogar, dass die Größe der Muskeln umgekehrt proportional zur Größe des Gehirns ist. Vielleicht denken Sie, wenn Ihnen ein Muskelpaket auf der Straße entgegenkommt: »Es mag ja durchaus sein, dass er meinen Kleinbus hochstemmen kann, aber *ich* habe einen Abschluss in französischer Literatur.«

In Wahrheit verhält es sich jedoch so, dass Gewichte heben ein Zeichen von Schlauheit ist. Dahinter stecken keineswegs nur narzisstische Beweggründe, und es ist nicht nur etwas für Bodybuilder. Was soll's, sogar Achtzigjährige sieht man heutzutage mit Hanteln herumwerkeln. In diesem Kapitel erfahren Sie, warum Sie es ebenfalls tun sollten. Falls Sie der Meinung sind, dass Gewichte heben zu langweilig, zu gefährlich oder zu anstrengend ist oder Ihr Aussehen beeinträchtigen könnte, hoffen wir, dass Sie nach der Lektüre dieses Kapitels anders denken.

Im Buch benutzen wir die Ausdrücke *Gewichtheben, Gewichttraining* und *Krafttraining* für die gleiche Sache, obwohl Sie nicht unbedingt Gewichte brauchen, um Muskelkraft aufzubauen. *Widerstandstraining* ist ebenfalls ein geläufiger Ausdruck, damit wollen wir Sie aber verschonen.

Fünf wichtige Gründe für ein Gewichttraining

Leute, die regelmäßig Gewichte heben, werden Ihnen sagen, um wie viel fitter, kräftiger und energievoller sie sich fühlen ..., aber Schluss mit den Gefühlen. Es gibt bereits ausreichend Beweise dafür, dass das Krafttraining einen positiven Einfluss auf die menschliche Gesundheit und Psyche hat. Wir gehen jede Wette ein, dass zumindest *einer* der folgenden Gründe Sie dazu bewegen wird, eine Hantel in die Hand zu nehmen.

Stärken Sie sich für die Anforderungen des täglichen Lebens

Leute, die überhaupt nicht trainieren, verlieren 30 bis 40 Prozent ihrer Muskelkraft bis zum 65. Lebensjahr. Im Alter von 74 Jahren können mehr als ein Viertel der amerikanischen Männer und zwei Drittel der amerikanischen Frauen nichts mehr heben, was schwerer als fünf Kilo ist, zum Beispiel einen kleinen Hund oder einen vollen Abfalleimer. Diese Veränderungen stellen *keinen* normalen Alterungsprozess dar, sondern sind das Ergebnis einer Vernachlässigung – indem sie das Leben von ihrem Fernsehsessel oder dem Vordersitz ihres Wohnmobils aus verfolgen. Wenn Sie Ihre Muskeln nicht benutzen, werden sie ganz einfach verschwinden. Dieser beständige Abbau hin zu einer schlaffen Masse kann schon in den Mittzwanzigern beginnen.

Glücklicherweise ist Kraft eine der am leichtesten aufrechtzuerhaltenden körperlichen Fähigkeiten. Anders ausgedrückt, Sie können gegen den Verlust Ihrer Körperkraft viel mehr tun als etwa gegen die Alterung Ihrer Haut oder das Nachlassen Ihrer Sehkraft. Ein Test, an dem Männer bis zu 96 Jahren teilnahmen, ergab, dass die meisten Senioren ihre Muskelkraft durch Training zumindest verdoppeln, wenn nicht verdreifachen können.

Wenn das Schwerste, was Sie in letzter Zeit gehoben haben, eine Maß Bier ist, wird es höchste Zeit, Ihre Muskelmasse für die tagtäglichen Anforderungen fit zu machen. Es ist Kraft, was Sie brauchen, wenn Sie den Deckel einer widerspenstigen Ketchupflasche öffnen, ein Kind auf ein Karussellpferd setzen oder einen überquellenden Koffer schließen wollen. Auch wenn Sie die Ausdauer haben, den Flughafen von einer Seite zur anderen im Sprint zu durchqueren, um Ihren Flug zu erreichen, hilft es Ihnen nichts, wenn Ihnen die Kraft fehlt, den überladenen Koffer mitzuschleppen.

Halten Sie Ihre Knochen gesund

25 Millionen Amerikanerinnen und Amerikaner leiden an *Knochenschwund (Osteoporose)*, einem Nachlassen der Knochensubstanz, die etwa 1,5 Millionen Brüche im Jahr verursacht, meist an Schultern, Hüften und Gelenken. Viele dieser Frakturen führen zu lang anhaltenden Komplikationen. Wenn ein Knochen sehr schwach ist, bedarf es keines Sturzes, um ihn zu brechen – sich nach vorne beugen, um ein Kind aufzuheben, kann schon ausreichen. Schwache Knochen können nicht nur leicht Brüche, sondern auch einen Rundrücken (Buckel) verursachen. Männer sind von *Osteoporose* weniger betroffen als Frauen. Ihre Knochen sind von Natur aus stärker, aber je älter sie werden, desto häufiger tritt diese Krankheit auch bei ihnen auf.

Anders als zum Beispiel den Anspruch auf eine Seniorenkarte, mit der Sie billiger öffentliche Verkehrsmittel benutzen können, »erwerben« Sie Osteoporose nicht über Nacht. Ab dem 35. Lebensjahr etwa verlieren die meisten Menschen 0,5 bis 1 Prozent ihrer Knochenmasse (bei den Frauen beschleunigt sich dieser Vorgang nach der Menopause). Wenn Sie sich jedoch richtig verhalten, können Sie diesen Abbau entscheidend verlangsamen – bis zu 50 Prozent. Bei einem bereits bestehenden Knochenschwund können Sie vielleicht sogar einiges wieder gutmachen. Krafttraining allein reicht nicht aus, Ihre Knochen zu stärken, aber es kann hierbei eine bedeutende Rolle spielen. Wichtig sind auch Kalzium, Vitamin D und aerobische Bewegung an der frischen Luft, wie etwa Walking oder Jogging. (Schwimmen und Radfahren funktionieren nicht, weil dabei das Körpergewicht vom Wasser beziehungsweise Fahrrad getragen wird. Nur wenn der Körper sich gewissermaßen selbst tragen muss, reagieren die Knochen durch Aufbau von Knochenmasse.)

Starke Muskeln und starke Knochen gehen Hand in Hand. Je schwerer Sie heben können, desto höher können Sie Ihre Knochen belasten, denn Belastung stimuliert den Knochenaufbau. Wenn Knochen nicht beansprucht werden, haben sie auch keinen Grund, stark zu bleiben. Bei den ersten Astronauten, die sich im Weltraum aufhielten, wurde erheblich Knochenmasse abgebaut. Im Weltraum sind Sie nicht nur stumm, Sie sind auch gewichtslos – keine Last ruht auf Ihren Muskeln und Knochen. Heute verhindern die Astronauten den Abbau der Knochenmasse durch mehrere Stunden Training am Tag.

Beugen Sie Verletzungen vor

Wenn Sie starke Knochen haben, sind Sie auch weniger anfällig für Verletzungen. Ein typisches Beispiel ist, dass Sie von einer Stufe abgleiten und sich den Knöchel verstauchen. Darüber hinaus entwickeln Sie ein besseres Gleichgewichtsgefühl und Trittsicherheit, was Ihnen im Freizeitsport zugute kommt. Untersuchungen haben gezeigt, dass jeder dritte Mensch über 65 mindestens einmal im Jahr stürzt. Fast zehn Prozent aller älteren Menschen müssen nach einem Sturz ins Krankenhaus, die Hälfte von ihnen wegen eines Knochenbruchs.

Besser, aber nicht unbedingt stärker aussehen

So, nun reden wir über echte, unverfälschte Eitelkeit. Beim Ausdauertraining verbrauchen Sie jede Menge Kalorien, aber Krafttraining strafft, hebt, kräftigt und formt Ihre Muskeln. Ein Marathonläufer ist in der Lage, lange Strecken zurückzulegen, aber niemand wird sich am Strand nach ihm umdrehen, wenn er mit einer eingefallener Brust und dünnen Armen aufwartet.

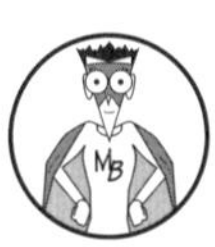

Wir wollen hier mal Klartext reden: In der Fitnessszene weiß man, dass es so etwas wie *gezieltes Abnehmen* nicht gibt. Das würde nämlich bedeuten, dass Sie sich die Stellen aussuchen können, an denen Sie abnehmen wollen. Das geht nicht, aber Sie können sich Problemzonen, wie etwa Po oder Arme, aussuchen und diese durch Krafttraining formen. Sollten Sie breite Hüften oder eine dicke Taille haben, können Sie mit Hilfe der richtigen Übungen die Proportionen positiv verändern, indem Sie Ihre Schultern und Ihren Rücken verbreitern.

Krafttraining verbessert außerdem Ihre Haltung, was das Gesamtaussehen zusätzlich verbessert. Mit einer starken Bauch- und Rückenmuskulatur stehen Sie aufrechter da und sehen sportlicher aus – auch wenn Sie nicht ein einziges Pfund abgenommen haben.

Verringern Sie Ihre Körperfettmasse

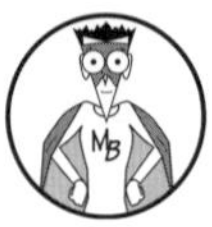

Stoffwechsel ist das Fitness-Zauberwort dieser Tage. In Studios, Drogerien und Kaufhäusern können Sie alle Arten von Pillen, Pulvern und Kräutermischungen kaufen, die den Stoffwechsel anregen (und dadurch Kalorien verbrennen) sollen. Aber all die Versprechungen der diversen Hersteller sind Blödsinn. Die einzige Möglichkeit, den Stoffwechsel anzukurbeln, ist der Aufbau von Muskelmasse – was sich am besten über Krafttraining erreichen lässt.

Und wie funktioniert das? Mit Stoffwechsel wird die Anzahl der Kalorien bezeichnet, den Sie zu einem beliebigen Moment verbrauchen – egal, ob Sie gerade fernsehen oder Fahrrad fahren. Die meisten Menschen verwechseln den Begriff *Stoffwechsel* aber mit dem *Grundumsatz*, das heißt die Anzahl der Kalorien, die der Körper zu Aufrechterhaltung seiner vitalen Funktionen benötigt. Das Gehirn, das Herz, die Nieren und andere Organe arbeiten 24 Stunden am Tag und die Muskelzellen werden laufend repariert. All diese Prozesse erfordern Energie in Form von Kalorien, nur um den Körper am Leben zu erhalten.

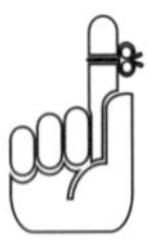

Die Höhe des Grundumsatzes ist in erster Linie abhängig von der fettfreien Körpermasse – Muskeln, Knochen, Blut, Organe und Gewebe. Je mehr fettfreie Masse Sie haben, desto mehr Energie muss Ihr Körper aufwenden, um am Leben zu bleiben. Sie können zwar nichts dazu tun, um die Leber oder das Gehirn zu vergrößern, können aber sehr wohl etwas für das Muskelwachstum unternehmen.

Sie müssen aber wissen, dass ein paar Pfund mehr Muskelmasse Ihren Körper nicht in einen Kalorien verbrennenden Hochofen verwandeln werden. Für jedes Kilo an Muskelmasse kann Ihr Körper 20 bis 30 Kalorien pro Tag zusätzlich verbrauchen. Das ist nicht sehr viel, aber auf lange Sicht kann auch diese kleine Zunahme an Kalorienverbrauch bedeutsam sein. Ein zusätzlicher Verbrauch von 25 Kalorien pro Tag summiert sich übers Jahr gesehen auf 9.125 Kalorien – diese Mange reicht aus, um drei Pfund Gewicht zu verlieren oder wenigstens diese drei Pfund nicht zuzunehmen.

Wenn Sie diese Zahlen nicht beeindrucken, sollten Sie mal die andere Seite betrachten: Mit zunehmendem Alter und dem damit einhergehenden Verlust an Muskelmasse wird Ihr Stoffwechsel immer träger. Und mit einem geringeren Grundumsatz werden Sie an Gewicht zunehmen, auch wenn Sie weiterhin gleich viel essen. Wenn das kein Grund ist, regelmäßig die Hanteln zu schwingen …

Noch ein letzter Punkt: Die durch das Gewichtheben verursachte Stoffwechselzunahme ist besonders wichtig für Leute, die abnehmen wollen. Eine Diät führt immer zu einem Verlust sowohl von Muskelmasse als auch von Fett. Wenn Sie aber Gewichte stemmen und gleichzeitig die Kalorienzufuhr verringern, können Sie die Muskelmasse bewahren und das Fett abbauen.

Muskelaufbau: Wunsch und Wirklichkeit

Es herrscht so viel Unklarheit darüber, was durch Krafttraining erreicht werden kann, dass immer wieder gar nicht so dumme Fragen beantwortet werden müssen, wie etwa diejenigen, die hier folgen.

Wie viel Zeit wird vergehen, bis man etwas merkt?

Es kann sein, dass Sie bereits nach einer Trainingsstunde schon in der Lage sind, schwerere Gewichte zu heben. Das ist aber nicht so, weil Sie schon mehr Muskelmasse aufgebaut, sondern Ihre Technik verbessert haben. Wenn Sie zum ersten Mal an der Brustpresse trainieren, verlieren Sie jede Menge Energie damit, dass Sie die Langhantel ausbalancieren, ruhig halten und gerade nach oben bewegen. Aber sobald Sie in Übung sind – für gewöhnlich bereits nach dem ersten Training –, können Sie Ihre ganze Kraft darauf verwenden, das Gewicht zu heben.

Ein weiterer Grund, warum Sie das Gewicht bereits nach dem ersten Workout erhöhen können, ist der, dass Ihre Muskeln in gewissem Sinn über ein Gedächtnis verfügen. Ihre Nervenbahnen, die Ihr Gehirn mit den Muskeln verbinden, lernen, wie man Informationen schneller weitergibt. Wenn Sie also eine Übung wiederholen, gibt Ihr Gehirn den Muskeln die Anweisung, »Du weißt, was das ist. Also tu's!«

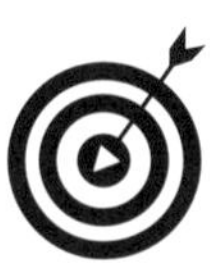

Während der ersten sechs bis acht Wochen des Trainings steigern Sie Ihre Muskelkraft hauptsächlich wegen der Verbesserung der Technik und dem »Gedächtnis« der Muskeln. Danach beginnen Ihre Muskeln zu wachsen. Anders ausgedrückt, der Stoff, aus dem die Muskeln sind, wächst – nicht die Anzahl der Muskelzellen. Es verhält sich auch so, dass manche Muskelpartien schneller erstarken als andere. Im Allgemeinen sind es die großen Muskeln, wie die von Brust und Rücken, die schneller wachsen als die kleineren in Armen und Schulter. Die meisten Leute können ihre Kraft zwischen sieben und 40 Prozent steigern, nachdem sie regelmäßig zweimal die Woche zehn Wochen lang jede Muskelgruppe trainiert haben.

Beim einen geht's schnell, beim anderen langsamer

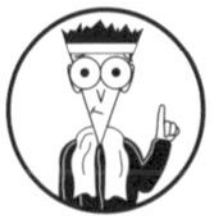

Wie stark Sie sind oder werden können, hängt von vielen Faktoren ab, einschließlich Alter, Geschlecht, Körperbau (und natürlich von Ihrem Fleiß). Ältere Personen haben meist ein geringeres Potenzial als junge Leute, allerdings weiß man nicht, ob das einfach ein Alterungsprozess ist oder daher rührt, dass die Muskeln jahrelang vernachlässigt wurden. Nehmen wir uns ein Beispiel an Jack La Lanne, der ein Leben lang seine Muskeln trainierte. An seinem 80. Geburtstag hat er ein Ruderboot mit seinen Zähnen über einen Fluss gezogen. Männer sind von der Veranlagung her stärker als Frauen. Die Gründe liegen im proportional höheren Anteil der Muskeln im Körper des Mannes und am männlichen Hormon Testosteron.

Außerdem hängt es auch stark von Ihrem Körpertyp ab, wie viel Sie wirklich für Ihren Muskelaufbau tun können. Sie mögen so viel trainieren, wie Sie wollen, trotzdem werden Sie Ihren Typ nicht verändern. Aus einer schlanken, kleinen Person wird niemals ein breitschultriger, hochgewachsener Typ. Durch Krafttraining können Sie aber erreichen, dass aus Ihnen eine fitte, muskulöse Version der kleinen, dünnen Person wird.

Krafttraining ist ja gut und schön, aber wie lange wird es dauern, bis ich einen Unterschied feststellen kann?

Die meisten Leute bemerken nach sechs Wochen Training den ersten Unterschied, aber wir können Ihnen das nicht garantieren. Die erzielten Ergebnisse hängen vom Körpertyp, den Anfangsbedingungen sowie der Zeit und der Anstrengung ab, die Sie dafür aufbringen. Im Allgemeinen erzielen diejenigen am schnellsten Ergebnisse, die mit den schlechtesten Voraussetzungen beginnen.

Das bedeutet auch, dass diejenigen Muskeln, die am wenigsten genutzt werden, am schnellsten erstarken. Die *Trizepse*, (das sind die Muskeln auf der Rückseite Ihres Oberarms) sind hierfür ein Standardbeispiel: Sie setzen diese Muskeln im Allgemeinen nur wenig ein, so dass sie bei einem gezielten Training schnell fester werden. Das Gleiche gilt auch für die Schultern. Hier befindet sich im Allgemeinen wenig Fett und die Muskulatur kann rasch aufgebaut werden.

Was muss ich tun, wenn ich wie Sylvester Stallone aussehen möchte?

Durch ausdauerndes Training können Sie Ihrem Körper zu einer guten Form verhelfen, aber Sie werden niemals diese ausgeprägte Muskulatur erreichen, wenn eine dicke Fettschicht Ihre Muskeln verdeckt. Die Muskeln können nur zum Vorschein treten, wenn möglichst wenig Gewebe zwischen ihnen und der Haut liegt. Dafür muss Ihr Körperfettanteil aber auf mindestens 20 bis 22 Prozent gesenkt werden. Bei etwa 18 Prozent liegt die magische Grenze, hier kommt die Muskulatur bereits gut zum Vorschein. Unterhalb von 15 Prozent können Sie darauf hoffen, einmal wie Linda Hamilton oder Sylvester Stallone auszusehen. In Kapitel 1 können Sie alles über Körperfett nachlesen. Es ist aber nicht unbedingt gesund, eine solche Figur anzustreben. Bedenken Sie, dass Sie, auch ohne zum Äußersten zu gehen, fit, straff, sexy und gesund aussehen können.

Kann ich durch Krafttraining richtig Muskeln zulegen?

Nein! Etwa 99 Prozent der Frauen – und die große Mehrheit der Männer – müssten, um richtig Muskeln zuzulegen, täglich mehrere Stunden lang schwere Gewichte heben. Sogar dann wäre es bei den meisten Frauen vergeblich, da ihr Körper wenig oder überhaupt kein Testosteron produziert, was für den Muskelaufbau wichtig ist. Sie müssten Steroide einnehmen, was aber leider auch Akne, einen Bart, Leberkrebs, Gebärmutterschrumpfung und eine Stimme wie Darth Vader verursacht.

Es ist möglich, dass Sie durch Krafttraining schlanker werden. Muskeln bestehen aus einem sehr kompakten und dichten Gewebe und nehmen weniger Volumen ein als Fett. Am Anfang wird Ihr Gewicht wahrscheinlich gleich bleiben, oder Sie nehmen sogar ein wenig zu, da Muskeln mehr wiegen als Fett. Sie werden jedoch bald feststellen, dass Ihre Kleidung lockerer sitzt. Wie wir schon in Kapitel 1 erklärt haben, ist die Zahl, die Ihre Waage anzeigt, nur bedingt aussagekräftig.

Und was kann ich tun, wenn ich wirklich große Muskeln haben möchte?

Wir wiederholen es hier noch einmal: Für manche Personen, abhängig vom Typ, ist es sehr schwer oder unmöglich, sich riesige Muskeln anzutrainieren. Wenn Sie ein hagerer Typ sind, können Sie Ihre Muskeln straffen, aber nicht viel an Masse gewinnen. Diejenigen, die beim Muskeltraining die größten Erfolge erzielen, sind von Natur aus bereits mit einem muskulösen Körper versehen.

Um Muskelmasse aufzubauen, ohne die Nebenwirkungen von Steroiden zu riskieren, greifen viele Leistungs- und Freizeitsportler zu *Creatin*. Untersuchungen haben gezeigt, dass Creatin tatsächlich stärker machen kann. Die Forschungen sind jedoch noch nicht abgeschlossen, und niemand hat die Substanz bisher lange genug untersucht, um sagen zu können, ob langfristig Nebenwirkungen auftreten können. Wir raten auch von der Einnahme des Muskelaufbaustoffes *Androsteniodione* – kurz: *Andro* – ab. Forschungen deuten darauf hin, dass Andro den HDL-Cholesterinspiegel (HDL ist das gute Cholesterin) senkt und damit das Risiko von Herz-/Kreislauferkrankungen erhöht.

Immer mehr Männer hegen unrealistische Erwartungen im Hinblick auf den möglichen Muskelzuwachs. Ein Psychiater der Harvard-Universität hat zu diesem Punkt eine interessante Theorie entwickelt. Der Grund liegt in den überaus muskulösen Action-Spielzeugfiguren. In den letzten 30 Jahren haben diese Figuren Muskelpakete entwickelt, die selbst Top-Bodybuilder niemals erreichen würden. Der Professor hat die Hüfte, den Brustkorb und den Bizeps der Spielzeugmännchen gemessen und diese Maße auf einen 1,80 Meter großen Mann übertragen. Dabei hat er herausgefunden, dass die Bizepse der Action-Figuren ungefähr 20 Zentimeter mehr Umfang haben als der amerikanische Bodybuilder-Champion. Was Barbie mit ihrer unmöglich schmalen Taille und der großen Oberweite in den letzten 30 Jahren an Schaden bei jungen Mädchen und Frauen angerichtet hat, das werden jetzt offenbar Jungen und Männer erleben.

Werden sich meine Muskeln in Fett umwandeln, wenn ich mit dem Krafttraining aufhöre?

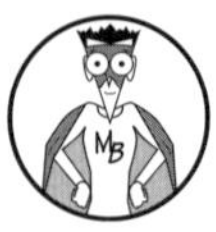

Erst dann, wenn man Silber auch in Gold verwandeln kann. Fett und Muskeln sind völlig unterschiedliche Substanzen. Wenn Sie diese Gewebe unter dem Mikroskop betrachten, erinnert Sie das Fettgewebe im Aufbau an ein Hasengitter, während die Muskeln wie ein ausgefranstes Elektrokabel aussehen. Sobald Sie mit dem Krafttraining aufhören, werden Sie eine *Muskelatrophie* erleben, das heißt, die Muskeln schrumpfen sozusagen ein. Der wichtigste Grund für die Gewichtszunahme nach Aufgabe des Gewichttrainings liegt darin, dass die Leute die Kalorienaufnahme auf dem gleichen Niveau halten, aber weniger Kalorien verbrauchen. Diese zusätzlichen Kalorien werden als Fett gespeichert.

Soll ich abnehmen, bevor ich mit dem Krafttraining beginne?

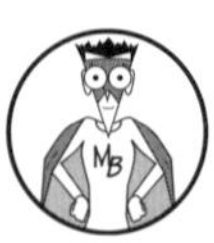

Eigentlich nicht. Wir haben bereits geschildert, dass Krafttraining ebenfalls Kalorien verbrennt und wahrscheinlich Ihren Stoffwechsel ankurbelt. Sie werden auf alle Fälle besser aussehen, da sich Ihre Haltung, Ihre Muskulatur und Ihre Proportionen positiv verändern werden – auch wenn Sie kein Gramm abnehmen. Krafttraining wirkt sich ebenfalls positiv auf ein Ausdauertraining aus. Sie können länger auf dem Stepper bleiben und kraftvoller treten, und Sie sind auch besser vor Verletzungen geschützt. Oft fängt es damit an, dass im Knie ein leichtes Stechen zu spüren ist. Sie gönnen sich ein paar Tage Pause, aber der Schmerz im Knie bleibt, so können aus ein paar Tagen schnell ein paar Jahre werden. Das alles hätten Sie vielleicht verhindern können, wenn Sie die Muskeln, die Ihr Knie unterstützen, durch gezielte Übungen gestärkt hätten. Und, zu guter Letzt, können Sie Ihr Trainingsprogramm mit Krafttraining viel abwechslungsreicher und interessanter gestalten.

Ihre Muskeln: kennen und lieben lernen

10

In diesem Kapitel

- Ihre Muskeln: Wie sie im Einzelnen heißen
- Die wichtigsten Übungen
- Hilfreiche Abbildungen

Ihr Körper besteht aus 650 Muskeln, von denen Sie aber beileibe nicht jeden einzelnen kennen müssen. Zum Beispiel die Muskeln des langen Zehenbeugers. Den werden wir Ihnen nicht vorstellen. Nicht einmal *wir* kennen ihn – wir haben nur, um Sie zu erschrecken, in unserem Anatomiebuch nachgeschlagen. Wenn Sie sich aber wirklich für diesen Muskel interessieren, sollten Sie schnell dieses Buch hier zuklappen und ein Medizinstudium beginnen.

Wir werden uns in diesem Kapitel auf die ungefähr 20 Muskeln konzentrieren, die jeder halbwegs seriöse Sporttreibende kennen sollte. Aber wozu, werden Sie vielleicht fragen? Zum einen brauchen Sie keinen Übersetzer, wenn ein Trainer oder Sportskollege sagt: »Heute werden wir etwas für unsere Bizepse und Trizepse tun.« Und es wird gar nicht lange dauern, bis Sie sich auch so ausdrücken. Sie können damit ganz schön Eindruck schinden, etwa so als wenn ein Weinkenner sagt »Dieser Chardonnay verfügt über ein ausgezeichnetes Bouquet.«

Aber wichtiger ist der zweite Grund, warum Sie Ihre Muskeln kennen sollten. Wenn Sie wissen, wofür sie da sind, können Sie effektiver trainieren. Sie werden zum Beispiel verstehen, wie Sie mit bestimmten Übungen Rückenschmerzen vorbeugen können und warum es besser ist, verschiedene und nicht nur eine Übung für Ihre Schultern auszuführen. Und Sie können sicher sein, dass Sie die Übungen für Ihre Bizepse richtig machen, wenn Sie wissen, wo sie sind, da Sie genau dort die Kraftanstrengung spüren werden. Es passiert häufig, dass man die falschen Muskeln trainiert, weil man nicht versteht, was man mit der Übung erreichen will. Wenn Sie sich einfach an ein Gerät begeben und an ein paar Seilen ziehen, ohne zu wissen, welche Muskeln Sie damit überhaupt trainieren, werden Sie nicht sehr viel Erfolg verzeichnen können. (In Abbildung 10.1 und 10.2 stellen wir die wichtigsten Muskeln bildlich dar.)

In dieser Auflage zeigen wir Ihnen in Kapitel 12 jeweils zwei unserer Lieblingsübungen für die wichtigsten Muskelgruppen. Wenn Sie noch weitere Übungen kennen lernen wollen, die wir hier nicht aufgelistet haben, fragen Sie einen kompetenten Workout-Trainer.

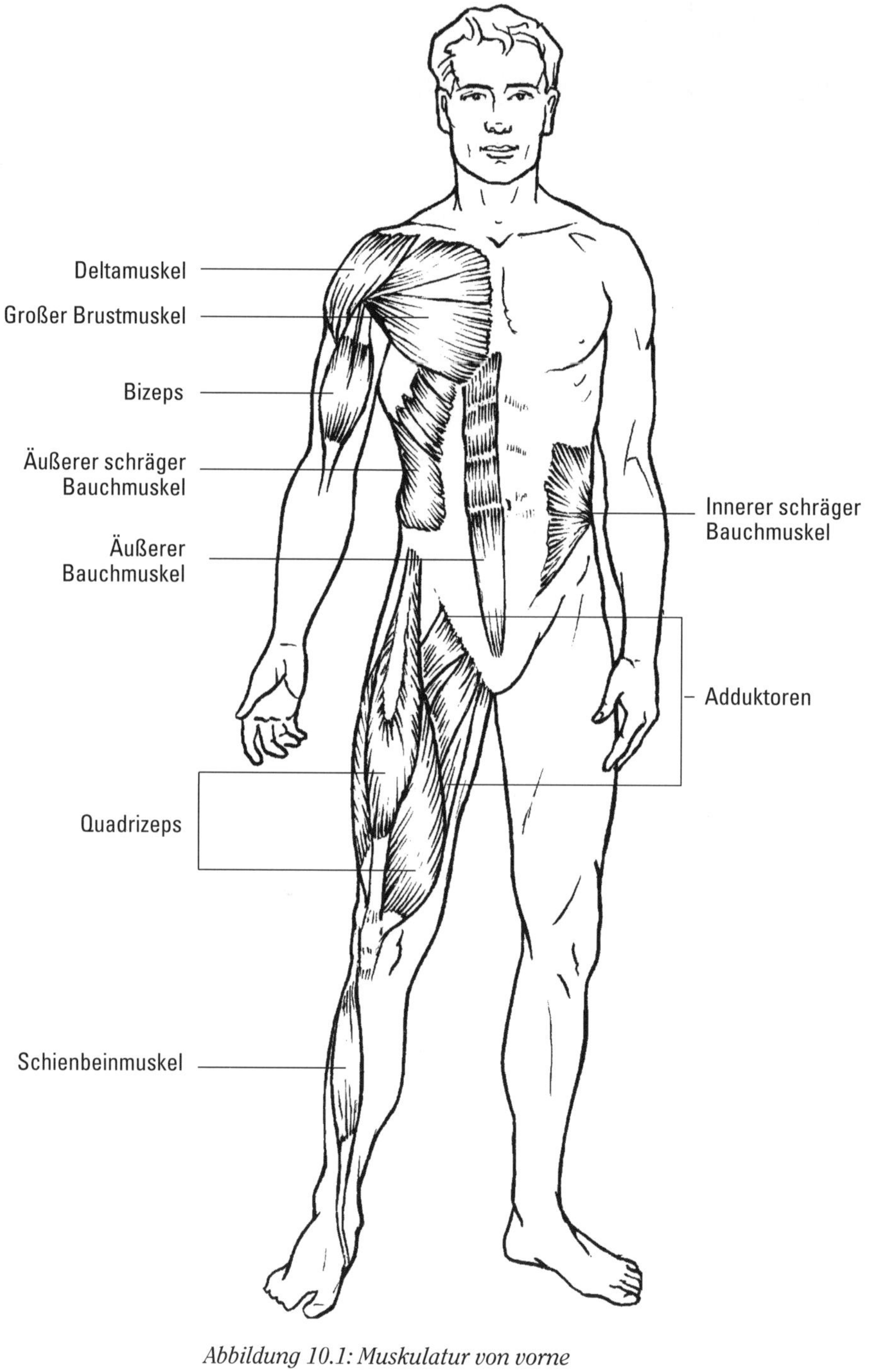

Abbildung 10.1: Muskulatur von vorne

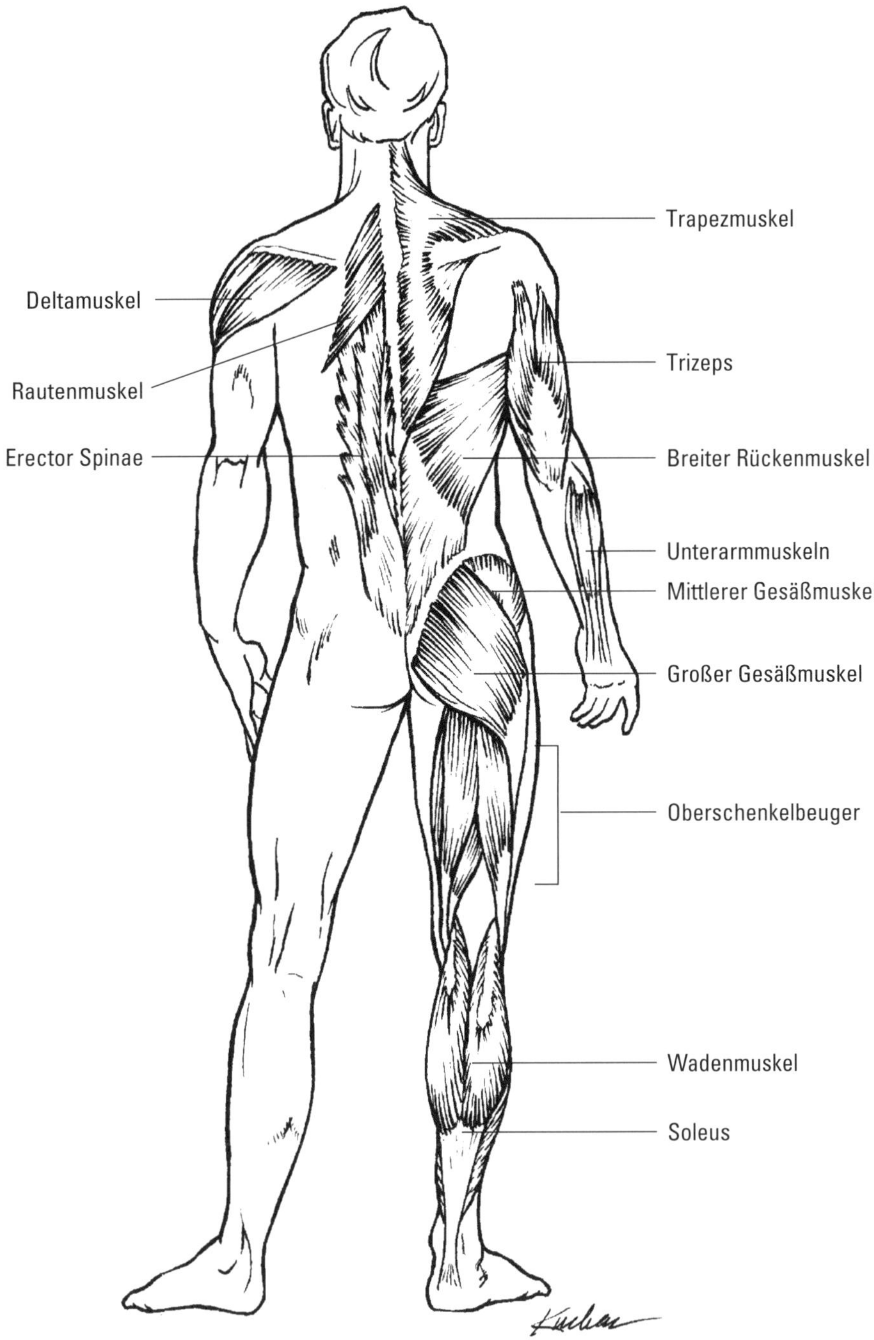

Abbildung 10.2: Muskulatur von hinten

Schultern

Eine starke Schultermuskulatur ist unabdingbar für einen kräftigen Oberkörper. Jedes Muskeltraining, das Sie für Bauch und Rücken tun, beansprucht auch Ihre Schultern. Wenn Sie eine schwache Schultermuskulatur haben, wird dies auch die Höhe des Gewichts beeinflussen, mit dem Sie Ihren Oberkörper trainieren wollen.

Deltamuskeln

Wo sie sich befinden: Dieser Muskel formt die Umrisse der Schulter (siehe Abbildung 10.3). Legen Sie eine Hand auf die Schulter und schwingen Sie den Arm kreisförmig, strecken Sie ihn gerade nach oben und schwingen Sie ihn vor und zurück. Merken Sie, von welchem Muskel wir sprechen? Der Deltamuskel besteht aus drei Faserbündeln, das vordere, mittlere und hintere.

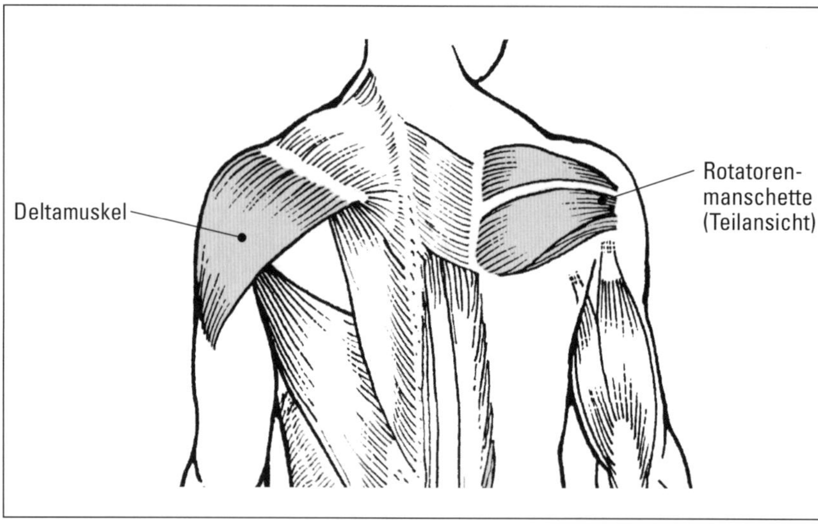

Abbildung 10.3: Eine kräftige Schultermuskulatur sorgt für gutes Aussehen.

Was sie bewirken: Sie bewegen Ihren Oberarm in alle Richtungen.

Warum sie trainiert werden: Sie brauchen nie wieder Schulterpolster, sollten diese jemals wieder in Mode kommen. Schulterverrenkungen und Muskelzerrungen treten viel seltener auf und es fällt Ihnen viel leichter, einen Koffer in das Ablagefach zu heben.

Wichtige Hinweise: Zur Stärkung der Schultermuskulatur benutzen wir lieber freie Gewichte als Geräte. Obwohl diese Geräte in den letzten Jahren erheblich verbessert worden sind, sind sie dennoch teilweise schwer einzustellen und zu benutzen. Außerdem gibt es nicht für jede Schulterbewegung eine entsprechende Maschine. Wichtig ist, sowohl den vorderen, den mittleren und den hinteren Schulterbereich als auch den Deltamuskel als Ganzes zu trainieren. Bitten Sie deshalb Ihren Trainer, Ihnen entsprechende Hantelübungen zu zeigen.

Unsere Lieblingsübungen: Hanteln im Stehen mit gestreckten Armen vorwärts und seitwärts nach oben heben, Hanteln aus der Schulter heraus nach oben drücken und Hantel nach hinten bewegen.

Rotatorenmanschette

Wo sie sich befinden: Vier kleine Muskeln unterhalb Ihrer Schulter bilden zusammen die Rotatorenmanschette (siehe Abbildung 10.3).

Was sie bewirken: Sie bewegen den Oberarm und verbinden ihn mit der Schulter. Diese Muskeln werden hauptsächlich für Fang- und Wurfbewegungen benötigt. Baseballspieler erleiden häufig Verletzungen der Rotatorenmanschette.

Warum sie trainiert werden: In dieser Muskelgruppe treten häufig Verletzungen auf, sogar bei denjenigen, die nicht Hand- oder Basketball spielen. Wenn diese Muskeln schwach ausgebildet sind, kann es schon reichen, einen Aktenkoffer zu tragen oder über den Tisch nach dem Obstsalat zu greifen. Die meisten Leute vergessen beim Training diese Muskelpartie – ein großer Fehler.

Wichtige Hinweise: Machen Sie spezielle Übungen zur Stärkung der *Innen- und Außenrotation*. Die Bewegung Ihrer Schultern in alle Richtungen ist ebenfalls eine gute Übung. Die Rotatorenmanschette tritt immer zusammen mit den Deltamuskeln in Aktion. Wenn Sie häufig Schmerzen in der Schulter haben, sollten Sie beim Orthopäden nachsehen lassen, ob Ihre Rotatorenmanschetten verletzt sind. Häufig können Sie das durch gezielte Übungen wieder korrigieren, aber es kann auch eine Operation nötig sein.

Unsere Lieblingsübungen: Innere und äußere Rotationsbewegungen mit Übungsband, Hantel oder Bandzugmaschine.

Rücken

Diese Muskeln werden beim Training gerne vernachlässigt, da wir sie nicht täglich im Spiegel vor Augen haben. Aber sie sind genauso wichtig wie die Muskeln Ihres vorderen Oberkörpers, vor allem, wenn es darum geht, Verletzungen vorzubeugen.

Wir kennen einen Mann, der sich im Umkleideraum des Fitnessstudios am Rücken verletzte, als er sich bückte, um seine Unterhose anzuziehen. Er lag ein paar Stunden lang splitternackt auf dem Boden, bevor er damit einverstanden war, dass ein Notarzt angerufen wird. Seine Trainer hatten ihn wiederholt darauf hingewiesen, auch für seine Rückenmuskulatur etwas zu tun. Nach seiner Genesung hat er diesen Rat dann befolgt.

Trapezmuskel

Wo er ist: Diese ziemlich große, drachenförmige Muskelschicht bedeckt die hinteren Nackenmuskeln, die Region zwischen den Schulterblättern und reicht bis zur Mitte des Rückens (siehe Abbildung 10.4).

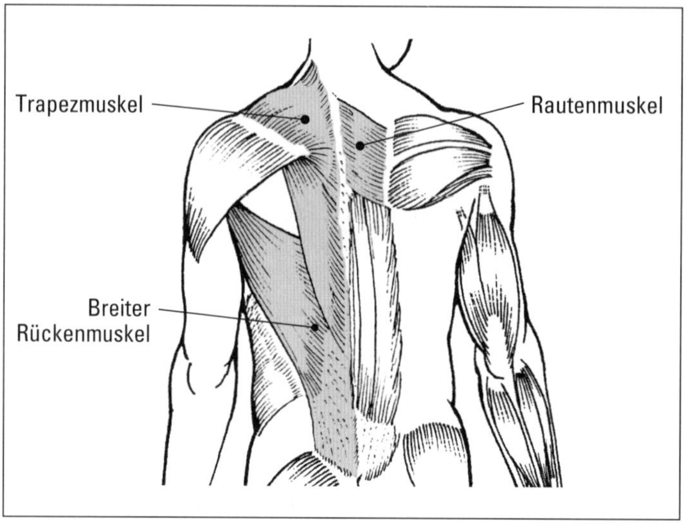

Abbildung 10.4: Rückenmuskulatur von hinten

Was er bewirkt: Sie benutzen ihn, wenn Sie mit der Schulter zucken oder den Arm ausstrecken, um ein Taxi heranzuwinken.

Warum er trainiert wird: Ein gut trainierter Trapezmuskel formt die Schultern und den oberen Rückenbereich. Übungen für diesen Muskel helfen Ihnen, wenn Sie Schmerzen im Nacken und in der Schulter haben, weil Sie den ganzen Tag am Schreibtisch oder vor dem Computer sitzen.

Wichtige Hinweise: Trainieren Sie diesen Muskel besonders sorgfältig, wenn Sie häufig einen Rucksack oder eine schwere Tasche über die Schulter gehängt tragen.

Unsere Lieblingsübungen: Schulterheben und -rollen mit einer oder zwei Hanteln. Wenn Ihre Nackenmuskulatur extrem schwach oder schwach ist, sollten Sie ohne Gewichte trainieren.

Breiter Rückenmuskel

Wo er sich befindet: Er ist Ihr größter Rückenmuskel. Greifen Sie nach hinten, gerade unterhalb der Armbeugen – und Sie haben ihn gefunden. Er reicht von der Schulter bis unterhalb der Taille (siehe Abbildung 10.4).

Was er bewirkt: Er steckt hinter jeder Ziehbewegung, wie etwa beim Öffnen einer Tür bei Gegenwind oder dem Zurückhalten Ihrer Dogge, wenn diese eine Katze verfolgen will.

Warum er trainiert wird: Ein gut gebauter Rückenmuskel lässt Ihre Taille und Hüften schmaler wirken, weil er den Rücken verbreitert. Wenn Sie eine Sportart ausüben, bei der Sie einen Schläger verwenden, wie Golf oder Hockey, sollten Sie der Stärkung dieses Muskels besonders viel Zeit widmen. Aber auch Jogger, Walker und Radfahrer profitieren von einem starken Rückenmuskel, da er hängende Schultern ausgleicht.

Wichtige Tipps: Wenn Sie Übungen zur Stärkung des Rückenmuskels machen, betrachten Sie Ihre Arme nur als Verbindung zwischen dem Rücken und der Hantel. Konzentrieren Sie sich darauf, nur den Rückenmuskel und nicht die Arme zu trainieren.

Unsere Lieblingsübungen: Rückenübungen am Seilzuggerät und mit Hanteln.

Rautenmuskel

Wo er sich befindet: Dieser abgeplattete, rechteckige Muskel liegt zwischen dem Rückgrat und dem Schulterblatt und wird vom Trapezmuskel fast verdeckt (siehe Abbildung 10.4).

Was er bewirkt: Er hilft beim Zusammenziehen Ihrer Schulterblätter und unterstützt somit eine gute Haltung.

Warum er trainiert wird: Um der Tendenz, die Schultern hängen zu lassen, entgegenzuwirken.

Wichtige Hinweise: Sie werden im Fitnessstudio kein Gerät finden, das speziell diesen Muskel trainiert. Das liegt daran, dass er nicht separat trainiert werden muss, sondern Sie das zusammen mit anderen Muskelpartien, wie dem Trapezmuskel, dem hinteren Schulterbereich und dem breiten Rückenmuskel, tun.

Unsere Lieblingsübungen: Rückenübungen mit der Hantel.

Rückenstreckmuskeln

Wo sie sich befinden: Diese Muskeln folgen dem Rückgrat in seiner ganzen Länge (siehe Abbildung 10.5). Konzentrieren Sie sich bei den weiter hinten vorgestellten Übungen auf das untere Drittel Ihres Rückens.

Was sie bewirken: Sie richten Ihr Rückgrat auf – wenn Sie sich zum Beispiel gebückt haben, um Ihre Schuhe zu binden. Sie halten außerdem zusammen mit den Bauchmuskeln das Rückgrat stabil, wenn Sie den Rest des Körpers bewegen – zum Beispiel, wenn Sie im Auto nach hinten greifen, um etwas vom Rücksitz nach vorne zu holen.

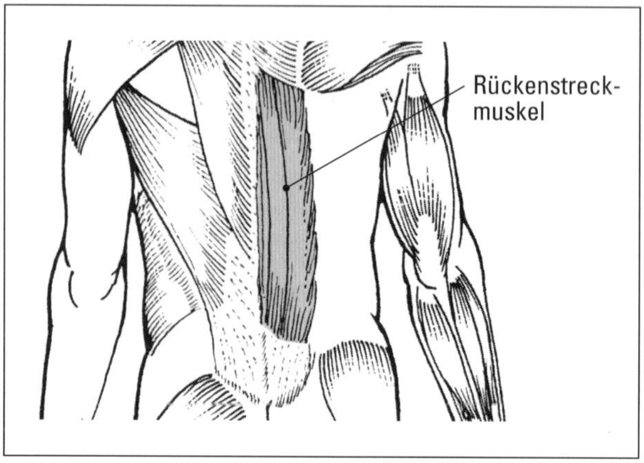

Abbildung 10.5: Die Muskeln des unteren Rückenbereichs

Warum sie trainiert werden: Etwa 80 Prozent aller Erwachsenen verspüren irgendwann Schmerzen im Rücken. Sie können diese vermeiden, wenn Sie die Muskeln im Bauch und im unteren Rückenbereich gleichberechtigt trainieren. Starke Muskeln im Rücken verhelfen auch zu einer guten Haltung.

Wichtige Hinweise: Verletzungen im unteren Rückenbereich sind sehr häufig. Wenn Sie in diesem Bereich oft Schmerzen verspüren, sollten Sie Ihren Arzt nach gezielten Übungen dagegen fragen.

Unsere Lieblingsübungen: Rückendehnung auf der Hebebank.

Brust (großer und kleiner Brustmuskel)

Ihre Brustmuskelfasern breiten sich fächerartig aus und verbinden sich mit den Armen, Rippen und dem Schlüsselbein. Deshalb gibt es für diesen Bereich eine große Anzahl von Übungen, die Sie aus den unterschiedlichsten Positionen heraus ausüben können: Sie liegen flach auf einer Bank, bei der Sie die Winkel verstellen können, sitzen oder stehen kerzengerade oder liegen mit dem Gesicht nach unten (wie bei den Liegestützen). Fragen Sie Ihren Trainer nach unterschiedlichen Übungen für die Brustmuskulatur.

Wo sie sich befinden: Auf Ihrer Brust. Legen Sie Ihre rechte Hand dahin, wo Sie sie hinlegen, wenn Sie jemand auffordert, die Hand aufs Herz zu legen. Schon haben Sie sie gefunden (siehe Abbildung 10.6).

Was sie bewirken: Damit führen Sie Drückbewegungen aus – wenn Sie den Einkaufswagen oder Rasenmäher vor sich herschieben oder sich einen Weg durch die Menge bahnen. Aber auch bei kräftigen Umarmungen werden sie gebraucht.

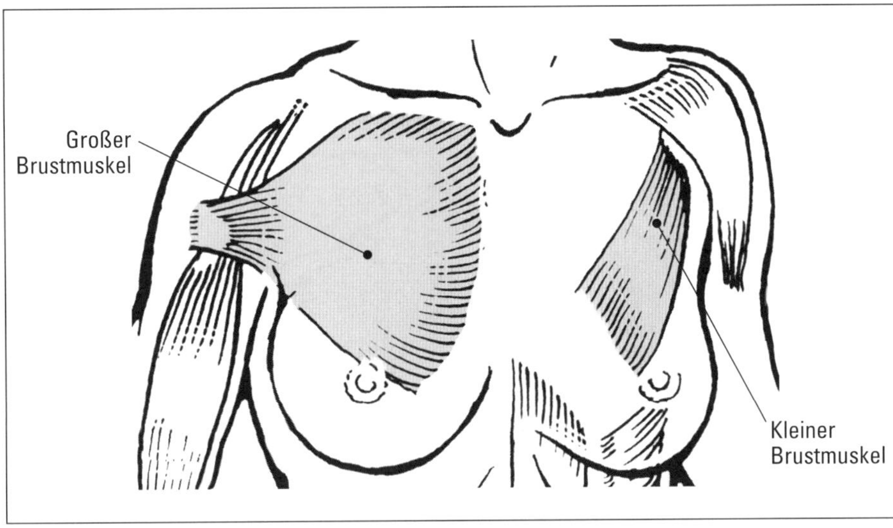

Abbildung 10.6: Die Brustmuskulatur

Warum sie trainiert werden: Sie werden ganz wunderbar in einem engen T-Shirt aussehen. Sie brauchen aber auch kräftige Brustmuskeln beim Tennis- und Golfspielen.

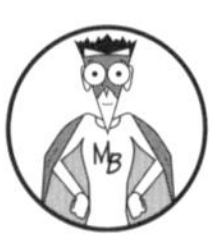

Wichtige Hinweise: Für Frauen: Ihre Brüste sind nicht Ihre Brustmuskeln. Die Brustmuskeln befinden sich direkt unter dem Brustgewebe. Starke Brustmuskeln können aber auch für einen strafferen Busen sorgen.

Für Männer: Fixieren Sie sich nicht so sehr auf die Brustmuskeln, dass Sie fast ausschließlich an der Brustpresse trainieren. Männer mit riesigen Brustmuskeln und dünnen Beinen sehen aus wie hart gekochte Eier auf Zahnstochern. Außerdem können all diese Übungen an der Brustpresse leicht zu Schulterverletzungen führen.

Unsere Lieblingsübungen: Brustpresse, Liegstütze.

Arme

Wenn Sie sich einmal die TV-Stars, Models und Musikstars von heute anschauen, werden Sie feststellen, dass kräftige Armmuskeln groß in Mode sind. Selbst Schaufensterpuppen haben heute eine gut ausgebildete Armmuskulatur. Denken Sie daran, Ihren vorderen und hinteren Armmuskeln die gleiche Aufmerksamkeit zu schenken. Wenn nämlich eine dieser Partien unverhältnismäßig kräftiger ist als die andere, steigt das Risiko von Ellenbogenverletzungen.

Bizeps

Wo er sich befindet: Der Bizeps ist der Muskel an der Vorderseite Ihres Oberarms (siehe Abbildung 10.7).

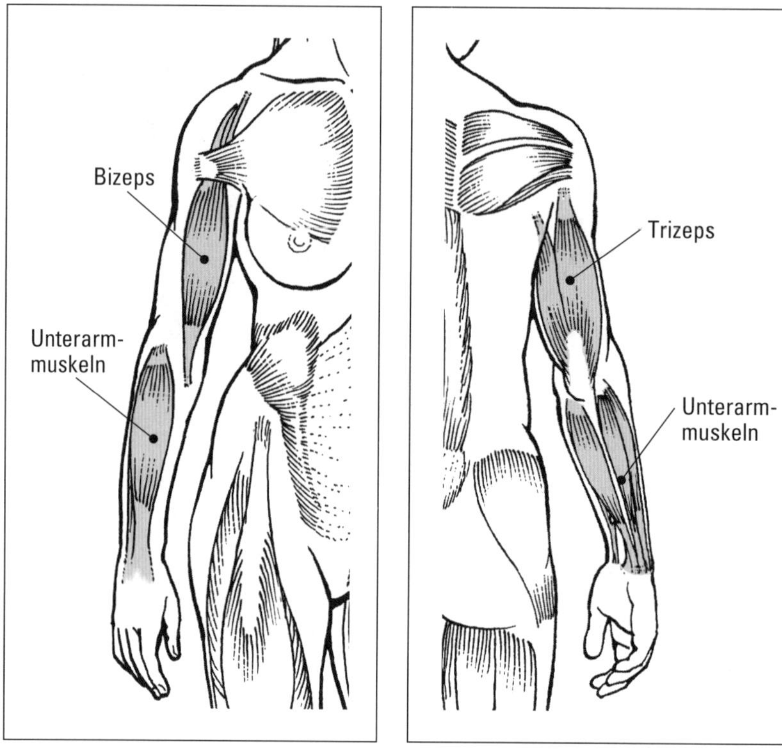

Abbildung 10.7: Die vorderen und hinteren Armmuskeln

Was er bewirkt: Die Beugung des Ellenbogens. Wenn Sie dieses Buch zur Hand nehmen oder Seiten umblättern, benutzen Sie Ihre Bizepse.

Warum er trainiert wird: Er hilft Ihnen beim Tragen, unterstützt auch die Rückenmuskulatur bei Ziehbewegungen und lässt Sie einfach stark aussehen.

Wichtige Hinweise: Viele Leute nehmen bei den Übungen zur Stärkung des Bizeps eine sehr schlechte Haltung ein. So schaukeln sie zum Beispiel zum Schwungholen beim Gewichtheben mit dem Oberkörper hin und her. Diese Haltung ist nicht nur für den unteren Rückenbereich gefährlich, sondern macht es dem Bizeps zu leicht. Achten Sie daher ganz speziell auf eine gute Haltung und vermeiden Sie zu schwere Gewichte.

Unsere Lieblingsübungen: Armbeugen mit einer oder zwei Hanteln; Armbeugen an der Seilzugmaschine.

Trizeps

Wo er sich befindet: Auf der Rückseite Ihres Oberarms (siehe Abbildung 10.7).

Was er bewirkt: Genau das Gegenteil von dem, was der Bizeps macht, nämlich die Streckung des Ellenbogens. Er hilft Ihren Brustmuskeln beim Schieben, wenn zum Beispiel Ihr alter Käfer an der Ampel stehen geblieben ist.

Warum er trainiert wird: Er soll verhindern, dass die Unterseite Ihrer Oberarme hin- und herflappt, wenn Sie beim Kartenspielen die Trümpfe auf den Tisch klopfen.

Wichtige Hinweise: Die Stärkung des Trizeps ist dann besonders wichtig, wenn Sie häufig mit gestrecktem Arm eine Aktentasche oder eine Einkaufstüte tragen. Schwache Trizepse – und die sind sehr häufig, da sie im Alltag nicht viel beansprucht werden – können zu Schmerzen im Ellenbogen führen.

Unsere Lieblingsübungen: Trizepsübungen am Seilzuggerät.

Unterarmmuskeln

Wo sie sich befinden: Diese Muskeln verlaufen zwischen dem Ellenbogen und dem Handgelenk (siehe Abbildung 10.7).

Was sie bewirken: Die Unterarmmuskeln beugen und bewegen das Handgelenk. Sie bilden außerdem die Verbindung zwischen dem Oberkörper und einer Hantel oder einem Hebel an einem Kraftgerät. Wenn Sie nicht die nötige Kraft im Handgelenk haben, eine Hantel zu heben, werden Sie auch nicht zum Bankdrücken in der Lage sein, selbst wenn Sie starke Brustmuskeln haben.

Warum sie trainiert werden: Starke Unterarmmuskeln helfen beim Gewichtheben. Um Symptome des Tennis-Ellenbogens oder einer Sehnenscheidentzündung im Handgelenk vorzubeugen oder zu lindern. Entzündungen im Handgelenk treten häufig bei Leuten auf, die viel tippen müssen oder an einem Fließband immer die gleichen Bewegungen ausführen, wie zum Beispiel das Festdrehen einer Schraube.

Wichtige Hinweise: Um sicherzustellen, dass Sie genug Kraft in den Handgelenken entwickeln, umfassen Sie die Hantelstange mit der ganzen Hand.

Unsere Lieblingsübungen: Handgelenke nach oben und unten beugen (mit Hanteln).

Bauchmuskeln

Ein flacher Bauch ist das Traumziel eines jeden Sporttreibenden. In allen Frauen- und Fitnessmagazinen erscheinen fast monatlich Tipps, wie man dies erreichen kann. Aber lassen Sie sich nichts vormachen und fallen Sie nicht auf Versprechungen herein wie: »Nur drei Minuten am Tag für einen flachen Bauch.« Sie können Ihre Bauchmuskeln trainieren, so viel Sie wollen, und Ihr Bauch wird trotzdem nicht flach, wenn Sie zu viel Fett um die Körpermitte herum mit sich rumschleppen. Bauchmuskeltraining ist ein Muss, um eine gute Körperhaltung zu erhalten und Rückenschmerzen vorzubeugen.

Äußerer Bauchmuskel

Wo er sich befindet: Ein flacher Muskel, der knapp unterhalb der Brust beginnt und sich bis unterhalb des Bauchnabels erstreckt (siehe Abbildung 10.8). Es handelt sich hier um einen einzigen Muskel und nicht um mehrere, wie oft irrtümlich angenommen wird. Dennoch können Sie Übungen machen, die gezielt den oberen oder unteren Bereich des Bauchmuskels trainieren.

Der Muskel genau unterhalb des äußeren Bauchmuskels wird als *traverses abdominis* bezeichnet. Er ist zuständig für den Schutz von Rumpf und Rückgrat. Sie können sich ihn als inneren Gewichthebergürtel vorstellen.

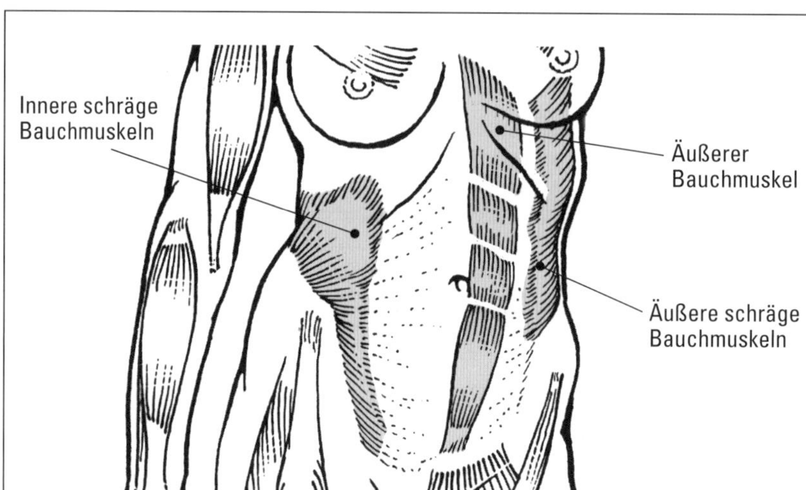

Abbildung 10.8: Die wichtigsten Bauchmuskeln

Was er bewirkt: Er ermöglicht die Beugung aus der Taille heraus und hält den Oberkörper stabil, wenn andere Muskeln eingesetzt werden. Wenn Sie Erde oder Schnee schaufeln, bewegen Sie die Arme, benötigen aber die Bauchmuskulatur, um das Gleichgewicht zu halten und den Rücken zu schonen.

Warum er trainiert wird: Der überzeugendste Grund ist ganz offensichtlich der, dass Sie einen straffen Bauch erhalten. Wenn Sie nicht zu viel Fett um die Mitte herum mit sich tragen und regelmäßig die Bauchmuskeln trainieren, können Sie sechs Muskelabschnitte erkennen, die man auch als *Waschbrettbauch* bezeichnet. Für die meisten von uns ist dieser Zustand jedoch völlig illusorisch, denn sogar diejenigen mit relativ niedrigem Körperfettanteil tragen in der Regel ein wenig Fett um die Mitte mit sich herum. Nun aber mal abgesehen vom Aussehen verhelfen Ihnen starke Bauchmuskeln zu einer beispielhaften Haltung und sie sind sehr wichtig, um Schmerzen im unteren Rückenbereich vorzubeugen.

Wichtige Hinweise: Vergessen Sie aber die vollen Sit-Ups, wie man sie Ihnen früher beigebracht hat, da Sie damit leicht Ihren Rücken verletzen können, vor allem, wenn Sie Ihre Füße fest verankern. Obwohl in vielen Studios Geräte speziell für die Bauchmuskulatur angeboten werden, halten wir Bodenübungen, wie etwa Crunches, für wirkungsvoller. Wir lehnen uns bei Bauchmuskelübungen auch gerne gegen einen übergroßen, so genannten Physioball. Um zu vermeiden, dass man vom Ball rutscht, muss man seine Position ständig korrigieren. Damit werden die Bauchmuskeln gründlicher trainiert als bei konventionellen Crunches. Vergessen Sie auch die diversen Geräte, die in der Werbung angeboten werden. Sie können Ihr Geld viel sinnvoller ausgeben.

Unsere Lieblingsübungen: Crunches mit dem Physioball, verschiedene Crunch-Variationen.

Äußere und innere schräge Bauchmuskeln

Wo sie sich befinden: Die Muskeln befinden sich rechts und links entlang der großen Bauchmuskeln (siehe Abbildung 10.8).

Was sie bewirken: Die Beugung aus der Hüfte heraus nach allen Seiten.

Warum sie trainiert werden: Starke äußere und innere Bauchmuskeln entlasten den Rücken und beugen so Schmerzen vor. Zusammen mit der Bauch- und der unteren Rückenmuskulatur unterstützen sie die Wirbelsäule.

Wichtige Hinweise: Wir raten davon ab, seitliche Beugungen mit einem Gewicht in jeder Hand auszuführen. Es sei denn, Sie streben eine dickere Taille an. Die Übung, einen Stock hinter dem Kopf an die Schultern zu halten und sich von der Taille heraus nach rechts und links zu bewegen kann zu starken Schmerzen im unteren Rückenbereich führen, vor allem, wenn Sie die Bewegung oft wiederholen.

Unsere Lieblingsübung: Crunches mit leichter Drehung des Oberkörpers

Po und Hüften

Wenn dieser Körperteil breiter ist als Sie es gerne hätten, sollten Sie dennoch nicht vor Gewichten zurückschrecken. Durch richtiges Krafttraining werden die Muskeln hier nicht größer, sondern straffer und wohlgeformt. Kräftigere Po- und Hüftmuskeln beugen Verletzungen in den Hüften und im unteren Rückenbereich vor. Wenn Sie fast den ganzen Tag im Sitzen verbringen, ist es besonders wichtig, diesen Bereich gezielt zu trainieren.

Großer Gesäßmuskel

Wo er sich befindet: Der größte Muskel in Ihrem Körper – als hätten Sie das nicht sowieso schon gewusst. Die beiden Hälften (linke und rechte Pobacke) formen zusammen Ihren Allerwertesten (siehe Abbildung 10.9).

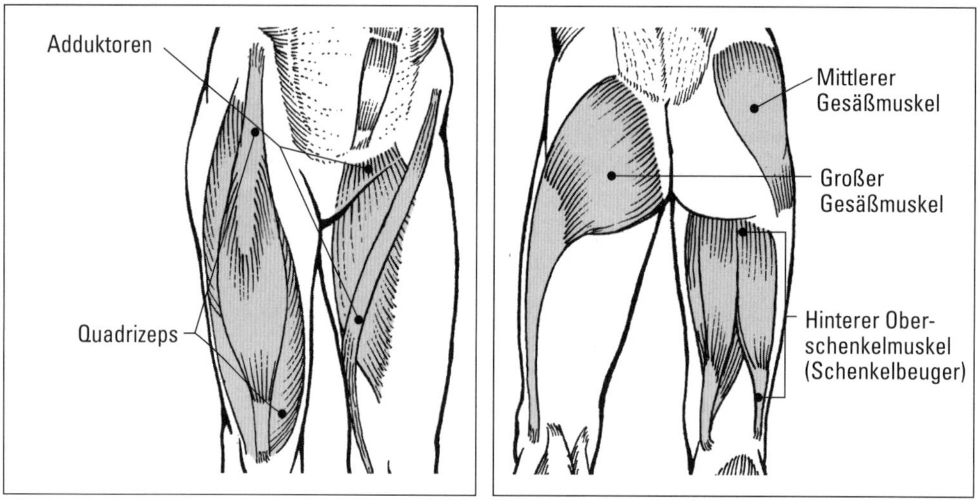

Abbildung 10.9: Gesäß- und Oberschenkelmuskulatur

Was er bewirkt: Hilft Ihnen beim Springen, Treppensteigen und Bergaufgehen, oder wenn Sie Ihr Bein nach hinten ausstrecken. Sie benutzen ihn auch, wenn Sie aus einer sitzenden Position heraus aufstehen.

Warum er trainiert wird: Er wird trainiert, um den Po straffer, runder und wohlgeformter aussehen zu lassen. Nur mit seiner Hilfe schaffen Sie es, vom Sofa aufzustehen und zum Workout zu gehen.

Wichtige Hinweise: Einige Übungen für Po und Hüften können auf die Knie gehen. Achten Sie daher genau auf die richtige Haltung, vor allem aber dann, wenn Sie bei den Übungen tiefe Kniebeugen ausführen.

Unsere Lieblingsübungen: Squat (halbe Kniebeuge), Varianten der ganzen Kniebeuge und Beindruckgerät.

Hüft-Abduktoren

Wo sie sich befinden: Sie bilden den fleischigsten Teil Ihrer Hüften.

Was sie bewirken: Sie ermöglicht es Ihnen, Ihre Beine seitlich nach außen zu bewegen, wie beim Inline-Skaten oder wenn Sie zur Seite treten, damit jemand vorbeigehen kann. Sie helfen außerdem dem großen Gesäßmuskel bei der Rotation der Hüften nach außen.

Warum sie trainiert werden: Sie werden trainiert, um die äußere Hüftpartie zu straffen und Hüftproblemen vorzubeugen. Sportler und Senioren sollten speziell Zeit hierfür aufwenden. Sie benötigen kräftige Abduktoren, um zu laufen, zu springen, Rad zu fahren, zu strampeln und zu skaten – also so in etwa für jede Bewegung des Unterkörpers. Sie verleihen Ihnen einen beschwingten Gang.

Wichtige Hinweise: Manche Übungsprogramme empfehlen, das Bein mindestens hundert Mal zu heben und zu senken. Wir erklären Ihnen in Kapitel 12, warum wir nichts von dieser Anweisung halten. Trainieren Sie die Abduktoren so wie alle anderen Muskelgruppen – indem Sie eine mittelschwere Übung 8 bis 15 Mal wiederholen.

Unsere Lieblingsübungen: Geräte zur Stärkung der äußeren Oberschenkelmuskulatur, Rotation der Hüfte.

Bein-Adduktoren

Wo sie sich befinden: Einige Muskeln, die von der Hüftinnenseite zu verschiedenen Stellen im inneren Oberschenkel führen. Wir müssen aber die einzelnen Muskeln nicht beim Namen kennen (siehe Abbildung 10.9).

Was sie bewirken: Sie ermöglichen es uns, ein Bein vor das andere zu setzen.

Warum sie trainiert werden: Wenn Sie auf einem Pferd oder Motorrad sitzen, drücken Sie Ihre inneren Oberschenkel nach innen, damit Sie nicht runterrutschen. Sie brauchen diese Muskeln auch beim Skaten, Fußballspielen und Brustschwimmen.

Wichtige Hinweise: Vergessen Sie die Geräte, die Sie mitunter in der Werbung sehen. Sie trainieren viel effektiver, wenn Sie Gummibänder bei den Bodenübungen einsetzen oder sich an eines der speziell für das Training dieser Muskelgruppe vorgesehenen Geräte im Studio setzen.

Unsere Lieblingsübungen: Geräte zur Stärkung dieser Muskelgruppe, Beinheben in Seitenlage.

Beine

Bedenken Sie immer, dass Ihre Beine Sie bis an das Ende Ihrer Tage auf dieser Welt tragen sollen. Behandeln Sie sie daher mit dem gebührenden Respekt. Wenn Sie die Beinmuskulatur kräftigen, können Sie Erkrankungen im Knie und im Fußgelenk vorbeugen und stets aktiv bleiben. Wohl geformte Beine, die auch gut in Shorts aussehen, sind die Belohnung.

Quadrizeps

Wo er sich befindet: Die vier Muskeln vorne am Oberschenkel (siehe Abbildung 10.9).

Was sie bewirken: Streckung des Knies.

Warum sie trainiert werden: Sie brauchen starke Quadrizepse oder Schenkelstrecker, wenn Sie gehen, laufen, klettern, Ski fahren, hüpfen und springen wollen. Starke Schenkelstrecker beugen Knieproblemen vor. (Wenn Sie bereits Probleme mit den Kniegelenken haben, fragen Sie Ihren Arzt nach geeigneten Übungen.)

Wichtige Hinweise: Keine Angst, wenn Sie ein starkes Brennen bei der Beindehnübung (siehe Kapitel 12) fühlen. Dies ist eine der Übungen, die sich ganz auf die Schenkelstrecker konzentrieren, was diese natürlich schnell ermüden lässt. Das Brennen wird durch überschüssige Milchsäure hervorgerufen, die mit aller Macht in die Muskeln schießt.

Unsere Lieblingsübungen: Squat (halbe Kniebeuge), Varianten der ganzen Kniebeuge und Geräte zum Training der Beinmuskulatur.

Schenkelbeuger

Wo sie sich befinden: Die drei Muskeln hinten am Oberschenkel (siehe Abbildung 10.9).

Was sie bewirken: Genau das Gegenteil zum Schenkelstrecker, das heißt, Sie benötigen sie, wenn Sie die Knie beugen. Sie unterstützen Ihre Pomuskeln beim Aufstehen aus einer sitzenden Position.

Warum sie trainiert werden: Verletzungen dieser Muskeln treten häufig auf, weil sie bei den meisten von uns im Gegensatz zu den Schenkelstreckern ziemlich schwach ausgebildet sind. Sie treten vor allem bei Gelegenheitssportlern auf, wenn sie am Sonntag einem Ball nachlaufen. Ein Freund von Suzanne hat sich sogar mal beim Bowling verletzt.

Wichtige Hinweise: Weil es in diesen Muskeln leicht zu Zerrungen kommen kann, ist hier das Aufwärmen besonders wichtig. Denken Sie nach dem Training auch an das Stretching. Sehen Sie in Kapitel 6 nach, wenn Sie mehr zu diesem Thema erfahren möchten.

Unsere Lieblingsübungen: Beinbeuger im Sitzen und Liegen (Seated Leg Curl Machine und Lying Leg Curl Machine, Ausfallschritt (Lunge) und Kreuzheben (Deadlift). Stärkt die Hamstrings, mehr dazu siehe Kapitel 3.

Zwillingswadenmuskel und Schollenmuskel

Wo sie sich befinden: Ihr Zwillingswadenmuskel ist der große, rautenförmige Muskel auf der Rückseite Ihres Unterschenkels, der den Waden die Form verleiht. Der Schollenmuskel befindet sich unmittelbar darunter (siehe Abbildung 10.10).

Was sie bewirken: Sie können sich auf die Zehenspitzen stellen und vor Freude in die Luft springen.

Warum sie trainiert werden: Kräftige, wohl geformte Waden sehen nicht nur gut aus, sondern ermöglichen es auch, dass Sie stundenlang mit Ihrem Liebsten spazieren gehen oder drei Stunden für ein Ticket von den Stones anstehen können. Sie brauchen Ihre Waden auch beim Tanzen, Springen, Laufen und Hüpfen.

Wichtige Hinweise: Einige von uns bevorzugen beim Wadentraining etwas leichtere Gewichte, dafür machen sie ein paar Wiederholungen – bis zu 25 – mehr als bei den anderen Muskelgruppen. Das Muskelgewebe in den Waden ist durch die ständige Beanspruchung (beim Gehen und Stehen) sehr dick und grob, man muss daher eine Übung öfter wiederholen, um bis zu den tiefsten Schichten vorzudringen.

Unsere Lieblingsübungen: Auf die Zehen stellen (im Stehen und im Sitzen), Geräteübungen.

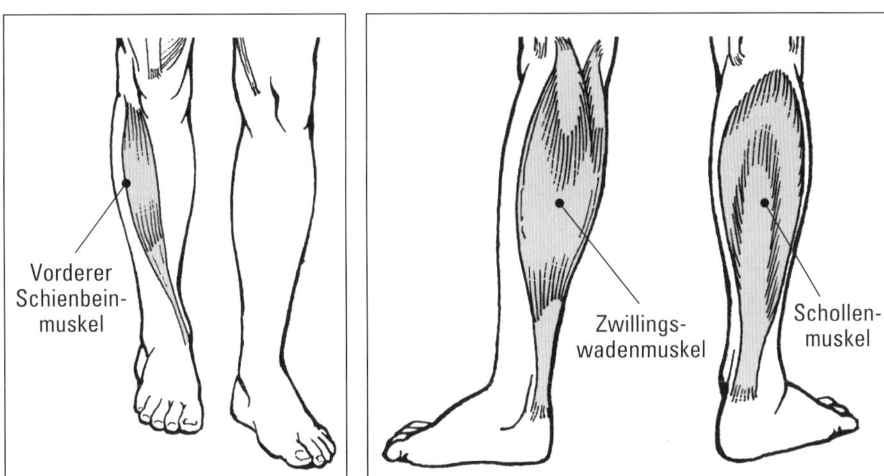

Abbildung 10.10: Die Unterschenkelmuskulatur

Vorderer Schienbeinmuskel

Wo er sich befindet: Der größte von mehreren Muskeln, die von den Fußgelenken bis knapp unterhalb der Kniescheiben reichen (siehe Abbildung 10.10).

Was er bewirkt: Er steuert die Bewegung Ihrer Zehen.

Warum er trainiert wird: Verletzungen des Schienbeins und der Fußgelenke treten häufig bei Läufern, Tänzern und all denen auf, die es in den Aerobicstunden übertreiben. Sie sind besonders anfällig, wenn Ihre Schienbeinmuskeln im Verhältnis zu den Wadenmuskeln schwach ausgebildet sind.

Wichtige Hinweise: Falls Sie sich doch eine Verletzung am Schienbein zuziehen, sollten Sie ein paar Tage Ihre Füße nicht belasten, bis der Schmerz nachgelassen hat. Kühlung und Stretching kann eine schnelle Heilung begünstigen (siehe Kapitel 3).

Unsere Lieblingsübungen: Da Sie wahrscheinlich im Fitnessstudio kein passendes Gerät zum Training der Schienbeinmuskulatur finden werden, sollten Sie einmal folgende Übung probieren: Stellen Sie sich gerade hin und heben Sie 8 bis 15 Mal die Zehen vom Boden ab.

Keine Angst vor den Geräten

11

In diesem Kapitel

- Die Geräte unter der Lupe
- Hanteln und Langhanteln: Pro und Kontra
- So benutzt man Seilzug-Geräte
- Trainieren mit Tubes (Schläuchen) und Bands (Bändern)
- Ihr Körper als Trainingsgerät

Sie müssen sich nicht dumm vorkommen angesichts der einzelnen Trainingsgeräte. Einige ähneln diesen Untersuchungsstühlen beim Frauenarzt, andere einer minimalistischen Skulptur oder einem Geländefahrzeug. Es ist ganz normal, dass Sie sich beim ersten Mal die Frage stellen: Wo setze ich mich hin? Was muss ich drücken? Ist jemand schon mal auf diesen Dingern gestorben?

Soweit uns bekannt ist, haben bisher alle das Training an diesen Geräten überlebt. Gewichttraining ist lange nicht so kompliziert, wie es auf den ersten Blick aussieht. Dennoch müssen Sie sich vorher mit den Geräten vertraut machen. In diesem Kapitel stellen wir Ihnen verschiedene Geräte vor, die Sie zu Hause oder im Fitnessstudio benutzen können. Wir erklären, was für und gegen die Benutzung der einzelnen Gerätetypen spricht und welche am besten geeignet sind, damit Sie Ihr persönliches Ziel erreichen. Hinweise für den Kauf von Trainingsgeräten für das eigene Fitnessstudio zu Hause finden Sie in Kapitel 23.

Kraftgeräte

Wenn Sie es schaffen, einen Ikea-Liegestuhl aufzustellen, dann haben Sie die Qualifikation für ein Kraftgerät schon erbracht. Alles in allem lässt es sich auf zwei relativ einfache Handgriffe einschränken: Sie stellen den Sitz richtig ein und drücken entweder an einer Stange oder ziehen an zwei Griffen. Die Griffe sind mit einem Seil oder einer Kette verbunden, an deren Ende ein Stapel von rechteckigen Gewichten hängt. Jede Platte in diesem Stapel wiegt normalerweise zwischen 2,5 und 10 Kilo, abhängig von den jeweiligen Fabrikaten. Vorne, in der Mitte der Platten befindet sich jeweils ein Loch. Wenn Sie zum Beispiel 20 Kilo heben möchten, stecken Sie einen Metallstab in die mit 20 Kilo gekennzeichnete Platte. Wenn Sie nun an den Griffen ziehen, heben Sie über die Verlängerung des Seils dieses Gewicht hoch.

Es gibt außerdem Geräte, die ohne den Gewichtsstapel auskommen. Die Gewichtsveränderung wird bei diesen Geräten durch Verschieben von Gewichtsplatten vorgenommen, die wie Donuts aussehen. Bei den Platten handelt es sich um dieselben, die auch für Langhanteln verwendet werden. Viele Geräte dieses Typs sind so konstruiert, dass man auch jeweils nur einen Arm oder ein Bein trainieren kann.

Kraftgeräte kennt man schon seit hundert Jahren. In den 50ern entwickelte Arthur Jones, Erfinder der Nautilus-Maschinen, ein Gerät, das bis zum heutigen Tag als wichtigste Entdeckung auf dem Gebiet der Kraftgeräte gilt. Jones erkannte, dass während des Trainings mit einer Hantel oder Langhantel Abschnitte, in denen das Training sehr schwer fällt, mit denen abwechseln, wo es leicht erscheint. (Versuchen Sie einmal Bizeps-Curls mit einer Hantel, und Sie werden feststellen, dass es dann am schwersten ist, wenn Ihre Unterarme parallel zum Boden gerichtet sind.) Weil jedoch die Muskeln dann am effektivsten arbeiten, wenn sie voll beansprucht werden, leitete Jones daraus ab, dass die herkömmlichen Trainingsmethoden die Muskeln nicht maximal einsetzen. Jones entdeckte weiterhin, dass, wenn für das Krafttraining ein Gerät mit einem nierenförmigen anstelle eines runden Griffs verwendet wird; die Muskeln während des *gesamten* Trainings einen Widerstand spüren und daher mehr gefordert werden.

Die meisten der heutigen Kraftgeräte arbeiten immer noch nach diesem Prinzip, obwohl sie in der Zwischenzeit natürlich verbessert wurden und sicherer und angenehmer zu benutzen sind. Die Geräte der meisten Top-Hersteller sind sehr gut. Die Marken unterscheiden sich im Allgemeinen in der Größe und Form der Griffe, den Winkeln der Stangen, den Sitzen und der Größe der Gewichte. Sollte Ihr Studio Geräte unterschiedlicher Hersteller anbieten, dann probieren Sie diese einfach durch. Oft liegt Ihnen eins mehr als das andere. Dies gilt auch für Geräte, die vom gleichen Hersteller kommen.

Kraftgeräte, die für den Hausgebrauch bestimmt sind, die so genannten *Multi-Funktionsgeräte*, sind im Allgemeinen nicht so ausgefeilt entwickelt wie die Geräte in den Fitnessstudios –, aber in vielen Fällen werden Ihre Muskeln den Unterschied nicht bemerken.

Die Vorteile von Geräten

Kraftgeräte sind besonders für Anfänger geeignet, da sie sicher in der Anwendung sind. Wenn Sie zum Beispiel zu schwach sind, um eine Übung zu beenden, brauchen Sie keine Angst zu haben, dass Ihnen eine Hantel auf die Brust fällt. Eine Warnung jedoch: Halten Sie Abstand, wenn Gewichtsstapel gehoben oder gesenkt werden. Wir haben schon ziemlich gruselige Unfälle gesehen.

Die Geräte erfordern wenig Koordination, da sie für gewöhnlich die Position Ihres Körpers und die auszuführende Bewegung vorgeben. Sehen wir uns mal die Schulterpresse an: Sie sitzen in einem Stuhl und drücken die Griffe nach oben – die gesamte Kraftanstrengung mündet in dieser Bewegung. Wenn Sie hingegen Ihre Schultern mit einer Langhantel trainieren (die Beschreibung finden Sie weiter hinten in diesem Kapitel), müssen Sie nicht nur die Hantel nach oben pressen, sondern diese auch im Gleichgewicht halten und gleichmäßig nach oben bewegen. Am Anfang werden Sie feststellen, dass Ihre Arme nach vorne und hinten schwanken. Auch wenn Sie sich mal an diese Übung gewöhnt haben, müssen Sie sich immer voll darauf konzentrieren, um das Gleichgewicht und die Koordination zu gewährleisten.

Sie werden vielleicht das eine oder andere Gerät kennen lernen, das ein gewisses Maß an Koordination verlangt. Diese Geräte sehen aus wie normale Kraftmaschinen, allerdings bewegen sich die Handgriffe der Gewichte nicht auf einem festgelegten Pfad. *Sie* als Benutzer müssen dabei das Gewicht kontrollieren, damit es nicht ins Schwanken gerät. Diese Geräte sind mit dem Ziel konstruiert worden, den Benutzern das Gefühl zu geben, mit freien Gewichten zu arbeiten, dabei aber die Sicherheit eines Kraftgeräts zu gewährleisten. Wir können diesem Konzept allerdings nichts abgewinnen: Diese Geräte sind für Anfänger zu kompliziert und für geübte Gewichtheber unbefriedigend. Wenn ein erfahrener Gewichtheber das Gefühl von freien Gewichten haben will, dann trainiert er auch mit freien Gewichten.

Noch ein weiteres Plus für die traditionellen Geräte: Sie erleichtern die *Isolation* bestimmter Muskelgruppen. Dieser Begriff bedeutet nicht mehr, als dass Sie einen Muskel gezielt auswählen und nicht mehrere Muskeln an der Übung beteiligen. Das ist sehr hilfreich, wenn Sie Korrekturen vornehmen möchten. Sie haben zum Beispiel schwach ausgeprägte Beinbizepse (hintere Oberschenkelmuskulatur). Es gibt ein Gerät, das nur diesen Bereich trainiert, währenddessen Ihr Körper regungslos ist. Mit freien Gewichten können Sie nicht nur gezielt Ihre Beinbizepse trainieren, sondern werden bei dieser Bewegung auch Ihre vordere Oberschenkel- und Pomuskulatur mit einsetzen.

Letztendlich eignen sich Geräte auch für einen schnellen Workout. Wenn in Ihrem Studio zehn oder zwölf verschiedene Geräte in einer Runde (*Zirkel*) angeordnet sind, können Sie von einem Gerät zum andern wechseln und so innerhalb von 20 Minuten Ihren ganzen Körper trainieren. *Zirkeltraining* bedeutet, dass die Geräte im Kreis oder auch in einer Reihe angeordnet sind und zwar in der Reihenfolge, in der sie benutzt werden sollen. Für gewöhnlich kommen die Geräte, mit denen Sie die großen Muskelgruppen trainieren (Brust, Rücken, Po und Oberschenkel) vor den Geräten für Schultern und Arme.

Die Nachteile von Geräten

Am Anfang ist es in Ordnung, wenn Sie nur mit Geräten trainieren. Nach zwei oder drei Monaten, in denen Sie zwei- oder dreimal wöchentlich im Studio waren, sollten Sie jedoch ein paar Übungen mit freien Gewichten einfügen. Geräterunden werden mit der Zeit ganz schön langweilig – für Sie und Ihre Muskeln. Auch Muskeln wollen immer wieder neu stimuliert werden, versuchen Sie es also ab und zu auch mit anderen Übungen. Im Schnitt hat jedes Studio zwei oder drei Geräte für jede Muskelgruppe; mit freien Gewichten haben Sie die Wahl zwischen einem Dutzend verschiedenen Übungen.

Bedenken Sie auch, dass nicht jedes Kraftgerät für *jeden* Körper geeignet ist. Die meisten Geräte sind für Leute entwickelt, die zwischen 160 und 190 Zentimeter groß sind. Wenn Sie sich außerhalb dieser Norm befinden, werden Sie den Sitz nicht auf die für Sie passende Höhe einstellen können. (Es kann schon eine gewisse Zeit in Anspruch nehmen, bis Sie herausfinden, welche Geräte für Sie passend einstellbar sind, da an den Geräten selbst keine Angaben hierzu gemacht werden.) Die Hersteller haben versucht, dieses Problem damit zu lösen, dass sie Kissen in verschiedenen Höhen zur Verfügung stellen, aber das klappt auch nicht bei jedem. Wenn Sie sich an einem Gerät unwohl fühlen – selbst wenn Sie die durchschnittliche Größe haben –, versuchen Sie es an einem anderen, mit dem Sie die gleiche Muskelgruppe trainieren können, oder gehen Sie zu den freien Gewichten.

Ein weiterer Nachteil von Geräten liegt in dem, was wir zuvor als Vorteil genannt haben, nämlich der Isolation einzelner Muskelgruppen. Da Sie auch im täglichen Leben Ihre Muskeln nicht isoliert einsetzen, denken manche Experten, dass dies auch im Studio nicht sinnvoll ist. Ihre Muskeln könnten sich durch ein gezieltes Training darauf einstellen, als unabhängige Gruppe zu agieren und die Kooperation mit den anderen verlernen. Das würde dann leichter zu Verletzungen führen.

Schauen wir uns zum Beispiel das *Beinbeuger-Gerät* an, mit dem der Beinbizeps trainiert wird. Sie liegen flach auf dem Bauch und beugen Ihre Knie so weit nach hinten, bis Ihre Fersen den Po berühren. Das ist eine ganz ausgezeichnete Übung für Ihre Beinbizepse, aber wann liegen Sie im wahren Leben auf dem Bauch und schlagen sich mit der Ferse auf den Hintern? Wir haben unter unseren Verwandten allerdings tatsächlich ein paar Exemplare, die diese Bewegungen ausführen, wenn sie einen Wutanfall haben. Und sie müssen nicht mal dafür trainieren. Manche Experten sind der Meinung, die Beinbizepse mit Bewegungen zu kräftigen, die auch im täglichen Leben häufig ausgeführt werden: Sie gehen in die Knie, als ob Sie eine schwere Schachtel aufheben möchten. Da die Geräte aber auch Vorteile haben, schlagen wir eine gesunde Mischung zwischen diesen und den freien Gewichten vor.

Noch ein letzter Nachteil von Kraftgeräten: Sie können sie nicht überallhin mitnehmen. Wenn Ihr Ferienhotel nur über eine Auswahl an Hanteln verfügt, wissen Sie, was Sie damit anstellen können – keine Entschuldigung also, Ihren regelmäßigen Workout ausfallen zu lassen.

Spezielle Hinweise für Geräte

Stellen Sie das Gerät richtig ein. Hüpfen Sie nicht einfach auf ein Gerät und legen Sie los. Wenn die letzte Person, die es benutzt hat, 30 Zentimeter größer als Sie war, könnten Sie buchstäblich »in der Luft hängen«.

Um ein Gerät einzustellen, müssen Sie normalerweise einen Metallstab herausziehen, den Sitz nach unten oder oben bewegen und dann den Stab wieder hineinschieben. Das mag Ihnen am Anfang lästig vorkommen, aber wenn Sie es unterlassen, kann es leichter zu Verletzungen kommen. Außerdem bringen Sie sich um einen guten Workout, da Sie nicht richtig oder vielleicht sogar die falschen Muskeln trainieren.

Fragen Sie Ihren Trainer, welche Einstellung die richtige für Sie ist. Gehen Sie allgemein so vor: Bringen Sie das Gelenk, das Sie bewegen wollen (das Knie zum Beispiel) auf eine Höhe mit dem Gelenk an dem Gerät, das sich bewegt. Sie sollten sich weder in die eine noch in die andere Richtung strecken müssen, um die gewünschte Bewegung auszuführen.

- ✔ **Überprüfen Sie das eingestellte Gewicht.** Fangen Sie nie mit einer Übung an, ohne das eingestellte Gewicht zu kontrollieren. Sonst könnte es sein, dass Ihre Augen vor Anstrengung aus den Höhlen springen oder Sie den Stapel überhaupt nicht bewegen können. Schreiben Sie sich am Anfang auf, welches Gewicht Sie aufgelegt und auf welche Höhe Sie den Sitz eingestellt haben. Der Sitz kann üblicherweise auf einer Skala von 1 bis 10 verstellt werden. Häufig stellen die Studios spezielle Trainingsblätter zur Verfügung oder Sie fertigen sich selbst eines an.
- ✔ **Sie sollten jedes Gerät beim Namen kennen.** Sie sollen den *Latzug* nicht als das Gerät beschreiben, bei dem Sie »eine Stange nach unten gegen die Brust ziehen«. Wenn Sie den Namen des Gerätes kennen, wissen Sie auch, was Sie damit trainieren – nämlich Ihren großen Rückenmuskel. Auf vielen Geräten befindet sich oft deren Bezeichnung. Vergleichen Sie, ob der Name auf dem Gerät mit dem auf Ihrer Trainingstabelle übereinstimmt.
- ✔ **Lassen Sie sich Zeit.** Wenn die Gewichte beim Heben klappern, liegt das darin, dass Sie die Bewegungen zu schnell ausführen. Viele Gerätehersteller empfehlen, beim Heben der Gewichte langsam bis zwei und beim Senken langsam bis vier zu zählen. Vielleicht ist es Ihnen angenehmer, wenn Sie bei beiden Bewegungen langsam bis zwei zählen. Wenn Sie erst etwas geübter sind, sollten Sie es auch mal superlangsam versuchen. Dabei müssen Sie für jede Bewegung bis 20 zählen. Wir beschreiben diese Technik in Kapitel 12.
- ✔ **Benutzen Sie den Anschnallgurt, wenn vorhanden.** Wir wissen, dass es noch kein Gesetz gibt, das das Anschnallen im Fitnessstudio vorschreibt. Aber es gibt trotzdem einen überzeugenden Grund, warum Sie den Gurt benutzen sollten, wenn einer am Gerät angebracht ist: um während der Übung ruhig zu sitzen.
- ✔ **Verändern Sie das Gewicht in den kleinstmöglichen Abstufungen.** Die meisten Geräte haben auch halbe Gewichtsplatten. Anstatt das Gewicht immer gleich um eine ganze Platte zu erhöhen, gehen Sie lieber langsam vor.

Freie Gewichte

Freie Gewichte oder Freihanteln sind Stangen mit Gewichten an beiden Enden. Die mit den langen Stangen nennt man Langhanteln, die kürzeren einfach nur Hanteln (siehe Abbildung 11.1). Sie brauchen zwei Hände, um eine Langhantel zu heben. Eine Hantel heben Sie mit einer Hand hoch (es gibt aber auch einige Übungen, bei denen Sie eine Hantel mit beiden Händen halten).

Hanteln und Langhanteln nennt man *freie* Gewichte, weil sie nicht mit einer Kette, einem Seil oder Gewichtsplatten verbunden sind. Sie können damit tun, was Sie wollen. Wir empfehlen jedoch, sie zum Krafttraining und nicht zum Nägeleinschlagen zu verwenden.

In den meisten Studios finden Sie eine große Anzahl von Hanteln, die nach Gewicht, für gewöhnlich von einem bis zu 50 Kilo, sortiert sind.

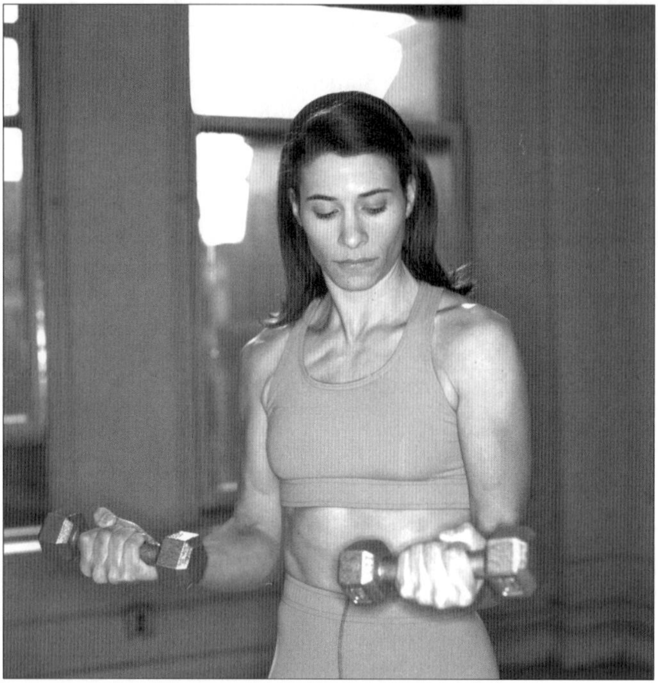

Abbildung 11.1: Sie können Hanteln für unzählige Übungen verwenden.

In fast allen Studios finden Sie Stangen ohne Gewichte an den beiden Enden vor. Eine Stange wiegt üblicherweise 20 Kilo. Um das Gewicht zu erhöhen, befestigen Sie runde Scheiben, die in der Mitte ein Loch haben, mit Hilfe einer Manschette an der Stange. Eine Auswahl an Scheiben von einem bis 20 Kilo befindet sich in einem Regal in der Nähe der Stangen. Wenn Sie 30 Kilo heben möchten, befestigen Sie je eine fünf Kilo schwere Scheibe an beiden Enden der Stange. Entfernen Sie nach dem Training die Scheiben von den Stangen und legen Sie sie wieder an ihren ursprünglichen Platz zurück, wenn Sie sich keine unfreundlichen Blicke vom Personal und anderen Trainierenden einhandeln möchten.

Die Vorteile von freien Gewichten

Freie Gewichte sind wesentlich vielseitiger verwendbar als Geräte. Während Sie mit einem Kraftgerät nur eine bestimmte Übung ausführen können, bieten Ihnen Hanteln unzählige Möglichkeiten für das Krafttraining. Sie können sie gerade nach oben drücken, um Ihre Schultermuskulatur zu kräftigen, nach hinten pressen, um den Trizeps zu straffen, oder in jeder Hand eine halten, während Sie Kniebeugen machen, um die Oberschenkel- und Pomuskulatur zu trainieren. Sie können schon allein dadurch, wie Sie sie in den Händen halten, die Intensität des Trainings variieren.

Ein weiterer Vorteil der freien Gewichte liegt darin, dass Sie mit ihnen die Muskeln natürlich bewegen, das heißt, Sie bewegen sie so, wie Sie es in alltäglichen Situationen tun. Geräte hingegen trainieren immer nur bestimmte Muskelgruppen. Beim Training mit freien Gewichten werden die unterschiedlichsten Muskeln beansprucht, da Sie gleichzeitig ein Gewicht bewegen, das Gleichgewicht halten und auf die Koordination achten müssen. Einige Leute sind überzeugt, dass sie schneller Kraft gewinnen und Muskeln aufbauen, wenn sie mit freien Gewichten trainieren.

Was tun, wenn Sie um Hilfe gebeten werden

Wenn Sie häufig im Fitnessstudio sind, werden Sie früher oder später mal die Frage hören: »Hey Kumpel, kannst du mir mal helfen?« Das bedeutet, dass man Sie um Unterstützung bei der nächsten Runde an einem Fitnessgerät bittet. Sie können stolz sein, denn nun sind Sie in die Fitnessgemeinde aufgenommen. Sie tragen damit aber auch eine große Verantwortung, denn jetzt sind Sie für die Sicherheit dieser Person mit verantwortlich.

Aber auch Sie sollten nicht zögern, jemanden um Hilfe zu bitten, wenn Sie Bedenken haben, dass Sie einen Durchgang nicht ganz schaffen werden. Das ist vor allem immer dann wichtig, wenn Sie planen, schwerere Gewichte auszuprobieren. Sie können einen Mitarbeiter des Studios fragen oder jemanden, der sich in Ihrer Nähe aufhält und nicht zu beschäftigt aussieht (eine gute Gelegenheit, um Bekanntschaften zu knüpfen). Klären Sie die Person, die Sie um Hilfe gebeten haben, darüber auf, wie viele Wiederholungen Sie vorhaben und ab wann Sie eine Unterstützung wünschen.

Hier ein paar Hinweise, was Sie tun sollen, wenn man Sie als Aufpasser ausgewählt hat:

✔ **Seien Sie immer auf der Hut.** Fangen Sie keine großen Diskussionen an, sondern konzentrieren Sie sich ganz auf den Trainierenden. Sie müssen im Notfall im Bruchteil von Sekunden bereit sein, die Langhantel von seiner Brust zu heben, wenn ihm plötzlich die Arme versagen.

✔ **Fragen Sie den Trainierenden, wo er Ihre Hände sehen möchte.** Es gibt verschiedene Möglichkeiten. Sie können Ihre Fingerspitzen die gesamte Zeit leicht an der Stange haben, damit Sie sofort zufassen können, wenn Sie darum gebeten werden – in der Regel bei den letzten Wiederholungen. Einige Leute, zu denen auch wir gehören, haben das nicht so gerne. Irgendwie verringert es das Erfolgserlebnis, wenn Sie es doch ohne fremde Hilfe geschafft haben. Wir verwenden lieber die Hab-Acht-Technik, bei der die Hände ein paar Zentimeter von der Hantel entfernt bleiben und die Stange erst dann berühren, wenn es dem Trainierenden zu viel wird.

✔ **Sagen Sie es, wenn Sie sich nicht in der Lage fühlen, diese Verantwortung zu übernehmen.** Spielen Sie nicht den Helden. Sie müssen nicht selbst 50 Kilo heben können, wenn Sie jemand bei einer Übung um Unterstützung bittet – Sie sollen ja nur aushelfen. Sie sollten diese Bitte jedoch ablehnen, wenn es Ihnen Mühe bereitet, zwei Kilo schwere Hanteln aus dem Regal zu heben.

- **Seien Sie nicht übereifrig.** Sie sollen nur *helfen*, nicht das Kommando übernehmen. Wenn Sie jemandem an der Brustpresse beistehen, sollen Sie sich nicht über die Stange beugen, mit beiden Händen danach greifen und sie auf und ab bewegen. Auch hier braucht es ein wenig Erfahrung, um abschätzen zu können, wie viel Unterstützung notwendig ist.
- **Leisten Sie verbalen Beistand.** Sagen Sie Dinge wie: »Sie haben's gleich geschafft! Das machen Sie prima!« Solche Worte feuern den Trainierenden an und sorgen nebenbei dafür, dass auch genügend bewundernde Blicke auf Sie gerichtet werden.
- **Frischer Atem gehört dazu.** Sie werden sich ganz dicht einer anderen Person nähern und noch dazu schwer atmen. Sie möchten sicher nicht, dass man Ihnen heimlich Pfefferminz-Kaugummis zusteckt.

Die Nachteile von freien Gewichten

Anfänger können sich oft nur schwer für das Training mit freien Gewichten begeistern. Man muss im Vergleich zu den Geräten mehr Anweisungen befolgen, es können viel leichter Fehler gemacht werden und die Verletzungsgefahr ist wesentlich höher. Außerdem erfordern die Übungen mit freien Gewichten auch eine höhere Konzentration, um das Gleichgewicht halten zu können. Wenn Sie nicht viel Zeit haben, haben Sie von einem Training mit Geräten wahrscheinlich mehr als von dem mit freien Gewichten. Es geht schneller, einen kleinen Metallstab in einen Stapel von Gewichten zu stecken, als ständig Scheiben an einer Langhantel zu wechseln.

Spezielle Hinweise für freie Gewichte

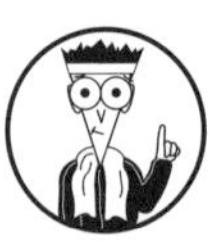

Sie müssen jedoch sehr vorsichtig sein, da man sich auch schon mit leichten Gewichten verletzten kann. Debbie Bacon aus Phoenix, Arizona, musste diese bittere Erfahrung machen. Sie wusste, dass ihr Mann spät nach Hause kommen würde. Um nicht einzuschlafen, nutzte sie die Zeit des Wartens dazu, mit Gewichten zu trainieren. Für einen Workout der Schultermuskulatur benutzte sie zwei 3-Kilo-Hanteln. Sie nickte trotzdem kurz ein, verlor die Kontrolle über die Gewichte, die gegeneinander schlugen und dabei ihren Zeige- und Ringfinger verletzten. Sie brach sich einen Finger und ein Teil ihres künstlichen Fingernagels suchte sich einen Platz, wo er nicht hingehörte. Wir wollen Ihnen die Einzelheiten ersparen. Es reicht, wenn wir wiederholen: Passen Sie auf, wenn Sie mit freien Gewichten trainieren. Hier ein paar weitere Tipps, wie Sie Unfälle vermeiden können:

Wenn Sie mit sehr schweren Gewichten trainieren, sollten Sie jemanden bitten, Ihnen zur Seite zu stehen (siehe Abbildung 11.2 und die Anmerkungen im Kasten *Was tun, wenn Sie um Hilfe gebeten werden*).

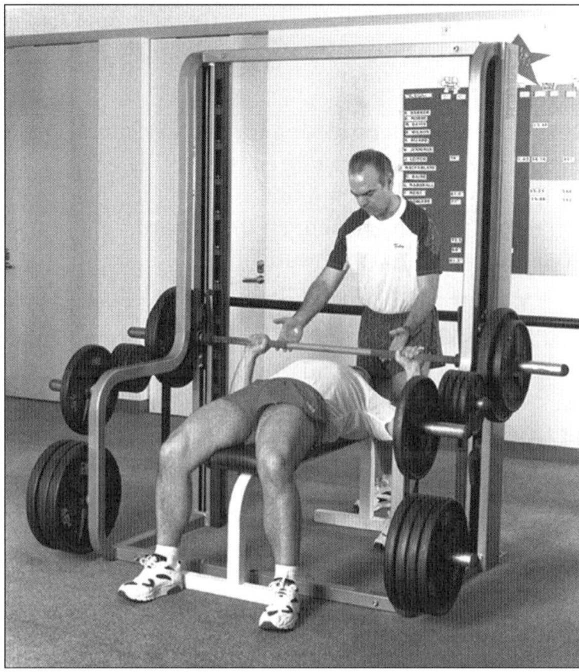

Abbildung 11.2: Zwei hilfreiche Hände an Ihrer Seite

- ✔ **Seien Sie vorsichtig, wenn Sie ein Gewicht aus dem Regal nehmen oder zurücklegen.** Heben Sie niemals ein Gewicht vom Boden auf, ohne in die Knie zu gehen und die Ellenbogen zu beugen.
- ✔ **Lassen Sie die Gewichte nach einem Durchgang nicht einfach fallen.** Das Geräusch würde sicher die anderen Gewichtheber stören. Außerdem könnte die Hantel wegrollen und auf jemandes Zehen landen.
- ✔ **Heben Sie die Gewichtsplatten immer mit beiden Händen an.** Man kann sich ebenso leicht dabei verletzen, ein Gewicht an der Stange zu befestigen, wie beim Training selbst. Versuchen Sie nicht, Gewichte zu bewegen, die zu schwer für Sie sind.

Ein paar Bemerkungen zu Bänken

Beim Freihantel-Training werden Sie öfter mal eine Bank benötigen. Das gilt auch für das Training zu Hause. Einige Bänke sind flach, andere schräg geneigt, wie schmale Stühle mit hohen, gepolsterten Lehnen. Bei anderen können Sie selbst die gewünschte Neigung einstellen. Hier nennen wir ein paar Möglichkeiten, wie Sie die Bänke benutzen sollen.

Probieren Sie verschiedene Neigungen aus, vor allem bei Übungen für die Brust. Wenn Sie die Bank leicht hoch stellen, können Sie die Gewebefasern im oberen Brustbereich besser trainieren. Umgekehrt stärkt eine leicht tief gestellte Bank den unteren Brustbereich. Sie können den Winkel bei jedem Workout leicht verändern.

- ✔ **Verwenden Sie eine Bank als Unterstützung für den Rücken.** Wenn Sie die Hanteln über Ihren Kopf heben oder Bizeps-Curls ausführen, sollten Sie den Sitz der Bank ganz gerade stellen, damit der Rücken fest dagegen lehnt. So schützen Sie Ihren Rücken, und es ist schwieriger zu schummeln, denn Sie können Ihren Körper nicht nach hinten und vorne bewegen und den dadurch erzeugten Schwung in die Trainingsbewegung mit den Hanteln umlenken. Sie müssen das ganz allein durch die Kraft Ihres Bizeps schaffen.
- ✔ **Benutzen Sie die Trainingsbänke nur für einen Zweck: zum Trainieren.** Benutzen Sie sie nicht, um zu Hause eine Glühbirne auszuwechseln oder im Studio ein Nickerchen zu halten. Und niemals, niemals für Step Aerobic. Umgekehrt können Sie Ihre Step-Bank aber zum Training mit Gewichten verwenden, wenn Sie keine Hanteln benutzen, die schwerer als 15 Kilo sind.
- ✔ **Stellen Sie Ihre Füße flach auf den Boden oder flach auf die Bank – was Ihnen angenehmer ist.**
- ✔ **Wenn Ihre Füße fest verankert sind, fällt es Ihnen viel leichter, eine gute Haltung einzunehmen.** Mit den Füßen in der Luft sehen Sie aus wie jemand, der darum bittet, dass ihm der Bauch gekrault wird. Und Sie können auch nicht plötzlich mitten in einer Übung von der Bank plumpsen.

Seilzug-Geräte

In den meisten Studios gibt es eine Kiste, in der sich ein Sammelsurium von Seilen, Handgriffen und kurzen, längeren, V-förmigen und geschwungenen Stäben befindet. Vielleicht dachten Sie, das sei für den Schrottplatz bestimmt. Aber da irren Sie sich. Diese Gegenstände können an einem Seilzug-Gerät befestigt werden, an dem man die unterschiedlichsten Übungen ausführt. Ein Seilzug-Gerät besteht aus einem Seil und einer Winde, die an einem Metallrahmen hängt.

Um Ihre Rückenmuskulatur zu stärken, ziehen Sie an einem Griff, der über ein Seil an einer hohen Winde befestigt ist, also ganz oben im Metallrahmen. Zur Kräftigung der Bizepse ziehen Sie am Seil an der unteren Winde, die am Rahmen nur ein paar Zentimeter über dem Boden befestigt ist. Die Brustmuskulatur trainieren Sie mit zwei hohen Winden, eine auf jeder Seite. Ziehen Sie die Griffe in Richtung Brust, so als wollten Sie jemanden umarmen. Diese Übung stärkt Ihre Schulter- und Brustmuskulatur auf eine Art, wie Sie es nicht mit einem Kraftgerät oder freien Gewichten tun können.

Seilzug-Geräte sind eine Mischung aus Kraftgeräten und freien Gewichten. Einerseits ist ein Seil an einem Stapel von Gewichten befestigt, andererseits sind Sie relativ frei in der Entscheidung, wie Sie Ihre Arme bewegen, und Sie haben auch die Freiheit, jede Menge falsch zu machen. Wie bei den freien Gewichten muss am Seilzug-Gerät stets die richtige Haltung kontrolliert werden. Sie bewegen auch hier bei jeder Übung mehrere Muskeln.

Probieren Sie die unterschiedlichen Gegenstände in der Kiste der Reihe nach aus. Die Griffe sind schnell ausgewechselt. Vielleicht ziehen Sie ja einen V-förmigen Griff einem geraden kurzen vor, wenn Sie Ihren Trizeps trainieren. Wenn Sie die Griffe wechseln, müssen Sie immer die eingestellten Gewichte kontrollieren. Es ist sogar möglich, dass Sie bei der gleichen Übung unterschiedliche Gewichte auflegen, je nachdem, ob der verwendete Griff gerade oder V-förmig ist.

Tubes und Bands

Die Tubes (Schläuche), die Sie für Ihren Workout hernehmen, ähneln denen in einem Geschäft für medizinische Ausrüstung – nur viel bunter. An manchen befinden sich Griffe oder Schnallen auf jeder Seite, oder sie kommen mit Plastikstäben und einer Türaufhängung (siehe Abbildung 11.3). Es gibt auch Trainings-Bands (Bänder), die Sie für einen Workout benutzen können. Sie bestehen aus langen, flachen Gummistreifen.

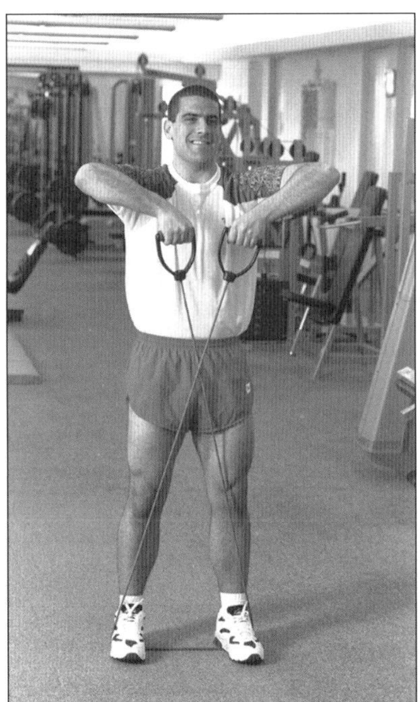

Abbildung 10.3: Mit Tubes können Sie praktisch jeden einzelnen Muskel im Körper trainieren.

Sie können mit den Tubes und Bands jede einzelne Muskelgruppe trainieren, obwohl bei manchen Übungen Bands, bei anderen wieder Tubes besser geeignet sind. Sie müssen es einfach ausprobieren. Hier ein Vorschlag, wie Sie den Bizeps der beiden Arme gleichzeitig kräftigen können: Sie stellen sich auf die Mitte des Bandes, halten mit jeder Hand ein Ende fest, die Ellenbogen bleiben immer auf der Seite. Beugen Sie nun Ihre Unterarme langsam vom Ellenbogen aus nach oben Richtung Schultern und wieder – langsam – zurück.

Die Vorteile: Bands und Tubes beanspruchen wenig Platz und können überallhin mitgenommen werden. Sie ermöglichen ein schnelles Krafttraining, egal wo Sie sich befinden: in Ihrer Wohnung, einem Hotelzimmer oder auf einem Zeltplatz in der Sahara. Bands und Tubes sind auch leicht verstellbar. Wenn Sie es schwieriger haben möchten, nehmen Sie einfach ein kürzeres oder dickeres Band. Und sie sind billig: Sie bekommen Bänder schon für ca. 20 Euro.

Die Nachteile: Wenn ein Tube oder Band abrutscht, können Sie einen Schlag ins Gesicht oder an eine andere empfindliche Stellen bekommen. Aua! Sie können bei diesen Übungen auch schlecht sagen, welchen Schwierigkeitsgrad Sie bewältigt haben, was einen späteren Vergleich unmöglich macht. Bei Gewichten ist es anders: Hier wissen Sie es, wenn Sie zehn Kilo gehoben oder 20 Kilo auf der Beinpresse aufgelegt haben und können dies auch schriftlich festhalten. Tubes werden in verschiedenen Stärken angeboten, von dünn bis extra-dick.

Beachten Sie folgende Tipps, wenn Sie mit Bands und Tubes trainieren:

- ✔ **Heben *und* senken Sie Bands oder Tubes langsam.** Dabei können Sie auch beobachten, wie Ihre Muskeln in beiden Richtungen »arbeiten«.
- ✔ **Wickeln Sie Bands oder Tubes nicht so fest um Ihre Hand, dass sie die Blutzirkulation unterbinden.** Wickeln Sie sie lieber ein paar Mal leicht um die Hand, so dass sie Ringe bilden, ähnlich wie Sie es mit einer Hundeleine tun würden.
- ✔ **Wenn Sie Bands oder Tubes unter Ihren Füßen platzieren, vergewissern Sie sich, dass sie fest darauf stehen.** Sie möchten nicht, dass sie unter Ihnen hervorschnellen.
- ✔ **Kaufen Sie Bands und Tubes, die speziell für Workouts bestimmt sind.** Überprüfen Sie sie regelmäßig auf Löcher und Risse.

Ihr Körper

Ja, auch Ihr eigener Körper ist ein Trainingsgerät. Sie können ihn heben, senken, beugen, zusammenziehen und in viele Richtungen drehen. Und richtig eingesetzt, stärken Sie mit diesen Bewegungen Ihre Muskeln. Sie brauchen kein Gerät oder Gewicht, wenn Sie Sit-Ups, Liegestütze oder ähnliche Übungen machen. Sobald Sie Ihren Körper oder Teile davon heben, kämpfen Sie gegen die Schwerkraft an – und das kann ganz schön anstrengend sein.

Die Vorteile: Sie brauchen keinen eigenen Platz, um ihn aufzubewahren, und Sie können ihn ganz sicher überallhin mitnehmen. Darüber hinaus können Sie mit Liegestützen und Klimmzügen andere ganz schön beeindrucken. Sie bewegen hier auch fast jeden Muskel im Körper. Wenn Ihnen wirklich daran gelegen ist, einen muskulösen Oberkörper zu bekommen, sollten Sie Liegestütze und Klimmzüge in Ihr Trainingsprogramm mit aufnehmen.

Die Nachteile: Haben Sie schon mal einen Klimmzug gemacht? Das ist verdammt schwer. Die meisten Leute schaffen es erst, wenn sie wenigstens ein paar Monate lang Gewichte gehoben haben. Und dann stellt sich vielleicht genau das Gegenteil ein: Die Klimmzüge sind dann viel zu einfach. Wenn Sie trotzdem weiterhin Fortschritte machen wollen, müssen Sie in Trainingsgeräte investieren oder ins Fitnessstudio gehen.

So gestalten Sie Ihr persönliches Krafttraining

12

In diesem Kapitel

- Zwei wichtige Begriffe: Satz und Wiederholung
- Wie viel Gewicht soll ich heben?
- Gute Haltung ist wichtig
- Bauchmuskeltraining
- Übungen für die wichtigsten Muskelgruppen

Immer wieder stoßen Sie in Zeitschriften oder Buchhandlungen auf Artikel und Bücher, in denen so genannte Experten dem »Geheimnis« auf die Spur gekommen sind. Sie kennen *die* Antwort, *den* Weg, um aus Ihnen das zu machen, wovon Sie träumen.

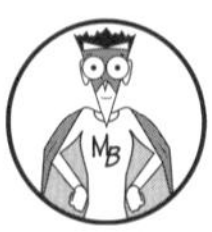

Nun, wir haben auch ein »Geheimnis«, das wir Ihnen hier verraten werden: Es gibt beim Krafttraining *keine* Geheimnisse. Um das für Sie passende Programm zu finden, müssen Sie verschiedene Methoden ausprobieren. Bedenken Sie, dass Gewichttraining eine Kunst und keine exakte Wissenschaft ist.

In diesem Kapitel stellen wir Ihnen eine Anzahl von Hilfsmitteln zur Verfügung, die Ihnen bei der Zusammenstellung Ihres Krafttrainings helfen werden. Wir behandeln Fragen wie: »Wie viel Gewicht soll ich heben?«, »Wie viele verschiedene Übungen sind sinnvoll?« und »Wie oft pro Woche soll ich ins Fitnessstudio gehen?« Es gibt keine eindeutige Antwort auf all diese Fragen. Sie müssen entscheiden, welche Technik Sie bevorzugen und auf welche Ihr Körper am besten anspricht. Wir empfehlen Ihnen dringend, zumindest einmal mit einem Trainer einen Termin zu vereinbaren, bevor Sie mit einem Trainingsprogramm beginnen.

Die Hauptpfeiler Ihres Krafttrainings

Sie können kein Programm aufstellen, ohne mit diesen zwei Begriffen vertraut zu sein: *Satz* und *Wiederholung*.

✔ Eine *Wiederholung* bezeichnet eine voll ausgeführte Bewegung. Wenn Sie Ihr Bein heben und es wieder zur Ausgangssituation zurückbringen, spricht man von einer Wiederholung.

✔ Ein *Satz* ist eine Gruppe von aufeinander folgenden Wiederholungen. Sie können zum Beispiel sagen: »Ich habe an der Brustpresse zwei Sätze mit jeweils zehn Wiederholungen gemacht.« Das heißt im Klartext, Sie haben zehn Mal in Folge ein Gewicht gehoben, eine Pause eingelegt und dann den Vorgang wiederholt.

Wie viele Wiederholungen soll ich machen?

Das hängt ganz davon ab, was Sie sich zum Ziel gesetzt haben. Wenn Sie maximale Kraft und große Muskeln anstreben, sollten Sie weniger als acht Wiederholungen pro Satz ausführen. Wenn es Ihnen jedoch darum geht, Muskeln aufzubauen und so viel Kraft zu gewinnen, um die alltäglichen Belastungen bestehen zu können – Möbel verrücken und Schnee schaufeln – sollten Sie zehn bis zwölf Wiederholungen ausführen. Dutzende von Wiederholungen mit ultraleichten Gewichten bringen für gewöhnlich nichts, weil die Muskeln nicht genug belastet werden.

Unabhängig davon, wie viele Wiederholungen Sie ausführen, wählen Sie das Gewicht immer so, dass die letzten Wiederholungen schwer fallen, ohne dass Sie jedoch Ihre gute Haltung verlieren. Nach einem Monat Krafttraining möchten Sie vielleicht bis zur physischen Grenze gehen, das heißt, dass die letzte Wiederholung so schwer fällt, dass Sie beim besten Willen keine weitere mehr ausführen können.

Wenn Sie aber gleich mehrere Ziele vor Augen haben, können Sie die Höhe des Gewichts und die Anzahl der Wiederholungen mischen. Wünschen Sie größere *und* wohl geformte Muskeln, können Sie zwischen schweren und leichteren Gewichten abwechseln. Einen Tag schwer, den nächsten leicht und so fort. Sie werden feststellen, auf welches Training Ihr Körper besser anspricht.

Benutzen Sie bei den unterschiedlichen Übungen nicht die gleichen Gewichte. Nehmen Sie höhere Gewichte bei den großen Muskeln, wie Oberschenkel, Brust und oberer Rückenbereich, und weniger, um die Schultern, Arme und den Bauch zu trainieren. Aber auch wenn Sie unterschiedliche Übungen für die gleiche Muskelgruppe machen, werden Sie wahrscheinlich verschiedene Gewichte benötigen. So kann man zum Beispiel auf der geraden Bank mehr Gewicht stemmen als auf der geneigten.

Schreiben Sie das verwendete Gewicht für jede Übung auf, dann müssen Sie das nächste Mal nicht wieder erst herumprobieren. Aber klammern Sie sich nicht an dieser Zahl fest. An manchen Tagen sind Sie einfach stärker als an anderen. Nur weil Sie am Montag 30 Kilo an der Brustpresse geschafft haben, heißt das nicht, dass Sie das am Mittwoch auch wieder können. Hören Sie auf Ihren Körper, er sagt Ihnen, was er schafft und was nicht.

Wie viele Kilos soll ich heben?

Um die Muskelkraft zu verbessern, müssen Sie so viele Gewichte heben, dass Ihre Muskeln belastet werden. Wir können Ihnen zwar kein bestimmtes Gewicht nennen, es muss nur so viel sein, dass Sie sich beim Heben anstrengen müssen und die letzte Wiederholung schon so schwer fällt, dass sie sich mit guter Körperhaltung gerade noch bewältigen lässt.

Ab dem Alter von 30 Jahren fängt jeder Mensch an, Knochenmasse zu verlieren. Aber keine Sorge, es gibt eine Lösung. Um die Knochendichte zu erhalten (das heißt, um genug Knochendichte zur Kompensation des altersbedingten Verlustes aufzubauen), müssen Sie ein Belastungstraining durchführen. Belastung bedeutet in diesem Fall, dass Ihr Skelett beim Laufen, Springen und … genau, beim Gewichtheben mit einer bestimmten Menge Gewicht belastet wird. Es gibt viele Theorien, die erklären, warum Belastungsübungen helfen, Knochenmasse aufzubauen. Die wahrscheinlichste ist wohl die, dass Ihr Körper so genannte *Osteoblasten* produziert, die bei Belastung eine Muskels Knochenmasse bilden. Dieses Phänomen geschieht dann, wenn der Muskel angespannt wird und die Sehnen an dem Knochen ziehen, an dem sie befestigt sind. Der Knochen muss sich dem Zug anpassen (dadurch kräftiger werden), wenn die Muskeln (und mit ihnen die Knochen) wie zum Beispiel beim Gewichtheben trainiert werden. Gewichtheben ist deshalb eine der besten Möglichkeiten zur Bildung von Knochenmasse. Bedenken Sie aber, dass Sie mit zunehmender Muskelkraft die Belastung erhöhen und mehr Gewichte auflegen.

Wie stelle ich fest, dass ich mehr zu heben imstande bin?

Es wird nicht lange dauern, bis Ihnen das Gewicht, das Sie ursprünglich gewählt haben, als zu leicht vorkommt. Wenn es Ihnen gelingt, die Anzahl an Wiederholungen, die Sie einmal festgelegt hatten, ohne weiteres auszuführen, sollten Sie das Gewicht erhöhen. Aber nur um eine Stufe, vielleicht müssen Sie am Anfang auch die Anzahl der Wiederholungen herabsetzen. Sie erkennen, dass Sie ein zu hohes Gewicht gewählt haben, daran, dass Sie die Wiederholungen nur mit schlechter Haltung zu Ende bringen können oder nahe daran sind aufzustöhnen.

Nicht alle Muskeln entwickeln sich gleich schnell. Nach einem Monat können Sie vielleicht das Gewicht für die Brustübungen bereits um zehn Kilo erhöhen, das für die Schulter aber nur um 2,5 Kilo.

Wie schnell soll ich die Bewegungen ausführen?

Zählen Sie langsam bis zwei, wenn Sie ein Gewicht heben, und beim Senken langsam bis zwei oder sogar vier. Wenn Sie schneller sind, werden Sie eine Menge Geräusche mit den Geräten verursachen, da diese unsanft aufeinander schlagen. Außerdem benutzen Sie in diesem Fall mehr die durch die Bewegung erzeugte Schwungkraft und nicht Ihre Muskelkraft. Die Bewegungen sollten langsam und gleichmäßig sein, wie das Pendel einer Standuhr.

Manche Trainer treiben diese Idee noch weiter und empfehlen Wiederholungen von 20 Sekunden und mehr – das so genannte »superlangsame Training«. Wir meinen, dass superlangsame Übungen ins Programm für Fortgeschrittene gehören, für Anfänger aber zu schwierig sind und zu Muskelkrämpfen führen.

Superlangsam bedeutet Folgendes: Sie brauchen für jede Wiederholung 20 Sekunden und führen drei bis fünf Wiederholungen aus. Das hört sich zwar nicht nach viel an, aber bedenken Sie, dass man dafür ungefähr zwei Mal so viel Zeit braucht wie für das traditionelle Gewichtheben. Anhänger dieser Technik behaupten, dass sie damit erheblich schnellere Erfolge erzielt haben.

Sie können diese Technik mit Geräten, freien Gewichten und auch allein mit dem Körpergewicht (zum Beispiel Liegestütze) anwenden. Sie ist aber sehr anstrengend, weil man dabei nicht den Schwung wie beim traditionellen Gewichtheben ausnutzen kann. Dieses Training ist sogar so anstrengend, dass in einem New Yorker Fitnessstudio ein Schild an der Wand davor warnt, sich sofort nach dem Training wieder ans Steuer eines Autos zu setzen. Das superlangsame Training erfordert eine Menge Geduld – mehr als die meisten Leute haben, was auch die hohe Abbrecherrate erklärt. Wenn Sie diese Technik versuchen möchten, empfehlen wir Ihnen, sich mit einem Trainer zusammenzutun, der Erfahrung auf diesem Gebiert hat.

Wir lehnen viele der Ideen dieser »superlangsamen Schule« ab. Diese Trainer behaupten, dass sich körperliche Fitness am besten durch ein superlangsames Training erreichen lässt und Ausdauerübungen als Vorbeugung gegen Herzprobleme und hohen Blutdruck unnötig sind. Da sind wir völlig anderer Meinung! Wie wir in diesem Buch an allen möglichen Stellen erklären, besteht ein ideales Fitnessprogramm immer aus einer Kombination von Ausdauer-, Flexibilitäts- und Kraftübungen.

Wie viele Sätze pro Übung sind sinnvoll?

Keine leichte Frage! Einigen Untersuchungen zufolge kann ein Satz pro Übung genauso viel wie drei oder vier bringen – jedenfalls in den ersten drei bis vier Trainingsmonaten. Daher unser Rat: Wenn Sie Anfänger sind oder nach einer längeren Pause wieder neu anfangen wollen, beginnen Sie mit einem Satz von zehn bis zwölf Wiederholungen, wobei die letzte schon richtig anstrengend sein soll. Sie sollten das Gewicht immer noch unter Kontrolle, dabei aber das Gefühl haben, eine weitere Wiederholung nicht mehr schaffen zu können. Die meisten Leute können nach zwei bis vier Wochen mehr Gewicht auflegen. Das ist auch der Zeitpunkt, an dem Sie für jede Muskelgruppe einen zweiten oder dritten Satz zulegen sollten. Wenn es aber Ihr Ziel ist, lediglich für den Alltag gesund und fit zu sein, belassen Sie es bei einem wirklich anstrengenden Satz.

Wenn jedoch das Ziel Ihrer Träume eine Figur wie Sylvester Stallone oder Linda Hamilton ist, müssen Sie mindestens 10 bis 20 Sätze pro Muskelgruppe ausführen.

Wie lange sollen die Ruhepausen zwischen den einzelnen Sätzen sein?

Hier sollten Sie Ihren Bedarf selbst einschätzen können. Anfänger ruhen in der Regel zwischen den einzelnen Sätzen jeweils 90 Sekunden aus, um ihren Muskeln ausreichend Zeit zur Erholung zu geben. Je fitter Sie werden, desto kürzer können Sie diese Zeitspanne halten – etwa 30 Sekunden reichen aus, dann sind Ihre Muskeln wieder zu neuen Taten bereit. Natürlich können Sie die Pausen kürzer halten, wenn Sie Übungen für verschiedene Muskelgruppen (zum Beispiel zuerst eine Schenkelübung, dass eine Brustmuskelübung) und nicht die gleichen hintereinander ausführen.

Nach ein paar Wochen Training können Sie die Pausen mit Ihren langfristigen Zielen in Übereinstimmung bringen. Wenn Sie zum Beispiel schwere Gewichte benutzen und nur wenige Wiederholungen ausführen, um Ihre Muskeln aufzubauen, dürfen Sie ruhig fünf Minuten Pause einlegen, damit sich Ihre Muskeln völlig erholen und bei jedem Satz bis an die Höchstgrenze gehen können.

Wenn Sie nicht so viel Zeit im Fitnessstudio verbringen können oder das Training lieber schneller hinter sich bringen möchten, probieren Sie doch das bereits genannte *Zirkeltraining* aus: Sie gehen von einer Übung zur nächsten und legen nur kleine oder gar keine Pausen ein. Diese Methode ist zwar nicht schlecht als Krafttraining, bringt aber in puncto Ausdauertraining nicht viel oder gar nichts.

Welche Reihenfolge sollte ich bei den Übungen einhalten?

Als Faustregel gilt: Trainieren Sie die großen vor den kleinen Muskelgruppen. Rücken und Brust vor Schulter und Armen, Ihren Po vor Oberschenkel und Waden. Kleinere Muskeln unterstützen die größeren. Wenn Sie Ihre kleineren Muskeln schon müde gemacht haben, bevor Sie mit den großen beginnen, können sie nicht mehr viel beisteuern. Die Bizepse unterstützen den oberen Rückenbereich, wenn Sie einen Latzug zur Brust ausführen, eine Übung, während der Sie eine Stange über sich nach unten an die Brust ziehen. Wenn Sie also die Bizepse vorher trainieren, werden sie anschließend zu schwach sein, um Sie beim Rückenmuskulaturtraining zu unterstützen.

Die Entscheidung, womit Sie beginnen – Brust, Rücken oder Beine – bleibt Ihnen überlassen. Sie können mit der Brustmuskulatur anfangen und dann mit den Rückenübungen fortfahren, oder Sie wechseln zwischen diesen Übungen ab: Brust, Rücken, Brust, Rücken usw. Die Übungen für die Bauchmuskeln können Sie nach Belieben einfügen.

Wie oft in der Woche sollte ich meine Muskeln trainieren?

Planen Sie zwei oder drei Termine pro Woche für ein Muskeltraining ein. Wenn es Ihr Ziel ist, sichtbar Muskeln aufzubauen, ist dreimal pro Woche vielleicht zu viel, da sich hier die Muskeln nicht ausreichend lange von der Anstrengung erholen können. Beschränken Sie in diesem Fall die Übungen auf zwei Workouts pro Woche für jede Muskelgruppe.

Wenn Sie feststellen, dass Sie sich für das Muskeltraining wirklich begeistern können, sollten Sie eine Aufteilung in Erwägung ziehen und einige Muskelgruppen an einem Tag trainieren und am folgenden oder übernächsten Tag die anderen. So widmen Sie sich ebenfalls jedem Muskel zweimal pro Woche, können aber mehr Zeit und Energie für die jeweils betroffene Muskelpartie aufbringen – und die notwendigen Ruhepausen gönnen Sie Ihrem Körper auch.

Die Aufteilung des Programms in mehrere Teilabschnitte ist vor allem dann sinnvoll, wenn es Ihre feste Absicht ist, Muskeln aufzubauen, oder wenn Ihnen nicht ausreichend Zeit an einem Stück zur Verfügung steht. Sie werden außerdem besser gelaunt und motiviert sein, wenn Sie in dem Bewusstsein ins Studio gehen, an einem bestimmten Tag nur die Brustmuskulatur, die Trizepse und Schultern trainieren zu müssen. Wahrscheinlich werden Sie dann sogar härter trainieren, als wenn Sie alle Muskelgruppen in einem einzigen Workout unterbringen wollten.

Es bieten sich mehrere Möglichkeiten für die Aufteilung des Trainingprogramms an. Sie haben die Wahl zwischen:

- ✔ **Drücken/ziehen:** Trainieren Sie die Muskeln, die bei Ziehbewegungen eingesetzt werden (Rücken und Bizepse) an einem Tag, beim folgenden Workout diejenigen, die notwendig bei Drückbewegungen (Brust und Trizepse) sind. Die Übungen für Beine, Schultern und Bauch können Sie beliebig einfügen. Die nachfolgende Tabelle enthält Vorschläge, wie Sie sich ein Wochenprogramm zusammenstellen können. Bitten Sie Ihren Trainer, Angestellte im Fitnessstudio oder sonstige Experten, Ihnen Übungen für jede Muskelgruppe zu zeigen.

Tag	**Aktion**	**Muskeln**
Montag	Drücken	Brust, Trizepse, untere Körperhälfte
Dienstag	Ziehen	Rücken, Bizepse, Schultern, Bauchmuskulatur
Mittwoch	Pause	
Donnerstag	Drücken	Brust, Trizepse, untere Körperhälfte
Freitag	Pause	
Sonnabend	Ziehen	Rücken, Bizepse, Schultern, Bauchmuskulatur
Sonntag	Pause	

- ✔ **Obere Körperhälfte/untere Körperhälfte**: Wechseln Sie mit dem Training für den oberen und unteren Körperbereich tageweise ab. Die Übungen für die Bauchmuskulatur fügen Sie an zwei bis vier Tagen nach Belieben ein.

Tag	Ober-/Unterkörper	Aktion
Montag	Oberkörper	Rücken, Brust, Schultern, Trizeps, Bizeps
Dienstag	Unterkörper	Po, Oberschenkel vorne und hinten, Waden, Bauch
Mittwoch	Pause	
Donnerstag	Oberkörper	Rücken, Brust, Schultern, Trizeps, Bizeps
Freitag	Pause	
Sonnabend	Unterkörper	Po, Oberschenkel vorne und hinten, Waden, Bauch
Sonntag	Pause	

Wie immer Sie auch Ihr Muskeltraining gestalten werden – den ganzen Körper an einem Tag oder einzelne Körperpartien an unterschiedlichen Tagen trainieren –, gönnen Sie den Muskeln, die Sie beansprucht haben, mindestens einen Tag Pause. Durch das Heben von Gewichten werden Ihre Muskeln buchstäblich auseinander gezogen. Sie brauchen diese 48 Stunden dazwischen, um sich zu erholen und neue Kräfte aufzubauen. (Ein Ausdauertraining können Sie getrost täglich machen, da es die Muskeln lange nicht so sehr beansprucht.) Die Ruhepausen sind für den Erfolg genauso wichtig wie das Training selbst. Wenn Sie die Muskeln überbeanspruchen, werden Schmerzen und Unfälle die Folge sein. Außerdem schwächen Sie dadurch die Muskeln, was genau das Gegenteil von dem ist, was Sie erreichen wollen.

Wie oft sollte ich meine Trainingsroutine ändern?

Manche Leute ändern ihre Übungen bei jedem Workout. Es gibt zwar keine feststehende Regel in diesem Punkt, aber wir empfehlen, monatlich wenigstens eine neue Übung zu versuchen. Nachdem Sie einmal die Grundroutine gelernt haben (siehe Kapitel 10), sollten Sie Ihr Repertoire erweitern, um genügend Optionen zur Verfügung zu haben. Sorgen Sie öfter mal für Abwechslung. Das steigert die Motivation und beschert Ihnen bessere Ergebnisse. Wenn Sie Monat für Monat und Jahr für Jahr bei den gleichen Übungen bleiben, gewöhnen sich die Muskeln an den Ablauf. Wenn Sie aber bei den Übungen abwechseln, beanspruchen Sie mehr und unterschiedliche Muskelfasern aus unterschiedlichen Winkeln.

Die Variation der Übungen ist nicht die einzige Möglichkeit, sich und die Muskeln immer neu zu stimulieren. Sie könnten zum Beispiel auch die Anzahl der Sätze oder Wiederholungen sowie die Länge der Pausen dazwischen verändern.

Sie könnten Ihr Workout-Programm auch in verschiedene Perioden unterteilen, von denen jede einzelne vier Wochen dauert. In jeder Periode trainieren Sie dabei mit einem anderen Schwerpunkt:

- ✔ Im ersten Monat könnten Sie zum Beispiel eine Grundroutine mit mittelschweren Gewichten und einem Satz mit zehn bis zwölf Wiederholungen pro Übung absolvieren.

- ✔ In der nächsten Periode könnten Sie schwerere Gewichte auflegen und mit nur sechs bis acht Wiederholungen sowie längeren Ruhepausen trainieren.
- ✔ In der dritten Phase trainieren Sie dann mit dem Schwerpunkt Ausdauer. Dabei machen Sie zwölf bis 15 Wiederholungen und kürzere Pausen zwischen den Übungen.

Diese Technik eignet sich besonders für Anfänger, weil sie ihnen hilft, sich auf ein einziges Ziel zu konzentrieren.

Alles über die Bauchmuskeln

Es gibt mehr Theorien über das Training der Bauchmuskulatur als über das Leben im All. Wir haben natürlich auch eine Theorie, wie Sie Ihren mittleren Körperbereich am besten straffen können. Lesen Sie in Kapitel 10 nach, wie die Bauchmuskeln heißen und wo sie sich befinden.

- ✔ **Bauchmuskeln nicht jeden Tag trainieren.** Wie die anderen Muskeln brauchen auch sie einen Tag Ruhe zwischen den einzelnen Workouts.
- ✔ **Machen Sie bis zu drei Sätze mit jeweils zehn bis 25 Wiederholungen.** Wenn Sie in der Lage sind, 100 Bauchmuskelübungen zu absolvieren, ohne dabei zu schwitzen, machen Sie die Übungen entweder zu schnell oder beteiligen die falschen Muskelgruppen an der Übung. Im folgenden Abschnitt finden Sie zwei Übungen (Einfacher Crunch und Crunch mit Gymnastikball), die ganz gezielt die Bauchmuskeln trainieren.
- ✔ **Verwenden Sie für das Bauchmuskeltraining keine Geräte.** Bleiben Sie bei Bodenübungen wie zum Beispiel Crunches und Curls oder Bewegungen mit dem Gymnastikball (siehe Kapitel 10). Wir halten nicht viel von Geräten, die die Bauchmuskulatur stärken sollen, da diese oft auch den unteren Rücken- und Hüftmuskel mit einbeziehen.
- ✔ **Wenn Sie mehr als zwölf Wiederholungen einer Übung für die Bauchmuskulatur schaffen, dann machen Sie die Wiederholungen zu schnell oder in schlechter Haltung, oder die Übung ist wirklich zu einfach für Sie.** So wie bei allen anderen Übungen auch, sollten Sie hier bei den letzten Wiederholungen Mühe haben, sie noch in guter Haltung auszuführen. 100 Wiederholungen einer Übung sind verlorene Zeit.
- ✔ Sie können die Übungen für die Bauchmuskulatur dadurch aufpeppen, dass Sie sich auf eine schräge Bank legen, Ihr Kopf muss sich unterhalb der Beine befinden. Diese Übung ist viel effektiver, als wenn Sie sich während des Trainings ein Gewicht auf den Bauch legen. Fixieren Sie dabei aber nicht die Füße. Damit verlagern Sie nur die Arbeit von den Bauchmuskeln auf die Muskeln des unteren Rücken- und vorderen Hüftbereichs.

Fortgeschrittene Trainingstechniken

Wir nennen die nachfolgenden Techniken *fortgeschritten*, obwohl sie natürlich auch von Anfängern angewendet werden können. Zumindest die meisten von ihnen – bei den anderen weisen wir darauf hin.

✔ **Super-Set:** Zwei aufeinander folgende Sätze unterschiedlicher Übungen ohne Zwischenpause. Beispiel: Sie machen eine Übung für die Brustmuskeln, gefolgt von einer ganz anderen Übung für die Brustmuskulatur und *dann* erst einer Pause. Ziel hierbei ist es, den Muskel völlig zu ermüden – ihn so zu beanspruchen, dass auch die tiefsten Fasern erreicht werden. Sie können diese Trainingstechnik auch mit Übungen machen, die unterschiedliche Muskelgruppen beanspruchen, zum Beispiel eine Übung für die Brust, der eine Übung für die Beine folgt. Bei dieser Reihenfolge machen Sie zwischendurch überhaupt keine Pause und sparen somit Zeit.

✔ **Pyramide:** Sie machen mehrere Sätze der gleichen Übung, erhöhen aber bei jedem Satz das Gewicht und reduzieren gleichzeitig die Anzahl der Wiederholungen. Sie beginnen zum Beispiel mit einem leichten Satz von zehn Wiederholungen, dann ein schwererer mit acht, ein noch schwererer mit sechs und so weiter, bis Sie ein Gewicht erreicht haben, bei dem Sie nur noch eine Wiederholung schaffen. Ziel dieser Methode ist es, den Schwierigkeitsgrad langsam und kontinuierlich zu steigern und den Muskel völlig zu ermüden.

✔ **Negatives:** Jemand hilft Ihnen dabei, das Gewicht in die Höhe zu heben. Sie müssen es dann alleine senken (die *negative* Phase der Übung). Die Muskeln können beim Senken für gewöhnlich ein höheres Gewicht vertragen als beim Heben. Durch diese Technik können Sie aus Ihren Muskeln das Letzte herausholen. **Hinweis für Anfänger:** Hände weg von dieser Übung, Sie könnten sich sonst einen schlimmen Muskelkater holen.

✔ **Breakdowns:** Sie heben ein schweres Gewicht so oft hoch, bis Sie nicht mehr können, brechen dann aber die Übung nicht ab, sondern nehmen sofort ein leichteres Gewicht in die Hand und heben das wiederum so oft hoch, bis absolut nichts mehr geht. Sie machen zum Beispiel zehn Wiederholungen mit einem Gewicht von drei Kilo, nehmen anschließend sofort zwei Kilo in die Hände und versuchen noch drei oder vier Wiederholungen. Auch so können Sie aus Ihren Muskeln das Äußerste herausholen.

✔ **Super-Slow-Training:** Siehe weiter vorne im Abschnitt *Wie schnell soll ich die Bewegungen ausführen?* **Hinweis:** Für Anfänger nicht geeignet.

Ein einfacher Kraft-Workout

In diesem Abschnitt stellen wir Ihnen einen Workout für den gesamten Körper vor, bei dem sämtliche Muskelgruppen trainiert werden. Sie können diese Übungen zu Hause oder im Studio durchführen. Alles, was Sie für die Routine benötigen, sind Hanteln (vier bis acht Paar sollten genügen) und eine Gewichthebebank. All den Lesern, die in einem Fitnessstudio trainieren, stellen wir als Studio-Alternative eine zweite Übung vor.

Wir stellen Ihnen hier außerdem einige allgemeine Regeln für ein sicheres Gewichttraining vor und zeigen Ihnen, wie es weitergeht, wenn Sie die nachfolgenden Übungen erst einmal beherrschen.

Was bedeuten die Übungsanweisungen?

Keine Sorge: Unsere Anweisungen sind nicht so kompliziert wie die Gebrauchsanweisungen für Videorecorder und andere Unterhaltungselektronik. Bei jeder Übung geben wir an, welche Muskeln mit einer bestimmten Bewegung trainiert werden. Wo es erforderlich ist, zeigen wir mit einem Symbol an, welches Gelenk bei einer Übung besonders beansprucht wird. Wenn Sie sich das fragliche Gelenk schon einmal verletzt haben, seien Sie vorsichtig. Überprüfen Sie Ihre Technik, reduzieren Sie Ihre Geschwindigkeit und kontrollieren Sie auch Ihre Haltung. Wenn alles stimmt und der Schmerz trotzdem nicht nachlässt, lassen Sie die Übung erst einmal ausfallen. Nach ein paar Wochen können Sie es erneut probieren oder eine andere Übung versuchen, die die gleiche Muskelgruppe trainiert.

Sie werden feststellen, dass wir einige Sätze immer und immer wieder verwenden. Hier eine kurze Erläuterung dieser Sätze, die Sie auch von Trainern und Übungsleitern immer wieder zu hören bekommen:

- **»Bauch einziehen!«** Dabei sollen Sie den Bauch nicht so weit einziehen, dass Sie nicht mehr atmen können. Spannen Sie einfach die Bauchmuskeln ein wenig an; der Bauch wird dadurch automatisch ein wenig eingezogen. Stellen Sie sich einfach vor, Sie hätten den Gürtel um zwei Löcher zu eng geschnürt. Diese Position hilft Ihnen, den Rumpf bei den Übungen stillzuhalten, und schützt den Rücken vor Verletzungen. Außerdem arbeiten Sie so auch wirklich nur mit den Muskeln, die trainiert werden sollen.
- **»Gerade stehen!«** Sie müssen nicht stocksteif dastehen wie die Wache am Buckingham Palace. Drücken Sie die Brust heraus und halten Sie den Kopf aufrecht. Ein krummer Rücken ist hier nicht erlaubt.
- **»Kinn auf die Brust!«** Nehmen Sie das Kinn nur so weit nach unten, dass eine Faust zwischen Kinn und Brust passt. Diese Position sorgt dafür, dass die Nackenwirbel in einer Linie mit den Rückenwirbeln liegen. Wenn Sie Ihr Kinn zu weit anheben oder auf die Brust sinken lassen, wird zu viel Druck auf den Nackenbereich ausgeübt.

Richtig heben will gelernt sein

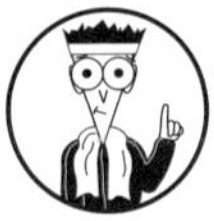

Wenn man manche Leute beim Gewichtheben beobachtet, könnte man denken, sie lägen in den Wehen oder imitierten einen wütenden Berggorilla. Das Grunzen, Stöhnen und die wirren Bewegungen sind jedoch kein Zeichen von guter Gewichthebetechnik.

Egal ob Sie die in diesem Kapitel vorgestellten Übungen oder andere durchführen, es gelten immer die folgenden Regeln:

- ✔ **Wärmen Sie sich vorher auf.** Machen Sie vor jedem Gewichtheben für mindestens fünf Minuten aerobische Übungen, um die Muskulatur warm und geschmeidig zu machen. Wenn Sie Armübungen machen wollen und keine Geräte für aerobische Oberkörperübungen (zum Beispiel Rudergerät oder VersaClimber) zur Verfügung stehen, behelfen Sie sich mit ein paar Minuten Armkreisen.
- ✔ **Gute Haltung ist wichtiger als schwere Gewichte.** Biegen Sie den Rücken nicht durch, schaukeln Sie nicht hin und her, um dem Gewicht Schwung zu geben. Diese Maßnahmen machen die Übungen nicht nur weniger effektiv, sondern können auch leicht zu Verletzungen führen.
- ✔ **Steigern Sie das Gewicht in möglichst kleinen Stufen.** Eine Steigerung von 2,5 auf 5 Kilo hört sich nicht nach viel an. Tatsächlich aber verdoppeln Sie dadurch die Belastung für Ihre Muskeln. Wenn Sie mit einem 2,5-Kilo-Gewicht anfangen, steigern Sie sich auf 3, dann 3,5 Kilo und so weiter.

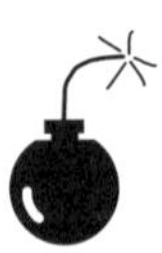

Vergessen Sie das Atmen nicht. Atmen Sie beim Anheben des Gewichts kraftvoll durch den Mund aus und ziehen Sie die Luft beim Absenken des Gewichts durch die Nase wieder ein. Übertreiben Sie es aber nicht. Beim übertriebenen Einatmen kann man leicht schwindelig werden. Obwohl richtiges Atmen wichtig für die Sauerstoffversorgung der Muskeln ist, sollten Sie sich aber nicht zu stark auf die Atemtechnik konzentrieren. Manche Leute versenken sich so sehr in ihre Technik, dass sie vergessen, was sie eigentlich tun wollten. Denken Sie nur daran, niemals den Atem anzuhalten. Das erhöht erstens den Blutdruck und kann im Extremfall sogar zur Ohnmacht wegen Sauerstoffmangels führen.

Eine Ausnahme: Bei extrem schweren Gewichten sollten Sie die Luft kurz anhalten. Durch den Druck des angehaltenen Atems wird das Rückgrat nämlich gestützt. Denken Sie aber daran: Nur wenn Sie ein Weltrekordgewicht stemmen wollen, sollten Sie die Luft anhalten.

- ✔ **Führen Sie jede Bewegung komplett bis zum Ende aus.** Mit anderen Worten: Ziehen oder drücken Sie so weit, wie es die Übung erfordert. (Wenn Sie sich nicht sicher sind, kann Ihnen der Trainer den Umfang der Bewegung zeigen.) Wenn Sie den vollen Bewegungsbereich ausschöpfen, müssen Sie keine Verspannungen fürchten und können darüber hinaus Ihre Beweglichkeit verbessern. Selbstverständlich sollten Sie nicht über den natürlichen Bewegungsbereich hinausgehen, weil es dadurch zu Verletzungen des gerade beanspruchten Gelenks kommen kann. Wenn Sie zum Beispiel die Hantel seitwärts über Schulterhöhe anheben, wird die Schulter zu stark belastet. Wenn Sie beim Squat zu weit nach unten gehen, könnten Sie sich eine Knieverletzung zuziehen.

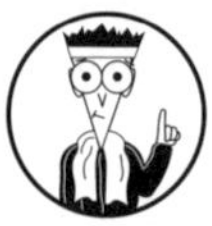

Konzentrieren Sie sich. Konzentrieren Sie sich auf die Muskelgruppe, die Sie gerade trainieren. Man kann leicht Übungen zum Training des breiten Rückenmuskels machen, ohne diesen Muskel wirklich zu beanspruchen. Wir haben mal einen Mann beobachtet, der seine Crunches mit einer Zeitung auf dem Bauch übte. Bei jedem Anheben des Oberkörpers versuchte er, einen Blick auf seine Zeitung zu erhaschen. Wahrscheinlich werden seine Bauchmuskeln nicht viel von dieser Übung gehabt haben.

Ein Wort zu den Übungen

Die 18 Übungen, die wir in diesem Abschnitt beschreiben, sind nicht Ihre einzigen Optionen. Wir könnten ein komplettes Buch über Kraftübungen schreiben. Warum haben wir also gerade die in diesem Buch vorgestellten Übungen ausgewählt?

Wir haben den Schwerpunkt auf Hantelübungen gelegt, weil Sie sie leicht zu Hause oder im Studio durchführen können. Die hier gezeigten Übungen sind alle für Anfänger geeignet. Sie brauchen nicht die Koordinationsfähigkeiten einer Olympiaturnerin oder die Kraft eines Boxprofis. Viele der Übungen trainieren außerdem gleich zwei oder drei Muskelgruppen: Beim Squat werden zum Beispiel drei Muskelgruppen trainiert: die vorderen und hinteren Oberschenkelmuskeln sowie der Allerwerteste.

Die hier gezeigten Geräte imitieren die Hantelbewegungen und trainieren die Muskeln mit den gleichen Bewegungen und in der gleichen Richtung wie mit einer Hantel. Praktisch jedes Fitnessstudio ist mit diesen Geräten ausgestattet. Nachdem Sie sich mit den hier gezeigten Grundübungen vertraut gemacht haben (in sechs bis acht Wochen), sollten Sie Ihr Repertoire erweitern. Fragen Sie dazu Ihren Trainer, informieren Sie sich mit Videos oder lesen Sie weiterführende Literatur.

Der Kraft-Workout

In den folgenden Abschnitten stellen wir Ihnen unsere Lieblingskraftübungen vor.

Squat

Neben der Gesäßmuskulatur können Sie mit dem Squat auch den Quadrizeps und die hinteren Oberschenkelmuskeln trainieren. Wenn Sie Probleme mit dem unteren Rücken, den Hüften oder Knien haben, sollten Sie die Knie nicht so weit beugen, wie hier beschrieben.

Vorbereitung

Stellen Sie sich mit geraden Beinen hin. Stützen Sie die Hände in die Hüfte oder nehmen Sie zwei Hanteln in die Hand. Die Füße sollen etwa hüftbreit auseinander stehen. Verlagern Sie Ihr Gewicht leicht auf die Fersen. Lassen Sie die Arme seitlich herunterhängen. Ziehen Sie den Bauch ein und stehen Sie aufrecht mit geraden Schultern (siehe Abbildung 12.1a).

Die Übung

Gehen Sie in die Hocke, als wollten Sie sich auf einen Stuhl setzen (siehe Abbildung 12.1b). Gehen Sie so weit in die Hocke, wie Sie können, ohne den Oberkörper mehr als ein paar Zentimeter nach vorne zu beugen. Gehen Sie nicht weiter als bis zu dem Punkt nach unten, an dem die Oberschenkel parallel zum Boden sind. Die Knie dürfen nicht weiter vorne liegen als die Zehen. Stehen Sie anschließend wieder auf, aber drücken Sie die Beine am Ende dieser Bewegung nicht durch.

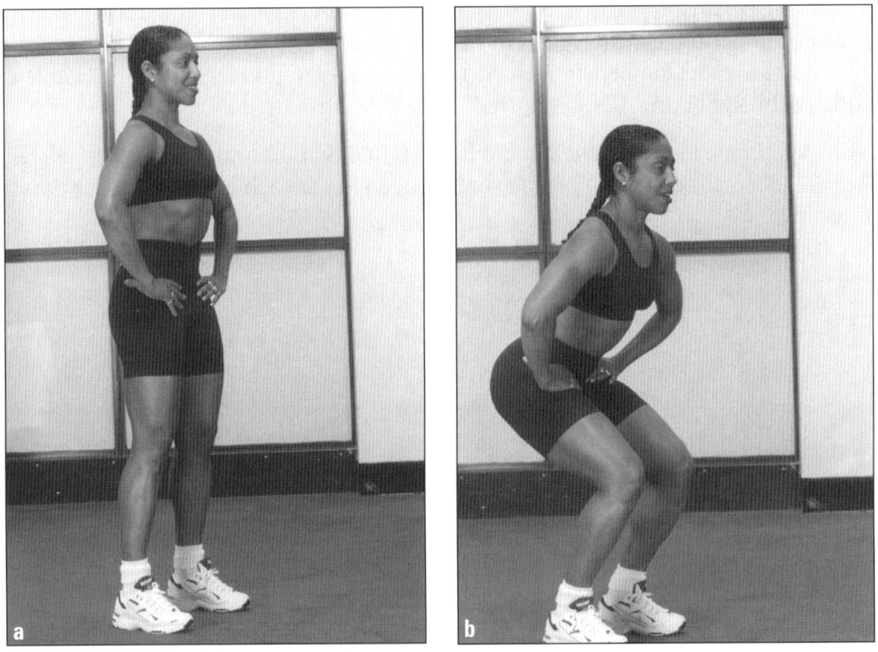

Abbildung 12.1: Mit dem Squat können Sie Ihre Gesäßmuskeln, den Quadrizeps und die hinteren Oberschenkelmuskeln trainieren.

Tipps zur Technik

Beachten Sie beim Squat die folgenden Hinweise:

- ✔ **Halten Sie den Kopf gerade und richten Sie die Augen auf einen Gegenstand direkt vor Ihnen.** Da der Körper die Neigung hat, den Augen zu folgen, werden Sie eher nach vorne umfallen, wenn Sie nach unten schauen.
- ✔ **Wenn Sie sich wieder gerade hinstellen, üben Sie den Druck aus der Hacke heraus aus, anstatt das Körpergewicht nach vorne zu verlagern.** Die Hacken müssen dabei auf den Boden bleiben.
- ✔ **Versuchen Sie, beim Aufstehen kein Hohlkreuz zu machen.**

Die Alternative für das Fitnessstudio: Beinpresse

Dies ist eine ausgezeichnete Alternativübung für Menschen mit chronischen Kniebeschwerden und Gleichgewichtsproblemen. Stellen Sie das Beinpressgerät so ein, dass Ihre Schultern gerade unter die Schulterpolster passen. Setzen Sie Ihre Füße etwa hüftbreit auseinander auf die Fußplatte, wobei die Zehen nach vorne zeigen sollen, und legen Sie die Hände um die Handgriffe (siehe Abbildung 12.2).

Ziehen Sie den Bauch ein und drücken Sie Rücken und Schulter auf das Rückenpolster. Drücken Sie nach oben, bis die Beine gerade sind. Beugen Sie danach die Knie, bis sie parallel zur Fußplatte sind.

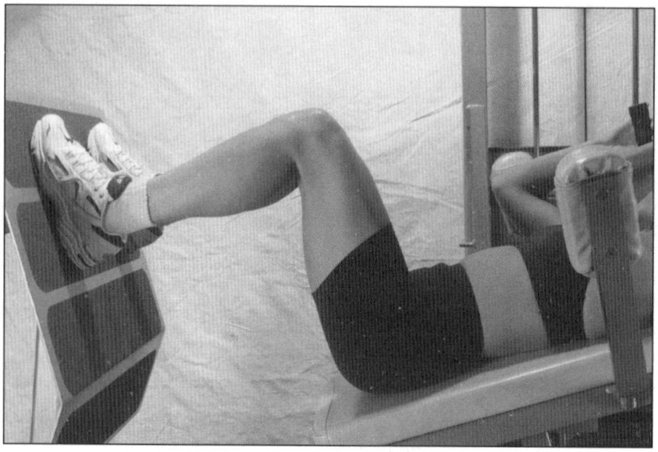

Abbildung 12.2: Die Beinpresse ist eine Alternative zum Squat.

Auf die Zehenspitzen stellen

Diese Übung trainiert Ihre Wadenmuskeln, insbesondere den größeren äußeren Muskel, der Form und Größe der Waden bestimmt.

Vorbereitung

Stellen Sie sich aufrecht auf den Rand eines Steps. Der Bauch soll eingezogen sein, die Fußballen sollen gerade auf dem Step stehen, die Hacken sollen über den Rand hinausragen. Stützen Sie sich mit den Händen an der Wand oder einem schweren Gegenstand ab.

Die Übung

Heben Sie die Hacken einige Zentimeter über der Rand des Steps an, bis Sie auf Zehenspitzen stehen (siehe Abbildung 12.3a). Bleiben Sie einen Moment in dieser Position stehen und senken Sie danach die Hacken in die Ausgangsposition ab, bis Sie die Dehnung der Wadenmuskeln spüren (siehe Abbildung 12.3b).

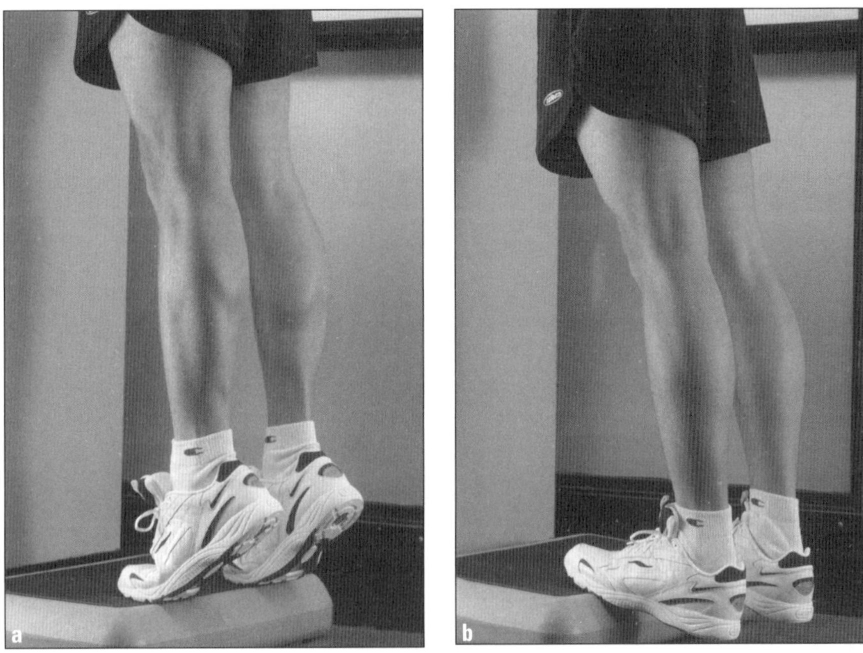

Abbildung 12.3: Stellen Sie sich zum Training der Wadenmuskeln auf die Zehenspitzen.

Tipps zur Technik

Beachten Sie bei dieser Übung die folgenden Hinweise:

- ✔ **Stellen Sie sich so hoch wie möglich auf die Zehenspitzen und senken Sie die Hacken so weit ab, wie es Ihre Fußknöchel erlauben.**
- ✔ **Drücken Sie sich mit dem ganzen Fußballen nach oben und nicht nur mit dem großen Zeh oder der Außenseite des Fußes.**

Die Alternative für das Fitnessstudio: Zehen- oder Beinpresse

Legen Sie sich so auf das Beinpressgerät, dass die Schultern bequem unter die Schulterpolster passen. Strecken Sie die Beine komplett aus, um den Gewichtsstapel anzuheben, und bewegen Sie die Füße auf der Fußplatte so weit nach unten, bis die Hacken unterhalb des Randes liegen. Stellen Sie sich nun mit gestreckten Beinen so hoch wie möglich auf die Zehenspitzen (siehe Abbildung 12.4). Senken Sie die Füße anschließend wieder bis zur Ausgangsposition ab. Nachdem Sie den Satz beendet haben, bewegen Sie die Füße langsam zur Mitte der Fußplatte zurück und beugen die Knie, um die Gewichte wieder abzusenken.

Stellen Sie sich aufrecht auf den Rand eines Steps. Der Bauch soll eingezogen sein, die Fußballen sollen gerade auf dem Step stehen, die Hacken sollen über den Rand hinausragen. Stützen Sie sich mit den Händen an der Wand oder einem schweren Gegenstand ab.

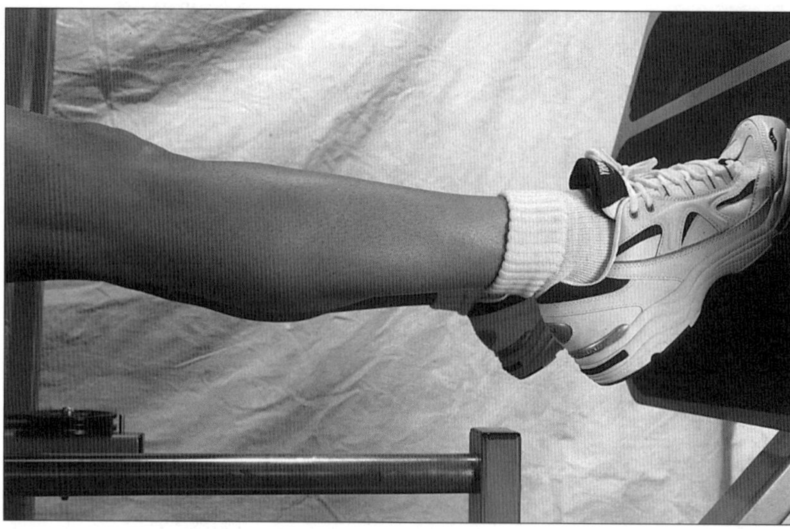

Abbildung 12.4: Zehendrücken auf dem Beinpressgerät

Rudern mit der Hantel

Es ist nicht ganz einfach, die Muskeln des oberen Rückenbereichs ohne Geräte zu trainieren. Diese Übung ist eine gute Alternative, die ohne Gerät auskommt und außerdem den Bizeps und die Schultern trainiert. Seien Sie aber vorsichtig, wenn Sie Probleme mit dem unteren Rücken haben.

Vorbereitung

Nehmen Sie eine Hantel in die rechte Hand. Die Handfläche soll zum Oberschenkel zeigen. Stellen Sie sich rechts neben die Hebebank. Stützen Sie sich mit dem linken Oberschenkel und dem linken Arm auf der Hebebank ab. Lassen Sie den rechten Arm herunterhängen. Spannen Sie die Bauchmuskeln leicht an und beugen Sie sich aus der Hüfte heraus nach vorne, bis der

Rücken leicht durchgebogen nahezu parallel zum Boden und das rechte Knie leicht gebeugt ist. Drücken Sie das Kinn so weit nach unten gegen die Brust, dass der Nacken eine gerade Linie mit dem Rückgrat bildet (siehe Abbildung 12.5a).

Die Übung

Ziehen Sie den rechten Arm nach oben, bis der Ellenbogen gegen die Decke zeigt, der Oberarm parallel zum Fußboden ausgerichtet ist und die Hand die Hüfte leicht berührt (siehe Abbildung 12.5b). Senken Sie das Gewicht langsam wieder ab.

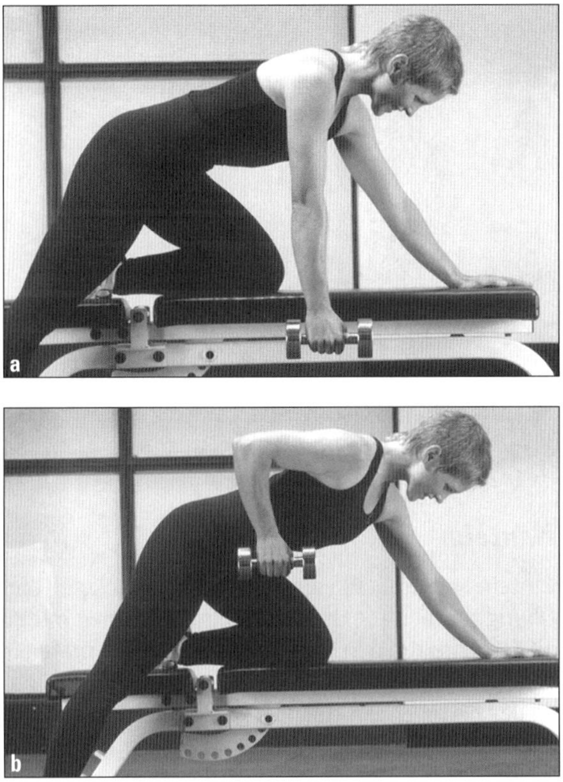

Abbildung 12.5: Mit dieser Übung können Sie die oberen Rückenmuskeln trainieren.

Tipps zur Technik

Beachten Sie bei dieser Übung die folgenden Hinweise:

✔ **Konzentrieren Sie sich darauf, aus den Rückenmuskeln heraus zu ziehen (direkt hinter und unterhalb der Schulter), anstatt lediglich den Arm nach oben und unten zu bewegen.** Obwohl bei dieser Übung der Arm bewegt wird, soll der Rücken trainiert werden.

- ✔ **Halten Sie während der ganzen Übung die Bauchmuskeln leicht angespannt.**
- ✔ **Machen Sie bei dieser Übung weder ein Hohlkreuz noch einen Buckel.**

Die Alternative für das Fitnessstudio: Rudergerät

Stellen Sie die Sitzhöhe so ein, wie in Abbildung 12.6 zu sehen ist. Setzen Sie sich aufrecht hin und drücken Sie den Brustkorb gegen das Polster.

Ziehen Sie die Griffe zu sich heran, um die Gewichte anzuheben. Wenn Ihre Hände einige Zentimeter vor der Brust liegen, drücken Sie die Arme wieder gerade, um den Gewichtsstapel abzusenken.

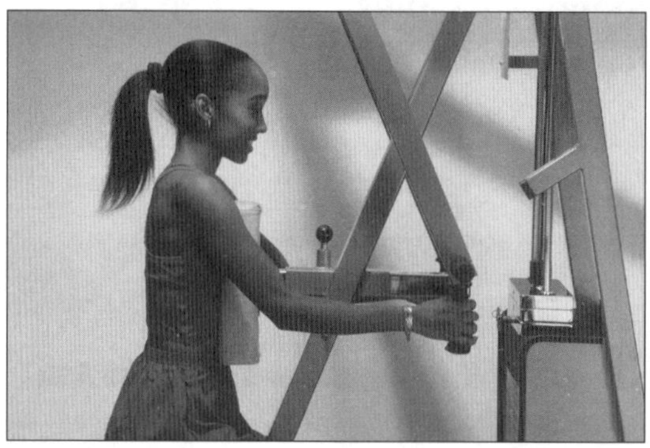

Abbildung 12.6: Die Rückenmuskulatur kann auch am Rudergerät trainiert werden.

Brustpresse mit Hanteln

Die Brustpresse mit Hanteln hat Ähnlichkeit mit dem Bankdrücken – die Lieblingsübung aller Gewichtheber. Diese Übung trainiert die Brustmuskeln zusammen mit Schultern und Trizeps. Wenn Sie Probleme mit der Schulter, den Ellenbogen oder dem unteren Rückenbereich haben, sollten Sie die Bewegungen kurz halten. Sie sollten die Hanteln nur wenig heben und absenken, um eine Überbelastung der betreffenden Gelenke zu verhindern.

Vorbereitung

Nehmen Sie eine Hantel in jede Hand und legen Sie sich auf die Bank. Setzen Sie die Füße rechts und links flach auf den Boden (oder legen Sie sie auf die Bank, wenn Ihnen diese Haltung angenehmer ist). Drücken Sie die Hanteln nach oben, damit die Arme senkrecht über den Schultern stehen und die Hände von Ihnen weg zeigen. Spannen Sie die Bauchmuskeln leicht an und drücken Sie das Kinn an die Brust (siehe Abbildung 12.7a).

Die Übung

Senken Sie die Hanteln seitwärts so weit ab, bis sich die Ellenbogen kurz unterhalb der Schulterlinie befinden (siehe Abbildung 12.7b). Drücken Sie die Gewichte wieder nach oben. Achten Sie dabei darauf, dass Sie die Arme nicht völlig durchdrücken und die Schulterblätter nicht von der Bank anheben.

Tipps zur Technik

Beachten Sie bei dieser Übung die folgenden Hinweise:

- ✔ **Lassen Sie den Rücken in seiner natürlichen Biegung, damit zwischen dem unteren Rückenbereich und der Bank ein kleiner Zwischenraum bestehen bleibt.**
- ✔ **Verdrehen Sie den Körper nicht beim Heben der Gewichte.** Nehmen Sie nur so viel Gewicht, wie Sie bei guter Haltung bewältigen können. Machen Sie kein Hohlkreuz.

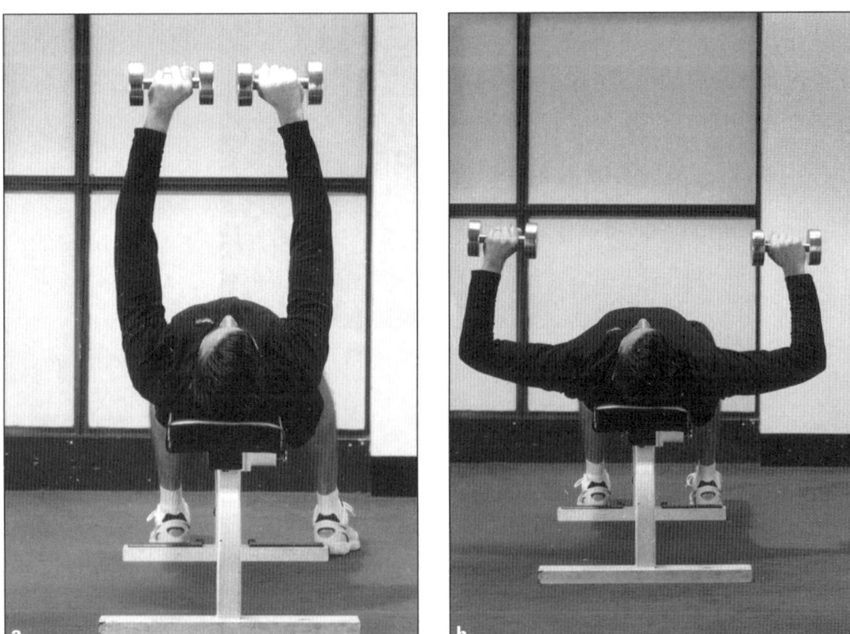

Abbildung 12.7: Die Brustpresse mit Hanteln trainiert Brust, Schultern und Trizeps.

Die Alternative für das Fitnessstudio: Vertikale Brustpresse

Setzen Sie sich so hin, dass die waagerechten Handgriffe in einer Höhe mit Ihrem Brustkorb liegen. Drücken Sie gegen die Fußstangen, um die Handgriffe nach vorne zu bewegen. Greifen

Sie die Handgriffe und drücken Sie sie nach vorne, bis die Arme ganz gerade sind. Nehmen Sie die Füße von der Fußstange, um den Druck der Gewichte auf die Hände zu verlagern. Beugen Sie Ihre Arme langsam so weit, bis die Ellenbogen ein kleines Stück hinter dem Brustkorb liegen (siehe Abbildung 12.8). Drücken Sie danach die Handgriffe nach vorne, bis die Arme völlig gestreckt sind. Wenn Sie Ihren Übungssatz beendet haben, setzen Sie die Füße wieder auf die Fußstangen und lassen Sie die Handgriffe los, *bevor* Sie den Gewichtsstapel völlig absenken.

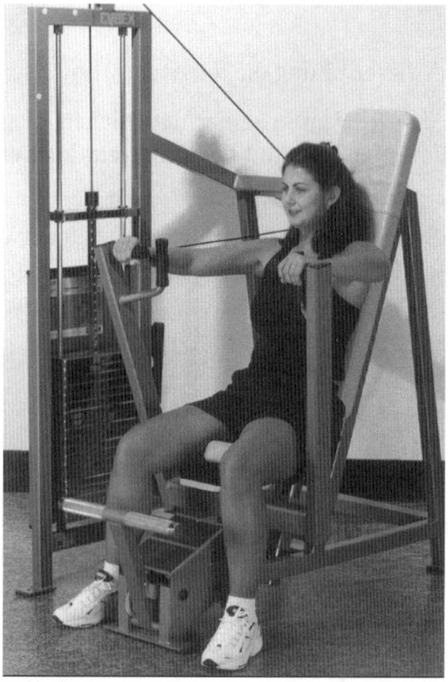

Abbildung 12.8: Die vertikale Brustpresse ist die Übungsalternative für das Studio.

Schulterpresse mit Hanteln

Die Schulterpresse mit Hanteln trainiert die Schultern, wobei auch der obere Rückenbereich und die Trizepse nicht zu kurz kommen. Seien Sie vorsichtig, wenn Sie Probleme mit dem Nacken, den Ellenbogen oder dem oberen Rückenbereich haben.

Vorbereitung

Nehmen Sie eine Hantel in jede Hand und setzen Sie sich auf eine Bank mit Rückenstütze. Setzen Sie die Füße in Hüftbreite fest auf den Fußboden. Beugen Sie die Ellenbogen und heben Sie die Oberarme bis auf Schulterhöhe, damit sich die Hanteln etwa auf Ohrenhöhe befinden. Spannen Sie die Bauchmuskeln leicht an, so dass ein kleiner Zwischenraum zwischen dem Nierenbereich und der Bank entsteht. Drücken Sie den Hinterkopf gegen die Rückenlehne (siehe Abbildung 12.9a).

Die Übung

Drücken Sie die Hanteln so weit nach oben, bis sie sich über Ihrem Kopf leicht berühren. Senken Sie sie anschließend wieder bis auf Ohrenhöhe ab (siehe Abbildung 12.9b).

Tipps zur Technik

Beachten Sie bei dieser Übung die folgenden Hinweise:

- ✔ **Halten Sie die Ellenbogen in der oberen Position entspannt, anstatt sie komplett durchzudrücken.**
- ✔ **Drücken Sie den Rücken nur so weit gegen die Lehne, dass die Lücke zwischen unterem Rückenbereich und Lehne nicht völlig geschlossen wird.**
- ✔ **Wenn Sie die Gewichte absenken, bringen Sie die Ellenbogen bis auf Höhe der Schultern herunter.**
- ✔ **Wenn die Bank hoch genug ist, behalten Sie den Kopf an der Rückenlehne.**
- ✔ **Halten Sie den Körper beim Heben der Gewichte ganz ruhig.**

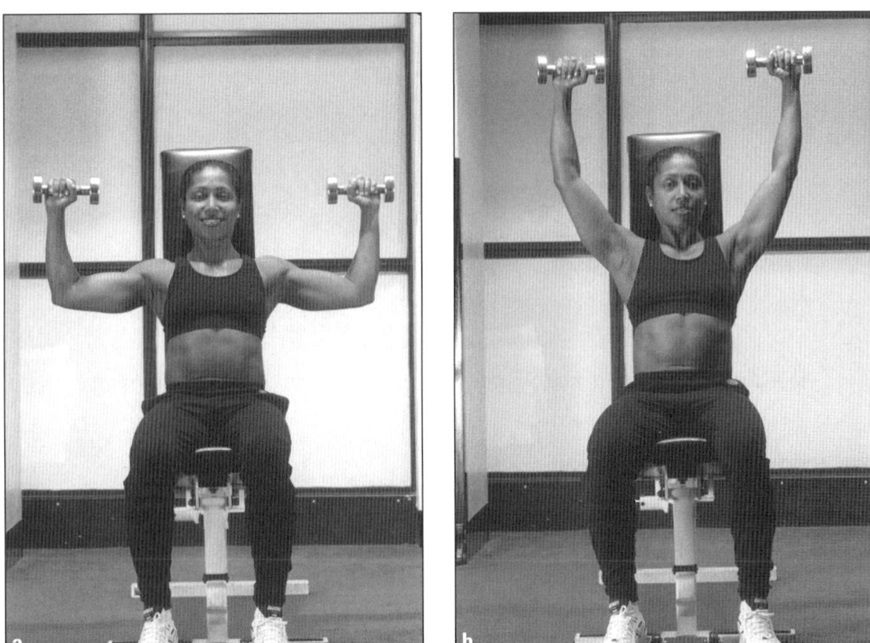

Abbildung 12.9: Mit dieser Übung können Sie die oberen Rückenmuskeln, die Schultern und den Trizeps trainieren.

Die Alternative für das Fitnessstudio: Schulterpressgerät

Stellen Sie die Sitzhöhe so ein, wie in Abbildung 12.10 zu sehen ist. Nehmen Sie beide Griffe in die Hände. Ziehen Sie den Bauch leicht ein, aber lassen Sie den kleinen natürlichen Zwischenraum zwischen Rücken und Rückenpolster bestehen. Drücken Sie den Kopf gegen die Rückenlehne.

Drücken Sie die Griffe nach oben, ohne die Ellenbogen komplett durchzudrücken. Senken Sie die Arme, bis die Ellenbogen kurz unterhalb der Schulterlinie liegen.

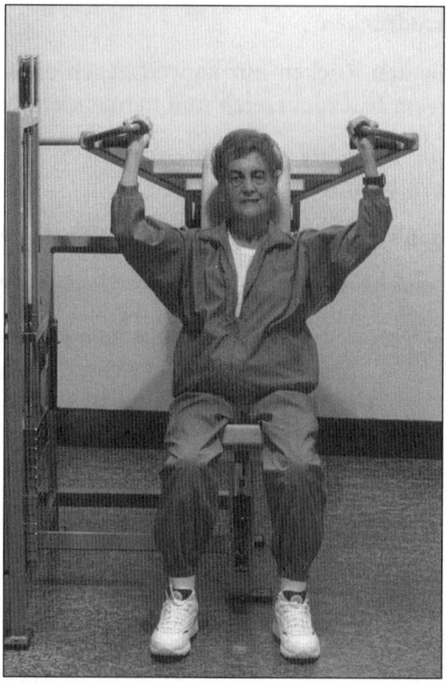

Abbildung 12.10: Versuchen Sie das Schulterpressgerät als Studioalternative.

Externe und interne Rotation

Diese Übungen trainieren die Rotatorenmanschette, kräftigen aber auch die Schultermuskulatur. Wenn Sie bei dieser Übung Probleme mit dem Nacken haben, versuchen Sie, den Kopf auf den ausgestreckten Arm zu legen.

Vorbereitung

Nehmen Sie eine Hantel in die rechte Hand und legen Sie sich auf Ihre linke Körperseite. Beugen Sie den rechten Ellenbogen in einem 90-Grad-Winkel und drücken Sie ihn fest gegen den Körper. Die Handfläche soll dabei nach unten zeigen. Ziehen Sie den Bauch leicht ein. Stützen Sie den Kopf in Ihre linke Hand (siehe Abbildung 12.11a).

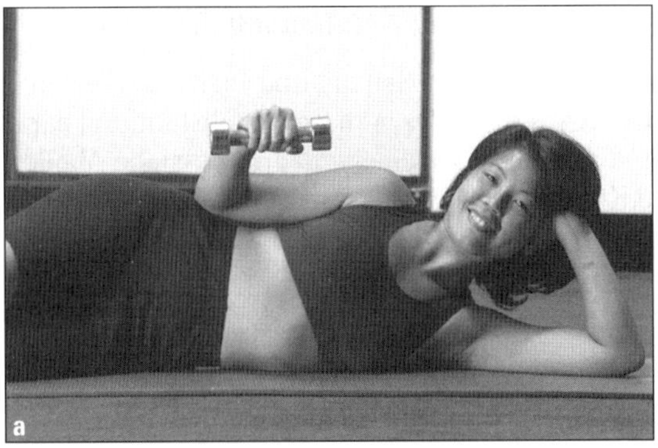

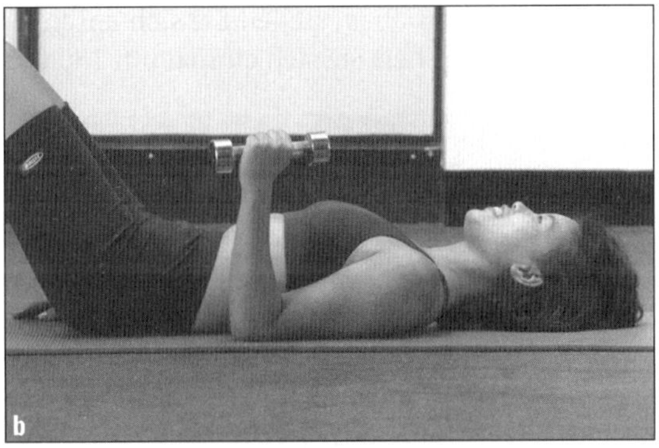

Abbildung 12.11: Die Rotationsübung trainiert die Rotatorenmanschette.

Die Übung

Heben Sie Ihre rechte Hand so weit wie möglich an, ohne dass es Ihnen unangenehm wird. Senken Sie dann das Gewicht langsam auf den Boden ab. Dies ist die externe Rotation. Wenn Sie den Satz beendet haben, nehmen Sie das Gewicht in die linke Hand und legen sich auf den Rücken (siehe Abbildung 12.11b). Beugen Sie den Ellenbogen so, dass der Unterarm senkrecht zum Boden steht. Die Handfläche soll nach innen zeigen. Senken Sie Ihre Hand so weit wie möglich nach außen ab und heben Sie das Gewicht anschließend wieder an. Diese Übung wird als interne Rotation bezeichnet.

Tipps zur Technik

Beachten Sie bei dieser Übung die folgenden Hinweise:

- ✔ **Verwenden Sie ein sehr leichtes Gewicht.**
- ✔ **Stellen Sie sich Ihr Schultergelenk als Türangel vor, an der eine Tür hin- und herschwingt.**
- ✔ **Halten Sie bei dieser Übung das Handgelenk gerade.**

Die Alternative für das Fitnessstudio: Rotation am Seilzuggerät

Befestigen Sie den Handgriff am oberen Seilzug und ergreifen Sie den Handgriff mit der rechten Hand. Beugen Sie den Arm so, dass er vom Körper absteht und parallel zum Boden ist. Der Ellenbogen wird gegen die rechte Körperseite gedrückt (siehe Abbildung 12.12). Ziehen Sie den Griff quer über die Körperbreite, um das Gewicht anzuheben und bewegen Sie dann den Arm langsam zurück in die Ausgangsposition. Dies ist die interne Rotation

Nach diesem Übungssatz sollten Sie die linke Rotatorenmanschette mit der externen Rotation trainieren. Nehmen Sie den Handgriff in Ihre linke Hand, ohne die Körperposition zu verändern. Der Unterarm liegt quer über dem Bauch und der Ellenbogen wird in die Seite gedrückt. Wenn Sie nun den Griff nach außen ziehen, wird das Gewicht angehoben. Bewegen Sie den Arm anschließend in die Ausgangsposition zurück, um das Gewicht abzusenken. Um die externe und interne Rotation für beide Arme zu üben, stellen Sie sich anschließend entweder auf die andere Seite des Seilzuggeräts oder drehen Sie sich einmal um 180 Grad.

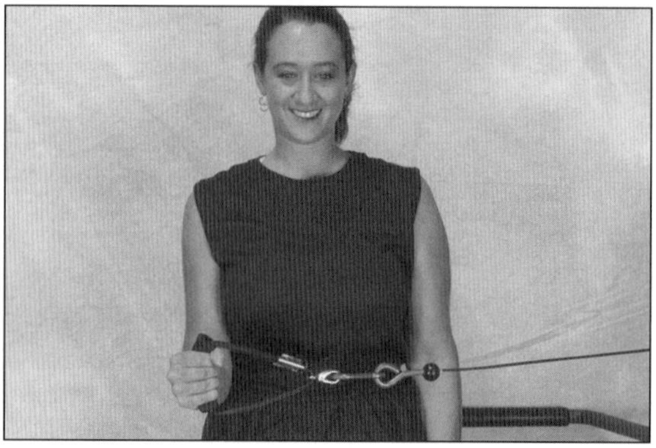

Abbildung 12.12: Auch am Seilzuggerät lassen sich diese Muskelgruppen prima trainieren.

Bizepstraining mit Hanteln

Die Armbeugen mit Hanteln trainieren in erster Linie die Bizepsmuskulatur. Diese Muskeln sorgen dafür, dass Sie schwere Gegenstände tragen können und im T-Shirt eine gute Figur machen. Seien Sie vorsichtig, wenn Sie Probleme mit dem unteren Rückenbereich oder den Ellenbogen haben.

Vorbereitung

Nehmen Sie eine Hantel in jede Hand und setzen Sie die Beine etwa eine Hüftbreite weit auseinander. Lassen Sie beide Arme an den Seiten herunterhängen, wobei die Handflächen nach vorne zeigen sollen. Spannen Sie die Bauchmuskeln leicht an, stehen Sie aufrecht und bleiben Sie in den Knie ganz entspannt (siehe Abbildung 12.13a).

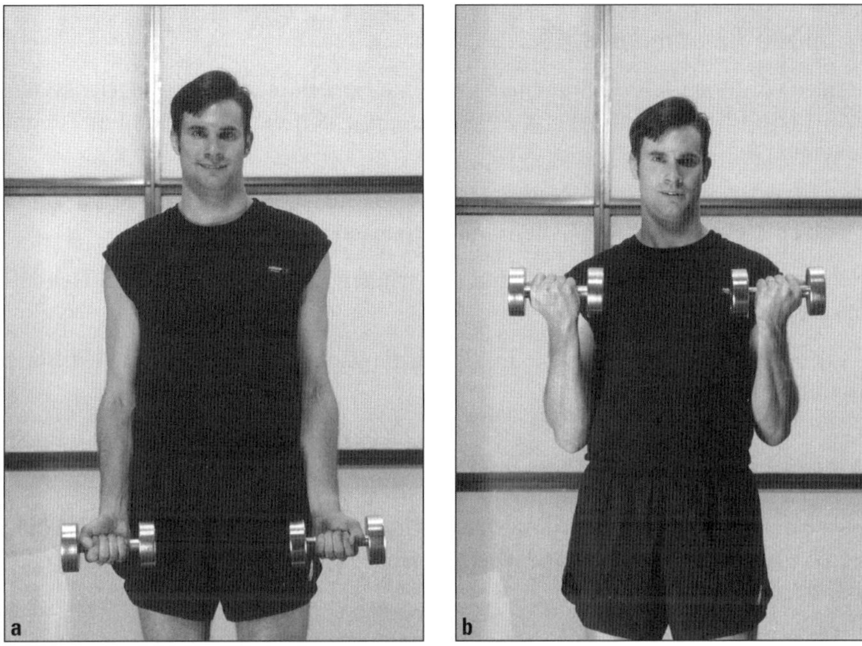

Abbildung 12.13: Beim Bizepstraining müssen die Arme nahe am Körper bleiben.

Die Übung

Beugen Sie nun die Ellenbogen und ziehen Sie die Hanteln bis auf Schulterhöhe (siehe Abbildung 12.13b). Senken Sie danach die Hanteln langsam wieder ab.

Tipps zur Technik

Beachten Sie bei dieser Übung die folgenden Hinweise:

- ✔ **Stehen Sie aufrecht und mit leicht gebeugten Knien.** Lehnen Sie sich nicht zurück und bewegen Sie auch den Körper nicht vor und zurück, um den Hebevorgang zu unterstützen.
- ✔ **Halten Sie die Ellenbogen so nahe wie möglich am Körper, ohne sie mit dem Bauch abzustützen.**
- ✔ **Halten Sie die Muskeln sowohl in der oberen wie an der unteren Position leicht angespannt.**
- ✔ **Senken Sie die Gewichte langsam und kontrolliert bis zur Ausgangsposition zurück.**

Kraft für die Handgelenke

Hier zeigen wir Ihnen, wie Sie mit einer einfachen Hantelübung die Handgelenke stärken können. Diese Übung dient auch als Vorbeugung gegen den so genannten Tennisarm (siehe Kapitel 3).

1. **Beugen Sie den Arm in einem 90-Grad-Winkel und legen Sie den Unterarm auf einen Tisch oder eine Bank, wobei die Handfläche nach oben zeigen muss.**
2. **Nehmen Sie eine Hantel in die Hand und beugen Sie das Handgelenk anschließend nach oben.**
3. **Senken Sie die Hand wieder bis in die Ausgangsposition ab. Wiederholen Sie diese Übung acht bis zehn Mal.**

Die Alternative für das Fitnessstudio: Bizepstraining am Seilzuggerät

Stellen Sie die Sitzhöhe so ein, dass die ausgestreckten Arme auf einer Höhe mit den Schultern sind. Setzen Sie sich auf das Gerät und legen Sie beide Hände mit den Handflächen nach oben um die Griffe.

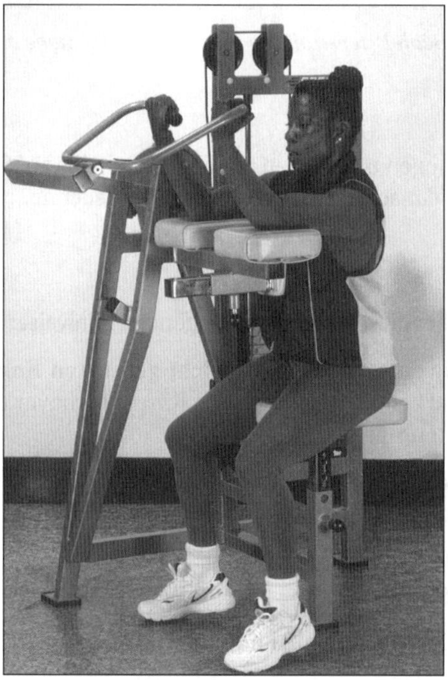

Abbildung 12.14: Am Seilzuggerät lässt sich der Bizeps sehr kontrolliert trainieren.

Beugen Sie die Ellenbogen und ziehen Sie an den Griffen, bis sie etwas über Schulterhöhe sind (siehe Abbildung 12.14). Senken Sie die Griffe anschließend langsam wieder ab.

Trizepstraining mit Hanteln

Diese Übung trainiert den Trizeps, der die Brustmuskulatur bei fast allen Drückbewegungen unterstützt. Seien Sie vorsichtig bei dieser Übung, wenn Sie Probleme mit dem unteren Rückenbereich oder den Ellenbogen haben.

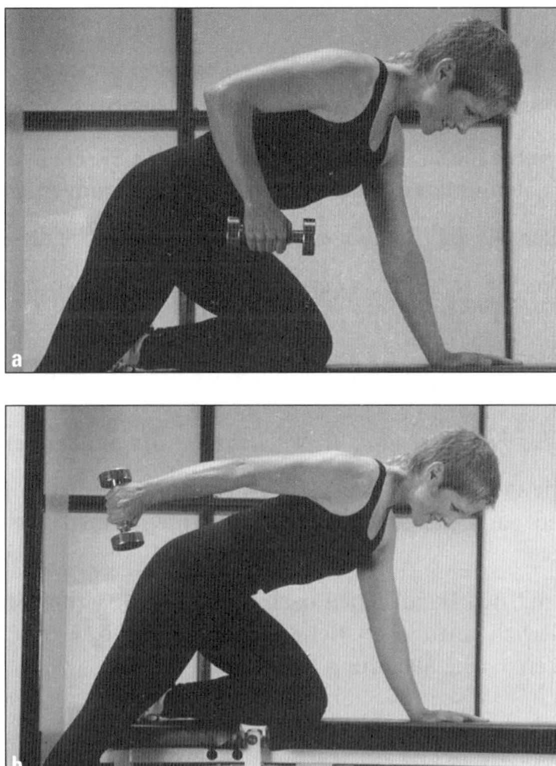

Abbildung 12.15: Beim Trizepstraining muss die Schulter auf Taillenhöhe bleiben.

Vorbereitung

Nehmen Sie eine Hantel in die linke Hand. Die Handfläche muss zum Körper zeigen. Stellen Sie sich rechts neben die Hebebank und legen Sie den linken Unterschenkel und die linke Hand auf das Bankpolster. Lehnen Sie sich aus der Hüfte heraus so weit nach vorne, bis der Oberkörper in einem 45-Grad-Winkel zur Bank steht. Beugen Sie den rechten Ellenbogen, bis der Oberarm parallel und der Oberarm senkrecht zum Boden zeigt. Halten Sie den Ellenbogen nahe an der Hüfte. Spannen Sie die Bauchmuskeln leicht an und lockern Sie Ihre Kniegelenke (siehe Abbildung 12.15a).

Die Übung

Halten Sie den Oberarm still und strecken Sie den Unterarm nach hinten, bis der gesamte Arm parallel zum Boden ist und die Hantel mit dem Gewicht nach unten zeigt (siehe Abbildung 12.15b). Beugen Sie den Arm und senken Sie das Gewicht langsam wieder ab. Wenn Sie diesen Satz beendet haben, wiederholen Sie die Übung mit dem anderen Arm.

Tipps zur Technik

Beachten Sie bei dieser Übung die folgenden Hinweise:

- **Bleiben Sie locker in den Knien und spannen Sie die Bauchmuskulatur leicht an, um den unteren Rückenbereich vor Verletzungen zu schützen.**
- **Drücken Sie die Ellenbogen nicht durch, wenn Sie die Arme strecken.**
- **Denken Sie daran, dass der Oberarm ruhig bleiben muss und die Schulter nicht unter Taillenhöhe absinken darf.**
- **Das Handgelenk muss während der ganzen Übung gestreckt bleiben.**

Die Alternative für das Fitnessstudio: Trizepstraining am Seilzuggerät

Stellen Sie die Sitzhöhe so ein, dass die ausgestreckten Arme auf einer Höhe mit den Schultern sind. Setzen Sie sich auf das Gerät und stellen Sie die Griffe so ein, dass sie beide in einer Linie mit den Schultern liegen.

Legen Sie die Hände mit den Handflächen nach innen um die Griffe. Strecken Sie die Arme nach vorne, um das Gewicht anzuheben. Beugen Sie die Ellenbogen anschließend wieder, um das Gewicht abzusenken. (siehe Abbildung 12.16).

Einfacher Crunch

Der einfache Crunch ist die optimale Übung für die Bauchmuskulatur. Achten Sie besonders dann auf Ihre Haltung, wenn Sie Probleme mit dem Nacken oder dem unteren Rückenbereich haben. Für diese Übung bieten wir Ihnen keine Gerätealternative an, weil sich Crunch-Übungen unserer Ansicht nach am Gerät nur schwer korrekt durchführen lassen. Wir sind auch der Meinung, dass die Übung am Gerät weniger sicher und effektiv ist als am Boden. Als Alternative stellen wir Ihnen deshalb eine Übung mit Gymnastikball vor.

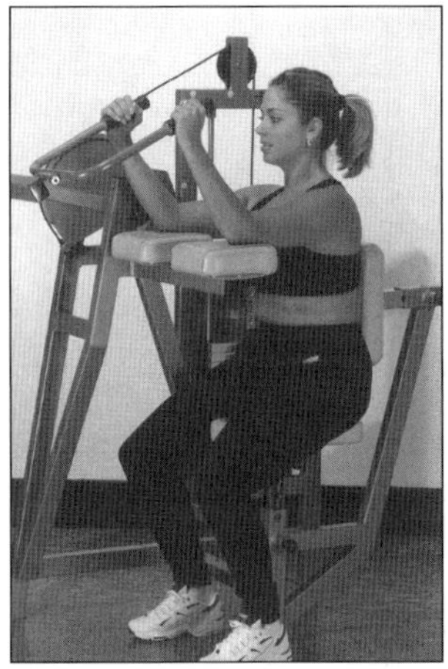

Abbildung 12.16: Sie können auch am Seilzuggerät den Trizeps trainieren.

Vorbereitung

Legen Sie sich mit angewinkelten Knien hin und stellen Sie Ihre Füße eine Hüftbreite weit auseinander flach auf den Boden. Legen Sie die Hände so hinter den Kopf, dass die Daumen hinter den Ohren zu liegen kommen. Verschränken Sie die Finger nicht ineinander. Drücken Sie die Ellenbogen so weit auseinander, dass sie fast den Boden berühren. Drücken Sie das Kinn leicht nach unten. Spannen Sie die Bauchmuskulatur leicht an (siehe Abbildung 12.17a).

Die Übung

Beugen Sie sich so weit nach oben und vorne, dass Kopf, Nacken und Schulterblätter den Boden nicht mehr berühren (siehe Abbildung 12.17b). Bleiben Sie einen Moment lang in dieser Position und lassen Sie sich dann langsam wieder zurücksinken.

Tipps zur Technik

Beachten Sie bei dieser Übung die folgenden Hinweise:

- ✔ **Ziehen Sie den Bauch ein, um mehr Spannung in den Bauchmuskeln zu erzeugen und nicht ins Hohlkreuz zu gehen.**
- ✔ **Halten Sie die Ellenbogen bei der Bewegung nach unten gedrückt und ziehen Sie den Nacken nicht mit den Händen hoch.**
- ✔ **Reißen Sie Kopf, Nacken und Schultern nicht ruckartig nach oben.** Atmen Sie bei der Aufwärtsbewegung aus, atmen Sie bei der Abwärtsbewegung ein.
- ✔ **Führen Sie die Crunches (mit ungefähr zwölf Wiederholungen) langsam und kontrolliert aus.**

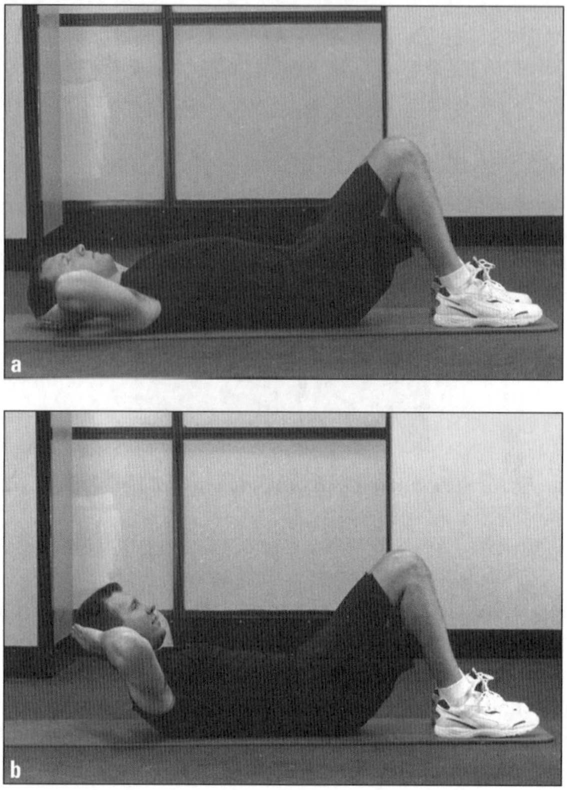

Abbildung 12.17: Mit dem Crunch trainieren Sie die Bauchmuskulatur.

Die Alternative für das Fitnessstudio: Crunch mit Gymnastikball

Lehnen Sie sich rückwärts gegen den Gymnastikball, damit der gesamte Rücken von den Schulterblättern bis hinunter zum Steißbein auf dem Ball liegt. Kopf, Nacken und Schultern sollen den Ball nicht berühren. Die Knie sind gebeugt und die Füße liegen eine Hüftbreite weit flach auf dem Boden (siehe Abbildung 12.18)

Machen Sie die gleiche Bewegung wie beim einfachen Crunch. Sie müssen die Bauchmuskeln dabei voll einsetzen, um nicht auf dem Ball herumzuwackeln oder gar herunterzufallen.

Die Wirbelsäule dehnen

Diese Übung dehnt und kräftigt den unteren Rückenbereich. Sie ist die perfekte Ergänzung zum Crunch. Seien Sie vorsichtig, wenn Sie in diesem Bereich Probleme haben oder bei der Übung Schmerzen verspüren. Heben Sie in diesem Fall nur die Beine und lassen Sie die Arme auf dem Boden.

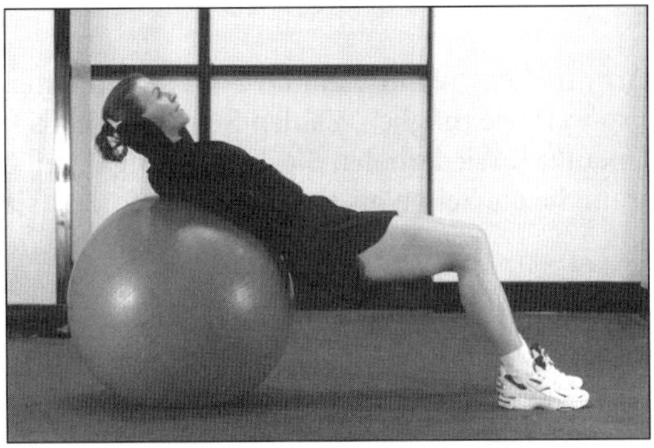

Abbildung 12.18: Als Alternative können Sie auch mit dem Gymnastikball trainieren.

Vorbereitung

Legen Sie sich mit ausgestreckten Armen und Beinen auf den Bauch. Der Kopf soll den Boden leicht berühren. Ziehen Sie den Bauch etwas ein, so als wollten Sie eine kleine Höhlung zwischen Boden und Bauch schaffen (siehe Abbildung 12.19a).

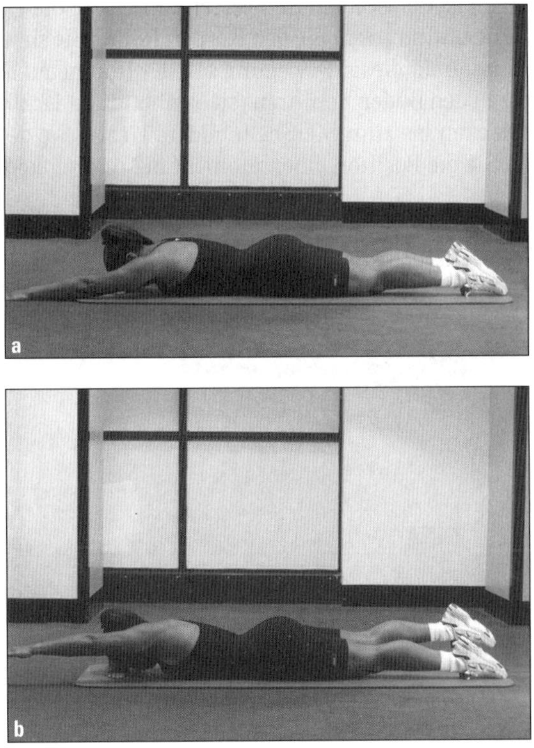

Abbildung 12.19: Diese Übung dehnt die Rückenmuskulatur.

Die Übung

Heben Sie den linken Arm und das rechte Bein etwa drei Zentimeter vom Boden hoch und strecken Sie sich dabei so weit wie möglich. Zählen Sie langsam bis fünf und lassen Sie den Arm und das Bein wieder sinken. Wiederholen Sie diese Bewegung mit dem rechten Arm und dem linken Bein. Wechseln Sie die Seiten bis zum Ende des Satzes (siehe Abbildung 12.19b).

Tipps zur Technik

Beachten Sie bei dieser Übung die folgenden Hinweise:

- ✔ **Atmen Sie beim Heben von Arm und Bein ein, atmen Sie beim Senken aus.**
- ✔ **Stellen Sie sich vor, Sie müssten mit den Finger- und Zehenspitzen einen Gegenstand erreichen, der etwas außerhalb Ihrer Reichweite liegt.**
- ✔ **Genauigkeit und Haltung zählen hier mehr als die Höhe, bis zu der Sie Hände und Füße anheben.**

Die Alternative für das Fitnessstudio: Rückenstrecken mit Gymnastikball

Knien Sie sich hinter einen Gymnastikball und verschränken Sie die Hände hinter dem Kopf. Beugen Sie sich nach vorne und strecken Sie den Körper. Rollen Sie sich dabei langsam auf den Gymnastikball. Am Schlusspunkt dieser Bewegung soll der Rumpf auf dem Ball liegen und die Füße mit den Zehenspitzen den Boden berühren (siehe Abbildung 12.20). Ihre Wirbelsäule soll eine gerade Linie vom Nacken bis zum Steißbein bilden. Heben Sie den Oberkörper ein paar Zentimeter an, behalten Sie die Position einen Moment bei und senken Sie ihn wieder ab.

Kreuzen Sie die Arme über der Brust, ziehen Sie den Bauch leicht ein und senken Sie den Oberkörper ein paar Zentimeter. Heben Sie den Oberkörper wieder so weit an, dass er parallel zum Boden liegt.

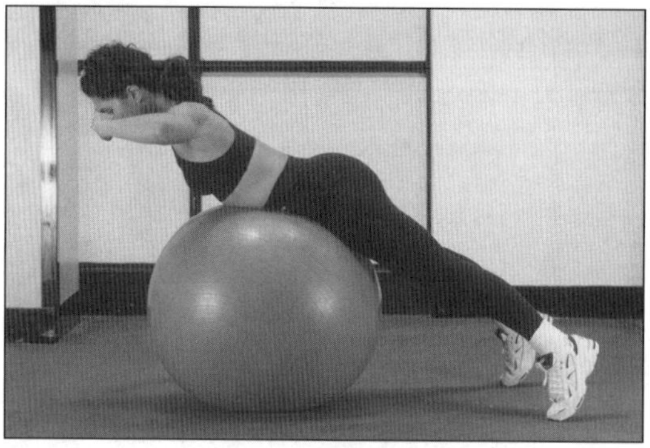

Abbildung 12.20: Zum Rücken-Stretching können Sie auch einen Gymnastikball verwenden.

Teil V

Ausdauer-Krafttraining: Hier treffen sich Ost und West

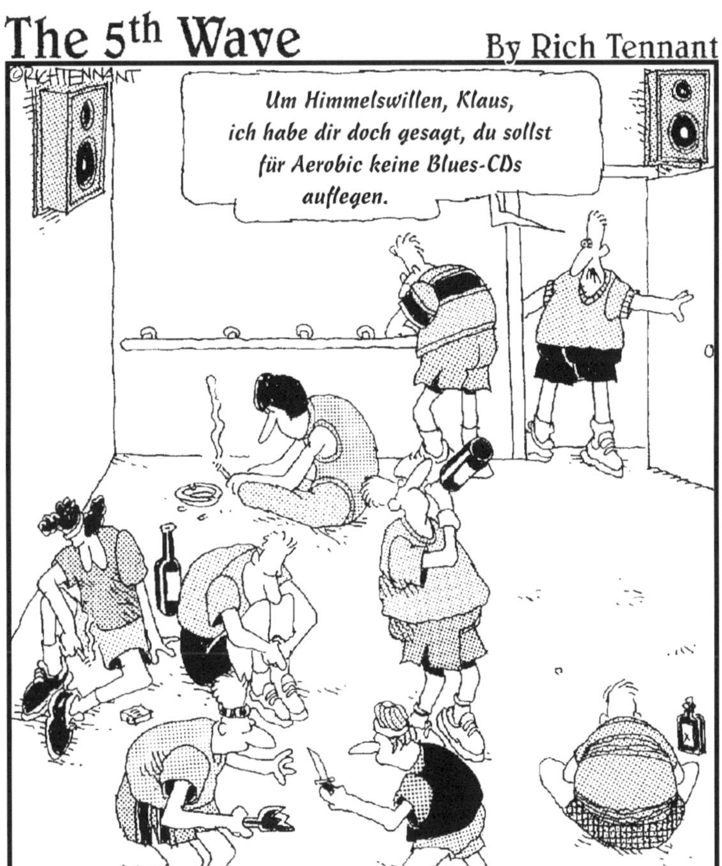
The 5th Wave
By Rich Tennant
©RICHTENNANT
Um Himmelswillen, Klaus, ich habe dir doch gesagt, du sollst für Aerobic keine Blues-CDs auflegen.

In diesem Teil ...

erfahren Sie alles über Workouts, die Ausdauer und Kraft gleichzeitig trainieren. Da heutzutage niemand mehr Zeit hat, werden diese Kombinations-Workouts immer beliebter. In Kapitel 13 bekommen Sie eine Einführung in das so genannte Zirkeltraining, eine der beliebtesten Sportarten, um fit zu werden und zu bleiben. Kapitel 14 stellt Ihnen die vielen unterschiedlichen Yoga-Varianten vor, die alle sowohl den Geist beruhigen als auch den Körper kräftigen und beleben. In Kapitel 15 erfahren Sie schließlich alles Wichtige über Pilates, ein Kraft- und Kardio-Workout, mit dem Sie Ihren Körper auf ganz neue Art und Weise in eine tolle Form bringen können.

Zirkeltraining bringt Abwechslung in die Routine

13

In diesem Kapitel

- Kraftstationen einrichten
- Schritt für Schritt zum Zirkeltraining
- Eine Beispielrunde

Zirkeltraining ist eine einzigartige Workout-Methode, die Ausdauer- mit Krafttraining kombiniert. Zirkeltraining besteht aus einem Warm-up, gefolgt von einer Reihe von Kraftübungen an verschiedenen Stationen (zwischen denen Sie schnell gehen oder laufen) und wird mit einem Cool-down abgeschlossen. Eine *Station* ist dabei nicht unbedingt ein spezielles Gerät, sondern kann auch ein Platz sein, an dem Sie einige Liegestütze machen. Sie müssen selber entscheiden, wie lange Ihr Workout insgesamt dauern soll, wie viele Stationen Sie durchlaufen wollen und welche Übungen an diesen Stationen absolviert werden sollen. Diese Workout-Methode macht Spaß, die Zeit fliegt nur so dahin, und nach ein paar Wochen (bei zwei Trainingseinheiten pro Woche) stellen die meisten bereits einen erheblichen Unterschied in puncto Muskelkraft in Armen, Beinen, Bauch und Gesäß fest. In diesem Kapitel zeigen wir Ihnen, wie Sie ein Zirkeltraining für sich planen können.

Stationen und Übungen für das Training festlegen

Sie haben bestimmt schon mal einen Übungsplatz für ein Zirkeltraining im Stadtpark oder irgendwo im Wald gesehen. Meistens sind sie als »Fitness-Parcours« ausgeschildert. Diese Parcours sind in verschiedene Stationen unterteilt, an denen Sie Liegestütze, Klimmzüge und andere Kraftübungen absolvieren können.

Vielleicht bietet auch Ihr Fitnessstudio einen Zirkeltrainingskurs an oder stellt einen Parcours zur Verfügung, auf dem Sie Ihr eigenes Programm abarbeiten können. Sie können auch zu Hause einen Zirkeltrainingsparcours mit verschiedenen Stationen einrichten. Wenn Sie ein Seilzuggerät zum Gewichtheben besitzen, haben Sie den Vorteil, die meisten Hebeübungen dort machen zu können. Wenn nicht, sollten Sie sich die folgenden Ausrüstungsgegenstände besorgen und Ihre Trainingsstationen im heimischen Übungsraum, im Gästezimmer, im Keller, in der Garage, draußen auf dem Rasen (für die warme Jahreszeit) oder an einem anderen Platz einrichten.

- Eine Matte oder ein dickes Handtuch (für Sit-ups, Liegestütze, Crunches, Pilates-Übungen)
- Je ein Paar 2, 5-, 4-, 5-, 6- und/oder 7-Kilo-Gewichte (für Curls, Schulterzucken, Punches etc.)
- Eine Hantelstange mit so vielen Gewichten, wie Sie für Squats brauchen
- Ein solider Stuhl
- Eine Reckstange, die man zwischen den Türpfosten befestigen kann (für Klimmzüge und Bauchmuskelübungen am Reck)
- Eine Treppe oder einen Step (für Treppensteigen, Squats auf einem Bein etc.)

Stellen Sie diese Geräte in einem Abstand von drei bis sechs Metern auf – im Kreis oder im Quadrat oder im Zickzack. Hauptsache ist, dass Sie zwischen den Stationen genug Platz zum Laufen haben. Wenn Sie die Stationen aus Platzmangel eng nebeneinander aufstellen müssen, ist das auch OK. Sie müssen dann nur zwischen den Stationen jeweils etwa zehn Sekunden lang auf der Stelle laufen.

In den folgenden Abschnitten zeigen wir Ihnen, welche Übungen Sie für die verschiedenen Stationen auswählen können. In Kapitel 12 finden Sie Abbildungen der meisten Übungen.

An jeder Station können Sie verschiedene Übungen absolvieren. Da man leicht vergessen kann, welche Übungen jeweils zu machen sind, raten wir Ihnen, an jeder Station eine Liste mit den unterschiedlichen Übungen anzubringen.

Stationen zur Stärkung der Armmuskulatur

Da während der Aufwärm- und Abkühlphase sowie beim Laufen zwischen den Stationen ohnehin die Beinmuskeln trainiert werden, konzentrieren sich die meisten Zirkeltrainingsanhänger auf die Arbeit an den Armtrainingsstationen. Bis zur Hälfte aller Stationen werden manchmal allein dem Armtraining gewidmet.

Die folgende Aufstellung ist nicht abschließend. Wenn Sie gute Erfahrungen mit anderen Armübungen haben, setzen Sie sie auf Ihre Liste. Sie müssen natürlich auch nicht alle Übungen in dieser Aufstellung in Ihren Trainingsplan aufnehmen. Probieren Sie ein bisschen und nehmen Sie dann die Übungen, die Ihnen am besten gefallen.

Wenn Sie keinen Platz haben, um Gewichte und Hanteln unterzubringen, können Sie auch Tubes und Bänder verwenden. Mit ihnen lassen sich die meisten der Gewichtsübungen ebenso gut durchführen.

Bizeps-Curls mit Hanteln

Wie Sie sicher geahnt haben, trainiert diese Übung den Bizeps. Nehmen Sie eine Hantel in jede Hand und setzen Sie die Füße eine Hüftbreite weit auseinander. Lassen Sie die Arme an der Seite herunterhängen. Die Handflächen sollen nach vorne zeigen. Ziehen Sie den Bauch leicht ein, stehen Sie aufrecht und lassen Sie die Knie leicht gebeugt. Ziehen Sie beide Unterarme nach oben, bis die Hanteln vor den Schultern liegen. Senken Sie die Gewichte langsam ab und wiederholen Sie den Vorgang.

Punches

Punches trainieren die Schultern und Oberarme. Nehmen Sie eine Hantel in jede Hand und ziehen Sie sie bis zur Schulter hoch. Die Füße sollen mehr als eine Schulterbreite weit auseinander stehen. Ziehen Sie den Bauch ein. Stoßen Sie mit dem rechten Arm quer über den Brustkorb nach links. Um Knieverletzungen vorzubeugen, heben Sie die Zehen des rechten Fußes während des Stoßes mit dem rechten Arm an. Wiederholen Sie die Übung mit der anderen Körperhälfte.

Rudern im Stehen

Beim Rudern im Stehen werden die Schultern trainiert. Stellen Sie sich aufrecht hin, nehmen Sie eine Hantel in jede Hand und lassen Sie beide Arme vor dem Körper herabhängen. Beide Hände liegen jetzt vor Ihren Oberschenkeln. Ziehen Sie den Bauch ein und ziehen Sie beide Hände gleichzeitig und nebeneinander vor dem Körper bis zum Schlüsselbein nach oben. Senken Sie die Gewichte wieder ab und wiederholen Sie den Vorgang.

Wenn Sie mal eine Schulterverletzung hatten, insbesondere im Bereich der Deltamuskeln, sollten Sie diese Übung nicht ausführen. Machen Sie stattdessen ein paar Schulterpressen (siehe Kapitel 12).

Hantelrudern mit einem Arm

Diese Übung trainiert den großen Rückenmuskel und den Bizeps. Nehmen Sie eine Hantel in die rechte Hand. Die Handfläche soll zum Oberschenkel zeigen. Stellen Sie sich rechts neben die Hebebank. Stützen Sie sich mit dem linken Oberschenkel und dem linken Arm auf der Hebebank ab. Lassen Sie den rechten Arm herunterhängen. Spannen Sie die Bauchmuskeln leicht an und beugen Sie sich aus der Hüfte heraus nach vorne, bis der Rücken leicht durchgebogen nahezu parallel zum Boden und das rechte Knie leicht gebeugt ist. Drücken Sie das Kinn so weit nach unten gegen die Brust, dass der Nacken eine gerade Linie mit dem Rückgrat bildet. Ziehen Sie den rechten Arm so weit nach oben, dass der Ellenbogen zur Decke zeigt, der Oberarm parallel zum Fußboden ausgerichtet ist und die Hand die Hüfte leicht berührt. Senken Sie das Gewicht langsam wieder ab und wiederholen Sie den Vorgang.

Liegestütze

Liegestütze trainieren sämtliche Muskeln des Oberkörpers. Legen Sie sich auf den Bauch und stützen Sie dann den Körper auf Händen und Zehenspitzen ab. Körper und Beine sollen eine gerade Linie bilden. Ziehen Sie den Bauch ein. Senken Sie den Oberkörper bis zum Boden ab und drücken Sie sich mit den Armen wieder vom Boden hoch, bis die Ellenbogen fast durchgedrückt sind. Wenn Ihnen die Liegestütze nach einiger Zeit nicht mehr anstrengend genug sind, können Sie bei der Übung abwechselnd ein Bein heben.

Klimmzüge

Klimmzüge trainieren sämtliche Muskeln des Oberkörpers. Für diese Übung brauchen Sie eine Reckstange oder etwas Ähnliches. Ergreifen Sie die Stange mit beiden Händen und lassen Sie sich hängen. Die Hände sollen mehr als eine Schulterbreite weit auseinander liegen, die Handflächen nach vorne zeigen. Ziehen Sie sich mit beiden Armen so weit nach oben, bis das Kinn oberhalb der Stange liegt. Lassen Sie sich wieder herunterhängen und wiederholen Sie die Übung. Wundern Sie sich nicht, wenn Sie beim ersten Versuch gerade mal einen (oder gar keinen) Klimmzug schaffen. Aber keine Sorge, das wird bald besser werden.

Schulterzucken

Diese Übung trainiert die Muskeln des Oberkörpers, insbesondere die Trapezmuskeln. Stellen Sie sich aufrecht hin und setzen Sie Ihre Füße etwa schulterbreit auseinander. Nehmen Sie in jede Hand eine Hantel und lassen Sie die Arme locker an der Seite herunterhängen. Entspannen Sie die Schultern und ziehen Sie den Bauch etwas ein. Heben und senken Sie die Schultern, ohne dabei die Arme zu beugen. Wiederholen Sie den Vorgang mehrmals.

Brustpresse mit Hantel

Diese Übung trainiert die Brustmuskeln zusammen mit Schultern und Trizeps. Nehmen Sie in jede Hand eine Hantel und legen Sie sich auf die Bank. Setzen Sie die Füße rechts und links flach auf den Boden. Drücken Sie die Hanteln so weit nach oben, dass die Arme senkrecht über den Schultern stehen und die Handflächen nach oben zeigen. Spannen Sie die Bauchmuskeln leicht an und drücken Sie das Kinn an die Brust. Senken Sie die Hanteln seitwärts so weit ab, bis sich die Ellenbogen kurz unterhalb der Schulterlinie befinden. Die Gewichte sollen kurz oberhalb der Ellenbogen liegen, die Ellenbogen selbst sollen in einem 90-Grad-Winkel gebeugt sein. Drücken Sie die Gewichte wieder nach oben. Achten Sie dabei darauf, dass Sie die Arme nicht völlig durchdrücken und die Schulterblätter nicht von der Bank anheben. Wiederholen Sie diese Übung mehrmals. Diese Übung können Sie auch an einem Gerät durchführen.

Schulterpresse mit Hanteln

Die Schulterpresse mit Hanteln trainiert die Schultern, wobei auch der obere Rückenbereich und die Trizepse nicht zu kurz kommen. Nehmen Sie eine Hantel in jede Hand und setzen Sie sich auf eine Bank mit Rückenstütze. Setzen Sie die Füße in Hüftbreite fest auf den Fußboden. Beugen Sie die Ellenbogen und heben Sie die Oberarme bis auf Schulterhöhe, so dass sich die Hanteln etwa auf Ohrenhöhe befinden. Spannen Sie die Bauchmuskeln leicht an, damit ein kleiner Zwischenraum zwischen dem Nierenbereich und der Bank entsteht. Drücken Sie den

Hinterkopf gegen die Rückenlehne. Drücken Sie die Hanteln so weit nach oben, bis sie sich über Ihrem Kopf leicht berühren. Senken Sie sie anschließend wieder bis auf Ohrenhöhe ab. Wiederholen Sie die Übung mehrmals.

Trizepstraining mit Hanteln

Diese Übung trainiert den Trizeps, der die Brustmuskulatur bei fast allen Drückbewegungen unterstützt. Nehmen Sie eine Hantel in die rechte Hand. Die Handfläche muss zum Körper zeigen. Stellen Sie sich rechts neben die Hebebank und legen Sie den linken Unterschenkel und die linke Hand auf das Bankpolster. Lehnen Sie sich aus der Hüfte heraus so weit nach vorne, bis der Oberkörper in einem 45-Grad-Winkel zur Bank steht. Beugen Sie den rechten Ellenbogen, bis der Oberarm parallel zum Boden zeigt und der Unterarm senkrecht. Halten Sie den Ellenbogen nahe an der Hüfte. Spannen Sie die Bauchmuskeln leicht an und lockern Sie Ihre Kniegelenke. Halten Sie den Oberarm still und strecken Sie den Unterarm nach hinten, bis der gesamte Arm parallel zum Boden ausgerichtet ist und die Hantel mit dem Gewicht nach unten zeigt. Beugen Sie den Arm und senken Sie das Gewicht langsam wieder ab. Wiederholen Sie die Übung mehrmals. Beim nächsten Durchgang wird die Übung mit dem anderen Arm ausgeführt.

Stationen zur Stärkung der Beinmuskulatur

Da in der Aufwärm- und Abkühlphase sowie beim Wechsel der Stationen ohnehin die Beine trainiert werden, müssen Sie für die Beinarbeit nicht allzu viele Übungen einplanen. Wir wollen Ihnen aber dennoch ein paar unserer Lieblingsübungen für die Beine vorstellen.

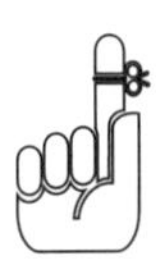

Wenn Sie über eine Bank mit den entsprechenden Erweiterungen verfügen, können Sie auch Bein-Curls, Beinpressen und andere Übungen in Ihr Programm aufnehmen, die mit dem Gerät möglich sind.

Treppensteigen

Mit Treppensteigen können Sie fast alle Beinmuskeln und die Gesäßmuskeln trainieren. Für diese Übung brauchen Sie einen etwa 25 bis 35 Zentimeter hohen Step (den Sie in einem Geschäft für Aerobic-Bedarf kaufen können), können sich aber auch mit der letzten Stufe am Fuß einer Treppe behelfen. Steigen Sie zuerst mit dem linken Fuß auf den Step, ziehen Sie den rechten Fuß auf den Step und steigen Sie wieder herunter. Steigen Sie dann mit dem linken Fuß auf den Step, ziehen Sie den rechten Fuß auf den Step und so weiter und so weiter …

Squats mit einem Bein

Neben der Gesäßmuskulatur können Sie mit dem Squat auch die Oberschenkelmuskulatur sowie den Gleichgewichtssinn trainieren. Stellen Sie sich so mit dem rechten Bein auf einen Step, dass das linke Bein locker über den Steprand herabbaumelt. Ziehen Sie den Bauch leicht ein und knicken Sie im rechten Knie so weit ein, bis Sie merken, dass der linke Fuß den Boden berührt. Drücken Sie anschließend das Bein wieder gerade. Die Aufwärtsbewegung soll aus der Hacke und nicht aus dem Ballenbereich heraus ausgeführt werden. Wiederholen Sie die Übung. Trainieren Sie beim nächsten Durchgang das andere Bein.

Die Hacken beider Füße sollen entlang einer horizontalen Linie genau nebeneinander liegen. Vielleicht halten Sie sich am Treppengeländer oder ähnlichem fest, um nicht hinzufallen.

Zehenstand

Diese Übung trainiert Ihre Waden- und Schienbeinmuskeln und stärkt den Gleichgewichtssinn. Stellen Sie sich aufrecht auf den Rand eines Steps – eine Treppenstufe tut es auch. Der Bauch soll eingezogen sein, die Fußballen sollen gerade auf dem Step stehen, die Hacken sollen über den Rand hinausragen. Stützen Sie sich mit den Händen an der Wand oder einem schweren Gegenstand ab. Heben Sie die Hacken einige Zentimeter über den Stufenrand an, bis Sie auf Zehenspitzen stehen. Bleiben Sie einen Moment in dieser Position stehen und senken Sie danach die Hacken in die Ausgangsposition ab, bis Sie die Dehnung der Wadenmuskeln spüren. Wiederholen Sie die Übung mehrmals. Beim zweiten Durchgang machen Sie diese Übung mit dem anderen Bein.

Stationen zur Stärkung der Bauch-, Gesäß- und Rückenmuskulatur

Diese Übungen helfen Ihnen, eine gute Bauchmuskulatur, einen straffen Po und einen gesunden Rücken zu entwickeln. Diese Liste ist allerdings alles andere als vollständig. Zum Training dieser Muskeln könnten Sie auch einige Pilates-Stationen einrichten. Eine kurze Einführung in die Pilates-Methode finden Sie in Kapitel 15. Wenn Sie mehr über Pilates erfahren wollen, kaufen Sie sich ein Exemplar von *Pilates für Dummies* von Ellie Herman (erschienen bei Wiley-VCH).

Einfacher Crunch

Crunches trainieren in erster Linie den oberen Bereich der Bauchmuskulatur. Legen Sie sich mit angewinkelten Knien auf den Rücken und stellen Sie Ihre Füße hüftbreit auseinander flach auf den Boden. Legen Sie die Hände so hinter den Kopf, dass die Daumen hinter den Ohren zu liegen kommen. Verschränken Sie die Finger nicht ineinander. Drücken Sie die Ellenbogen so weit auseinander, dass sie fast den Boden berühren. Drücken Sie das Kinn leicht nach unten. Spannen Sie die Bauchmuskulatur leicht an. Beugen Sie sich so weit nach oben und vorne, dass Kopf, Nacken und Schulterblätter den Boden nicht mehr berühren. Bleiben Sie einen Moment lang in dieser Position und lassen Sie sich dann langsam wieder zurücksinken. Wiederholen Sie die Übung mehrmals.

Beine im Liegen anheben

Diese Übung trainiert in erster Linie den unteren Bereich der Bauchmuskulatur. Legen Sie sich auf den Rücken und stecken Sie die Hände in der Nierengegend unter den Körper. Ziehen Sie den Bauch leicht ein und heben Sie Ihre Beine etwa 30 Zentimeter vom Boden hoch (die Knie können dabei leicht gebeugt sein). Halten Sie die Position einen Moment. Senken Sie die Beine danach bis kurz über den Boden ab und heben Sie sie wieder hoch. Wiederholen Sie die Übung mehrmals.

Kniebeugen am Reck

Diese Übung trainiert den unteren Bereich der Bauchmuskulatur. Hängen Sie sich mit beiden Händen an die Reckstange. Spannen Sie die Bauchmuskulatur leicht an und heben Sie die Knie bis zum Oberkörper hoch. Der Bauch wird dabei ganz eingezogen und der Rücken beschreibt einen Katzenbuckel. Senken Sie die Beine langsam wieder ab. Wiederholen Sie den Vorgang mehrmals.

Übung für die schrägen Rückenmuskeln

Diese Curl-Variante trainiert die inneren Rückenmuskeln. Legen Sie sich auf die Seite und verschränken Sie die Arme vor der Brust. Heben Sie nun den Oberkörper ein paar Zentimeter vom Boden hoch. Möglicherweise müssen Sie Ihre Füße unter eine Bank oder einen soliden Stuhl legen, damit sie nicht mit angehoben werden. Wiederholen Sie die Übung mehrmals. Machen Sie die Übung beim nächsten Durchgang auf der anderen Körperseite.

Rückendehnung

Diese Übung dehnt und kräftigt den unteren Rückenbereich. Legen Sie sich mit ausgestreckten Armen und Beinen auf den Bauch. Der Kopf soll den Boden leicht berühren. Ziehen Sie den Bauch etwas ein, so als wollten Sie eine kleine Höhlung zwischen Boden und Bauch schaffen. Heben Sie den linken Arm und das rechte Bein etwa drei Zentimeter vom Boden hoch und strecken Sie sich dabei so weit wie möglich. Zählen Sie langsam bis fünf und lassen Sie den Arm und das Bein wieder sinken. Wiederholen Sie diese Bewegung mit dem rechten Arm und dem linken Bein. Wechseln Sie die Seiten bis zum Ende des Satzes.

Squat

Neben der Gesäßmuskulatur können Sie mit dieser Übung auch die Muskulatur der Oberschenkel trainieren. Stellen Sie sich mit geraden Beinen hin. Stützen Sie die Hände in die Hüfte oder nehmen Sie eine Hantel in jede Hand. Die Füße sollen etwa hüftbreit auseinander stehen. Sie können die Arme auch nach vorne ausstrecken, um sich besser auszubalancieren. Verlagern Sie Ihr Gewicht leicht auf die Fersen. Lassen Sie die Arme seitlich herunterhängen. Ziehen Sie den Bauch ein und stehen Sie aufrecht mit geraden Schultern. Gehen Sie in die Hocke, als wollten Sie sich auf einen Stuhl setzen. Gehen Sie so weit in die Hocke, wie Sie können, ohne den Oberkörper mehr als ein paar Zentimeter nach vorne zu beugen. Gehen Sie nicht weiter als bis zu dem Punkt nach unten, an dem die Oberschenkel parallel zum Boden ausgerichtet sind. Die Knie dürfen nicht weiter vorne liegen als die Zehen. Stehen Sie anschließend wieder auf, aber drücken Sie die Beine am Ende dieser Bewegung nicht durch.

Ausfallschritt

Diese Bewegung ist ein gutes Training für die Gesäß-, Hüft- und Oberschenkelmuskeln. Stellen Sie sich gerade hin und setzen Sie die Füße ungefähr eine Hüftbreite weit auseinander. Machen Sie einen großen Schritt nach vorne und setzen Sie den Fuß flach auf den Boden. Halten Sie das vordere Knie vollkommen ruhig und den Oberkörper völlig senkrecht. Gehen Sie mit dem Körper so weit nach unten, bis das hintere Knie fast den Boden berührt. Heben Sie den Körper wieder an und wiederholen Sie die Übung mehrmals. Beginnen Sie die Übung beim nächsten Durchgang mit dem anderen Fuß.

Versuchen Sie, nicht in der Hüfte nach vorne abzuknicken. Achten Sie auch darauf, dass das Körpergewicht auf beide Beine verteilt wird. Stellen Sie sich die Bewegung vor wie bei einem dieser Pferdchen auf einem Jahrmarktskarussell, die sich nach oben und unten, nicht aber vor und zurück bewegen. Bedenken Sie außerdem, dass die Belastung der hinteren Oberschenkel- und der Gesäßmuskulatur umso stärker wird, je weiter der Ausfallschritt ist. Je kürzer der Ausfallschritt, desto mehr werden die Quadrizepse beansprucht. Beide Knie sollen in der tiefsten Stellung einen 90-Grad-Winkel bilden, und Sie sollten die Schuh- beziehungsweise Zehenspitzen sehen können.

Die Anordnung der Trainingsstationen

Das Schöne am Zirkeltraining ist, dass Sie die Stationen so anordnen können, wie Sie wollen. Sie können alle oder nur eine Auswahl der hier vorgestellten Übungen machen oder Übungen einplanen, die Sie sich von Trainingskollegen abgeguckt haben. Sie können jede Übung einmal oder mehrmals pro Durchgang ausführen. Ein Durchgang kann aus fünf oder 15 Übungen bestehen. Probieren Sie einfach aus, was Ihnen am besten gefällt.

Ordnen Sie die Stationen so an, dass Sie an jeder Station einen anderen Muskelbereich trainieren. Machen Sie zum Beispiel zuerst eine Übung für die Bauchmuskeln, dann eine für die Arme, danach eine für die Beine, eine für den Rücken und beginnen Sie dann wieder von vorne. Wenn Sie einen eher armbetonten Durchgang durchführen wollen, richten Sie sich eine Station für die Arme ein, eine für die Beine, wieder eine für die Arme, dann eine für die Bauchmuskulatur, noch eine für die Arme und so weiter. Denken Sie nur immer daran, dass Sie jeder Muskelgruppe eine kleine Pause gönnen, bevor Sie sie wieder trainieren.

Die folgende Aufstellung ist ein Beispiel dafür, wie Sie die in diesem Kapitel vorgestellten Übungen anordnen könnten. Im danach folgenden Abschnitt zeigen wir Ihnen, wie sich die 20 Übungen zu einem kompletten Zirkeltraining kombinieren lassen.

- ✔ Trizeps
- ✔ Einfache Crunches
- ✔ Bizeps-Curls mit Hanteln
- ✔ Treppensteigen
- ✔ Schulterpresse mit Hanteln
- ✔ Rückendehnung
- ✔ Klimmzüge
- ✔ Squats auf einem Bein
- ✔ Liegestütze
- ✔ Kniebeugen am Reck
- ✔ Beine im Liegen anheben
- ✔ Hantelrudern mit einem Arm
- ✔ Ausfallschritte
- ✔ Brustpressen mit Hanteln
- ✔ Übungen für die schrägen Rückenmuskeln
- ✔ Rudern im Stehen
- ✔ Zehenstand
- ✔ Schulterzucken
- ✔ Squats
- ✔ Punches

Kombinieren Sie die Stationen zu einem Durchgang

Wenn Sie die Stationen eingerichtet und eine Reihenfolge festgelegt haben, kann's losgehen. Gehen Sie beim Zirkeltraining nach folgenden Schritten vor:

1. **Als Aufwärmtraining können Sie fünf bis 20 Minuten joggen, schwimmen oder Rad fahren. Sie können sich aussuchen, womit Sie beginnen, solange es nur eine Aktivität ist, die die Ausdauer trainiert. Die Dauer des Warm-ups ist davon abhängig, wie lange Sie aktuell trainieren und wie lang der Gesamt-Workout sein soll.**

2. **Beginnen Sie danach *sofort* mit dem Zirkeltraining,**

   Wenn es unbedingt sein muss, können Sie auch schnell einen Schluck Wasser trinken. Fangen Sie nur nicht an, gemütlich herumzuspazieren oder mit den Nachbarn zu plaudern oder Ähnliches. Machen Sie Ihre Aufwärmübungen und beginnen Sie dann sofort mit der ersten Station.

3. **Stellen Sie Ihren Timer auf 20 bis 45 Sekunden ein. Fangen Sie am besten bei 20 Sekunden an und steigern Sie sich dann langsam. Starten Sie den Timer zu Beginn der jeweiligen Übung,**

4. **Gehen oder laufen Sie beim Timersignal schnell zur nächsten Station, stellen Sie den Timer neu ein und beginnen Sie sofort die nächste Übung.**

5. **Wenn der Timer piept, gehen Sie zur nächsten Station und so weiter …**

6. **Wiederholen Sie den gesamten Durchgang wenigstens einmal.**

   Sie können so viele Durchgänge machen, wie Sie wollen. Wenn Sie fünf Stationen eingerichtet haben, an denen Sie jeweils drei Übungen machen wollen, und den Timer auf 30 Sekunden gestellt haben, werden Sie pro Durchgang netto ungefähr 7,5 Minuten brauchen. Wenn man die Zeit für den Wechsel zwischen den einzelnen Stationen hinzuzählt, kommt man auf ungefähr zehn Minuten für einen Durchgang. Bei drei Durchgängen kommen Sie auf 30 Minuten. Zusammen mit der Zeit für die Aufwärm- und Abkühlphase kommen Sie auf eine Gesamtzeit für die Workout-Einheit von 50 bis 75 Minuten. Respekt, Respekt, gar nicht schlecht!

7. **Beginnen Sie nach dem letzten Durchgang sofort mit den Cool-down-Übungen.**

8. **Machen Sie sofort nach dem Cool-down einige Stretchübungen.**

Yoga: Workout für Geist und Körper

14

In diesem Kapitel

- Was versteht man unter *Asanas*?
- Die verschiedenen Yoga-Varianten
- Wo kann ich Yoga lernen?
- Ein einfacher Yoga-Workout

In der westlichen Welt wurde körperliches Training immer nur als Möglichkeit zur Verbesserung der Physis betrachtet – zur Stärkung des Herzens, zum Aufbau von Muskeln und zur Verbesserung der Beweglichkeit. Erst in den letzten Jahren hat die Fitnessgemeinde erkannt, was viele andere Kulturen seit Jahrtausenden wissen: Körperliches Training kann auch gut sein für den Geist. Allerdings hat Turnvater Jahn schon viel früher festgestellt: »Ein gesunder Geist steckt in einem gesunden Körper (Mens sana in corpore sana)« – also so neu ist das nicht!

Diese Erkenntnis hat ein neues Schlagwort hervorgebracht: Körper-Geist-Übungen, von denen Yoga eine der bekanntesten ist. Unserer Meinung nach kann jeder davon profitieren, wenn er oder sie die eine oder andere Körper-Geist-Aktivität in das Übungsrepertoire aufnimmt. Mit diesen Workouts könnten Sie das reguläre Programm an ein oder zwei Tagen in der Woche ersetzen. Anstatt ein paar Gewichte zu stemmen, könnten Sie zum Beispiel eine Yoga-Sitzung einlegen. Die regelmäßigen Stretching-Übungen könnten Sie ab und zu durch eine Yoga-Stunde ersetzen. Da manche Körper-Geist-Kurse extrem anspruchsvoll sind, sollten Sie darauf achten, Ihren Workout-Fahrplan nicht zu überladen.

Nach einigen Yoga-Stunden werden Sie sich Ihres Körpers immer stärker bewusst werden. Stehen, Sitzen und Gehen werden bewusste Vorgänge. Die meisten Menschen stellen fest, dass sich Kraft und Beweglichkeit verbessern und der Stresspegel sinkt. Auf lange Sicht können Sie Ihren Körper jung aussehen und sich anfühlen lassen. Suzanne hatte mal einen Yoga-Kurs bei einem älteren Übungsleiter belegt, der sich mit erstaunlicher Grazie und Anmut bewegte. Sie war mächtig erstaunt, als sie erfuhr, dass er 80 Jahre alt war.

Woraus besteht Yoga eigentlich?

Yoga ist vor mehr als 5.000 Jahren in Indien entwickelt worden und besteht aus einer Reihe von Stellungen (den so genannten asanas), die von einigen Sekunden bis zu mehreren Minuten gehalten werden. Die Bewegungen – eine Kombination von Übungen zur Stärkung von Kraft,

Flexibilität und Körperbewusstsein – sollen die Einheit von Körper, Seele und Geist fördern. Die meisten Yoga-Varianten konzentrieren sich darauf, durch tiefes Atmen während der Stellungen ein Gefühl der Entspannung herbeizuführen.

Bei Yoga-Kursen geht es anders zu als bei den normalen westlichen Workouts. Oft enthalten sie spirituelle Elemente wie gemeinsame Rezitationen oder das Verbrennen von Kerzen oder Weihrauch (obwohl viele Kurse das ganze indische Beiwerk weglassen und direkt den Körper trainieren).

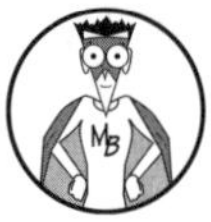

Entgegen landläufigen Vorstellungen muss man keine Gummiknochen haben, um die Yoga-Übungen ausführen zu können. Tatsächlich gibt es aber so viele Variationen der unterschiedlichen Stellungen, dass jeder gute Lehrer Ihnen die Variante zeigen kann, die Ihrem Beweglichkeitslevel am besten entspricht. Und je beweglicher Sie werden, desto schwierigere Stellungen können Sie einnehmen.

Welche Yoga-Variante ist für mich die beste?

Es gibt zahlreiche Yoga-Varianten. Fast alle enthalten die traditionellen Yoga-Stellungen, unterscheiden sich jedoch darin, wie schnell die Bewegungen ausgeführt werden, wie lange eine Stellung gehalten wird, wie viel Wert auf die Atmung und den spirituellen Aspekt gelegt wird. Manche Varianten erlauben mehr Modifikationen der Stellungen und Bewegungen und sind daher für Anfänger besser geeignet. Andere sind für Leute, die ohnehin schon bei Rumpfbeugen mit der Zunge die Zehenspitzen erreichen. Wenn Sie Spaß am Yoga haben, experimentieren Sie ruhig mit den unterschiedlichen Varianten und finden Sie heraus, welche Ihnen am besten gefällt.

Im folgenden Abschnitt finden Sie einen Überblick über die verschiedenen Yoga-Varianten.

- **Ananda:** *Ananda*-Yoga stellt weniger Ansprüche an Kraft und Beweglichkeit als die meisten anderen Varianten und ist deshalb für Einsteiger hervorragend geeignet. Die Bewegungen sind sehr einfach und auch das Rezitieren von Mantras findet nur sehr eingeschränkt statt.
- **Anusara:** *Anusara* ist eine relativ neue Yoga-Variante, hat eine starke spirituelle Komponente und konzentriert sich auf gute Haltung und Körperbeherrschung.
- **Astanga:** *Astanga*, manchmal auch *Power-Yoga* genannt, ist eine der körperlich anspruchsvollsten Yoga-Varianten, was Beweglichkeit, Kraft und Ausdauer angeht. Bei dieser Yoga-Art müssen Sie ohne Pause von einer Stellung in die nächste wechseln. Für Einsteiger ist diese Variante nicht zu empfehlen.

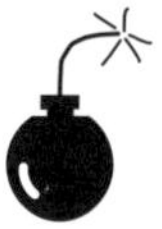

Bikram: *Bikram*-Yoga ist eine extrem körperbezogene Yoga-Variante und besteht aus einer Menge von Atemübungen. 26 Stellungen werden im Laufe der 90 Minuten dauernden Übungseinheit in einem Raum durchgeführt, der auf ca. 37° Celsius geheizt ist. Die Hitze soll dabei das Dehnen der Muskeln erleichtern. Wenn Sie hohen Blutdruck haben, Herzprobleme haben oder dazu neigen, fragen Sie Ihren Arzt, bevor Sie mit dieser Yoga-Variante beginnen.

- **Integral:** *Integral*-Yoga besteht zum größten Teil aus Meditations- und Rezitationsübungen. Diese Variante ist leicht zu erlernen, da die Stellungen einfach sind und sich entsprechend der individuellen Beweglichkeit variieren lassen.
- **Iyengar:** Beim *Iyengar* werden Hilfsmittel wie beispielsweise Schaumgummiblöcke und Stretching-Seile zur Hilfe genommen. Die Lehrer achten sehr auf die Körperhaltung.
- **Kripalu:** *Kripalu* ist eine nicht so körperbetonte und mehr meditative Yoga-Variante. Sie konzentriert sich auf Körperhaltung und die Koordination von Atem und Bewegung. Kripalu-Yoga wird in drei Stufen gelehrt: In Stufe eins erlernen Sie die Stellungen und loten die Grenzen Ihrer Kraft und Beweglichkeit aus. In Stufe zwei werden die Stellungen für eine längere Zeit gehalten, wobei die Konzentration gestärkt werden soll. In Stufe drei bewegen Sie sich ohne Ruhepause von einer Stellung zur nächsten.
- **Kundalini:** *Kundalini* war eine der ersten verwestlichten Yoga-Varianten. Es ist darauf ausgerichtet, die Energien im Körper frei zu machen, und besteht aus zahlreichen intensiven Atemübungen. Bei den meisten Stellungen handelt es sich um die klassischen Beweglichkeitsübungen.
- **Sivananda:** Diese klassische Yoga-Variante ist eine der weltweit am meisten betriebenen und enthält einige bekannte Stellungen. Schwerpunktmäßig werden dabei Atmung und Entspannung trainiert.

Welchen Yoga-Kurs soll ich belegen?

In vielen Studios werden zusätzlich zu den normalen körperbezogenen Fitnesskursen auch Yoga-Kurse angeboten. Auch Volkshochschulen sowie Turn- und Sportvereine haben Yoga mittlerweile in ihr Kursprogramm aufgenommen. Fragen Sie bei den möglichen Anbietern einfach mal nach.

Wenn Sie Yoga-Neuling sind, sollten Sie einen Anfängerkurs belegen. Versuchen Sie nicht, mit den anderen Teilnehmern mitzuhalten. Yoga kann extrem anspruchsvoll sein, sowohl was die Beweglichkeit, als auch was die Kraft betrifft. Auch wenn Sie im Kraftraum schwere Gewichte drücken können, werden Sie es möglicherweise ziemlich schwierig finden, eine Yoga-Stellung für eine Minute zu halten. Yoga verlangt eine andere Art von Stärke als Gewichtheben. Beim Yoga müssen Sie zum Beispiel die Kraft der Bauch- und Rückenmuskulatur einsetzen, die bei einem Workout an der Kraftmaschine nicht sehr gefordert wird.

Manche Yoga-Lehrer berücksichtigen leider nicht die unterschiedliche Fitness und Beweglichkeit ihrer Teilnehmer. Sie müssen also ihre eigenen Grenzen selbst kennen. Suzanne ist vor einiger Zeit von ihrer Schwester Jennifer, die Yoga schon seit ewigen Zeiten betreibt, in einen Kursus für Fortgeschrittene mitgenommen worden. Bei dieser zweistündigen Sitzung musste sie unter anderem für 20 Minuten kopfüber an einem Seil hängen – eine Aktivität, die eigentlich entspannend wirken sollte, Suzanne aber das unangenehme Gefühl bescherte, als wolle ihr Schädel platzen. Zu diesem Kurs gehörten außerdem anstrengende Stretching-Übungen für die Oberschenkelmuskulatur. Suzanne hatte anschließend einen solchen Muskelkater, dass sie vier Tage nicht Rad fahren konnte.

Manche Trainer betonen in ihren Kursen sehr stark die spirituelle Seite. Wenn Sie sich nicht wirklich dafür interessieren, könnte das eventuell für Sie zu viel werden. Wir haben schon Kurse erlebt, in denen der Leiter die Teilnehmer aufgefordert hat, ihre innersten Ängste zu offenbaren. Es ist nicht jedermanns Sache, derartig persönliche Gefühle vor einem Kreis von Fremden offen zu legen.

Yoga verschafft Ihnen eine aktive Pause, in der Sie Ihren Körper mit Energie aufladen und den Geist beruhigen können. Die meisten Yoga-Stunden enden damit, dass alle Teilnehmer mit dem Gesicht nach unten auf dem Boden liegen. Diese Beruhigungsphase, die auch shivasana genannt wird, ist oft so entspannend, dass einige Teilnehmer einschlafen, aber nach einiger Zeit energiegeladen wieder aufwachen.

Die richtige Ausrüstung für Yoga

Yoga erfordert keine großen Neuanschaffungen, was Kleidung und Ausrüstung angeht. Einige tragen schicke Einteiler, andere trainieren lieber in alten Schlabberklamotten. Und dann gibt es noch einige, die gar keine Kleidung tragen (eine Option für das Training in den eigenen vier Wänden).

Der einzige Gegenstand, den Sie wirklich benötigen, ist eine auf beiden Seiten rutschfeste Yoga-Matte. Sie sollte etwa 1,70 bis 1,80 Meter lang und ungefähr 80 Zentimeter breit sein. Wenn Sie Yoga erst einmal ausprobieren und nicht gleich eine Matte kaufen möchten, können Sie sich auch mit einem dicken Handtuch oder einer Decke behelfen. Yoga-Matten können Sie in Sportgeschäften, Yoga-Studios oder auch bei Online-Shops kaufen.

Anders als andere Workout-Aktivitäten, für die Sie meistens spezielles Schuhwerk benötigen, wird Yoga in der Regel barfuß oder auf Socken betrieben.

Eine einfache Yoga-Routine

In den folgenden Abschnitten beschreiben wir verschiedene einfache Yoga-Stellungen. Diese Schritt-für-Schritt-Anweisungen geben allerdings nur die grobe Richtung an. Wenn Sie genau wissen wollen, wie lange die Stellungen gehalten, wie oft sie wiederholt werden sollen und wie sie sich mit anderen Stellungen kombinieren lassen, kaufen Sie sich am besten ein Buch, leihen sich ein Video aus oder belegen einen Yoga-Kurs.

In *Yoga für Dummies* (erschienen bei Wiley-VCH) von Georg Feuerstein und Larry Payne werden die meisten Stellungen beschrieben. Die vielen Fotos sind für Anfänger eine wertvolle Hilfestellung.

Ein Yoga-Kurs ist eine andere Möglichkeit, die vielen Stellungen zu erlernen, aus denen ein kompletter Yoga-Workout besteht. Weiter oben können Sie lesen, worauf Sie bei der Auswahl eines Yoga-Kurses achten müssen.

Ruhestellung

Diese Stellung ist die Ausgangsstellung für die meisten Yoga-Workouts und lässt sich sehr leicht erlernen. Gehen Sie folgendermaßen vor:

1. **Setzen Sie sich auf den Boden.**
2. **Beugen Sie Ihre Knie und lassen Sie die Füße flach auf dem Boden. Legen Sie anschließend die Arme um die Knie.**
3. **Ziehen Sie Ihre Knie an die Brust, um das Rückgrat gerade zu bekommen.**
4. **Lösen Sie die Arme von den Knien, wenn Sie keine Dehnung mehr im Rücken verspüren. Kreuzen Sie anschließend die Beine und lassen Sie die Knie auf den Boden sinken.**

   Kopf und Körper müssen immer eine gerade Linie bilden.

Vorwärtsbeuge

Die Vorwärtsbeuge wirkt sehr entspannend, weil hierbei die Rücken- und Beinmuskulatur gedehnt und gelockert wird. Gehen Sie folgendermaßen vor:

1. **Setzen Sie sich auf den Boden, strecken Sie die Beine V-förmig von sich. (Spreizen Sie die Beine nur so weit, wie es Ihnen ohne Probleme möglich ist.) Die Zehen sollen nach oben zeigen.**
2. **Ziehen Sie das Gesäß so weit nach oben, dass Sie auf den Beckenknochen zu sitzen kommen.**
3. **Strecken Sie die Arme nach oben. Versuchen Sie dabei, das Rückgrat so lang wie möglich zu machen, und atmen Sie ein.**
4. **Atmen Sie aus und beugen Sie dabei den Oberkörper mit geradem Rücken nach vorne.**
5. **Versuchen Sie, Ihr Kinn an die Schienbeine und den Oberkörper an die Oberschenkel heranzubringen (siehe Abbildung 14.1).**

Tiefer Kniefall

Diese Bewegung dehnt den unteren Rückenbereich und die Arme und entspannt darüber hinaus den gesamten Körper. Wenn Sie Knieprobleme haben, seien Sie bei dieser Bewegung besonders vorsichtig.

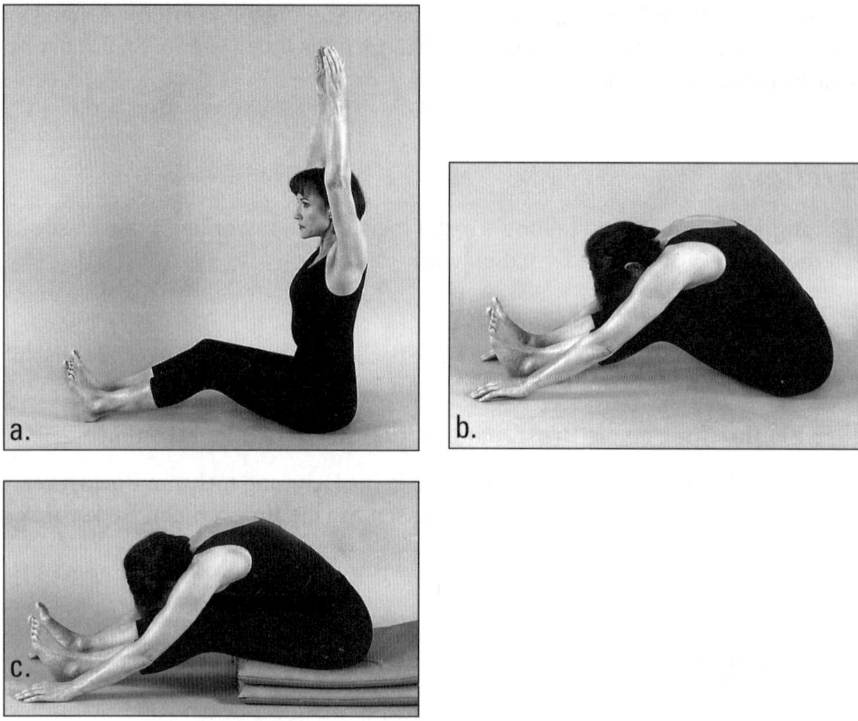

Abbildung 14.1: Eine einfache Vorwärtsbeuge

1. **Knien Sie sich auf den Boden.**
2. **Setzen Sie sich mit dem Po auf die Hacken, während Sie den Rest des Körpers weit nach vorne strecken.**
3. **In der voll ausgestreckten Position sollten Ihre Arme entspannt auf dem Boden liegen. Der Bauch sollte auf den Oberschenkeln, der Kopf auf der Bodenmatte ruhen (siehe Abbildung 14.2).**

   Sie sollten in dieser Position ein leichtes Ziehen in den Schultern, entlang der Wirbelsäule und in den Armen spüren.

Halten Sie bei dieser Bewegung Schultern und Nacken ganz entspannt. Versuchen Sie nicht, Ihren Allerwertesten näher an die Hacken heranzubringen, als es Ihnen angenehm ist.

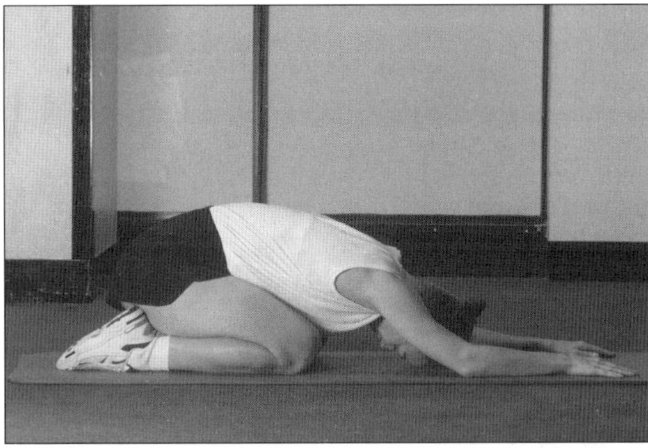

Abbildung 14.2: Beim tiefen Kniefall können Sie den gesamten Körper entspannen.

Einfache Drehung nach rechts

In dieser Stellung wird das Rückgrat von links nach rechts gedreht. Gehen Sie folgendermaßen vor:

1. **Setzen Sie sich auf den Boden, strecken Sie die Beine von sich.**
2. **Beugen Sie das rechte Knie und setzen Sie den rechten Fuß neben dem linken Oberschenkel flach auf den Boden.**
3. **Legen Sie die rechte Handfläche hinter sich auf den Boden.**
4. **Legen Sie die linke Handfläche um das rechte Knie (siehe Abbildung 14.3).**
5. **Atmen Sie und strecken Sie dabei das Rückgrat nach oben; atmen Sie danach aus und drehen Sie Körper und Kopf nach rechts.**

Katzenbuckel

Diese Stellung dehnt das Rückgrat und löst Verspannungen der Rückenmuskulatur. Gehen Sie folgendermaßen vor:

1. **Lassen Sie sich auf alle viere nieder.**
2. **Atmen Sie tief ein.**
3. **Atmen Sie aus und ziehen Sie dabei die Bauchmuskeln ein. Drücken Sie gleichzeitig das Gesäß nach unten und leicht nach vorne.**
4. **Drücken Sie die Hände fest gegen den Boden und biegen Sie den Rücken nach oben (siehe Abbildung 14.4).**

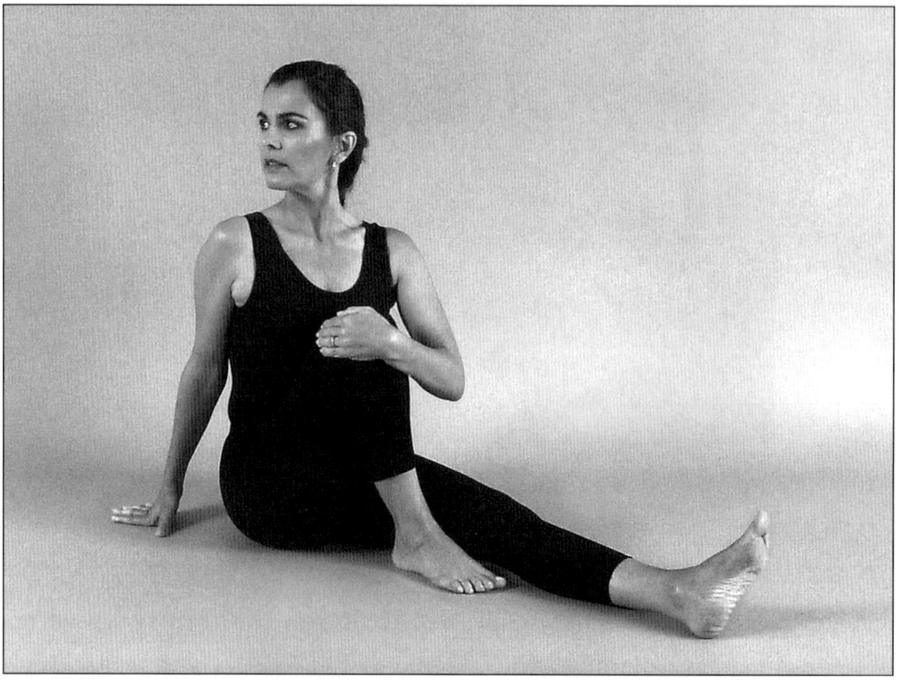

Abbildung 14.3: Eine einfache Drehung nach rechts

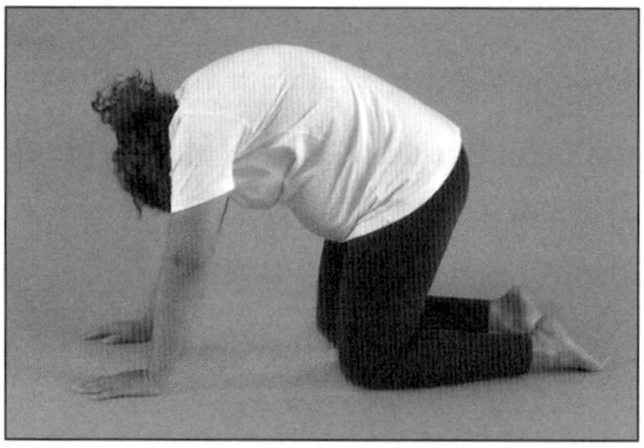

Abbildung 14.4: Katzenbuckel

Dreiecksstellung

Nach den sitzenden und liegenden Positionen wenden wir uns jetzt den stehenden zu. Die Dreiecksstellung dehnt den Rücken und die Bauchmuskulatur. Gehen Sie nach folgenden Schritten vor:

1. **Stellen Sie sich gerade hin und setzen Sie die Füße etwas mehr als eine Schulterbreite weit auseinander. Strecken Sie beide Arme so weit zur Seite, dass sie parallel zum Boden ausgerichtet sind. Die Handflächen müssen nach oben zeigen.**

   Beide Füße stehen flach auf dem Boden. Sie können allerdings auch den linken Fuß gerade nach vorne zeigen und den Boden nur mit dem Ballen berühren lassen.

2. **Atmen Sie tief ein.**
3. **Atmen Sie aus und beugen Sie sich nach links (siehe Abbildung 14.5).**

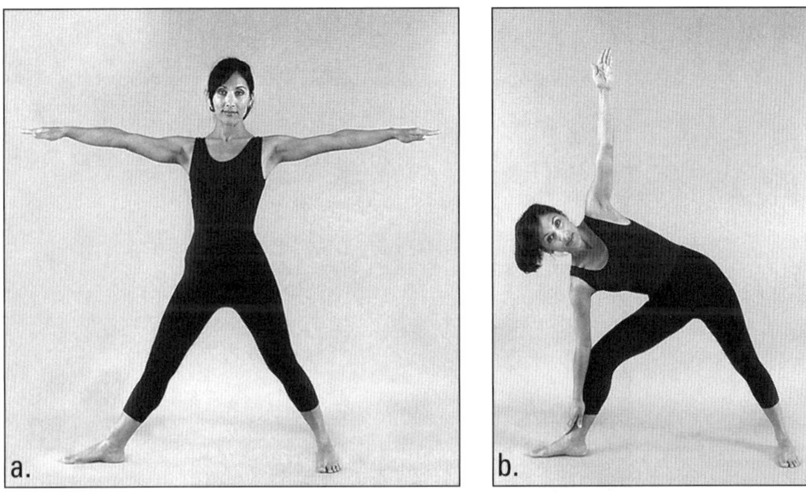

Abbildung 14.5: Dreiecksstellung

4. **Lassen Sie den linken Arm während der Beugung am rechten Bein herunterrutschen und legen Sie die rechte Hand um den rechten Fußknöchel.**
5. **Halten Sie diese Position. Atmen Sie dabei mehrmals ein und aus.**

   Wenn Sie es schaffen, können Sie anschließend den linken Fuß zehn bis 50 Zentimeter vom Boden anheben. Dabei lassen Sie das Knie durchgedrückt.

Der Sonnengruß

Diese Bewegung dehnt die Bauch-, Rücken-, Hüft- und Oberschenkelmuskulatur. Wenn Sie Rückenprobleme haben, achten Sie besonders darauf, die Bauchmuskeln bei dieser Übung leicht anzuspannen und ein Hohlkreuz zu vermeiden. Gehen Sie nach folgenden Schritten vor:

1. **Knien Sie sich auf den Boden und setzen Sie das linke Bein nach vorne. Der Fuß soll dabei flach auf den Boden liegen, das Knie soll gebeugt und der Oberschenkel soll parallel zum Boden ausgerichtet sein.**

2. **Strecken Sie die Arme nach oben, wobei die Handflächen nach innen zeigen.**
3. **Ziehen Sie den Bauch etwas ein und drücken Sie die Schultern nach unten und hinten.**
4. **Schauen Sie zur Decke, drücken Sie den Oberkörper nach oben und verlagern Sie gleichzeitig das Gewicht von den Hüften zum Oberschenkel (siehe Abbildung 14.6).**

   Sie sollten in dieser Position ein leichtes Ziehen im Rumpf und Oberkörper sowie in den Oberarmen verspüren. Ein leichtes Ziehen sollte auch im obersten Teil der Rückseite des Oberschenkels zu merken sein. Wiederholen Sie die Bewegung mit dem rechten Bein.

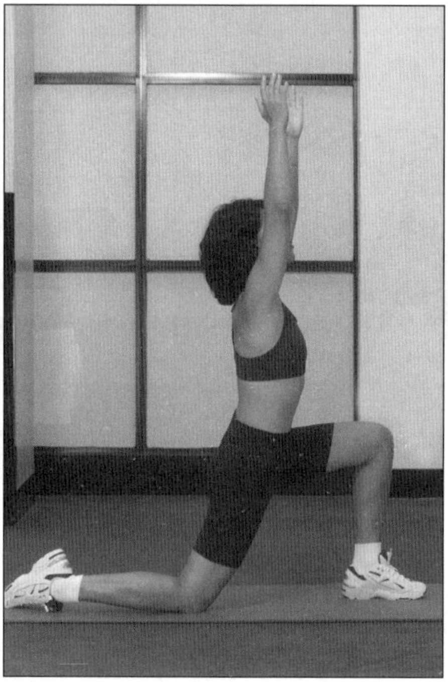

Abbildung 14.6: Der Sonnengruß

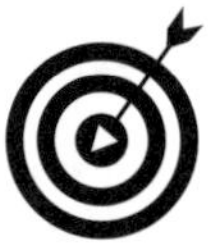

Beachten Sie bei dieser Übung die folgenden Hinweise:

- ✔ Wenn Sie Gleichgewichtsprobleme haben, halten Sie sich an einem soliden Gegenstand wie etwa einem schweren Stuhl fest.
- ✔ Lehnen Sie sich nicht so weit nach vorne, dass das Knie weiter vorne als die Zehenspitzen liegt.
- ✔ Machen Sie kein Hohlkreuz.

Pilates bringt Sie wieder ins Gleichgewicht

15

In diesem Kapitel

- Das Wichtigste über Pilates
- Wo kann ich Pilates lernen?
- Ein einfacher Pilates-Workout

Diese Technik ist von Joseph Pilates, einem ehemaligen Tischler und Turner, ursprünglich zur Rehabilitation verletzter Tänzer entwickelt worden. Viele der Bewegungen ähneln denen im Yoga, manche haben die Bewegungen von Schwänen, Seelöwen und Großkatzen als Vorbild.

In diesem Kapitel geben wir Ihnen einen kurzen Überblick über Pilates, erklären Ihnen, wie es funktioniert, und sagen Ihnen, wie und wo Sie ein Studio finden, in dem Pilates gelehrt wird. Zum Abschluss stellen wir Ihnen noch einige Pilates-Übungen vor.

So funktioniert Pilates

Pilates ist darauf ausgerichtet, die so genannten *Kernmuskeln* zu trainieren, das heißt Bauch- und innere/äußere Schenkelmuskeln sowie Gesäß- und Rückenmuskulatur. Pilates trainiert so viel von dem, was wir alle brauchen: Kraft, Flexibilität, Ausdauer, Koordination, Balance und eine gute Körperhaltung – und das alles praktisch ohne Verletzungsrisiko. Bei den Übungen ist die gute Form wichtiger als die Muskelkraft. Außerdem wird das Training wegen der unzähligen Übungsvarianten nie langweilig. Beim Pilates-Training müssen Sie praktisch den ganzen Körper einsetzen. Bei vielen Bewegungen wird zum Beispiel gleichzeitig die eine Muskelgruppe gekräftigt, während eine andere gestretcht wird. Pilates erfordert ein hohes Maß an Konzentration. Man kann die Übungen nicht einfach wie an einem Kraftgerät routinemäßig abarbeiten. Für jede Bewegung, die Sie beherrschen, bietet Pilates außerdem eine leicht abgewandelte Version, die noch ein wenig schwerer ist.

Da gibt es zum Beispiel eine Bewegung, die »Der Rollende Ball« (siehe Abbildung 15.1) genannt wird. Dabei setzt man sich mit angehobenen Beinen auf den Boden, rollt nach hinten und wieder in die ausbalancierte Ausgangsposition zurück. Diese Bewegung erfordert eine gute Balance der Bauch- und Rückenmuskulatur und ist erstaunlich schwierig. Wir haben schon viele Muskelmänner gesehen, die an dieser Bewegung gescheitert sind. Pilates bringt Ihnen bei, zu überlegen, wie Sie Ihre Muskeln während des Workouts bewegen, damit Sie sie im täglichen Leben besser einsetzen können. Da Sie bei Pilates schwerpunktmäßig sowohl

Körperhaltung als auch -mechanik trainieren, werden Sie aufrechter sitzen und gehen und viel eleganter schreiten. Nach unseren Pilates-Stunden sind wir immer ein paar Zentimeter größer gewesen.

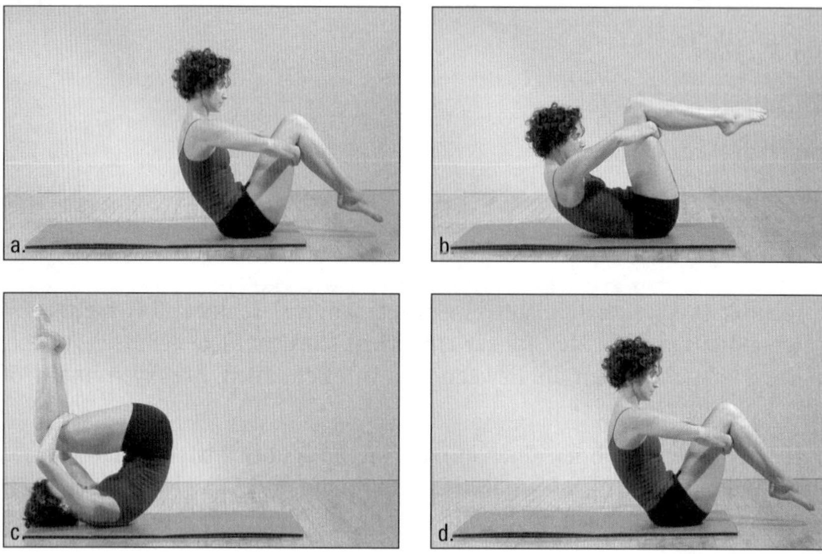

Kehren Sie in die Ausgangsposition zurück.

Abbildung 15.1: Rollen wie ein Ball

Pilates ist nicht nur etwas für Anfänger. Liz besucht seit vielen Jahren Pilates-Kurse. Sie ist zwar ohnehin sehr stark und von all dem Wandern, Laufen und Gewichtheben auch sehr ausdauernd, aber dennoch findet sie bei Pilates immer wieder eine neue Herausforderung.

Wo finde ich Kurse und Lehrer für Pilates?

Sie haben drei Möglichkeiten, Pilates zu trainieren:

- ✔ Sie können Pilates-Kurse besuchen, bei denen spezielle gymnastische Übungen gelehrt werden – mit oder ohne Matte (siehe Abbildung 15.2).
- ✔ Sie können Privatstunden auf einer Reihe von Geräten mit so exotischen Namen wie etwa Cadillac oder Reformer nehmen. Der Cadillac mit seinen Seilen, Gurten, Stangen und Hebeln erinnert an ein Instrument, an dem der Marquis de Sade seine Freude gehabt hätte. Der Reformer sieht aus wie eine aufgemotzte Gewichthebebank mit zusätzlichen Federn, Gurten und Polstern.

- ✔ Sie können sich ein Exemplar von *Pilates für Dummies* (erschienen bei Wiley-VCH) besorgen, in dem Sie alles, von einfachen Pilates-Übungen bis hin zu fortgeschrittenen Techniken, in Schritt-für-Schritt-Anweisungen lernen können.

Mittlerweile gibt es viele Studios, in denen auch Pilates-Kurse angeboten werden. Fragen Sie auch bei den Volkshochschulen, der Arbeiterwohlfahrt und anderen Familienbildungsstätten nach, ob sie Pilates in ihrem Kursprogramm haben. Um einen guten Pilates-Lehrer für den Privatunterricht zu finden, müssen Sie sich schon auf Ihre eigene Urteilskraft oder die Empfehlungen von guten Freunden verlassen.

Pilates ist teuer. Pilates-Stunden kosten zwischen 50 bis 150 Euro. Ja, Sie haben richtig gelesen. Gruppenkurse sind dagegen relativ preiswert, kosten aber immer noch mehr als manche Mitgliedschaft in einem Fitnessstudio. Wenn Sie bei Ihren Workout-Aktivitäten sehr schnell Erfolge sehen wollen, ist Pilates vielleicht nichts für Sie. Wie Stepdance oder Yoga ist auch das Erlernen von Pilates-Übungen ein langfristiger Prozess.

Wenn Sie es sich leisten können, sollten Sie ein oder zwei Privatstunden belegen und mit den oben beschriebenen Gräten trainieren. Sie werden eine Erfahrung machen, die Ihnen sowohl neue Erkenntnisse bringt, als auch demütigend ist: Sie erfahren erstens, dass Sie Ihren Körper auf eine Art und Weise bewegen können, die Sie nicht kannten, und stellen fest, dass Sie den Körper anders herum nicht so bewegen können, wie Sie eigentlich können sollten.

Schnupperkurs: drei einfache Pilates-Übungen

Pilates ist ein System, das sich aus Hunderten von Bewegungen und Übungen (von denen viele aus mehreren Schritten bestehen) zusammensetzt. Ein Pilates-Workout besteht aus einer Kombination dieser verschiedenen Bewegungen. Da wir nicht genug Platz haben, können wir Ihnen hier nur einige wenige Beispielübungen zeigen, die Sie bequem zu Hause im Wohnzimmer ausprobieren können – bevor Sie das Geld für einen Kursus oder Pilates-Geräte ausgeben.

Es wird wahrscheinlich mehrere Wochen dauern, bis Sie sich an einen Pilates-Workout gewöhnt haben, und sogar mehrere Monate, bis Sie die Übungen vollständig beherrschen. Pilates ist eine schwierige Disziplin. Ihre Bemühungen zahlen sich aber aus, wenn Sie konsequent dabeibleiben.

Curls für den Oberbauch

Viele Leute haben Probleme mit Bauch-Curls, normalerweise wegen einer zu schwachen Bauchmuskulatur. Wahrscheinlich werden auch Sie zunächst Schwierigkeiten mit dieser Übung haben. Geben Sie aber nicht auf, denn als Lohn winkt ein kräftiger und flacher Bauch.

1. **Legen Sie sich auf den Rücken. Die Knie sollen gebeugt sein, und die Füße sollen flach auf dem Boden liegen. Legen Sie anschließend beide Hände hinter den Kopf (siehe Abbildung 15.2a).**
2. **Ziehen Sie den Bauch ein.**
3. **Heben Sie die Schultern etwas von der Matte hoch und ziehen Sie das Kinn leicht an die Brust (siehe Abbildung 15.2b).**
4. **Halten Sie diese Position einen Moment. Entspannen Sie sich dann und lassen Sie die Schultern wieder auf die Matte zurücksinken. Wiederholen Sie die Bewegung acht Mal. (Na gut, bis Sie sich an die Übung gewöhnt haben, reichen fürs erste drei bis vier Wiederholungen.)**

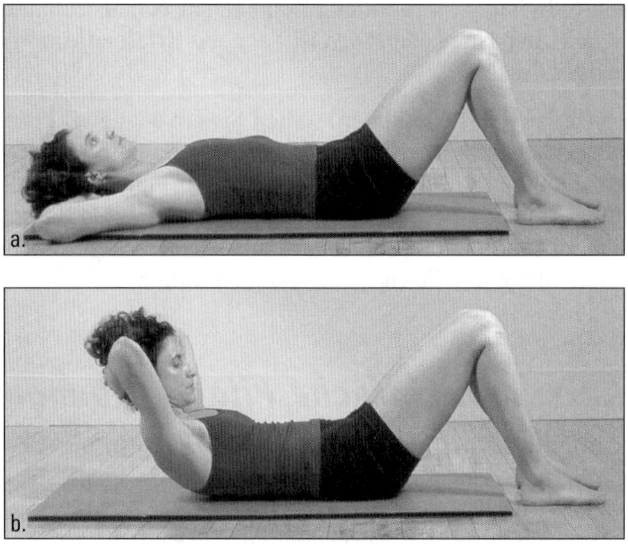

Abbildung 15.2: Diese Übung stärkt die Bauchmuskulatur.

Bauen Sie eine Brücke

Die Brücke kräftigt und stabilisiert die Kernmuskulatur, insbesondere die Gesäßmuskeln und die Muskeln an der Rückseite der Beine. Achten Sie darauf, bei dieser Übung kein Hohlkreuz zu machen.

1. **Legen Sie sich auf den Rücken. Die Knie sollen gebeugt sein, und die Füße sollen flach auf dem Boden liegen (siehe Abbildung 15.3a).**
2. **Atmen Sie tief ein.**

3. **Atmen Sie aus und pressen Sie die Füße fest auf die Yogamatte. Spannen Sie die Gesäßmuskeln an und heben Sie die Hüften etwas an. Der Körper soll jetzt eine gerade Linie von den Schultern bis zu den Knien bilden (siehe Abbildung 15.3b).**
4. **Lassen Sie die Hüften auf die Matte zurücksinken. Wiederholen Sie die Übung vier Mal.**

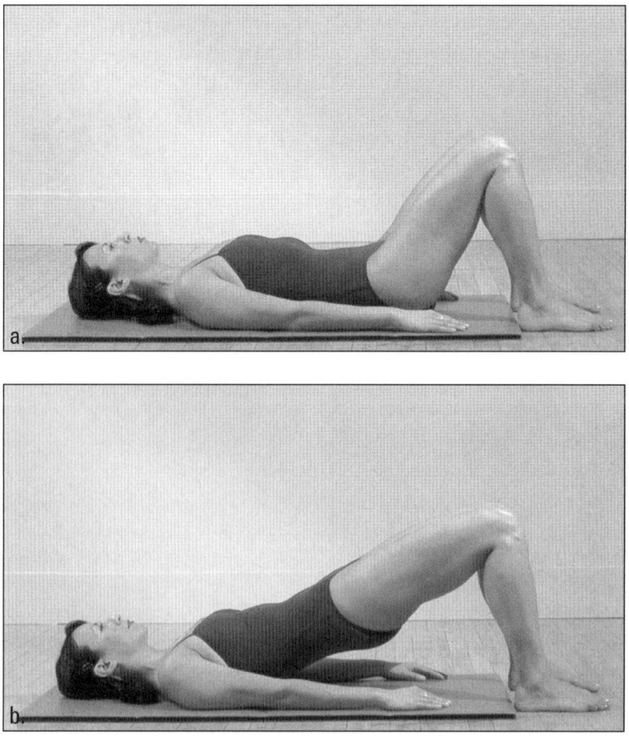

Abbildung 15.3: Brückenbau nach Pilates

Der Katzenbuckel (einfache Form)

Diese Übung, die aussieht wie eine Yogastellung (siehe Kapitel 14), dehnt die Muskeln entlang des Rückgrats.

1. **Lassen Sie sich auf alle viere nieder. Die Hände sollen direkt unterhalb der Schultern auf der Matte liegen, der Rücken soll leicht nach unten durchgebogen sein (siehe Abbildung 15.4a).**
2. **Atmen Sie ein und beugen Sie dabei leicht Ihren Rücken (siehe Abbildung 15.4b).**

3. **Atmen Sie aus, ziehen Sie den Bauch ein, drücken Sie den Allerwertesten nach unten und drücken Sie die Hände fest auf die Matte. Lassen Sie den Kopf nach vorne fallen und machen Sie einen Katzenbuckel, so dass Ihr Körper aussieht wie ein großes C (siehe Abbildung 15.4c).**

4. **Wiederholen Sie die Schritte 1 bis 3 weitere drei Mal.**

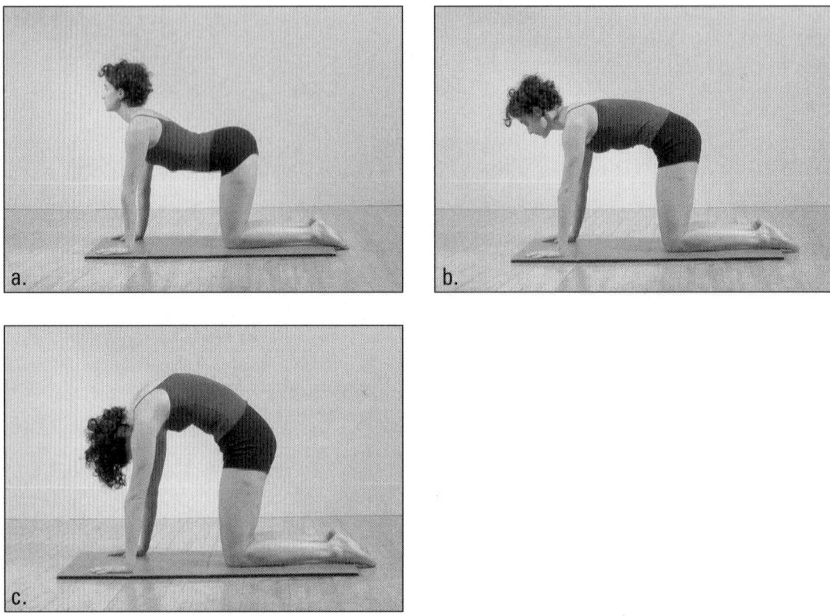

Abbildung 15.4: Machen Sie einen Katzenbuckel.

Teil VI

Auf geht's ins Fitnessstudio

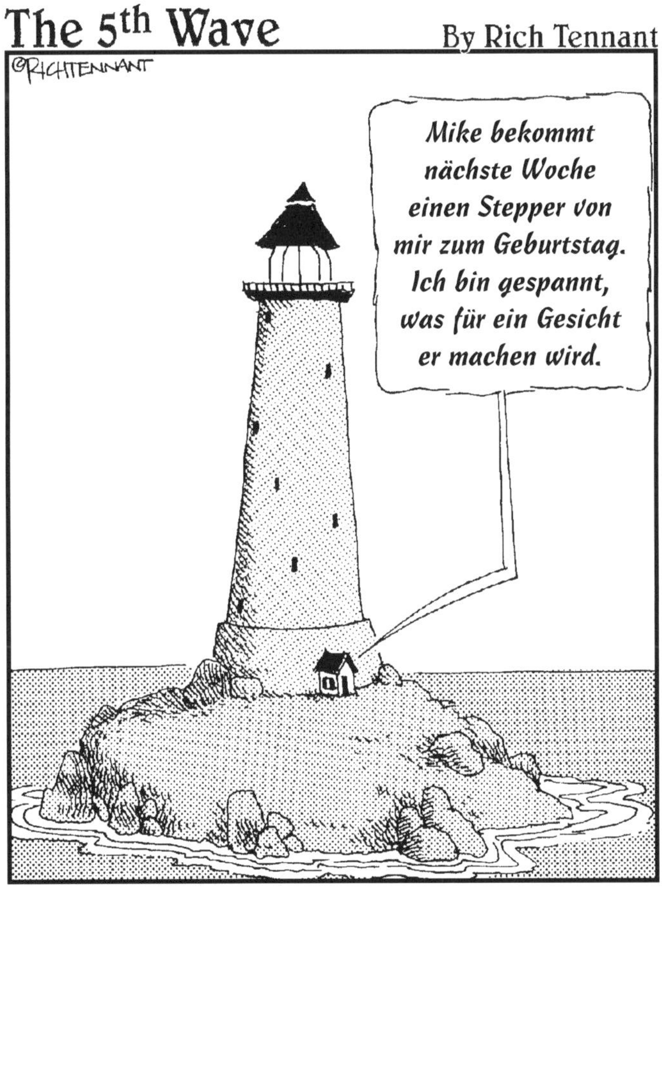
The 5th Wave
By Rich Tennant
©RICHTENNANT
Mike bekommt nächste Woche einen Stepper von mir zum Geburtstag. Ich bin gespannt, was für ein Gesicht er machen wird.

In diesem Teil ...

nehmen wir Ihnen die Angst vor dem ersten Gang ins Fitnessstudio und zeigen Ihnen, wie Sie sich zu Hause ein eigenes Studio einrichten können. In Kapitel 16 erklären wir, welche Kriterien Sie bei der Wahl des Studios berücksichtigen sollten. Wir sagen Ihnen außerdem, welche ungeschriebenen Gesetze für alle Studios gelten: Worüber wird gesprochen, welche Kleidung sollten Sie tragen, was tun mit der Schweißpfütze, die man an der Beinpresse hinterlassen hat? In Kapitel 17 machen wir Sie mit den Kursen bekannt, die wahrscheinlich auch in Ihrem Studio angeboten werden.

In Kapitel 18 erfahren Sie, wie Sie sich zuhause das beste Fitnessstudio für das Ihnen zur Verfügung stehende Geld einrichten können. Hier finden Sie Tipps bei den Grundfragen: wo kaufe ich ein, wie bekomme ich einen guten Preis und wo stelle ich die Geräte hin, damit ich sie auch wirklich benutze. Wir sagen Ihnen, auf welche Sicherheitsfunktionen Sie achten sollten, und wie Sie Qualitätsgeräte von Geräten unterscheiden können, die beim ersten Training gleich zusammenfallen.

Was Sie über Fitnessstudios wissen sollten

16

In diesem Kapitel

- Drei Gründe, die für ein Fitnessstudio sprechen
- Kriterien, die ein Studio erfüllen muss
- Zum ersten Mal allein im Studio
- Wie benehme ich mich im Studio?
- Etikette für den Umkleideraum

Wenn die Diskussion für oder wider eine Mitgliedschaft in einem Fitnessstudio aufkommt, sind wir parteiisch: Wir mögen sie einfach. Liz mag sie sogar so sehr, dass sie Mitglied in vier verschiedenen Studios ist. Suzanne mag sie so sehr, dass sie ihre Gewichtheberhandschuhe sogar in die Ferien mitnimmt und an jedem Urlaubsort als Erstes das nächste Fitnessstudio sucht.

Wir mögen sie, weil man hier immer jemanden fragen und um Hilfe bitten kann, und die Möglichkeiten sind viel größer als zu Hause im Wohnzimmer. Natürlich können Sie die Vorteile eines Studios nur dann genießen, wenn Sie auch wirklich regelmäßig dort erscheinen. In Wahrheit sieht es leider so aus, dass die meisten Mitglieder das nicht tun. Wenn jedes Mitglied regelmäßig zum Trainieren käme, ginge es dort wahrscheinlich zu wie an der New Yorker Börse. Etwa die Hälfte aller Leute, die sich für eine Mitgliedschaft entschieden haben, hören bereits nach zwei Monaten mit dem Training auf und nur etwa 20 Prozent kommen dreimal pro Woche.

Damit Sie zur letzteren Gruppe gehören, sollten Sie bei der Auswahl des Studios sorgfältig vorgehen: Sie müssen eines finden, dass sich Ihrem Tagesablauf anpasst, Ihren Zielen entgegenkommt und Ihrer Persönlichkeit entspricht.

Sollten Sie Mitglied werden?

Ein Fitnessclub ist nicht für jeden geeignet. Bevor Sie überhaupt anfangen, sich einige anzusehen, sollten Sie sich gut überlegen, ob Sie der Typ dafür sind. Das spart Ihnen viel Geld und ein schlechtes Gewissen. Wenn Sie sich nicht als Fitnessstudio-Typ einschätzen, ist das auch nicht schlimm. Es gibt noch viele andere Möglichkeiten, um fit zu werden (siehe Kapitel 8).

Drei Gründe, die für eine Mitgliedschaft sprechen

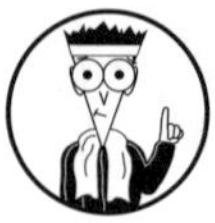

Manche brauchen eine große Portion Mut, bis sie überhaupt mal einen Fuß in ein Fitnessstudio setzen. Unser Freund Chivas Clem spielte zwei Jahre mit der Idee, bis es endlich so weit war. »Ich wäre am liebsten gleich wieder umgekehrt«, sagt Chivas, ein sehr schlanker, 1,75 Meter großer Mann. »Im Raum wimmelte es von perfekten Körpern in eng anliegenden Trainingsklamotten, ich hingegen konnte keinerlei Muskeln zur Schau stellen. Letztendlich gab ich mir einen Stoß und fragte den Muskelprotz an der Information, ob ich Mitglied werden kann. Er sagte: ›Sie waren also noch nie in einem Fitnessstudio?‹ Ich sagte: ›Nein, ist das *so* offensichtlich?‹«

Lassen Sie sich von solch unüberlegten Bemerkungen nicht einschüchtern. Wenn Sie sich mit der Frage beschäftigen, ob Sie Mitglied werden sollen oder nicht, halten Sie sich die drei folgenden, wichtigen Gründe vor Augen:

Sie brauchen Inspiration

Zu Hause lässt sich immer ein guter Grund finden, warum Sie keine Zeit für einen Workout haben: Der elektrische Dosenöffner muss entstaubt oder die Anleitung für den Videorecorder gelesen werden. Aber im Studio gibt es nichts anderes zu tun. Sogar wenn Sie niemals mit einem anderen Mitglied ein Wort wechseln, werden Sie von der im Raum vorherrschenden Energie mitgerissen. Aber vielleicht finden Sie ja auch einen Partner, der mit Ihnen trainiert. Auf Wunsch bieten einige Studios Vermittlungshilfe an.

Sie wünschen Abwechslung

Auch wenn Sie das Geld haben, sich zu Hause für 20.000 Euro Fitnessgeräte ins Wohnzimmer oder sonst wohin zu stellen, werden Sie im Studio größere Auswahlmöglichkeiten haben. Zu Hause haben Sie vielleicht ein Ergometer, ein Laufband *oder* einen Stepper, im Studio finden Sie alle drei Geräte und mehr vor. Das Gleiche gilt bei den Gewichten. Sie können zu Hause Ihre Trizepse ganz wunderbar mit zwei Hanteln trainieren, aber im Studio haben Sie die Wahl zwischen Geräten, Langhanteln und Seilzug-Geräten. Ein gutes Studio stellt auch immer die neuesten Geräte zur Verfügung. Hier werden Sie Kardio- und Kraftgeräte vorfinden, die für den Hausgebrauch noch nicht entwickelt wurden oder noch zu teuer sind. Außerdem werden in der Regel viele unterschiedliche Aerobic- und Gymnastikstunden angeboten.

Sie möchten jemanden um Rat fragen können

In einem guten Studio ist immer ein Trainer in der Nähe, der Ihnen hilft, wenn Sie ein Gerät nicht bedienen können oder gezielte Übungen für die Pomuskulatur lernen möchten.

Drei Gründe, »Nein, danke« zu sagen

Manche Leute sammeln Mitgliedschaften wie Elizabeth Taylor Ehemänner – mit ungefähr dem gleichen Erfolg. Sie zäumen das Pferd von hinten auf, weil sie glauben, dass sie hingehen werden, wenn sie Mitglied sind. Aber das ist fast immer falsch gedacht. Sie müssen ganz sicher sein, dass Sie etwas für Ihre Gesundheit und Figur tun wollen, *bevor* Sie sich in einem Studio anmelden. Wenn Sie sich in den nachfolgenden Punkten wiederfinden, sollten Sie sich besser nach einer Alternative umsehen.

Sie wollen beim Training allein sein

Wenn Sie sich nicht mit dem Gedanken anfreunden können, dass Ihnen beim Training jemand zusieht, sollten Sie zu Hause beginnen und vielleicht nach ein paar Monaten, wenn Sie sich sicherer fühlen, noch mal überlegen, ob Sie sich nicht doch in einem Fitnessstudio anmelden.

In Ihrem Tagesablauf ist einfach kein Platz mehr dafür

Wenn Sie aufgrund anderer Pflichten keine Zeit haben oder die Öffnungszeiten des Studios für Sie unpassend sind, sollten Sie sich für einen Workout zu Hause entscheiden.

Sie hassen es, in geschlossenen Räumen Sport zu treiben

Wenn Sie sich bei Indoor-Aktivitäten wie ein Hamster in einer Lauftrommel vorkommen, sollten Sie nicht lange nachdenken, sondern sich nach draußen begeben und laufen, walken, Inline-skaten oder Rad fahren. Allerdings wird bei Outdoor-Aktivitäten das Krafttraining zu kurz kommen.

Worauf Sie bei der Auswahl eines Fitnessstudios achten sollten

Nur weil Ihr Steuerberater Mitglied ist oder das Studio etwas günstiger ist als andere, sollte für Sie nicht der Grund sein, einem bestimmten Club beizutreten. Sehen Sie sich ein paar Studios an, bevor Sie Geld ausgeben. Wir nennen Ihnen zehn Faktoren, die Sie bei der Wahl eines Fitnessstudios in Betracht ziehen sollten.

Lage

Dieser Faktor spielt wahrscheinlich die größte Rolle bei den Überlegungen. Wenn Ihr Studio am anderen Ende der Stadt liegt, werden Sie nicht oft hingehen – auch wenn es *das Juwel* unter den Studios ist. Im Idealfall sollte das Studio nicht weiter als zehn Minuten zu Fuß oder mit dem Auto von Ihrem Zuhause entfernt sein.

Eine Ausnahme gilt für Studios mit speziellen Geräten oder Angeboten, die das Studio in der Nachbarschaft nicht hat, wie etwa Yoga- oder Spinning-Kurse. Als Anfänger mit keinerlei Erfahrungen sind Sie aber bei einem Club in der Nähe – auch wenn er derlei Leistungen nicht anbietet – sicherlich am besten aufgehoben.

Größe

Der zurzeit vorherrschende Trend sind große Studios, eine Art Kaufhaus, in dem man *alles* findet. Sie sind meist etwas preisgünstiger als kleine Studios, bieten eine große Anzahl an Geräten und Kursen an und ein Heer von Trainern. Für einen erfahrenen Fitnessstudio-Besucher kann so ein Superclub so viel Spaß bieten wie ein Freizeitpark.

Wenn Sie jedoch zu den Anfängern gehören, raten wir Ihnen von diesen vierstöckigen Studios ab. Sie können leicht die Orientierung verlieren und sich schon vom Umkleideraum zum Aerobic-Kurs für Anfänger verlaufen. Sie werden sich sicherer unter der Obhut eines Trainers fühlen, der Sie beim nächsten Mal wiedererkennt und sogar bemerkt, wenn Sie längere Zeit nicht da waren.

Die Riesenstudios bieten meist eine Vielzahl von Aktivitäten an, ohne jedoch zu sehr in die Tiefe zu gehen. Es gibt Kurse für Yoga, Boxen und Kletterwände. Wenn Sie in diese Techniken jedoch vertieft einsteigen möchten, ist das für Sie nicht der richtige Ort. Entscheiden Sie sich in diesem Fall für eine Einrichtung, die nur eine Sportart anbietet. Wenn Sie jedoch lieber von einem Buffet wählen, dann sind Sie in den großen Studios genau richtig.

Kosten

Die Gebühren für eine Mitgliedschaft können sehr unterschiedlich sein. Große Studios sind meist billiger als kleine, da ihnen mehr Mitglieder angehören (meist zahlen sie ihre Angestellten auch schlechter). Aber sehen Sie nicht nur aufs Geld. 60 Euro im Monat mag Ihnen für eine Mitgliedschaft in einem Studio, das sich in Ihrer Nachbarschaft befindet und alte Geräte zur Verfügung stellt, als sehr viel vorkommen. Allerdings befindet es sich in nächster Nähe, daher ist es im Endeffekt wieder günstig, weil Sie auch wirklich hingehen. Wenn Sie hingegen in einem Studio am anderen Ende der Stadt nur 40 Euro im Monat zahlen, aber selten hingehen, ist das allemal teurer.

Beachten Sie bei der Auswahl auch diese finanziellen Aspekte:

Indirekte oder versteckte Kosten: Auf den ersten Blick erscheint der monatliche Beitrag günstig. Aber Vorsicht! In diesem Fall müssen Sie für vieles extra zahlen: Parkplatz, Kursgebühren, Trainerstunden. Das kann sehr teuer werden, denn ohne eine gewisse Anzahl an Trainerstunden dürfen Sie das Studio nicht benutzen.

- ✔ **Aufnahmegebühren:** Zusätzlich zu den monatlichen Beiträgen verlangen manche Studios Aufnahmegebühren. Oft können Sie diese jedoch umgehen, indem Sie verhandeln oder einen so genannten »Tag der offenen Tür« abwarten. An diesen Tagen wird entweder auf die Aufnahmegebühr verzichtet oder Sie werden als Freund oder Bekannter eines Mitglieds kostenlos aufgenommen. Diese offenen Tage bieten Ihnen auch die Gelegenheit, sich im Studio umzusehen und die Geräte zu testen.

Verhandeln Sie: In einigen Studios können Sie auch um die Mitgliedsbeiträge feilschen. Das ist manchmal möglich, wenn Sie zu einer Zeit kommen, wie etwa im Hochsommer, wo nicht viel los ist und man um jedes neue Mitglied froh ist. Auch Familien und Gruppen gewährt man oft einen Preisnachlass. Fragen Sie Freunde, die bereits Mitglied sind, nach deren Beitragssätzen. Sollte man von Ihnen mehr verlangen, so weisen Sie ruhig auf diese hin.

- ✔ **Probezeit:** Wenn Sie sich nicht auf Anhieb entscheiden können, fragen Sie nach einer zweiwöchigen freien Mitgliedschaft – oder zumindest nach einem freien Tag.

Langzeit-Mitgliedschaft: Hände weg davon. Sie können niemals für Ihr ganzes Leben planen. Unterzeichnen Sie keinen Vertrag, dessen Laufzeit länger als ein Jahr ist.

- ✔ **Rücktrittsklauseln:** Sie ist im Allgemeinen nicht vorgesehen. Die meisten Studios berücksichtigen jedoch Ausfallzeiten des Mitglieds (Krankheit, Schwangerschaft, Wehrpflicht, beruflich bedingter Ortswechsel), wenn dies unverzüglich gemeldet und schriftlich mit dem Studio vereinbart wird. In der Regel wird für diesen Zeitraum kein Monatsbeitrag erhoben.

Ausstattung

Sie fühlen sich als Neuling vielleicht nicht in der Lage, die Ausstattung eines Studios zu beurteilen. Dennoch können Sie an die Mitarbeiter gezielt Fragen stellen. Wenn Sie überhaupt keine Ahnung von den Geräten haben, dann fragen Sie nach Folgendem:

- ✔ **Vielfalt:** Reicht Ihnen eine Art von Stepper oder würden Sie lieber verschiedene Fabrikate sehen? Manche Studios bieten Hanteln in Gewichtsabständen von einem Kilo an, in anderen finden Sie auch solche, die das Gewicht pfundweise steigern. Manchmal finden Sie ein Gerät, um die Beinbizepse zu trainieren, andere haben vier verschiedene für diese

Muskelgruppe, damit Sie diese im Stehen, im Sitzen, nach vorne gebeugt oder mit dem Gesicht nach unten liegend trainieren können.

- **Quantität:** Steht eine ausreichende Anzahl an Geräten zur Verfügung? Sie wollen nicht jedes Mal Schlange stehen, wenn Sie das Laufband benutzen möchten. Besichtigen Sie das Studio zu der Zeit, an der Sie für gewöhnlich trainieren werden. Sie werden schnell feststellen, ob es mehr wartende Mitglieder als zur Verfügung stehende Geräte gibt.
- **Qualität und Instandhaltung:** Sieht der Platz eher so aus, als würde er dringend einen Handwerker benötigen? Die Sitzpolster an den Bänken sind zerschlissen und vieles wird notdürftig mit einem Klebeband zusammengehalten? Ziehen Sie bei einigen Kraftgeräten an den Seilen, Sie werden schnell feststellen, ob die Gewichte klappern. Hören Sie auf die Geräusche, die die Kardiogeräte von sich geben: Laute, quietschende Geräusche bei Laufbändern bedeuten, dass der Motor dringend überholt werden muss. Seien Sie nicht schüchtern, probieren Sie die Geräte ruhig aus.
- **Alter der Geräte:** Sind die Geräte alt oder verfügt das Studio über einen Fuhrpark von nagelneuen Ergometern mit eingebauten Pulsmessgeräten? Die meisten Studiobetreiber können es sich nicht erlauben, die Ausstattung jedes Jahr vollständig zu erneuern. Aber mindestens zehn bis 30 Prozent der Geräte sollten neu sein.

Aerobic- und Gymnastikstunden

Vergewissern Sie sich, dass das Studio auch die Stunden im Programm hat, die Sie interessieren, sei es Step Aerobic, Body Styling, Aquarobic oder Funk. (In einigen Studios gibt es gar keine Fitnessstunden.) Prüfen Sie, ob sie zu Zeiten angeboten werden, wo Sie auch teilnehmen können. Wenn Sie für diese Stunden extra bezahlen müssen, fragen Sie, ob Sie erst ein paar Mal umsonst teilnehmen können. Unterhalten Sie sich auch mit anderen Mitgliedern, Sie erhalten oft wertvolle Hinweise. Mehr über die Inhalte von Aerobic-Stunden erfahren Sie in Kapitel 17.

Mitglieder

Gehören Sie zu Ihrer »Gewichtsklasse«? Einige Studios spezialisieren sich auf die Altersgruppe über 40, andere sind nur für Frauen zugänglich. Wenn viele unter den Mitgliedern so aussehen, als könnten sie mit Leichtigkeit ein Bierfass hochstemmen, dann befinden Sie sich in einem Studio für Bodybuilder. Aber seien Sie nicht zu streng in der Beurteilung. Die meisten stellen sich beim Kennenlernen als ganz nett heraus, auch wenn sie wie Models für die Unterwäsche von Calvin Klein oder Triumph aussehen. Messen Sie dem Aussehen nicht zu viel Bedeutung bei, außer Sie kommen hauptsächlich hierher, um den Partner fürs Leben zu finden.

Mitarbeiter

Wenn Sie Anfänger sind, dann hängt Ihr Erfolg sehr von der Qualität der Mitarbeiter ab. Welche Ausbildung haben die Trainer? Haben sie bereits Berufserfahrung gesammelt? Beobachten Sie deren Verhalten: Stehen sie herum und erzählen Witze, während ein armer Kerl gerade bewegungslos unter seiner Langhantel liegt? Ist der einzige Mitarbeiter, der zu sehen ist, mit seinen Mathehausaufgaben beschäftigt? Ist überhaupt jemand da, der Sie bemerkt, wenn Sie ins Studio kommen?

Sauberkeit

Sind die Räume sauber und gut gelüftet? Schauen Sie sich vor allem die Umkleideräume und Duschen genau an. Liegen Haare auf dem Boden und in den Waschbecken, befindet sich Schimmel in den Ritzen und an den Decken? Werden Sie nicht Mitglied, wenn Sie hier Bedenken haben, Sie werden sich nicht daran gewöhnen. Fragen Sie, wie oft die Räume gereinigt werden. In manchen Studios hängen auch Tabellen aus, woraus Sie ersehen können, wie oft am Tag kontrolliert und gereinigt wird.

Öffnungszeiten

Es gibt Studios, die fast 24 Stunden geöffnet sind, und andere, die um 20 Uhr schließen. Beachten Sie auch die Öffnungszeiten an den Wochenenden, da diese oft kürzer gehalten werden. Im Allgemeinen gilt, je größer das Studio, desto länger die Öffnungszeiten.

Extras

Gibt es eine Sauna und einen Whirlpool? Handtücher? Einen Kinderhort? Massage? Ernährungsberater? Eine Bar? Einen Fernseher vor jedem Laufband? Ist Ihnen das *wichtig*?

Sie versuchen es auf eigene Faust

Sie möchten also zum ersten Mal allein in ein Fitnessstudio gehen. Hier ein paar Tipps, wie Sie das Beste aus dieser für Sie als Anfänger fremden Situation machen:

- ✔ **Nehmen Sie einen Freund mit.** Das gibt Ihnen vielleicht mehr Sicherheit, als wenn Sie ganz alleine versuchen, mit den Geräten zurechtzukommen. Sie können immer so tun, als würden Sie die aktuellen Aktienkurse diskutieren, während Sie in Wirklichkeit den Stepper begutachten.
- ✔ **Gehen Sie hin, wenn weniger los ist.** Niemand steht hinter Ihnen und wartet darauf, dass Sie endlich das Gerät freigeben. Bei Fragen können Sie sich an die Mitarbeiter des Studios

wenden, die um diese Zeit nicht so beansprucht sind. Wenn Sie während des Tages aber auch keine Zeit haben, empfehlen wir Ihnen die Morgenstunden, da ist in der Regel weniger los als am Abend.

Montag ist der Tag, an dem man sich im Studio gerne auf die Füße tritt. (Jeder möchte die Sünden vom Wochenende schnell wieder loswerden.) Donnerstag und Freitag sind meist besucherschwache Tage, aber warten Sie nicht so lange für Ihren Workout.

- ✔ **Schämen Sie sich nicht, wenn das Gewicht, das Sie heben, nicht besonders hoch ist.** Schließlich sind Sie noch Anfänger. Außerdem ist eine Gewichtsplatte mehr als gar nichts. Platten stehen normalerweise in Größen von 2,5 bis 10 Kilo zur Verfügung.
- ✔ **Übertreiben Sie es nicht.** Wenn Sie sich zu viel zumuten, werden Sie nur Muskelkater bekommen und die Lust am Training verlieren. Die ersten paar Mal nach einem Workout sollten Sie einen leichten Schmerz in den Muskeln verspüren – aber auf keinen Fall so stark, dass Sie Mühe haben, sich zu bewegen. Dieser leichte Schmerz sollte nicht länger als maximal 48 Stunden anhalten – Sie kennen ihn: Man nennt ihn *Muskelkater*. Kein Grund zur Sorge; fast jeder hat nach dem ersten Workout einen Muskelkater, weil die Muskeln noch nicht an die Arbeit gewöhnt sind.

  Muskelkater wird von mikroskopisch kleinen Rissen in den Muskeln verursacht, die beim Training beansprucht wurden. Diese kleinen Risse füllen sich mit Körperflüssigkeit und Sie verspüren so lange einen Schmerz, bis sich der Muskel wieder erholt hat. Das Gute daran ist, dass der Muskel durch diesen Vorgang stärker wird und dann mehr aushält. Nach ein paar Wochen Krafttraining werden Sie nach dem Training kaum noch einen Schmerz verspüren, es sei denn, Sie haben sich total verausgabt.
- ✔ **Erwarten Sie nicht, dass Sie bereits beim ersten Mal alle Geräte beherrschen können.** Sie können schließlich auch Englisch nicht in einer Woche lernen. Es braucht seine Zeit, mit dem Vokabular, den Gepflogenheiten im Studio und den Nuancen bestimmter Übungen vertraut zu werden. Selbst wenn Sie bereits einige Trainerstunden hatten, werden Sie wahrscheinlich nicht komplett behalten haben, wie die einzelnen Geräte bedient werden. Schauen Sie sich Ihre Notizen noch einmal an, bitten Sie die Mitarbeiter des Studios um Hilfe und beobachten Sie Ihre Trainingskollegen.
- ✔ **Schließen Sie Bekanntschaft mit anderen Mitgliedern.** Der einfachste Weg, Kontakt zu knüpfen, ist immer, andere um Hilfe zu bitten. Halten Sie sich an allgemeine Themen, im Studio natürlich an solche, die mit Sport zu tun haben. Bitten Sie andere Mitglieder, Ihnen zu zeigen, wie man eine bestimmte Übung ausführt oder ein Gerät richtig einstellt. Aber stören Sie niemanden während des Trainings, sondern warten Sie, bis der Trainierende ganz offensichtlich eine Pause einlegt.
- ✔ **Fühlen Sie sich nicht beobachtet.** Auch wenn Sie glauben, dass andere Sie beobachten, ist das meist nicht der Fall. Jeder ist im Allgemeinen so mit dem beschäftigt, was er tut, dass er sich nicht darum kümmert, was andere tun. Wenn Sie aber Ihre Trainingskollegen völlig ausblocken wollen, setzen Sie sich Kopfhörer auf, auch wenn Sie gar keine Musik hören wollen. Sorgen Sie aber dafür, dass sich die Kabel nicht im Kraftgerät verheddern.

- **Tragen Sie bequeme Kleidung.** Entscheiden Sie sich für ein Maximum an Bequemlichkeit und ein Minimum an Zurschaustellung. Sie werden oft mit gespreizten Beinen, hochragendem Po, tief geneigtem Oberkörper anzutreffen sein – bedenken Sie dies bei der Auswahl der Kleidung. Tragen Sie jedoch auch keine zu weiten Sachen, da diese Sie entweder beim Training stören oder sich in den Geräten verfangen können.

Bitten Sie um Hilfe, wenn es nötig ist. Lassen Sie es nicht so weit kommen wie bei dem Mann, der sich nach seinem ersten erfolgreichen Training die Achillessehne an der Duschkabinentür aufgeschnitten hatte. Er lag lange Zeit hilflos am Boden, weil es ihm angesichts seines entblößten Zustandes zu peinlich war, jemanden zu Hilfe zu rufen. Es hat einige Zeit gedauert, ihn wieder ins Fitnessstudio zurückzulocken. Unter die Dusche geht er allerdings nur noch zu Hause.

Verhaltensregeln im Fitnessstudio: die ungeschriebenen Gesetze

In jedem Fitnessstudio herrschen andere Gebräuche. Aber ein paar Regeln sind überall gleich. Folgende Hinweise sollten Sie immer beachten, wenn Sie sich nicht unbeliebt machen wollen:

- **Wenn jemand das Gerät benutzt, an das Sie gerne möchten, fragen Sie, ob Sie beide sich abwechseln können.** Das ist ein völlig normales Vorgehen. Es bedeutet, dass jede Person einen Satz am Gerät macht, dann wird gewechselt und so fort.

Dieser Wechsel stellt im Allgemeinen kein Problem dar, wenn Sie nur den Stab in den Gewichten verändern müssen. Wenn aber jedes Mal der Sitz neu eingestellt oder die Scheiben an Langhanteln gewechselt werden müssen, dann warten Sie lieber, bis das Gerät frei wird.

- **Wenn Ihnen jemand über die Schulter schaut in der Hoffnung, dass Sie dadurch das Gerät schneller verlassen,** dann fragen Sie diese Person höflich, ob sie sich mit Ihnen zwischen den Sätzen abwechseln möchte. Oder teilen Sie ihr mit, wie lange Sie das Gerät noch benutzen möchten.
- **Wenn Sie beim Einstellen eines Geräts Hilfe benötigen oder Sie vergessen haben, wie man es benutzt,** dann wenden Sie sich mit einem freundlichen Lächeln an ein anderes Mitglied oder einen Mitarbeiter und sagen, »Ich bin neu hier. Können Sie mir behilflich sein?«
- **Wenn jemand eine Übung macht, die Sie auch gerne lernen würden,** dann warten Sie, bis diese Person eine Pause einlegt, und fragen sie, wie die Übung geht. Die meisten Leute helfen gerne – sie fühlen sich meist sogar etwas geschmeichelt.
- **Wenn Sie nicht 100 Prozent sicher sind, dass Sie eine Übung bis zum Ende oder alle Wiederholungen ausführen können,** dann bitten Sie jemand, während der Übung neben Ihnen zu stehen, um eventuell eingreifen zu können.

- **Wenn Ihnen plötzlich jemand begegnet, der Ihnen gefällt,** können wir Ihnen auch nicht helfen. Das müssen Sie schon alleine schaffen.

Das sollten Sie besser bleiben lassen

- **Gehen Sie niemals ohne Handtuch in den Trainingsbereich.** Niemand mag sich nach Ihnen auf eine verschwitzte Bank setzen. Wischen Sie die Gegenstände ab, die Sie benutzt haben.
- **Stöhnen Sie nicht.** Sie könnten genauso gut über die Lautsprecheranlage verkünden: »Hey, Leute, schaut her. Ich überschätze meine Kräfte gewaltig.«
- **Lassen Sie die Hanteln nicht einfach am Boden liegen.** Legen Sie die Hanteln immer in den dafür vorgesehenen Ständer zurück, wenn möglich in der richtigen Reihenfolge.
- **Lassen Sie die Gewichte nicht an den Langhanteln und auf den Kraftgeräten.** Sie können nicht erwarten, dass der Nächste genau das gleiche Gewicht heben will wie Sie. Manche Leute lassen ihre Hanteln mit 20-Kilo-Gewichten an jeder Seite der 20 Kilo schweren Stange liegen. Als wenn jeder als Minimum 60 Kilo stemmen würde ... Wenn Sie so etwas beobachten, haben Sie alles Recht der Welt, den betreffenden Trainingskollegen zu bitten, die Gewichte abzumontieren. Und Sie müssen dabei nicht einmal besonders freundlich sein.
- **Ruhen Sie sich nicht an einem Gerät oder auf einer Bank aus, die Sie nicht benutzen.** Blockieren Sie auch nicht die Reihen zwischen den Geräten.
- **Lassen Sie die Hantel nicht aus einem Meter Höhe auf den Boden fallen.** Legen Sie sie immer langsam ab, um nicht versehentlich ein Erdbeben auszulösen oder jemandes Zehen zu zermalmen.
- **Stören Sie die Studiomitarbeiter nicht, die gerade jemandem behilflich sind.** Auch Sie wollen die volle Aufmerksamkeit des Mitarbeiters, der Ihnen gerade assistiert.
- **Spucken Sie nicht ins Waschbecken und kleben Sie keinen Kaugummi unter die Sitzflächen.** Das gibt's wirklich.
- **Belästigen Sie andere nicht, die ganz offensichtlich nur für einen Workout da sind.** Verwickeln Sie niemanden in ein Gespräch, der keine Anstalten macht, darauf einzugehen. Das Gleiche gilt auch im Umkleideraum.
- **Nehmen Sie Ihre Sporttasche nicht mit in die Sporthalle.** Lassen Sie sie in den Umkleideräumen. Obwohl die meisten Studios die Regel an gut sichtbarer Stelle aushängen, kümmern sich viele Leute nicht darum.
- **»Borgen« Sie sich keine Sportgeräte für zu Hause aus.** Nichts ist ärgerlicher, als nach einem verschwundenen Sprungseil oder Gewicht zu suchen, wenn man es braucht.

- **Geben Sie die Kardiogeräte nach Ablauf der vorgeschriebenen Zeit frei.** Wir sehen immer wieder Leute, die ein Handtuch über das Display legen in der Hoffnung, dass die anderen nicht merken, dass ihre Zeit schon abgelaufen ist. Das gehört sich einfach nicht.

Das gehört in die Sporttasche

Die richtigen Utensilien für die Zeit während des Trainings und danach tragen viel zum Wohlbefinden im Studio bei. Wenn Sie nach der Dusche 17 Papiertücher verbrauchen, um sich abzutrocknen, ist das nicht besonders lustig. In manchen Studios gibt es Handtücher umsonst oder Sie können sie leihen, wie auch die Trainingskleidung und Kosmetik. Fragen Sie im Studio, was zur Verfügung gestellt wird (und was es kostet).

Hier eine Liste der wichtigsten Gegenstände, die in die Sporttasche gehören:

- Mitgliedskarte
- Wasserflasche
- Ein mittelgroßes Handtuch für das Training, um zum Beispiel Schweiß von den Geräten zu wischen
- Ein großes Handtuch nach dem Duschen
- Vorhängeschloss für den Umkleideschrank
- Kleidung: Schuhe, Socken, Shorts, Gymnastikhose, T-Shirt oder Sweatshirt, Unterwäsche, Sport-BH oder Body
- Plastiktüte für feuchte, schmutzige Kleidung
- Kosmetik: Seife, Shampoo, Deodorant, evtl. Fußspray, Creme
- Schweißband, Spangen, Klammern, Haargummi, Kamm, Bürste
- Badeschlappen
- Eine kleine Mahlzeit für die Zeit nach dem Training, vor allem, wenn Sie einen weiten Weg nach Hause haben
- Erste-Hilfe-Set mit Pflaster und Bandagen

Nachfolgende Gegenstände gehören nicht unbedingt in die Sporttasche, sie können den Workout aber angenehmer gestalten:

- Spezielle Handschuhe zum Gewichte heben
- Kassetten- oder CD-Player mit Kopfhörer und Reservebatterien
- Lesematerial für das Training an Kardiogeräten
- Pulsmessgerät (weitere Informationen in Kapitel 6)

Regeln für die Umkleideräume

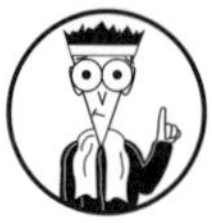

Wir könnten ein ganzes Buch mit Geschichten über schlechtes Benehmen in Umkleideräumen füllen. Wir haben Männer gesehen, die sich nach dem Duschen das Gemächte trocken geföhnt haben. Wie haben Leute gesehen, die sich beim Rasieren geschnitten und dem nächsten Benutzer des Waschbeckens eine Blutlache hinterlassen haben. Ja, wir haben sogar schon den einen oder anderen gesehen, der die Dusche als Klo missbraucht hat. Denken Sie immer daran, dass Sie den Umkleideraum mit anderen teilen. Hier einige Regeln, die zwar selbstverständlich sind, aber angesichts unserer Erfahrungen doch erwähnt werden müssen:

- ✔ Duschen Sie nicht stundenlang, wenn andere Leute warten.
- ✔ Entfernen Sie die verklebten Haare aus dem Abfluss und lassen Sie keine leeren Shampooflaschen in der Duschkabine liegen.
- ✔ Verwenden Sie nur einen einzigen Umkleideschrank.
- ✔ Belegen Sie den Spiegel und Föhn nicht stundenlang mit Beschlag.
- ✔ Verteilen Sie Ihr Babypuder nicht auf den ganzen Fußboden.
- ✔ Verschließen Sie die Tür Ihres Umkleideschranks, damit andere nicht denken, es sei eingebrochen worden.
- ✔ Werfen Sie Ihren Abfall in den Mülleimer. Schließlich lassen Sie zu Hause Ihren Müll auch nicht überall herumliegen.
- ✔ Verbrauchen Sie nicht Unmengen an Handtüchern, besonders nicht in Spitzenzeiten, wenn die Vorräte des Studios zur Neige gehen.

Regeln für Fitnessstunden

Gruppentraining bietet wunderbare Gelegenheiten, Bekanntschaften zu schließen. Verderben Sie sich also nicht Ihre Chancen, indem Sie die Leute um Sie herum verärgern. Denken Sie an den Typen eine Reihe vor Ihnen im Kino, der die ganze Zeit über redet. Hier ein paar Regeln für ein harmonisches Miteinander im Übungsraum:

- ✔ **Wenn Sie sich vor Beginn der Stunde beim Übungsleiter anmelden müssen, sollten Sie sich an diese Regel halten.** Damit stellen Sie sicher, dass die benötigten Geräte für Sie reserviert sind.
- ✔ **Falls Sie 15 Minuten zu spät kommen, stören Sie die anderen Teilnehmer nicht mit umständlichen Vorbereitungsarbeiten.**
- ✔ **Folgen Sie den Anweisungen des Übungsleiters und nicht der eigenen Routine.** Wenn Sie in einer Step-Aerobic-Stunde keine Armübungen machen können, benutzen Sie einfach Ihre Beine. Auf keinen Fall sollten Sie die anderen dadurch ablenken, dass Sie Bauchtanz oder die neuesten Salsa-Tanzschritte üben.

- ✔ **Reden Sie nicht so laut, dass niemand den Übungsleiter verstehen kann.**
- ✔ **Tragen Sie aus Sicherheits- und hygienischen Gründen Sportschuhe und passende Kleidung.** Es könnte Ihnen immerhin ein Gewicht auf die Füße fallen oder jemand könnte Ihnen auf die Zehen treten. Straßenschuhe können den Hallenboden beschädigen und schwarze Striche hinterlassen, die sich kaum entfernen lassen.
- ✔ **Wenn Sie zu spät kommen oder früher gehen müssen, treten Sie nicht zwischen Übungsleiter und Gruppe.** Falls Sie die Stunde früher verlassen müssen, geben Sie dem Übungsleiter ein Signal, dass mit Ihnen alles in Ordnung ist.

Die Auswahl von Gruppenkursen

17

In diesem Kapitel

- Welche Stunden sind für Sie geeignet?
- Was Sie von Ihrem Lehrer erwarten können
- Ein Wort zu den Kosten
- Die beliebtesten Kurse

Aerobic-Stunden haben seit den 80er-Jahren enorm an Popularität gewonnen. Damals kupferten die Trainerinnen mit wollenen Beinwärmern ihre Übungen beim Film *Flashdance* ab. Seitdem hat sich einiges getan. Mittlerweile gibt es ein vielfältiges Angebot an Aerobic-Stunden. Low-Impact Aerobic ist Ihnen zu langweilig? Dann versuchen Sie's doch mit Salsa Aerobic, Spinning, Kickboxen oder Power-Yoga. Heute werden während des Trainings auch verstärkt Hilfsmittel eingesetzt, wie Hanteln, Tubes, Steps, Slides, Sprungseile – manchmal sogar Laufbänder, Stepper oder Rudergeräte.

Diese riesige Auswahl an Aerobic-Möglichkeiten hat jede Menge Leute angelockt, die ansonsten wohl keine Aerobic-Stunden in einer Gruppe genommen hätten. Bei einem kurzen Blick in ein Fitnessstudio haben wir neulich festgestellt, dass alle Teilnehmer des Bike-Aerobic-Kurses Männer waren. Noch vor zehn Jahren haben Männer die Aerobic-Studios gemieden, als handelte es sich um Fußpflegesalons.

Aerobic-Stunden haben sich auch in anderer Hinsicht weiterentwickelt: Sie sind bis heute einfach sicherer geworden. Damals bedeutete *Aerobic* zwei Stunden sadistische Schinderei – und eine nie enden wollende Kette von Verletzungen, die davon stammten, dass Bewegungen verlangt wurden, die wir heute als kriminell einstufen. Man verlangt mittlerweile von den Lehrern fachspezifische Ausbildung und ein Diplom. Häufig müssen sich die Trainer regelmäßigen Beurteilungen durch das Studio und die Trainierenden unterziehen.

In diesem Kapitel stellen wir Ihnen die Kurse vor, die mit größter Wahrscheinlichkeit auch in Ihrem Fitnessstudio angeboten werden. Ausgenommen sind Pilates und Yoga, die so beliebt geworden sind, dass wir jeder Disziplin ein eigenes Kapitel widmen. Wir sagen Ihnen, wie anstrengend die einzelnen Kurse sind, was sie bewirken und wie sehr Sie auffallen werden, wenn Sie beweglich wie ein Mehlsack sind. Wir geben Ihnen Tipps, wie Sie das meiste aus einer Stunde herausholen und die Blamage auf dem niedrigsten Level halten.

Warum überhaupt an Gruppenunterricht teilnehmen?

Auch hier gilt: Gruppenunterricht ist nichts für jedermann. Sie werden sich wohl fühlen, wenn Sie die Gruppenenergie übernehmen und sich von dieser mitreißen lassen können. Andererseits müssen Sie Anweisungen folgen und können Zeit und Rhythmus nicht frei einteilen.

Anfängern empfehlen wir die Teilnahme an diesen Kursen. Mit etwas Glück erwischen Sie einen Übungsleiter, der Ihnen erklärt, wofür die Übung gut ist, wie Sie Ihren Puls messen und welche Körperhaltung Sie beim Heben einer Hantel einnehmen sollten. Sie werden Ihren Körper hier besser kennen lernen als beim bloßen Training an den Kardio- und Kraftgeräten. Und wahrscheinlich werden Sie auch ein paar Bekanntschaften schließen.

Diese Stunden sind hervorragend dazu geeignet, sich neue Fähigkeiten anzueignen, die Sie dann vielleicht auch außerhalb der Fitnessstunden einsetzen werden. Fragen Sie ruhig Ihren Lehrer, ob Sie alles richtig machen, damit Sie es auch zu Hause wiederholen oder anderen zeigen können. Wir empfehlen auch Videos, wenn Sie neue Übungen lernen möchten.

Was tun, wenn Sie überhaupt keine Ahnung haben?

Vermeiden Sie Frust und wählen Sie eine Stunde mit (E) für Einsteiger (auf neudeutsch: Beginner) vor der Bezeichnung der Übung. Es ist ein großer Unterschied, ob Ihnen Step Aerobic in langsameren Bewegungsabläufen für Anfänger angeboten wird oder Sie in eine Stunde für Fortgeschrittene platzen, in der Sie nur Bahnhof verstehen – U-turn right, U-turn left, slide four times, then step, hop, turn and repeat – und verzweifelt versuchen, Schritt zu halten.

Sagen Sie dem Lehrer, dass Sie zum ersten Mal da sind, bevor die Stunde anfängt. Ein guter Übungsleiter wird Sie im Auge behalten und Ihnen sagen, was Sie besser machen können, ohne dass Sie sich wie ein Versager vorkommen. Gehen Sie ruhig in die erste Reihe, seien Sie nicht schüchtern, hier kann Sie der Trainer viel besser im Auge behalten. Wenn Sie aber zu schüchtern dafür sind, dann reihen Sie sich ganz hinten ein oder irgendwo in der Mitte, wo Sie ganz unbeobachtet Ihre Fehler machen können. Passen Sie Ihre Bewegungen denen des Lehrers und nicht denen anderer Teilnehmer vor Ihnen an. Und vergessen Sie allen sportlichen Ehrgeiz. Sie sind nicht aus Gründen der Selbstdarstellung hier.

Wenn Sie müde werden, marschieren Sie auf dem Platz weiter. Bleiben Sie niemals abrupt stehen, da Ihnen dadurch leicht schwindlig werden kann. Haben Sie keine Skrupel, den Raum zu verlassen, wenn Sie sich mit dem Trainer nicht anfreunden können oder Ihnen die Stunde nicht liegt.

Bringen Sie immer eine Plastikflasche mit Wasser in die Aerobic-Stunde mit, so werden Sie viel mehr trinken, als wenn Sie hinterher im Umkleideraum oder an der Bar zur Flasche greifen. Zum Schluss raten wir Ihnen noch weiterzumachen, auch wenn Sie sich mitunter wie der letzte Versager fühlen. Fitness und Fertigkeit erfordern Ausdauer und Übung. Freuen Sie sich auf das wirklich tolle Gefühl, wenn Sie die Stunde das erste Mal relativ locker absolviert haben.

Was Sie vom Trainer erwarten dürfen

Fragen Sie, ob Sie bei den unterschiedlichen Übungsstunden erst mal zusehen dürfen, bevor Sie sich für eine entscheiden. Ein guter Lehrer hat seine Klasse unter Kontrolle, das heißt, dass sich alle im Einklang bewegen und nicht wie aufgescheuchte Hühner hin und her rennen und sich gegenseitig behindern oder, noch schlimmer, verwirrt stehen bleiben. Von solchen Kursen sollten Sie die Finger lassen. Ganz egal, für welche Aerobic-Stunde Sie sich entscheiden werden, der Lehrer sollte immer …

- ✔ **am Anfang der Stunde fragen, ob jemand neu hinzugekommen ist,** sich nach Verletzungen erkundigen, die bei einzelnen Übungen berücksichtigt werden müssen, und ob schon Erfahrungen mit Step Aerobic vorhanden sind.
- ✔ **eine Aufwärm- und Abkühlphase in die Stunde integrieren.** Nach dem Abkühlen sollte die Stunde mit Stretching beendet werden.
- ✔ **klare Anweisungen geben, damit Sie immer wissen, was Sie tun sollen und was als Nächstes kommt.** Ihr Trainer kann zum Beispiel sagen: »Zwei Schritte rechts«, und mit den Armen die Richtung anzeigen. Er oder sie sollte ankündigen, was als Nächstes kommt und neue oder schwierigere Bewegungen erst einige Zeit einüben.
- ✔ **Sie immer über das Ziel der Übung aufklären und die richtige Technik vermitteln,** aber nicht zu technisch daherreden – das könnte Ihnen schnell zu viel werden.
- ✔ **sich klar und deutlich ausdrücken,** Ihnen aber auch neue Ausdrücke beibringen, zum Beispiel fragen, ob man die Bewegung im Quadrizeps spürt und zeigen, wo sich diese Muskelgruppe befindet.
- ✔ **die Klasse stets im Auge behalten und sich nicht selbstverliebt im Spiegel betrachten.** Er sollte sich des Öfteren unter die Schüler mischen, um falsche Bewegungen zu korrigieren.
- ✔ **während der schwierigsten Phase der Stunde den Puls kontrollieren lassen.** Das gilt allgemein für alle Stunden, auch diejenigen, die nicht so anstrengend sind. Das Mindeste, was der Trainer fragen muss, ist: »Hat irgendjemand Probleme?«
- ✔ **für gute Stimmung sorgen.** Ein Workout ist keine traurige Angelegenheit. Sie sollen gerne trainieren und nicht nur eine Pflicht erledigen.
- ✔ **eine fachspezifische Ausbildung haben.** Fragen Sie ruhig danach, entweder den Trainer selbst oder im Büro. Bei speziellen Übungen, wie etwa Kickboxen oder Tai Chi, sollten Sie fragen, ob der Unterrichtende eine Zusatzausbildung nachweisen kann.

Wie viel müssen Sie ausgeben?

Die Kosten für Aerobic-Stunden sind sehr unterschiedlich. Bei einigen Studios wird das meiste kostenlos angeboten, und man kann teilnehmen, so oft man will. Andere Studios berechnen die

Stunden extra – von 10 bis 40 Euro pro Stunde. Meist kosten Unterrichtsstunden für Spezialkurse (siehe weiter hinten in diesem Kapitel) mehr als das, was üblicherweise im Programm ist. Oft werden auch 10er-Karten angeboten. Achten Sie darauf, in welchem Zeitraum diese Stunden genommen werden müssen.

Beliebte Workout-Kurse

Zwei Workout-Kurse mit dem gleichen Namen können völlig unterschiedlich gestaltet sein. Während Sie in einer Body-Styling-Klasse Hanteln verwenden, sind es in der anderen vielleicht Tubes. Und natürlich unterscheiden sich die Trainer im Unterrichtsstil. Dennoch müssen Kurse, die sich gleich nennen, gewisse gemeinsame Merkmale aufweisen. Nachfolgend nennen wir Ihnen Aerobic-Stunden in der Reihenfolge der Beliebtheitsskala.

Step Aerobic

Was es ist: Ein tanzartiger Bewegungsablauf, während dem Sie beständig auf eine rechteckige, quadratische oder runde Platte steigen und wieder herabsteigen. Viele Trainer verbinden Step Aerobic mit Body Styling, Seilhüpfen, Sliding oder Funk.

Was es bewirkt: Ein tolles Training für Herz und Lungen und ganz wunderbar zur Straffung des Pos geeignet. Es ist ebenfalls beliebt als unterstützendes Training für Läufer, Radfahrer und Walker.

Wie anstrengend es ist: Das hängt ganz von der Choreographie, der Geschwindigkeit und der Höhe der Stufen ab. Allgemein gilt: Je komplexer die Choreographie und je höher die Stufen, desto anstrengender ist es. Verwenden Sie niemals eine Plattform, die so hoch ist, dass Ihr Knie über die Hüfte reicht, wenn Sie hochsteigen. Manchmal nehmen Sie bei diesem Training zusätzlich Hanteln in die Hand.

Anspruch an die Koordination: Hoch. Sogar Einsteiger-Kurse können einen an den Rand der Verzweiflung bringen. Funk Step verlangt eine hohe Koordinationsfähigkeit – manche Trainer bringen so viele Tanzschritte mit ein, dass Sie das Gefühl haben, für ein Musical am Broadway zu üben. Studios bieten für diejenigen, die sich mit der Koordination nicht so leicht tun, Kurse an, die beispielsweise Stepping für Athleten heißen können. (Übersetzung: Das ist ein Kurs für Leute, zu denen auch die Autorinnen des Buchs gehören, die mit zwei linken Füßen geboren wurden.)

Für wen es geeignet ist: Für fast jeden. Diese Kurse werden von viel mehr Männern besucht als andere Aerobic-Kurse. Frauen lieben Step Aerobic, da es ein wunderbarer Po-Straffer ist. Wenn Sie es jedoch mit Problemen im Rücken, Knie oder Fußgelenk zu tun haben, sollten Sie sich eine andere Übung suchen – oder zumindest die Plattform sehr niedrig halten.

Die richtige Kleidung: Ein gutes Paar Walking- oder Aerobic-Schuhe mit Polsterung am Fußballen und Unterstützung an den Gelenken (aber nicht so hoch wie bei Baseball-Schuhen) ist empfehlenswert. Tragen Sie keine Joggingschuhe, da das Profil sich vielleicht an den Rändern der Plattform verfangen und Sie zum Stolpern bringen könnte.

Hinweise auf einen guten Trainer: Gute Trainer werden sich erkundigen, ob jemand neu in der Klasse ist und es mit Rücken-, Knie- oder Fußgelenkproblemen zu tun hat. Sie sollten Anfänger mit den Grundbegriffen und Grundbewegungen vertraut machen, beispielsweise wie der Fuß auf die Plattform gestellt werden soll. Sie sollten Ihnen auch jeden *Wechsel* ankündigen – das bedeutet, jeden Wechsel im Ablauf der Übung (wie etwa einen Richtungswechsel). Weiterhin sollten sie darauf achten, dass Sie niemals länger als eine oder zwei Minuten mit dem gleichen Fuß beginnen. Die Musik sollte nicht so schnell sein, dass Sie den Bewegungen kaum folgen können. Zum Abschluss der Stunde sollte der Trainer Waden-Stretchübungen ausführen lassen.

Tipps für Anfänger: Egal wie fit Sie sind, Sie sollten immer mit dem niedrigsten Step beginnen. Machen Sie sich nichts draus, wenn der Typ neben Ihnen zwei Köpfe über Ihnen steht. Konzentrieren Sie sich am Anfang auch nur auf die Beine, vergessen Sie die Armbewegungen. Sie können den Step erhöhen und die Armbewegungen mit hinzunehmen, wenn Sie genug Übung haben und reif für eine schwierigere Gangart sind.

Body Styling

Was es ist: Eine nicht aerobische, dafür aber Muskeln aufbauende Übung. In den meisten Body-Styling-Klassen werden Gewichte, Bänder, Hanteln oder eine Kombination von allem verwendet. Beim Body Styling wird traditionelles Gewichttraining in einem Kurs angeboten.

Was es bewirkt: Es stärkt und strafft Ihre Muskeln und vermindert so den Knochenabbau – allerdings nur, wenn die Gewichte schwer genug sind.

Wie anstrengend es ist: Das ist sowohl vom Trainer als auch vom Schwierigkeitsgrad der einzelnen Kurse abhängig. Weiterhin spielt es eine Rolle, ob Sie bereits Krafttraining machen. Als Anfänger sollten Sie mit einem Muskelkater rechnen.

Anspruch an die Koordination: Niedrig. Jeder kann diese Übungen machen, aber es wird ein paar Stunden dauern, bis Sie eine gute Figur dabei machen.

Für wen es geeignet ist: Für jeden, der seine Muskeln straffen möchte. Body Styling macht Sie mit den Grundlagen des Gewichttrainings vertraut. Anschließend können Sie sich getrost allein an die Kraftgeräte wagen.

Hinweise auf einen guten Trainer: Der Trainer sollte Sie darauf aufmerksam machen, dass Sie mittelschwere Gewichte verwenden sollten, so dass Sie nicht mehr als 15 Wiederholungen pro Satz schaffen. (Schauen Sie in Kapitel 12 nach, was mit *Sätzen* und *Wiederholungen* gemeint ist.) Seien Sie vorsichtig bei Trainern, die Sie Dutzende von Wiederholungen mit leichten Gewichten machen lassen. Sie werden auf diese Art nicht viel für Ihre Muskeln tun. Der Lehrer sollte immer ein Auge auf Ihre Haltung werfen und Ihnen sagen, wo Sie die Übung spüren sollten. Lassen Sie auch nie die Aufwärm- und Abkühlphase weg. Einige Trainer gehen mit diesen fundamentalen Workout-Komponenten eher nachlässig um.

Tipps für Anfänger: Machen Sie sich nach dem Training für ein oder zwei Tage auf einen Muskelkater gefasst. Wenn Sie nur bestimmte Körperteile straffen möchten, sollten Sie sich Stunden aussuchen, die gezielt Übungen für diese Körperteile anbieten, zum Beispiel für Bauch, Beine und Po.

Zirkeltraining

Was es ist: Eine temporeiche Aerobic-Stunde, während der Sie eine Übung von 30 Sekunden bis zu fünf Minuten ausführen und dann mit einer anderen Übung fortfahren. Manche Trainer wechseln beim Zirkeltraining zwischen aerobischen Übungen (Step oder Ergometer) und Krafttraining (Gewichtheben) ab. Andere wiederum konzentrieren sich einzig und allein auf die Straffung der Muskeln oder aerobische Übungen.

Was es bewirkt: Steigert Kraft und Ausdauer und verbrennt jede Menge Kalorien. Wenn es Ihnen aber um Kraft und Ausdauer alleine geht, erreichen Sie mehr, wenn Sie ausschließlich diese trainieren. Wenn Sie an einem Zirkeltraining teilnehmen, sollten Sie dreimal pro Woche mindestens 20 Minuten lang Ausdauerübungen hinzufügen.

Wie anstrengend es ist: Mittel, da jeder Teilnehmer die Höhe der Gewichte und die Geschwindigkeit der Bewegungen selbst bestimmen kann. Alles in allem ist es ein guter Workout.

Anspruch an die Koordination: Niedrig. Darüber brauchen Sie sich keine Gedanken zu machen.

Für wen es geeignet ist: Jeden, der gerne viel schwitzt. Zirkeltraining erfreut sich großer Popularität bei Personen, die wenig Zeit haben und daher aerobische Übungen und Krafttraining in einem Workout vereinen möchten. Jeder, der Spaß und Tempo beim Workout sucht, wird Zirkeltraining mögen.

Hinweise auf einen guten Trainer: Gute Trainer kennen die Ausdauer eines jeden einzelnen Teilnehmers und stellen die Stunde entsprechend zusammen. Obwohl hier laufend von einer Übung zur nächsten gewechselt wird, darf er nicht die Übersicht verlieren und muss ständig darauf achten, dass die Übungen von allen Teilnehmern richtig ausgeführt werden. Die Pausen zwischen den einzelnen Segmenten sollten nicht mehr als eine Minute betragen. Nach etwa zwölf bis 20 Minuten wird der Puls gemessen. (So haben Sie eine Kontrolle darüber, ob Sie sich zu sehr anstrengen oder ruhig noch ein wenig an Gewicht und Tempo zulegen können. Mehr über Ihren *Pulsschlag* finden Sie in Kapitel 6.)

Tipps für Anfänger: Achten Sie darauf, wie Sie sich fühlen. Viele Teilnehmer sind überrascht, wie anstrengend dieses Training sein kann.

Boot-Camp

Diese Kurse haben zum Teil Ähnlichkeit mit der Bundeswehr-Grundausbildung. Die Teilnehmer schreiben sich für acht Wochen (ein bis drei Tage pro Woche) ein, und der Ausbilder schleift sie bis zum Umfallen. Wir haben schon alle möglichen Boot-Camp-Kurse kennen gelernt. Manche konzentrieren sich auf Feuerwehr-Aktivitäten, wobei die Teilnehmer sich durch enge Fensterhöhlen zwängen und Türen mit einem Knüppel (der eine Feuerwehraxt darstellen soll) einschlagen müssen, andere halten sich mehr an Armeeübungen, bei denen endlose Liegestütze und Koordinationsfertigkeiten geübt werden. Manche Studios bieten sogar Ballett-Boot-Camps an. In diesen Kursen werden Ballettbewegungen mit traditionellen Aerobic-Übungen wie Steps, Kicks und Crunches kombiniert.

Wenn Sie bereits gut in Form sind, können Sie in einem Boot-Camp noch fitter werden. Bei den meisten dieser Kurse können Sie im Nu eine Menge Kalorien verbrennen und praktisch jeden Muskel in Ihrem Körper trainieren. Sie bieten außerdem beste Gelegenheit, Bekanntschaften mit den mitleidenden Trainingskollegen zu schließen.

Seien Sie vorsichtig bei der Auswahl von Boot-Camp-Kursen. Manche werden von Leuten geleitet, deren Begeisterung größer ist als die Qualifikation.

Kickboxen

Was es ist: Eine Unterrichtsstunde, in der professionelle Trainingstechniken für Kickboxer für den Neuling zurechtgestutzt werden. Sie werden hierbei einige oder alle dieser Übungen ausführen: Seilhüpfen, Schattenboxen, Sackboxen, Sparring mit einem Partner oder dem Trainer und gezielte Beinübungen.

Was es bewirkt: Entwicklung von Kraft und Ausdauer. Kickboxen verbessert auch Koordination, Beweglichkeit und Gleichgewicht und stärkt die Muskeln.

Wie anstrengend es ist: Sehr. Kickboxer gehören zu den in jeder Hinsicht fittesten Sportlern. Nach einer dieser Stunden wissen Sie auch warum. Die meisten Boxing-Klassen richten sich an die erfahrenen Sportler, obwohl einige Studios auch Kurse für Anfänger und gemischte Schwierigkeitsgrade anbieten.

Anspruch an die Koordination: Hoch. Zusammen mit den Boxbewegungen müssen Sie genaue Fuß- und Beinbewegungen ausführen.

Für wen es geeignet ist: Für jeden, der einen Killer-Workout braucht, das zugleich sehr abwechslungsreich gestaltet ist, und für jeden, der seinen Boss hasst.

Die richtige Kleidung: Das, was Sie sonst für Ihren Workout anhaben, tut's auch hier. Spezielle Schuhe, die beim Cross-Training getragen werden, sind ebenfalls in Ordnung. Die Handschuhe werden in der Regel zur Verfügung gestellt.

Hinweise auf einen guten Trainer: Wir empfehlen Ihnen, Klassen zu besuchen, die von Ex-Boxern und nicht von Aerobic-Lehrern abgehalten werden, mit gewissen Einschränkungen. Wenige Ex-Boxer haben Normalsterbliche trainiert und können sich nur schwer vorstellen, was diese zu leisten imstande sind. Sie verlangen von Ihnen vielleicht Übungen, die Sie schlichtweg überfordern oder die mittlerweile als gesundheitsschädlich erkannt wurden. Andererseits lernen Sie hier, was Boxen *wirklich* bedeutet, und vielleicht hören Sie ab und zu auch eine wahre Story aus dem Ring. Am besten wäre natürlich ein Kurs, der von einem Ex-Boxer, der einen Trainerschein hat, abgehalten wird.

Hinweise für Anfänger: Achten Sie darauf, wie Sie sich fühlen. Wenn viele der Bewegungen Ihnen fast die Knochen brechen oder genau das Gegenteil von dem sind, was Ihnen andere vorher beigebracht haben, dann lassen Sie sie lieber ganz weg oder modifizieren Sie sie nach Ihrem Gutdünken. Aber geben Sie nicht auf. Auch Kickboxen will gelernt sein und wird Ihnen mit der Zeit leichter fallen.

Funk-, Hip-Hop-, Jazz- und andere Tanz-Workouts

Was es ist: Stete Wiederholung von Aerobic-Bewegungen zu funkiger Musik. Die Schrittkombinationen ähneln denen des Club Dances. Der Schwierigkeitsgrad erstreckt sich von leicht – einfache Schrittkombinationen – bis hin zu schwierig. Viele Fitnessstudios bieten Funk Aerobic, Hip-Hop Step und sogar Salsa-Hip-Hop an, bei dem auch Salsa-Tanzschritte geübt werden.

Was es bewirkt: Stärkt Herz und Lunge und steigert Ihre Koordinationsfähigkeit und Ihre Beweglichkeit. Die Bewegungen sind sehr abwechslungsreich, daher benutzen Sie auch Muskeln, von denen Sie gar nicht wussten, dass es sie gibt.

Wie anstrengend es ist: Das hängt vom Schwierigkeitsgrad des Kurses ab. Einige richten sich speziell an Anfänger, andere setzen bereits umfassende Kenntnisse voraus.

Anspruch an die Koordination: Hoch. Wenn Sie mit zwei linken Füßen geboren sind, werden Sie sich bei dieser Übung schwer tun. Auch wenn Sie von der Kraft und Ausdauer her leicht mithalten können, werden Sie dennoch versagen, da Sie die meiste Zeit damit beschäftigt sind, Ihre Beine zu entknoten.

Für wen es geeignet ist: Für jeden, der schon tänzerische Übungen hinter sich hat oder Hip-Hop-Musik mag. Wenn Sie auf Fleetwood Mac stehen, sind Sie hier wahrscheinlich nicht richtig.

Die richtige Kleidung: Sie können ohne weiteres mit Ihren Sweat- und T-Shirts erscheinen, aber seien Sie nicht überrascht, wenn Sie die Einzige sind. Diese Stunden haben oft eine eigene Kleiderordnung: hochgebundene Schuhe, schulterfreie Tops, weite Shorts, sexy BHs, XXL-Socken.

Hinweise auf einen guten Trainer: Gute Trainer erklären die Schrittkombinationen in kleineren Abschnitten, bevor sie sie ganz ausführen lassen. Sie zeigen Ihnen zu jeder Bewegung mehrere Interpretationen und richten sich im Tempo nach den Fertigkeiten der Klasse.

Tipps für Anfänger: Beginnen Sie ganz unten, wenn Sie nicht mit dem Funk-Gen geboren wurden. Schauen Sie bei der ersten Stunde besser nur zu. Mehr als in anderen Kursen sind beim Funk und Hip-Hop die Anfänger hoffnungslos überfordert, aber ein wirklich guter Trainer wird die Anweisungen so erteilen, dass die Klasse zusammenbleibt.

High-/Low-Impact Aerobics

Was es ist: Eine traditionelle, vom Tanz inspirierte Routine. Beim Low-Impact haben Sie immer einen Fuß auf dem Boden – kein Springen und Hüpfen wird verlangt. Beim High-Impact hingegen bewegen Sie sich langsamer, aber Sie springen viel herum. High-/Low-Impact verbindet diese beiden Bewegungsabläufe.

Was es bewirkt: Es fördert die Ausdauer.

Wie anstrengend es ist: Das hängt ganz von der Klasse und dem Trainer ab, Verallgemeinerungen sind daher nicht möglich.

Anspruch an die Koordination: Mittel bis hoch, vor allem, wenn Sie Anfänger sind oder Ihre Eltern Sie in keinen Jazz- oder Balletttanzkurs geschickt haben.

Für wen es geeignet ist: Für jeden, der in einer Gruppe trainieren möchte, ohne weitere Geräte zu verwenden.

Hinweise auf einen guten Trainer: Er sollte die genaue Terminologie verwenden, anstatt nur zu sagen, »Drehung nach links, Drehung nach rechts.«

Tipps für Anfänger: Sehen Sie sich nach einem Lehrer um, der Musik auflegt, die Sie mögen. Musik kann beim Training unheimlich motivierend sein oder Sie geradezu entnerven.

Studio-Cycling (Spinning)

Was es ist: Gruppenübungen auf stationären Fahrrädern. Die beliebtesten Cycling-Variante ist das so genannte Spinning. Aber egal, welchen Namen der Kurs hat – er folgt immer dem gleichen Muster: Man tritt kräftig in die Pedale, während der Übungsleiter die Trainierenden gewissermaßen durch einen Outdoor-Workout führt. (»Jetzt geht's auf einen steilen Hügel ... der Gipfel ist noch nicht zu sehen ... der Anstieg wird steiler ...«) Während der Stunde werden

Tempo und Intensität ständig variiert. Manchmal kann man so schnell treten, wie es nur geht, manchmal wird es so schwer, dass man nur ganz langsam im Stehen treten kann.

Was es bewirkt: Verbrennt eine Menge Kalorien und stärkt die Oberschenkel- und Wadenmuskulatur.

Wie anstrengend es ist: Sehr anstrengend. Die meisten Gruppenkurse dauern 40 bis 50 Minuten und sind eher auf fortgeschrittene Teilnehmer ausgerichtet. Suzannes Schwester Jennifer war in ihrer ersten Spinning-Stunde so erledigt, dass sie nach einer halben Stunde aufgegeben hat. »Ich habe die ganze Zeit nur daran gedacht, vom Fahrrad runterzukommen.« Natürlich können Sie jederzeit einen kleineren Gang einlegen, um sich das Treten zu erleichtern, oder sitzen bleiben, während der Rest der Gruppe im Stehen fährt. Wir empfehlen aber, mit dem Gruppen-Radfahren erst dann zu beginnen, wenn Sie sich alleine genügend Kraft antrainiert haben.

Anspruch an die Koordination: Niedrig. Das Komplizierteste, was Sie hier leisten müssen, ist im Stehen zu treten.

Für wen es geeignet ist: Diese Kurse werden von Leuten besucht, die gerne bis an die Grenzen gehen, Workout in der Gruppe lieben, aber mit Choreografie nichts anfangen können. Auch Amateur-Radfahrer, die im Winter nicht im Freien fahren können, besuchen diese Kurse.

Die richtige Kleidung: Da die meisten Studio-Bikes die gleichen harten Sättel haben wie Outdoor-Rennräder, können Sie sich mit gefütterten Radlerhosen das Training erleichtern. Die meisten Geräte sind auch mit Flaschenhaltern ausgerüstet, damit Sie auch Ihre Wasserflasche immer in bequemer Reichweite haben. Ziehen Sie Schuhe mit relativ steifer Sohlen an; die meisten Lauf- oder Walking-Schuhe sind zu weich. Da Ihre Füße die ganze Zeit über in den Pedalclips eingezwängt sind, würden sie schnell gefühllos werden.

Hinweise auf einen guten Trainer: Gute Trainer verbringen nicht die ganze Stunde auf dem eigenen Gerät, sondern gehen herum, geben Tipps und korrigieren die Haltung der Trainierenden.

Tipps für Anfänger: Bitten Sie den Übungsleiter, Ihnen bei der Einstellung der Höhe der Griffe, des Sattels und des Abstands vom Sattel zum Lenker zu helfen. Die richtige Einstellung ist wichtig, um bequem und verletzungsfrei trainieren zu können.

Aquarobic und Aqua Jogging

Was es ist: Bei Aquarobic führen Sie traditionelle Aerobic-Bewegungen im Wasser aus, das von der Taille bis zum Hals reichen kann. (Bei manchen Fortgeschrittenenkursen werden auch Schwimmhandschuhe getragen, die den Workout zusätzlich erschweren.)

Was es bewirkt: Aquarobic ist ein mittelschwerer aerobischer Workout. Da Wasser 12 bis 14 Mal dicker ist als Luft und Widerstand in jeder Richtung bietet, sind diese Kurse gut geeignet zum Muskelaufbau.

Wie anstrengend es ist: Wenig. Den meisten wird Aquarobic leichter fallen als das herkömmliche Aerobic. Obwohl Wasser mehr Widerstand als Luft leistet, ist es ein sanfteres Element. Wir raten Ihnen, ab und zu eine Aquarobicstunde einzulegen, um Ihren Gelenken und Knochen Ruhe zu gönnen.

Anspruch an die Koordination: Gering. Sie können sich aufgrund des Wasserwiderstands nur sehr langsam bewegen, so dass Sie immer über jede Bewegung nachdenken können.

Für wen es geeignet ist: Für jeden, der gerne im Wasser oder verletzt ist oder sich physiotherapeutischen Reha-Maßnahmen unterziehen muss. Es ist auch ein ausgezeichnetes Cross-Training für Läufer, Radfahrer und Fitnessfreaks und eignet sich sehr gut für ältere Leute, Personen mit multipler Sklerose, Osteoporose oder anderen degenerativen Erkrankungen, da es die Last von ihrem Körper nimmt.

Die richtige Kleidung: Einen Badeanzug oder eine Badehose, die Ihren Po nicht zur Schau stellen. Kaufen Sie sich auch ein paar Badeschuhe, damit Sie sich am Beckenboden nicht anstoßen oder kratzen.

Hinweise auf einen guten Trainer: Es gibt speziell ausgebildete Schwimmlehrer. Fragen Sie danach, bevor Sie an einem Kurs teilnehmen.

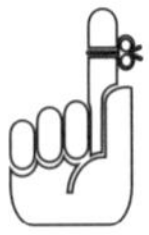

Sicherheit sollte in jeder Unterrichtsstunde an erster Stelle stehen. Daher sollte der Schwimmlehrer all denen, die nicht schwimmen können, eine Schwimmweste zur Verfügung stellen. Beim Aqua-Jogging tragen alle Teilnehmer spezielle Schwimmwesten, die dem Körper Auftrieb geben.

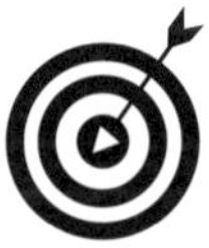

Hinweise für Anfänger: Es ist sehr wichtig, dass Sie hier die richtige Klasse wählen. Sie möchten nicht nur mit 90-Jährigen, die in ihren Bewegungen eingeschränkt sind, trainieren, es sei denn, Sie gehören auch dieser Altersgruppe an. Wenn Sie nach einem Unfall an einem Aquarobic-Kurs teilnehmen möchten, halten Sie Ausschau nach Bezeichnungen wie etwa Reha für Jogger. Aber klären Sie zuerst mit Ihrem Arzt, ob Sie überhaupt schon Sport treiben dürfen. Vergessen Sie nicht, dass im Wasser der angestrebte Trainingspulsschlag zehn Schläge niedriger als der auf festem Boden sein sollte. (Mehr dazu können Sie in Kapitel 6 nachlesen.)

Ein eigenes Fitnessstudio einrichten

18

In diesem Kapitel

- Die Planung eines guten Fitnessstudios
- Einkaufen wie ein Profi
- Welche Kardiogeräte brauche ich?
- Welche Kraftgeräte brauche ich?
- Geräte für das Beweglichkeitstraining

Geräte für das Fitnesstraining zu Hause stehen derzeit hoch in Kurs, und die Gründe hierfür sind leicht nachvollziehbar. In kein Studio kommen Sie schneller als in Ihr Wohnzimmer und nirgendwo sonst können Sie auch morgens um drei Uhr trainieren, wenn es denn unbedingt sein muss. Sie müssen keinen Mitgliedsbeitrag bezahlen, nicht warten, bis Sie in der Dusche endlich an der Reihe sind, oder sich mit unbekannten Spezies auseinander setzen, die nicht Ihre DNA-Struktur aufweisen.

Und trotz all dieser Gründe brechen viele Leute das Training zu Hause sehr schnell wieder ab. Der ursprüngliche Enthusiasmus ist verbraucht, das Ergometer gibt seinen Geist auf und die 2-Kilo-Hantel eignet sich gut als Türstopper. Vermeiden Sie all das und das daraus resultierende Schuldgefühl, indem Sie Ihr Fitnessstudio sorgfältig planen. Hier erfahren Sie, wie.

Vorplanungen

Den Entschluss, endlich sportlich zu werden, mögen Sie vielleicht schnell gefasst haben, aber lassen Sie sich Zeit bei der Anschaffung der notwendigen Geräte. Sie sparen Zeit, Geld und Ärger, wenn Sie sich zuerst gut informieren. Bevor Sie sich überhaupt auf den Weg in ein Sportgeschäft machen, sollten Sie sich über Ihre Ziele, das Ihnen zur Verfügung stehende Geld und den vorhandenen Platz für Ihr Privatstudio im Klaren sein. Folgende Punkte sollten Sie beachten, bevor Sie Geld für Geräte ausgeben.

Planen Sie ein richtiges Fitnessstudio und nicht nur den Kauf einzelner Geräte

Auch zu Hause sollte Ihr Training aus diesen drei Komponenten bestehen: Ausdauertraining, Krafttraining und Beweglichkeitstraining. Sie müssen nicht in einem Palast mit hohen Decken wohnen, über eine Vielzahl von glänzenden Gewichten verfügen oder außerirdisch aussehende Geräte dastehen haben, um richtig trainieren zu können. Sie können sich bereits ein Fitnessstudio mit Tubes, einem Step und ein paar Videos einrichten – Dinge, die sich sogar ein Student leisten kann und die auch in einer kleinen Wohnung Platz finden.

Überlegen Sie vor dem Einkauf, welche Ziele Sie erreichen möchten, und dann erst, welche Geräte Sie dafür benötigen. Sie müssen auch nicht alles an einem Tag kaufen. Geben Sie nicht den Großteil Ihres Budgets für einen Super-Deluxe-Stepper aus, wenn Sie dann nicht mehr die Mittel haben, um etwas für das Krafttraining zu kaufen. Sagen Sie ja nicht: »Ich fange jetzt mal mit einem Stepper an, und vielleicht, mal sehen, kaufe ich mir später ein paar Gewichte.« Wenn Sie Ihr gesamtes Ausdauertraining an der frischen Luft machen möchten, können Sie natürlich das ganze Geld für Gewichte ausgeben. Bedenken Sie aber auch, was Sie im Winter tun werden. Dinge, die bei der Steigerung der Beweglichkeit hilfreich sein können, sind nicht unbedingt notwendig. Dennoch empfehlen wir Ihnen im Abschnitt *Preisgünstige Stretching-Hilfen* weiter hinten in diesem Kapitel den Kauf einer Bodenmatte.

Wählen Sie einen hübschen Platz für Ihre Trainingsecke

Der Standplatz Ihres Ergometers kann ausschlaggebend dafür sein, ob Sie regelmäßig darauf trainieren oder er nur als zusätzlicher Stuhl bei der nächsten Party dienen wird. Stellen Sie die Geräte in der Nähe vom Fernseher oder der Stereoanlage auf. Und beachten Sie beim Standplatz auch die Belüftung, das Licht und die Temperatur; es hat schon seinen Grund, warum sich nur Spinnen in einem feuchten, kalten Keller wohl fühlen.

Wenn Sie zu den Glücklichen gehören, die über einen Raum verfügen, der sonst nicht genutzt wird, sollten Sie sich überlegen, ob Sie nicht diesen als Studio einrichten. Wenn Sie aber nicht zu dieser Gruppe von Menschen gehören, sollten Sie darauf achten, dass die Geräte alle in einem Raum stehen. Bewahren Sie nicht Ihre Hanteln im Schlafzimmer, Ihr Laufband im Keller und Ihre Bodenmatte im Schrank auf. Haben Sie alles immer griffbereit, auch die Videos. Alles, was Sie im Schrank oder unter dem Bett verstecken, wird dort auch bleiben – unbenutzt.

Wir empfehlen, in dem Bereich, in dem Sie mit den Gewichten trainieren wollen, einen Spiegel anzubringen. Damit können Sie Ihre Haltung kontrollieren und außerdem lässt er den Trainingsraum fast so wie ein Fitnessstudio aussehen. Sie können vor dem Spiegel posieren und Ihre Muskeln spielen lassen, ohne dass andere Leute Sie schief ansehen.

Messen Sie erst den verfügbaren Raum aus

Bevor Sie ein größeres Gerät kaufen, sollten Sie sicher sein, dass Sie auch den Platz dafür haben, sowohl in der Länge als auch in der Breite und in der Höhe. Sie möchten doch nicht den neuen Spiegel zerschmettern, wenn Sie die Hantel über den Kopf heben, oder mit dem Kopf an die Decke stoßen, wenn Sie Ihr Laufband auf bergauf stellen. Die Räume in den Sportgeschäften sind meist viel höher als die bei Ihnen zu Hause.

Messen Sie auch aus, wie breit Ihre Haus- und Zimmertür sind, damit Sie das Gerät auch ins Haus bekommen. Eine von uns ruinierte ein brandneues Ergometer bei dem Versuch, es durch Schläge mit einem Gummihammer auf den Lenker durch eine Tür zu zwängen. Einer der Griffe brach ab, das Problem war gelöst.

Denken Sie an einen passenden Bodenbelag

Wenn Sie mit Übungsvideos arbeiten, stellen Sie Ihren Videorecorder nicht in einen Raum mit Bodenfliesen oder auf den nackten Estrich, sondern in einen mit Teppichboden. Die zusätzliche Polsterung durch die Auslegeware schützt Ihre Gelenke und verringert das Risiko, auf dem Boden auszurutschen.

Trainieren Sie mit Gewichten niemals auf einem gefliesten Boden. Wenn Sie das Gewicht mal fallen lassen, sind die Fliesen kaputt. Wenn Sie keinen anderen Raum haben, sollten Sie den Boden wenigstens mit Teppichen auslegen. Wenn Sie sich den Luxus eines eigenen Zimmers als Heimstudio leisten können (und noch reichlich Geld übrig haben), sollten Sie sich überlegen, den Raum mit einem gummierten Fußbodenbelag auszustatten – was allerdings nicht ganz billig ist. Welche Art von Fußboden Sie auch haben – Sie sollten Gummimatten unter die Kardiogeräte legen. Diese Matten reduzieren die Vibration und verhindern, dass der Fußboden durch Öl und Fett verdreckt wird, das irgendwann unweigerlich aus dem Gerät tropfen wird.

Tipps zum Kauf der Geräte

Nachdem Sie nun alles gut geplant und den Raum ausgemessen haben, begeben Sie sich in diverse Sportgeschäfte. Die nachfolgenden Hinweise sind für den Kauf von Heimgeräten allgemein gültig. In den folgenden Abschnitten geben wir noch spezielle Tipps für den Kauf von Ausdauer- und Kraftgeräten.

Vergleichen Sie die Preise

Die Preise können von Geschäft zu Geschäft sehr unterschiedlich sein. Schauen Sie sich daher um. Ein Gerät ist kein Schnäppchen, wenn es beim Training unter Ihnen zusammenbricht oder Sie sich damit einen Bruch heben. Für den Kauf ausgeklügelter Geräte mit vielen beweglichen Teilen – Laufbänder, Stepper, Rudergeräte, Kraftgeräte und Ähnliches – gehen Sie am besten in einen Laden, der auf diese Dinge spezialisiert ist. Hier finden Sie in der Regel Qualitätsprodukte, die sicherer und robuster gebaut sind. Einfachere Geräte, wie Hanteln, Fußgewichte, Steps und Sprungseile, können Sie auch in großen Kaufhäusern oder normalen Sportgeschäften kaufen.

Wenn Sie schon genau wissen, was Sie kaufen wollen, sparen Sie vielleicht Geld, wenn Sie beim Hersteller direkt anrufen. Es ist immer einen Versuch wert. Manche verkaufen direkt, andere verweisen Sie an einen ortsansässigen Händler. Mit einigen Anrufen können Sie oft ein paar hundert Euro einsparen.

Vom Kauf von gebrauchten Geräten raten wir nicht ab, solange diese nicht sehr kompliziert gebaut sind. Wenn dies jedoch der Fall ist, dann sollten Sie auch diese Geräte bei einem Händler kaufen, der Ihnen noch eine Garantie einräumt. Fragen Sie bei allen gebrauchten Geräten nach einer Probezeit und nach den Handbüchern.

Ein guter Trainer kann Ihnen eine Menge Zeit bei der Suche nach dem besten Angebot ersparen und beim Kauf von Geräten helfen. Trainer bekommen häufig Rabatt bei den Händlern, weil sie regelmäßig Geräte empfehlen und selber kaufen. Fragen Sie ihn, ob er Rabatt vom Händler bekommt und ob er Ihnen eine Kommission berechnet, die aber nicht so hoch sein darf, dass der Preisabschlag dadurch aufgezehrt wird.

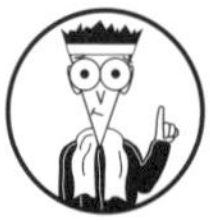

Wir raten im Allgemeinen vom Kauf von Trainingsgeräten über Fernsehen oder Internet ab. Auf dem Bild oder Video kann ein Gerät gut aussehen, sich aber als ein Haufen Schrott herausstellen, wenn Sie es erst einmal zu Hause stehen haben. Oder es kommt gar nicht erst an, wie es ein Freund von uns erfahren musste, der sein bestelltes Pulsmessgerät nie erhalten hat. Als er auf der fraglichen Webseite nachsehen wollte, an wen er seine Beschwerden richten könnte, existierte diese nicht mehr. Ein klarer Fall von Betrug.

Machen Sie eine Probefahrt

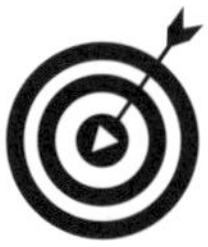

Sie würden sicherlich niemals ein Auto kaufen, ohne es vorher zur Probe zu fahren. Das gleiche Prinzip gilt auch beim Kauf von Sportgeräten. Testen Sie *alles*, was das Gerät zu bieten hat, jeden Griff und jede Stange. Bei einem Ergometer probieren Sie alle Schwierigkeitsstufen durch und achten Sie darauf, dass sich die Pedale in allen Gängen gleichmäßig drehen lassen. Testen Sie ein Laufband *sowohl* in ebener *als auch* in geneigter Stellung. Gehen Sie in ein anderes Geschäft, wenn ein Verkäufer diese Tests ablehnt.

Achten Sie auf Sicherheitsfunktionen

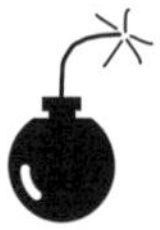

Wenn Sie Kinder im Haus haben, sollten Sie darauf achten, dass Ihre Workout-Ausrüstung über Sicherheitsfunktionen verfügt. Bei manchen Laufbändern muss man zum Beispiel einen Zahlencode eintippen, um sie überhaupt in Bewegung setzen zu können. Einige Geräte sind auch so gesichert, dass sie sich automatisch ausschalten, wenn Sie auf dem Laufband stürzen.

Fragen Sie nach einem Rabatt

Der Preis von High-Tech-Kardio- und Kraftgeräten ist meist so kalkuliert, dass für den Händler noch ein Preisnachlass möglich ist. Fangen Sie ruhig bei zehn Prozent Nachlass an. Vielleicht bekommen Sie nicht so viel, aber es schadet auch nicht zu fragen. Bei größeren Käufen können Sie auch fragen, ob vielleicht eine Kleinigkeit, wie etwa eine Gummimatte, die leicht 50 Euro kosten kann, im Preis für die Geräte inbegriffen ist. In manchen Geschäften können Sie die Matten auf Ihre Raummaße zuschneiden lassen.

Fragen Sie nach der Garantie und nach dem Service

Wenn Sie zwischen zwei ähnlichen Maschinen entscheiden können, nehmen Sie die mit der längeren Garantie, auch wenn sie ein wenig teurer ist.

Fragen Sie, was Sie im Fall einer Reparatur des Gerätes tun sollen. Die beste Garantie hilft Ihnen nichts, wenn sich im Umkreis von 1.000 Kilometern niemand befindet, der das Gerät reparieren kann. Spezialgeschäfte haben meist auch eine Fachkraft, die zu Ihnen kommt und die Reparatur vornimmt. Wenn Sie über einen Shopping-Kanal im Fernsehen oder in einem normalen Sportgeschäft kaufen, können Sie damit höchstwahrscheinlich nicht rechnen.

Kardiogeräte für das Fitnessstudio

Kardiogeräte für das Fitnessstudio sind mittlerweile sehr weit in der Entwicklung fortgeschritten und die riesige Auswahl kann einen fast in den Wahnsinn treiben. Sollen Sie sich ein Ergometer kaufen? Ein Rudergerät? Oder besser gleich das Ergometer-Rudergerät? Die Ergometer-Ruder-Stepper-Laufband-Schneidegerät-Mikrowellen-Kombination? Aber im Ernst ... Sie sollten mehrere Geräte testen, bevor Sie sich zum Kauf entscheiden.

Die Auswahl ist zwar riesengroß, aber gleichzeitig sind auch die Chancen besser als früher, ein qualitativ wirklich hochwertiges Gerät zu erwerben. Seit der ersten Auflage dieses Buches ist der Trend zu Mehrzweckgeräten mit allen möglichen überflüssigen Zusatzfunktionen fast gestoppt.

Welches Kardiogerät ist also für das Heimstudio am besten geeignet? Unsere Antwort ist die gleiche wie in der ersten Auflage: Das beste Gerät für Sie ist jenes, das Sie auch benutzen. Kaufen Sie nichts, was Sie nicht vorher ausgiebig getestet haben. Sie wollen doch nicht, dass bei Ihnen zu Hause ein Ungetüm herumsteht, das nur Platz wegnimmt und verstaubt und das Sie bei der erstbesten Gelegenheit verkaufen möchten. Nachfolgend stellen wir die Geräte im Einzelnen vor, um Ihnen bei der Kaufentscheidung behilflich zu sein. Nachdem Sie sich ein Gerät angeschafft haben, raten wir Ihnen, in Kapitel 7 nachzulesen, wie Sie dieses Gerät richtig benutzen.

Laufbänder

Die Preise für diese Geräte sind in den letzten Jahren stark gefallen. Gleichzeitig ist die Qualität auch der billigeren Geräte besser geworden. Sie können ein vernünftiges Laufband heutzutage bereits für weniger als 1.000 Euro bekommen.

Wir sind der Meinung, dass Laufbänder, die nicht von einem Motor, sondern von Ihrer Muskelkraft angetrieben werden, reine Geldverschwendung sind. Sie bringen das Band für gewöhnlich nur dann in Bewegung, wenn Sie es schräg stellen, eine Position, die jedoch viel zu schwierig ist, gerade für Anfänger. Wenn Sie darauf laufen und nicht nur gehen wollen, müssen Sie den Winkel steiler einstellen, was das Band leicht stoppen lässt.

Heutzutage werden die Laufbänder oft mit Vorrichtungen an den Seiten angeboten, mit denen Sie gleichzeitig Ihre Arme trainieren können – Skistock-ähnliche Dinger, die Sie abwechselnd drücken und ziehen, während Sie auf dem Laufband gehen oder laufen. Wir halten aber nicht viel von diesen Geräten, da bisher alles, was wir gesehen haben, beim Gebrauch recht unbequem war.

Wichtige Ausstattungsmerkmale bei Laufbändern

Früher waren diese Geräte groß, laut und unhandlich. Heute hingegen verfügen sie über ein gutes Design und laufen gleichmäßig und ruhig. Dennoch sollten Sie sich die verschiedenen Laufbänder vor dem Kauf gut ansehen. Halten Sie nach diesen Funktionen Ausschau:

- ✔ **Ein Motor, der das Band antreibt:** Achten Sie darauf, dass sich das Band gleichmäßig bewegt.
- ✔ **Sicherheitsvorrichtungen:** Verschwenden Sie keinen zweiten Blick auf Geräte, die keinen Ausschaltknopf für Notfälle und keine automatische, langsame Anfangsgeschwindigkeit bieten. Eine Stange am vorderen Ende des Geräts, um das Gleichgewicht zu behalten, ist ratsam und sicherer als Stangen an den Seiten, da diese Sie bei Ihren Armbewegungen behindern können. Wenn Sie Kinder zu Hause haben, sollten Sie vielleicht Geld für Vorrichtungen wie einen eigenen Code oder einen Spezialmagneten zum Einschalten ausgeben. Für Erwachsene halten wir die Magnet-Variante für die beste: Wenn man das Gleichgewicht verliert, zieht ein an der Konsole befestigter Magnet das Anzeigepanel ab, und das Gerät wird automatisch gestoppt.
- ✔ **Feedback:** Das Gerät sollte Zeit, Distanz, Geschwindigkeit und die verbrauchten Kalorien auf einem digitalen Anzeigepanel angeben. Viele Laufbänder verfügen über einen Anschluss für ein Pulsmessgerät und über vorprogrammierte Workout-Programme.

- **Ein verstellbarer Neigungswinkel:** Vielleicht möchten Sie die Neigung des Bandes gar nicht verändern können, aber ein Gang oder Lauf bergauf erhöht die Intensität des Workouts. Um den Neigungswinkel zu verstellen, drehen Sie bei den meisten Geräten an einer Kurbel oder Sie drücken auf einen Knopf. Hüten Sie sich vor Laufbändern mit einer Einrichtung zur hydraulischen Verstellung des Neigungswinkels. Diese Geräte werden oft in Supermärkten verkauft und gehen bei konstanter Benutzung sehr schnell kaputt. Wenn Sie am Vorderteil eines Laufbandes etwas sehen, das aussieht wie eine Fahrradpumpe, lassen Sie das Gerät einfach stehen.

- **Programme:** Automatische Programme kosten zusätzliche 200 bis 1.500 Euro. Aber wenn diese helfen, Sie zu motivieren, sind sie bestimmt ihr Geld wert. Sie können Ihren Workout aber auch selbst variieren. Lesen Sie dazu Kapitel 7.

BOSU-Balance-Geräte

Die neuen so genannten BOSU-Geräte eignen sich bestens für ein Kombinationstraining von Ausdauer und Kraft. Diese Geräte haben die Form einer Halbkugel (siehe Abbildung) und werden wie ein Step benutzt. Wegen ihrer instabilen Oberfläche werden zusätzlich zur Ausdauer auch die Muskeln trainiert. BOSU-Geräte kosten zwischen 100 und 150 Euro.

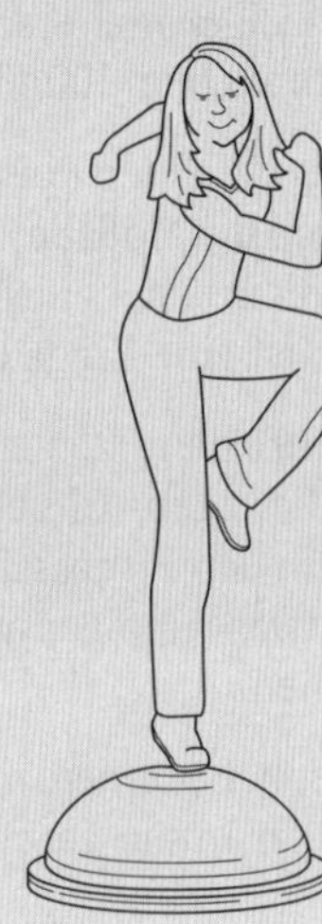

Ellipsentrainer

Diese Geräte – zurzeit der letzte Renner bei den Ausdauergeräten – sind eine Kombination aus Laufband und Ergometer. Die Beine werden dabei in einer elliptischen Form bewegt, während man zum Training des Oberkörpers bei manchen Modellen gleichzeitig zwei Stangen vor- und zurückbewegt. Bei den besseren Geräten hat man das Gefühl rhythmischen Gleitens, bei den schlechteren kommt es einem vor, wie auf Zehenspitzen bergab zu stolpern.

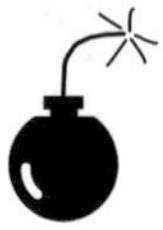

Leider sind die meisten Ellipsentrainer, die wir probiert haben, wie Elvis-Imitatoren: Von weitem betrachtetet, ähneln sie dem Original, aber je näher man ihnen kommt, desto besser ist die Imitation zu erkennen. Die meisten Heimgeräte unter 400 Euro laufen nicht so gleichmäßig und lassen sich nicht so bequem bewegen wie Studiomodelle. Die meisten haben entweder eine zu kurze oder zu tiefe Schrittlänge oder kombinieren beide Mängel. Und die meisten waren auch so leicht gebaut, dass sich schon bei unserem ersten Testlauf ein paar Schrauben lösten. Eine lange Lebensdauer ist bei diesen Modellen wohl nicht zu erwarten. Außerdem boten bei den Modellen mit Armstangen die Stangen so wenig Widerstand, dass sie völlig nutzlos waren. (Aber auch bei den Studiomodellen mögen wir die Armstangen nicht.)

Stepper

Hier müssen Sie sich zwei Fußplatten vorstellen, auf die Sie sich zunächst stellen und dann, anhand von Bewegungen, die denen des Treppensteigens ähneln, diese Platten rauf- und runterbewegen. Stepper, die auch Stairclimber genannt werden, haben am vorderen Ende oder an den Seiten Haltestangen. Auf dem Anzeigepanel erscheinen Zeit, Distanz, die Anzahl der zurückgelegten Stockwerke und der Verbrauch an Kalorien.

Bei den meisten Steppern ist die Bewegung des einen Fußpedals von der Bewegung des anderen Pedals *unabhängig*. Dann gibt es aber auch die Modelle, bei denen sich ein Pedal automatisch hebt, wenn Sie das andere nach unten treten, die beiden Pedale sind voneinander *abhängig*. Für welches Modell Sie sich entscheiden, ist eine Frage des persönlichen Geschmacks.

Fast alle Stepper zwischen 200 und 500 Euro benutzen einen hydraulischen Zylinder oder den erzeugten Luftdruck, um die Pedale zu bewegen. Diese Geräte bewegen sich lange nicht so ruhig und gleichmäßig wie die teureren in den Fitnessstudios. Aber einigen Leuten macht es nichts aus, wenn sich die Bewegungen etwas ruppiger anfühlen. Wichtig ist jedoch, dass das Gerät nicht wackelt, wenn Sie darauf stehen.

Wenn Sie sich einen wirklich guten Stepper gönnen möchten, wie Sie ihn in den Studios finden, dann müssen Sie schon etwas tiefer in die Tasche greifen. Die Preise liegen hier bei 1.000 bis 2.000 Euro.

Ergometer

Beim Radfahren können Sie das Gehirn ausschalten: Schwingen Sie sich auf den Sattel, stecken Sie die Füße in die Pedalschlaufen und los geht's, sozusagen. Sie können zwischen 500 und 2.000 Euro für ein Trainingsgerät ausgeben, je nachdem, wie viele Extras Sie wünschen.

Vor einem Kauf sollten Sie die beiden unterschiedlichen Formen für Ergometer testen. Es gibt welche zum aufrechten Sitzen und solche zum halb aufrechten Sitzen, auch »recumbent« genannt. Bei der halb aufrechten Sitzposition sind Ihre Beine beim Treten nach vorne ausgestreckt und Ihr Rücken wird durch einen Schalensitz entlastet – ideal für Menschen mit Rückenproblemen. Außerdem trainieren Sie in dieser Position die Muskulatur von Po und hinteren Oberschenkeln besser als bei einem herkömmlichen Ergometer zum aufrechten Sitzen.

Wofür Sie sich auch entscheiden, kaufen Sie das Gerät nicht im Kaufhaus, sondern wählen Sie eine bekannte Marke. Billige No-Name-Produkte sind schon unter dem Benutzer zusammengebrochen und ein wackliger Sattel ist auch nicht eben bequem. Sie haben auch in Fachgeschäften die Wahl zwischen etlichen nicht so teuren Modellen.

Wichtige Ausstattungsmerkmale bei Ergometern

Zwei Ergometer, die ähnlich aussehen, können sich unter Ihrem Allerwertesten sehr unterschiedlich anfühlen und unterschiedliche elektronische Optionen bieten. Es ist daher wichtig, dass Sie jedes Gerät testen und sich die Ausstattung genau ansehen.

- ✔ **Ein bequemer, robuster Sattel:** Ein Sattel, der gut aussieht, hilft Ihnen nichts, wenn Sie nicht länger als fünf Minuten auf ihm sitzen können. Manche Menschen bevorzugen harte, schmale Sättel, andere hingegen weiche, etwas breitere. Ein Sattel ist aber nicht automatisch bequemer, weil er breiter gebaut ist. Ein Extra-Polster ist vielleicht beim Fernsehen ganz bequem, beim Training kann jedoch ein breiter, weicher Sattel da scheuern, wo Sie es nie vermutet hätten. Welchen Typ Sie auch immer wählen, es sollte sich in der optimalen Position fest arretieren lassen.
- ✔ **Verstellbare Sitzhöhe und verstellbarer Lenker:** Das Bein sollte beim Treten fast ganz durchgestreckt sein. Außerdem sollten der Lenker sowie die Fußpedalbindung verstellbar sein. In Kapitel 7 finden Sie weitere Hinweise über die richtige Einstellung von Ergometern.
- ✔ **Feedback:** Das Ergometer sollte mindestens über diese drei Anzeigefunktionen verfügen: Geschwindigkeit, angegeben wahlweise in Umdrehungen pro Minute oder km/h, Distanz der zurückgelegten Strecke und eine Zeitanzeige, damit Sie wissen, wie lange Sie gefahren sind. Weitere Funktionen – die jedoch teuer sind – sind ein vorprogrammiertes Workout-Programm, ein Pulsmessgerät und Computerspiele, die einen Wettkampf zwischen Ihnen und dem Computer simulieren.
- ✔ ***Ausnahmen*:** Eine Ausnahme gilt für Spinning-Ergometer. Diese Geräte, die in erster Linie in Gruppenkursen eingesetzt werden, werden auch für das Heimstudio angeboten. Sie haben keine Feedback-Funktionen, bieten dafür aber andere Vorteile. Sitz und Lenker sind so gestaltet, dass sich das Training mehr nach Outdoor-Radfahren anfühlt. Sie sind außerdem billiger als Hightech-Ergometer. Die meisten Beschwerden zu diesen Geräten betreffen die

unbequemen Sättel, die den dünnen und harten Rennradsätteln nachempfunden sind. Mit einem Paar gepolsterter Radlerhosen lässt sich dieses Problem aber schnell beheben.

- ✔ **Die Wahl zwischen unterschiedlichen Schwierigkeitsstufen:** Halten Sie nach einem Knopf oder Schalter Ausschau, mit dem Sie unterschiedliche Schwierigkeitsstufen, zum Beispiel von 1 bis 12, einstellen können. So können Sie immer das für Sie passende Training wählen und beim nächsten Mal wieder nachvollziehen. Am Anfang des Trainings mussten Sie bereits bei Stufe 1 nach zehn Minuten aufhören, nun schaffen Sie bei Stufe 3 ohne große Anstrengung bereits 20 Minuten. Wenn das kein Fortschritt ist!

Rudergeräte

Vergessen Sie die Geräte mit den zwei Holzarmen, die Sie an sich heranziehen, während Sie gleichzeitig mit dem Sitz nach hinten gleiten. Da Sie niemals die gleiche Kraft in beiden Armen aufbringen, fühlt sich dieser ganze Bewegungsablauf unnatürlich an. Wenn Sie bereits so ein Gerät zu Hause stehen haben, gehen wir jede Wette ein, dass es der teuerste Kleiderbügel ist, den Sie besitzen.

Die neuen Rudergeräte bestehen aus einer Kette oder einem Seil, das um ein Schwungrad gewickelt ist. Die Kette ist an einem Handgriff befestigt, den Sie mit einer gleichmäßigen Bewegung gegen Ihre Brust ziehen, während Sie Ihre Beine ausstrecken und so den Sitz nach hinten schieben. Bei diesen neuen Geräten haben Sie eher das Gefühl, dass Sie die Bewegungen von Rudern auf dem Wasser nachahmen.

Zwei preisgünstige Geräte für ein Ausdauertraining

Ja, Sie können mit Geräten, die weniger als 200 Euro kosten, etwas für Ihre Kondition tun. Im Folgenden nennen wir Ihnen zwei wirklich preisgünstige, aber wirkungsvolle Geräte für ein Ausdauertraining.

Aerobic-Steps

Obwohl sie in Wirklichkeit nicht viel mehr als ein aufgemotzter Schemel sind, können diese Dinger viel für Ihre Figur und Kondition tun. Die meisten Steps sind rechteckige Plattformen aus Plastik. Ganz selten findet man auch solche aus weichem Holz. Die guten Modelle haben an der Oberfläche eine Gummiauflage, damit Sie beim Steppen nicht ausrutschen. Kaufen Sie einen Step, den Sie mit den entsprechenden Bauteilen, ähnlich wie beim Lego-Spiel, in der Höhe verändern können.

Springseile

Wir kennen es alle aus unserer Kindheit, das Seil mit jeweils einem Griff am Ende. Aber lassen Sie sich nicht täuschen. Ein Springseil ist ein tolles Fitnessgerät. Mit ihm können Sie Ihr Herz-/

Kreislaufsystem stärken, die Beweglichkeit verbessern, jede Menge Kalorien verbrennen und Oberschenkel-, Waden-, Bauch, Rücken- und Schultermuskulatur trainieren. Sie können ein Springseil überall mitnehmen und zum Trainieren brauchen Sie wenig Platz.

In den letzten Jahren hat die Technologie der Springseile einen gewaltigen Sprung nach oben gemacht. Die ausgefransten Tauenden, mit denen Sie in Ihrer Kindheit übten, sind passé. Auch Leder ist inzwischen Geschichte. Springseile werden heutzutage aus Drahtseilen gemacht, die mit einem strapazierfähigen Plastiküberzug versehen sind. Manche bestehen aus Hightech-Polymeren mit Namen, die wir nicht aussprechen und schon gar nicht buchstabieren können. Springseile aus diesen Materialien lassen sich schneller und gleichmäßiger bewegen. Wählen Sie ein Modell mit weichen Handgriffen aus Schaumstoff und einer kugelgelagerten Verbindung zwischen Seil und Handgriff, um Blasen vorzubeugen.

Sie können ein anständiges Springseil im Kaufhaus oder Sportgeschäft schon für drei Euro bekommen. Wenn Sie allerdings die oben genannten Features haben wollen, müssen Sie schon mit 15 bis 30 Euro rechnen. Um die richtige Länge zu finden, stellen Sie sich auf die Mitte des Seils und ziehen Sie beide Griffe an der Seite nach oben. Wenn die Griffe gerade bis zu den Achseln gehen, haben Sie die richtige Länge gefunden.

Viele Leute verzichten auf Seilspringen, weil sie es für eine High-Impact-Aktivität halten. Richtig ausgeführt ist Seilspringen aber eher eine Medium-Impact-Übung, die in der Intensität etwa bei einem schnellen Gang liegt. Das Geheimnis liegt darin, möglichst flach zu springen. Die Füße sollten dabei nur knapp über den Boden kommen, und die Knie nur leicht gebeugt werden.

Das Seil sollte leicht sein, wenn Sie damit Geschwindigkeit, Beweglichkeit und Ausdauer erhöhen möchten. Wenn Sie damit jedoch hauptsächlich Ihren Oberkörper trainieren möchten und zugleich auch Herz und der Lunge stärken wollen, sollten Sie ein »schweres« Seil wählen, das zwischen 100 und 200 Gramm wiegt. Am besten kaufen Sie von jeder Sorte eines. Das Gewicht sollte jedoch immer im Seil und nicht in den Griffen liegen.

Halten Sie die Arme beim Springen entspannt und leicht gebeugt und bewegen Sie den Oberkörper so wenig wie möglich. Anstatt die Arme wie Schaufelräder zu bewegen, sollten Sie das Seil leicht aus dem Handgelenk heraus bewegen. (Das ist besonders wichtig, wenn Sie mit schweren Springseilen trainieren. Sie bekommen sonst leicht einen Muskelkater.) Beginnen Sie mit einigen kurzen Sätzen – ungefähr 30 Sprünge mit einem leichten Seil, fünf bis zehn Sprünge mit der schweren Ausführung. Gehen Sie in den Pausen zwischen den Sätzen weiter auf der Stelle. Erhöhen Sie die Anzahl der Sätze und Sprünge pro Satz langsam und verringern Sie dabei gleichzeitig die Dauer der Pausen, in denen Sie auf der Stelle treten. Nach einiger Zeit werden Sie zehn Minuten am Stück springen können (mit einem schweren Seil wahrscheinlich nicht ganz so lange). Summen Sie dabei den Titelsong von »Rocky« vor sich hin. Das hilft!

Die zehn Gebote beim Kauf von im Fernsehen angebotenen Fitnessgeräten

In der zweiten Hälfte der 80er-Jahre ist ein wahrhaftes TV-Monster geboren worden: das *Infomercial*. Was Fitnessprodukte angeht, steckt nicht besonders viel Info in diesen als Talkshows getarnten Werbesendungen. Normalerweise sind sie nichts anderes als eine Reihe übertriebener Versprechungen, schamlos getürkter Kundenurteile und Quacksalbereien.

Kaufen Sie möglichst keine Fitnessprodukte, die in einem TV-Shoppingkanal oder im Internet beworben werden. Sie haben keinerlei Möglichkeit, das betreffende Gerät zu prüfen und zu testen.

Wenn Sie die Werbung im Fernsehen oder in Zeitschriften betrachten, bedenken Sie immer Folgendes:

1. **Lassen Sie sich von den begeisterten Aussagen so genannter Kunden nicht blenden. Diese Leute, die das beworbene Produkt mit missionarischer Begeisterung anpreisen, werden normalerweise gut bezahlt und haben das Produkt nie selbst versucht.**

2. **Werden Sie hellhörig, bei einem »Erfolg-oder-Geld-zurück«-Versprechen. Lesen Sie das Kleingedruckte: Der Hersteller verspricht, dass Sie in einem Monat fünf Kilo abnehmen, aber nur, wenn Sie eine fettfreie Ernährung einhalten und viel Sport treiben.**

3. **Zücken Sie nicht Ihre Kreditkarte, nur weil das Produkt *nicht im Geschäft* verkauft wird. In Wahrheit werden die meisten dieser Dinge doch in den Läden angeboten – oder zumindest in naher Zukunft. Manchmal ist es im Laden sogar billiger, wo Sie es auch wieder hinbringen können, wenn damit etwas nicht in Ordnung ist.**

4. **Vergleichen Sie auch, wenn versprochen wird, »Sie zahlen in drei Raten und nicht alles auf einmal.« Statt 150 Euro zahlen Sie dreimal 50 Euro plus meist hohe Kosten für Verpackung und Versand.**

5. **Lassen Sie sich auch nicht von pseudo-wissenschaftlichen Worten beeindrucken. Manche Hersteller lieben es, mit Begriffen großzügig umzugehen, die keinerlei ernst zu nehmende Bedeutung haben.**

6. **Glauben Sie auch nicht den Aussagen von VIPs und so genannten Experten. Glauben Sie ja nicht, dass Mr. Universum seine Bizepse durch die Verwendung eines Plastikgeräts bekam, das wie ein Modell für Star Ship Enterprise aussieht. Und glauben Sie auch keiner Schauspielerin, die in den letzten fünf Jahren in keinem Film mehr zu sehen war.**

   Hüten Sie sich auch vor Gesundheits- und Fitnessexperten mit eindrucksvollen Titeln. Der Erfinder der Chi-Maschine nennt sich selbst Vorsitzender der Japanischen Gesellschaft für Gesundheit durch Sauerstoff. Wenn es eine solche Gesellschaft tatsächlich gibt, ist sie so glaubwürdig wie die übrigen »International anerkannten Fitnessexperten«, die sich in den Home-Shopping-Kanälen tummeln.

7 .**Lassen Sie sich auch nicht davon beeindrucken, dass dieses Produkt patentiert wurde. Sie können für alles ein Patent anmelden, solange die Idee neu ist. Das heißt aber noch lange nicht, dass dieses Produkt auch etwas taugt.**

8. **Glauben Sie nicht, dass irgendein neues Gerät besser als herkömmliche, freie Gewichte oder Kraftgeräte ist. Es handelt sich auch hierbei nur um leere Versprechen.**

9. **Sie können mit einem Gerät auch nicht gleichzeitig Muskeln auf- und Fett abbauen, so wie es uns die Werbung glauben machen will, in der ein Model sagt: »Danke ThighMaster, ich dachte nicht, dass ich jemals wieder in diese Jeans passen würde.« Mit dem ThighMaster können Sie vielleicht die Muskeln der inneren Oberschenkel straffen, aber Sie werden kein Gramm damit abnehmen.**

10. **Verstecken Sie Ihre Kreditkarte zwischen Mitternacht und vier Uhr morgens. Um diese Zeit sieht alles irgendwie gut aus. Gehen Sie lieber ins Bett. Wenn Sie aber in Versuchung kommen, ein Infomercial-Produkt zu kaufen, notieren Sie sich die Nummer des Anbieters und warten Sie ab. Am nächsten Morgen werden Sie vielleicht schon anders darüber denken.**

Kraftgeräte fürs Fitnessstudio kaufen

Die Auswahl an Geräten für ein Krafttraining zu Hause ist immens. Leider gilt dies auch für den Schrott, der angeboten wird. In diesem Kapitel stellen wir Ihnen Geräte vor – von Gummibändern für fünf Euro bis hin zu hoch entwickelten Multi-Trainern –, die sich in der Praxis bewährt haben. Wir stellen Ihnen auch einige neue, innovative Produkte vor und geben Ihnen jede Menge Tipps, welche Art von Gerät das beste für Sie und Ihren Geldbeutel ist.

Wenn Sie sich für ein Krafttraining zu Hause entschlossen haben, raten wir Ihnen, Kapitel 9 bis 12 zu lesen. In diesen Kapiteln erklären wir den Gebrauch der verschiedenen Kraftgeräte und helfen Ihnen bei der Zusammenstellung Ihres persönlichen Krafttrainingsprogramms.

Übungsbänder (Bands) und -schläuche (Tubes)

Gummibänder und -schläuche bieten die mit Abstand billigste Möglichkeit, Ihre Muskeln zu trainieren. Sie können drei oder vier Bänder schon für unter 20 Euro bekommen. Darüber hinaus sind sie vielseitig verwendbar und können auf jede Reise mitgenommen werden. Wir empfehlen Ihnen, der Abwechslung halber, sich ein paar Bänder anzuschaffen, auch wenn Sie bereits über ein Kraftgerät und freie Gewichte verfügen. Denken Sie aber daran, dass diese Schläuche und Bänder ihre Grenzen haben (siehe Kapitel 11).

Die Bänder bestehen aus Latex und sind in der Regel etwa 15 Zentimeter breit und 100 Zentimeter lang. Die Schläuche gibt es in unterschiedlichen Längen. Wahrscheinlich werden Sie Bänder für einige Übungen vorziehen, für andere jedoch Schläuche; Sie müssen es einfach ausprobieren. Da diese Gegenstände in der Anschaffung recht günstig sind, können Sie sich davon ruhig ein größeres Sortiment zulegen.

Für ein paar Euro mehr bekommen Sie Bänder und Schläuche mit Plastik- oder Gummigriffen – was das Training mit ihnen wirklich erleichtert, da Sie sie besser festhalten können. Manche Bänder und Schläuche haben eingearbeitete Riemen für Knöchel und Oberschenkel. Da viele Bänder ohne Anweisungen geliefert werden, sollten Sie sich ein Übungsvideo kaufen.

Es gibt auch Bänder, die einen Ring bilden, diese müssen Sie jedoch nicht unbedingt kaufen, da Sie ein normales Band an den Enden zu einem Ring verknoten können. So können Sie sogar noch den Durchmesser des Rings verändern. Je kleiner der Durchmesser, umso höher die Spannung. Die Ringe eignen sich besonders gut für einige Beinübungen und für den Oberkörper.

Zwei Warnungen zum Gebrauch von Bändern: Überprüfen Sie diese regelmäßig auf Löcher und Risse, indem Sie sie gegen das Licht halten. Kaufen Sie sich sofort ein neues, wenn Sie feststellen, dass das alte beschädigt ist. Und benutzen Sie *niemals* reguläre Gummibänder, wie Sie sie vielleicht im Büro benutzen, für ein Training. Es wird nicht lange dauern, bis sie Ihnen ins Gesicht schnalzen.

Gewichtsmanschetten

Diese Gewichte sind besonders gut geeignet, um Übungen auf dem Boden (wie Beinheben) zu erschweren. Wenn Sie vor allem an einer Muskelstraffung interessiert sind, werden Sie sich früher oder später diese Gewichte anschaffen, da die Übungen mit dem Gewicht Ihres Körpers allein zu einfach werden. Ebenso wie bei den Hanteln können Sie sich hier einen Satz mit unterschiedlichen Gewichten kaufen, von einem bis zu zehn Kilo. Oder Sie kaufen sich Manschetten, bei denen Sie das Gewicht verändern, indem Sie kleine Platten in extra dafür vorgesehene Taschen schieben. Sie sparen viel Geld, wenn Sie sich für die letztere Variante entscheiden. Seien Sie aber darauf gefasst, dass die Gewichte in den Taschen leicht hin- und herrutschen und sogar klappern können. Werden Sie nicht faul beim Wechseln der Platten. Wenn Sie bereits Probleme mit der Hüfte, den Knien oder den Fußgelenken haben, sollten Sie auf dieses Extragewicht verzichten oder mit Manschetten arbeiten, die um die Oberschenkel gelegt werden. Diese Gewichte fühlen sich zuerst etwas unbequem an, aber man gewöhnt sich schnell an die ungewohnte Position.

Freie Gewichte

Freie Gewichte – Hanteln und Langhanteln – sind eine ausgezeichnete Investition. Sie sind einfach und vielfältig zu gebrauchen und sie sind relativ billig. Allerdings ist mit Ihnen die Verletzungsgefahr am höchsten – sprechen Sie mal mit jemandem, dem eine Hantel auf den Fuß gefallen ist oder der unter einer schweren Langhantel begraben lag. Wenn Sie Anfänger bei dem Training mit freien Gewichten sind, bitten wir Sie eindringlichst, ein paar Stunden mit einem Trainer zu verbringen. Und heben Sie niemals schwere Gewichte, wenn Sie alleine zu Hause sind.

Die freien Gewichte können Sie auch ohne Bedenken in Kaufhäusern oder Sportgeschäften kaufen. Gewicht ist Gewicht, der Unterschied zwischen den einzelnen Marken ist nicht groß. Wie viele Lebensmittel, so werden die freien Gewichte kiloweise verkauft. Für glänzende Chromhanteln können Sie leicht bis zu fünf Euro für ein Kilo bezahlen, die aus Vinyl hingegen kosten nur etwa zwei Euro pro Kilo.

Hanteln

Einem Anfänger empfehlen wir *Hanteln*, die kürzeren Gewichte, die man in eine Hand nimmt. *Langhanteln* fasst man mit zwei Händen an. Mit den Hanteln (siehe Abbildung 18.1) haben Sie viel mehr Bewegungsspielraum als mit Langhanteln, und jede Körperseite wird separat beansprucht.

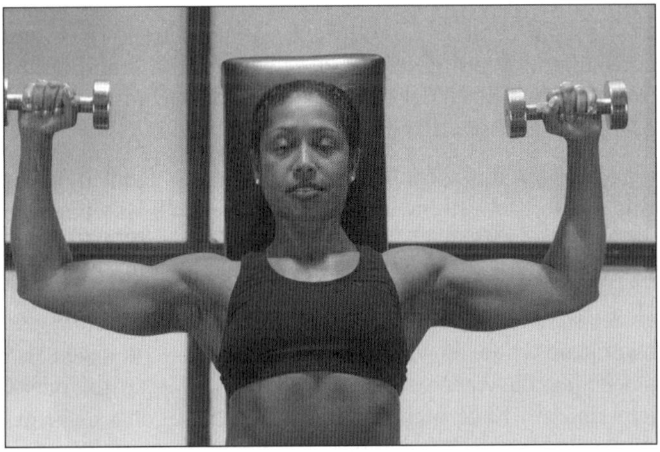

Abbildung 18.1: Mit Hanteln können Sie unterschiedliche Muskelpartien trainieren.

Beim Kauf von Hanteln können Sie zwischen zwei Möglichkeiten wählen. Die beste, da bequemste Option ist die, mehrere Paare mit unterschiedlichen Gewichten zu kaufen – 0,5 Kilo, 1 Kilo, 1,5 Kilo, 2 Kilo und so fort. Die billigere Option: Kaufen Sie Hanteln, bei denen Sie die Gewichte variieren können. Ein Satz besteht aus zwei kurzen Stangen und verschieden schweren Scheiben, die Sie am Ende der Stangen befestigen (entweder mit Clips oder durch Anschrauben). Diese Modelle kosten zwischen 25 und 100 Euro – je nach Anzahl der Gewichtsscheiben.

Die erste Alternative – unterschiedlich schwere Hanteln – spart Ihnen eine Menge Zeit. Angenommen, Sie trainieren die Schultermuskulatur mit 2-Kilo-Hanteln abwechselnd mit Ihrer Brustmuskulatur mit 7-Kilo-Hanteln. Alles, was Sie tun müssen, ist, dass Sie die 2-Kilo-Hanteln hinlegen und die 7-Kilo-Hanteln aufnehmen. Anders sieht es natürlich bei Hanteln aus, bei denen Sie ständig ein anderes Gewicht anstecken müssen. Hier besteht die Gefahr, dass Sie alle Übungen mit dem gleichen Gewicht ausführen, da Ihnen das Wechseln der Gewichte mit der Zeit auf die Nerven geht. Häufig müssen Sie die Gewichte sorgfältig, daher zeitaufwändig, befestigen, da sie sonst während des Workouts zu wackeln beginnen oder, schlimmer noch, runterfallen.

Mittlerweile gibt es Produkte auf dem Markt, die das Wechseln der Scheiben wesentlich erleichtern. Die Scheiben sind magnetisch, das heißt, dass das Wechseln viel schneller geht. Weiterhin gibt es ein System, das aus einer Reihe von rechteckigen, unterschiedlich großen und schweren Metallrahmen besteht. Jeder Rahmen passt in einen größeren schweren, oder kleineren leichten Rahmen. Am Rand der Rahmen befinden sich mehrere Löcher. Durch das Einschieben eines Metallstabes verändern Sie die Anzahl der Rahmen und somit natürlich das Gewicht, das Sie heben möchten.

Wenn Sie sich für den Kauf von verschieden schweren Paaren entschieden haben, sollten Sie wissen, dass Sie mindestens acht Paar anschaffen müssen. Einige Leute benutzen ihre 4-Kilo-Hanteln für das Training unterschiedlicher Muskelpartien, wovon wir strikt abraten: Ein Gewicht, das schwer genug ist, um damit Ihre Rückenmuskulatur zu trainieren, ist zu schwer für das Training Ihrer Oberarmmuskeln. Wenn Sie wirklich effektiv trainieren und Ergebnisse erzielen wollen, müssen Sie jeden Muskel ausreichend beanspruchen.

Den Frauen, die das Training mit freien Gewichten beginnen, empfehlen wir Hanteln von 1, 1,5, 2, 3, 4, 5, 7 und 9 Kilo. Obwohl Sie am Anfang die 7 und 9 Kilo nicht benutzen können, werden Sie bald so weit sein. Männern empfehlen wir, für den Einstieg einen Satz mit den Gewichten von 3, 5, 7, 9, 11, 13, 15, 18, 20 und 22 Kilo anzuschaffen.

Lassen Sie sich bei Ihrer Einkaufstour verschiedene Hanteln zeigen. Einige habe geschwungene Griffe, die vielleicht besser in der Hand liegen als die mit geraden. Sie haben auch die Wahl zwischen Griffen aus Schaumstoff oder Gummi. Manche Hanteln sind am Ende nicht rund, sondern hexagonal geformt, damit sie beim Ablegen nicht davonrollen können. Die Anschaffung eines Ständers, in dem Sie die unterschiedlichen Hanteln aufbewahren, ist empfehlenswert. Hantelständer können bis zu 150 Euro kosten, sind aber eine gute Anschaffung, da sie Ihnen helfen, Ordnung in Ihrem Heimstudio zu halten.

Langhanteln

Die meisten Trainierenden sind mit einem Sortiment von Hanteln ausreichend bedient. Wenn Sie aber beim Krafttraining auch Brustpressen und Squats ausführen wollen, kommen Sie um den Kauf von Langhanteln nicht herum. In diesem Fall empfehlen wir den Kauf einer Stange und unterschiedlich schwerer Scheiben, da die Anschaffung unterschiedlich schwerer Langhanteln zu teuer ist. Stangen kosten je nach Material zwischen 25 und 125 Euro.

Die Stangen sind für gewöhnlich zwischen 140 und 240 Zentimeter lang und werden in zwei Varianten angeboten: die dünnere Standardform (etwa 15 Kilo schwer) und die dickere olympische Form (etwa 20 Kilo schwer). Die Scheiben und Befestigungsschrauben sind so angefertigt, dass sie entweder auf die eine oder die andere Form passen. Passen Sie daher beim Kauf auf, damit Sie nicht die falschen Scheiben nach Hause tragen. Wir bevorzugen und empfehlen die olympische Form, da sie angenehmer in der Hand liegt – sie gehört auch zur Standardausrüstung in den meisten Fitnessstudios.

Wir empfehlen Ihnen den Kauf einer Halterung für Ihre Langhanteln, damit sie nicht im Weg herumliegen. Halterungen für die Wandmontage nehmen weniger Platz weg als horizontale und sind schon für 100 Euro zu haben.

Als Alternative zu den traditionellen Langhanteln werden auch leichtere Hanteln zwischen vier Kilo und zwölf Kilo angeboten, die mit Gummi umhüllt sind. Sie eignen sich gut für Anfänger, da man hier nicht mit den schweren Standard- oder olympischen Hanteln beginnt, sondern mit viel leichteren Gewichten. Da bei diesem Typ Hanteln das Gewicht nicht verändert werden kann, müssen Sie sich hier einen ganzen Satz anschaffen, was teuer werden kann.

Bänke

Beim Kauf von Hanteln oder/und Langhanteln sollten Sie sich auch gleich eine Bank mit anschaffen. Mit einer Bank können Sie viele Übungen ausführen, die ohne sie nicht möglich sind. Es ist schwierig, liegend mit freien Gewichten zu trainieren, wenn die Ellenbogen dabei auf den Boden schlagen. Auf eine Bank kann man sich auch setzen oder knien und so viele weitere Übungen ausführen.

Wenn Sie mit Hanteln trainieren, die leichter als 13 Kilo sind, können Sie auch eine Step-Plattform verwenden. Wenn Sie die speziell für Step-Plattformen gemachten »Füße« unterlegen, können Sie die Plattform so erhöhen, dass diese hoch und stabil genug ist, um darauf leichte Übungen mit Hanteln auszuführen.

Bei einem höheren Gewicht der Hanteln, und für Übungen mit Langhanteln sowieso, sollten Sie sich eine Trainingsbank anschaffen. Wir empfehlen Ihnen den Kauf einer Bank, die es ermöglicht, unterschiedliche Neigungswinkel einzustellen, da dies beim Training Ihre Muskeln unterschiedlich beansprucht.

Suchen Sie sich eine Bank mit Schaumstoffauflage, umhüllt mit Nappaleder oder imitiertem Leder. Diese Auflage sollte auf einem Stahlbrett mit Füßen fest angenietet sein. Die Höhe der Bank sollte mindestens 60 Zentimeter betragen und sie darf nicht wackeln, wenn Sie sich draufsetzen. Die einfachen Bänke kosten ca. 200 Euro, abhängig von der Qualität und der Dicke der Auflage, des Rahmens und der Füße. Wenn der Neigungswinkel der Bank verstellbar ist, steigt der Preis entsprechend. Wir empfehlen, etwas mehr Geld auszugeben und eine Bank mit verstellbarem Neigungswinkel zu kaufen, weil Sie dann Ihre Hebeübungen besser variieren können. Die meisten Bänke können nur nach oben *oder* nach unten verstellt werden, aber nicht beides. Wählen Sie in diesem Fall ein Produkt, das man nach oben verstellen kann.

Multi-Trainer (Multi-Gyms)

Multi-Trainer sind diese Gebilde, die aussehen, als hätte man mehrere Kraftgeräte miteinander verschweißt (siehe Abbildung 18.2). Sie nehmen ziemlich viel Platz ein und benötigen mindestens eine Höhe von 2,20 Meter. Viele Leute ziehen diese Geräte Gewichten und Bändern vor, da sie sicher und leicht zu benutzen sind und Übungen ermöglichen, die sonst nicht möglich wären. Zu allen Multi-Trainern gehören gute Gebrauchsanweisungen, oft werden sogar Videos mit angeboten, die zeigen, was man damit alles trainieren kann.

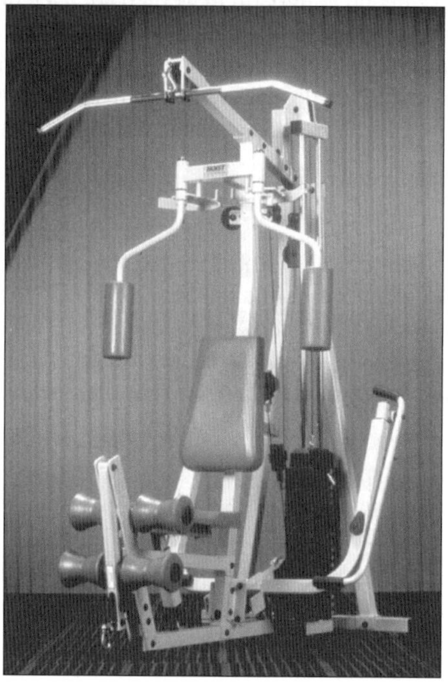

Abbildung 18.2: Multi-Trainer sind sichere und vielseitige Übungsgeräte.

Herkömmliche Geräte verfügen über einen Stapel von Gewichten, die zusammen 80 Kilo wiegen. Jede Platte hat, je nach Marke, ein Gewicht von 2,5 bis 5 Kilo. Dieses Gerät kann nur von einer Person benutzt werden. Ein Multi-Trainer kostet zwischen 800 und 3.500 Euro. Wenn Sie ein Gerät möchten, an dem mehrere Personen gleichzeitig trainieren können, sollten Sie sich eins mit zwei oder drei Stapeln an Gewichten kaufen, aber die können teuer werden, bis zu 10.000 Euro.

Nehmen Sie sich viel Zeit, wenn Sie nach einem Multi-Trainer Ausschau halten. Testen Sie viele Geräte und merken Sie sich, welche Übungen sich am besten anfühlen. Die unterschiedlichen Geräte sehen vielleicht ähnlich aus, bieten aber, bei näherer Betrachtung, nicht das Gleiche. So gibt es zum Beispiel Multi-Trainer, die eine horizontale Brustpresse haben, andere jedoch eine vertikale. Sie müssen entscheiden, ob Sie sich lieber auf den Rücken legen und eine Stange nach oben pressen, oder eine im Sitzen lieber nach vorne drücken. Bitten Sie den Verkäufer, dass er Ihnen erklärt, worin der Unterschied zwischen diesen Bewegungen liegt, und wie sie die Muskelgruppen beeinflussen.

Nachfolgend nennen wir Ihnen die Ausstattungsmerkmale, auf die Sie bei Ihrer Einkaufstour achten sollten:

- ✔ **Das Gerät sollte mindestens über eine Brust-/Schulterpresse, einen hohen Seilzug, einen niedrigen Seilzug, einen Beinstrecker und einen Bein-Curl verfügen.** Je nach Marke und Modell gibt es vielleicht auch eine Butterfly-Funktion, eine Beinpresse und Vorrichtungen, mit denen Sie Ihre Bauchmuskulatur trainieren können. Wenn diese Extra-Funktionen nicht in der Grundausstattung enthalten sind, können sie meist dazugekauft werden. Kaufen Sie kein Gerät, wo Sie Seile aus einer Befestigung entfernen und in einer anderen anbringen oder die Armpositionen verändern müssen, wenn Sie zwischen einzelnen Übungen abwechseln möchten. Das ist zu zeitraubend und unterbricht den Trainingsfluss.
- ✔ **Ein kostenloser Aufbau.** Lassen Sie jedes Gerät stehen, das der Händler nicht bei Ihnen zu Hause aufbaut – besonders wenn es mit einem Video für den »einfachen« Selbstaufbau geliefert wird.
- ✔ **Die Gewichte sollen sich ruhig und regelmäßig auf- und abbewegen lassen.** Testen Sie die unterschiedlichen Geräte im Geschäft und achten Sie darauf, bei welchen Geräten Sie das Gefühl haben, dass die Gewichte beim Gebrauch »hängen bleiben«, so dass Sie die Arme und Beine nicht voll ausstrecken können.
- ✔ **Der Rahmen sollte aus einem dicken runden oder rechteckigen Stahl bestehen.** Der Rahmen darf nicht wackeln oder sich neigen, wenn Sie sich dagegen lehnen. Er sollte auch mit einer Farbe gespritzt sein, die nicht abblättert, damit der Stahl nicht rostet.
- ✔ **Die Polsterung muss sauber genäht sein.** Das Polster sollte sich glatt über den Sitz spannen, ohne Falten und aufstehende Ecken, da es hier leicht reißen kann. Das Gleiche gilt für die gummierte Polsterung für die Beinarbeit. Wenn diese aus billigem, dünnem Schaumstoff besteht, wird sie wahrscheinlich schon nach kurzer Zeit verschlissen sein.
- ✔ **Das Material für die Gewichte und Seile.** Kaufen Sie nichts, was aussieht, als könnte es leicht brechen, ausfransen oder reißen.

- **Verstellbare Sitze und Griffe.** Wenn Sie die Sitzhöhe und die Griffeinstellung verändern können, ist es ein Gerät für die ganze Familie.

Preisgünstige Stretching-Hilfen

Für die meisten von uns reichen Stretching-Techniken, für die wir nur unseren Körper und seine Schwerkraft benötigen. Es gibt aber einige Hilfsmittel, mit denen Sie Ihre Beweglichkeit verbessern können. Wenn diese Dinger Sie dazu veranlassen, endlich auch etwas für Ihre Beweglichkeit zu tun, dann sind sie ihr Geld wert:

- **Eine Bodenmatte:** Ein dickes Handtuch oder eine Decke reichen aus, wenn Sie auf einem harten Untergrund üben. Eine Bodenmatte erinnert Sie jedoch immer daran, dass Sie sich eine angeschafft haben, um endlich etwas für Ihre Bauchmuskulatur zu tun und Ihre Beweglichkeit zu verbessern. Es gibt teure Matten, aber wir wissen nicht, warum Sie so viel Geld dafür ausgeben sollten, wenn fast jede Matte, die länger als Sie ist, den Ansprüchen genügt. 30 Euro sollten für eine wirklich gute Matte ausreichen, die nicht zu hart und lang genug ist, dass Ihr Kopf beim Üben nicht auf dem Boden liegt. Manche Matten kann man in der Mitte falten, andere zusammenrollen, wenn man sie nicht braucht und wegstellen will.

- **Ein übergroßer Plastikball.** Damit können Sie etwas für die Beweglichkeit Ihres unteren Rückens tun. Sie können sich mit dem Gesicht nach unten, nach oben oder auch seitlich darauf legen. (Dieser so genannte Fitball kann auch für die Stärkung der Bauch- und Beinmuskulatur verwendet werden.) Sie müssen dafür etwa 30 Euro ausgeben.

Achten Sie beim Kauf auf die Höhe des Balls. Wenn Sie darauf sitzen, sollten Ihre Oberschenkel ungefähr parallel zum Boden sein. Die Steiferen unter uns sollten sich einen etwas größeren Ball anschaffen, um sich weniger dehnen zu müssen. Für ein Stretching sollten Sie den Ball nicht ganz hart aufblasen; somit ist er weicher und passt sich besser Ihrem Körper an und rollt auch nicht so leicht davon (siehe Abbildung 18.3).

- **Ein Stretch-Band:** Dieses Nylonband ist etwa 1,20 Meter lang. Große Ringe sind in regelmäßigen Abständen angenäht. Vielleicht geben Sie ja die 15 bis 20 Euro dafür aus, wenn Sie zu steif sind, um eine bestimmte Stretching-Position einzunehmen. Sie sitzen zum Beispiel auf dem Boden, mit den Beinen ausgestreckt, und versuchen, Ihre Zehen zu erreichen. Leider ist das nicht möglich. Sie legen das Stretch-Band um die Fußsohlen und halten einen Ring in jeder Hand, so weit vorne wie möglich. In dieser Position verbleiben Sie eine Weile. Anschließend versuchen Sie, Ihre Hände näher an Ihre Zehen zu bringen, indem Sie nach dem nächstgelegen Ring greifen.

- **Ein Prostretch:** Sie verwenden dieses Ding, um Ihre Waden, Ihr Schienbein und die beiden Seiten Ihrer Fußgelenke zu dehnen. Ein Prostretch besteht aus dem Abdruck eines Schuhs in Hartplastik, der auf gekrümmten Kufen angebracht ist (ähnlich einem Schaukelstuhl). Stellen Sie Ihren Fuß auf den Fußabdruck und bewegen Sie ihn nach hinten, Richtung

Boden. Die Zehen zeigen nach oben, Sie spüren die Spannung in Ihren Waden. Wenn Sie ziemlich steif sind, können Sie diese Übung auch im Sitzen machen. Den gleichen Effekt haben Sie auch, wenn Sie Ihre Zehenspitze auf eine Kante stellen und die Ferse nach unten durchhängen lassen. Mit dem Prostretch unterstützen Sie jedoch Ihren ganzen Fuß, und das ist einigen die 25 Euro wert, die dieses Gerät kostet.

✔ **Ein Stretch-Trainer:** Dieses Gerät besteht aus einem Sitz mit Handgriffen, dessen Neigung sich verstellen lässt, damit Sie sich nach vorne und hinten in eine Stretch-Position bewegen können. Mit Ihrem Körpergewicht und der Schwerkraft können Sie die Intensität des Stretchings beeinflussen. Durch Veränderung der Arm- und Beinpositionen können Sie fast jeden Muskel stretchen, ohne dafür aufstehen zu müssen. An den Handgriffen sind Riemen angebracht, mit denen Sie sich sichern können, damit Sie nicht gleich vom Gerät stürzen, falls Sie mal das Gleichgewicht verlieren. Diese Geräte sind schon für ungefähr 300 Euro zu bekommen.

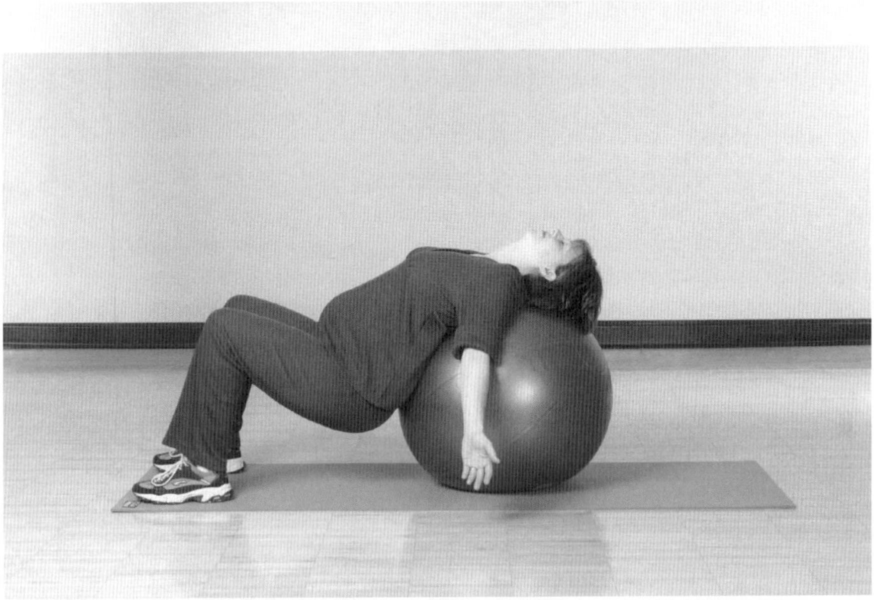

Abbildung 18.3: Mit diesem übergroßen Plastikball können Sie auch während der Schwangerschaft trainieren.

Teil VII

Fitness für Schwangere, Kinder und Senioren

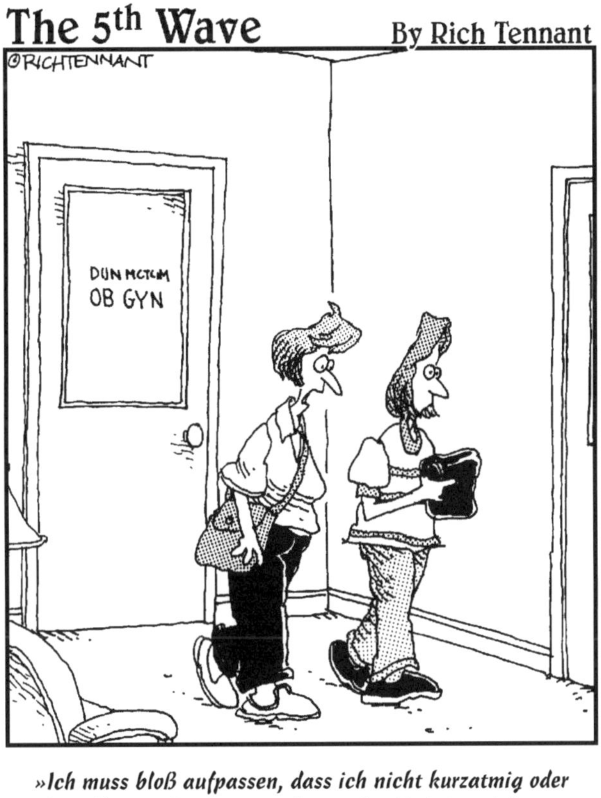

»Ich muss bloß aufpassen, dass ich nicht kurzatmig oder schwindlig werde, dann macht mir das Training nichts aus. Hätte ich diese Symptome ein paar Monate früher beachtet, wäre ich allerdings gar nicht erst schwanger geworden.«

In diesem Teil ...

erfahren Sie, dass Workouts nicht nur etwas für Singles um die zwanzig sind. Ganz und gar nicht. In Kapitel 19 sagen wir Ihnen, was Sie beim Training während der Schwangerschaft beachten müssen. In Kapitel 20 zeigen wir Ihnen, wie Sie die ganze Familie, Kleinkinder und sogar Teenager für Fitness und gesunde Ernährung begeistern können. Kapitel 21 hilft Ihnen, auch in den reiferen Jahren fit zu werden und zu bleiben, um einen gesunden und möglichst langen Ruhestand genießen zu können.

Fitnesstipps für Schwangere

19

In diesem Kapitel

- Warum Training während der Schwangerschaft gut für Sie und das Baby ist
- Holen Sie den Rat Ihres Arztes ein
- Wie sehr dürfen Sie sich anstrengen?
- Wichtige Vorsichtsmaßregeln
- Die besten Übungen für die Schwangerschaft

Noch vor zwanzig Jahren wäre eine Schwangere in einem Fitnessstudio ein Unding gewesen. Damals hielt man die Schwangerschaft noch für eine Art Krankheit – eine Zeit, die man ruhend auf dem Sofa verbrachte, um den Beinbizeps ja nicht zu beanspruchen. Die Ärzte hatten Sorge, dass Sport zu einer Frühgeburt oder zu Geburtsschäden beim Kind führen könnte, aber das waren bloße Mutmaßungen. Inzwischen gibt es wissenschaftliche Studien zu diesen Fragen, und dabei kam heraus, dass es für Schwangere kein Problem darstellt, Sport zu treiben – solange sie sich nicht überanstrengen und versuchen, einen Weltrekord im Hochsprung aufzustellen.

Gemäßigtes Training ist nicht nur nicht schädlich fürs Baby, es hat sich auch gezeigt, dass es der werdenden Mutter ausgesprochen wohl tut. Im Vergleich zu untrainierten Schwangeren haben diejenigen, die regelmäßig Sport treiben, weniger Schmerzen und Wehwehchen, ein größeres Selbstbewusstsein und mehr Energie und Ausdauer, besonders in den letzten drei Monaten der Schwangerschaft.

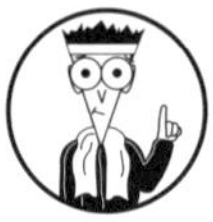

Regelmäßiges Training erhöht auch die Zuversicht – und vielleicht auch die Kraft –, die man während der Geburt braucht. Frauen, die fit sind, scheinen auch mit dem Schmerz besser umgehen zu können. Wir kennen einen Gynäkologen, der meint, dass seine nicht aktiven Patientinnen voller Angst sind, wenn sie ins Krankenhaus kommen, während die Trainierten begeistert sind und am liebsten gleich loslegen wollen. »Für die ist das wie eine kleine Meisterschaft«, erzählt der Arzt. »Sie sagen einem, dass man sich zurückhalten soll und dass sie ihr Kind schon selbst auf die Welt bringen können.« (Übrigens ist dieser Arzt keineswegs der erste, der die Vorteile erkannt hat, die eine trainierte Frau während der Geburt hat. In der Bibel wird im zweiten Buch Moses erwähnt, dass die hebräischen Sklavinnen leichter geboren haben als die bequemeren Ägypterinnen.)

Manche Studien kommen zu dem Ergebnis, dass die Wehen bei durchtrainierten Frauen kürzer sind als die von ihren untrainierten Geschlechtsgenossinnen und dass bei ihnen das Kind seltener mit einem Kaiserschnitt auf die Welt geholt werden muss. Aber man darf aus solchen

Studien keine voreiligen Schlüsse ziehen. Abgesehen davon kann Ihnen kein Sport der Welt garantieren, dass das Ganze für Sie ein Kinderspiel wird. Selbst wenn Sie bis zum letzten Tag schwimmen oder laufen, kann die Geburt schwierig werden. Manche Frauen sind einfach dazu »bestimmt«, eine lange, sehr schmerzhafte Geburt zu haben, während andere ihre Kleinen relativ problemlos zur Welt bringen. Auf jeden Fall aber scheinen sich sportliche Frauen schneller von der Schwangerschaft zu erholen als ihre Geschlechtsgenossinnen.

Darf man in der Schwangerschaft Sport treiben, auch wenn man bis dahin nicht viel für seine Form getan hat? Ja, solange Sie es bei Ihrem Workout nicht übertreiben und Ihr Doktor sein OK gegeben hat. Es gibt sogar Ärzte, die meinen, dass eine Schwangerschaft genau die richtige Zeit ist, mit dem Workout anzufangen. Wenn man in schlechter körperlicher Verfassung in den Kreißsaal geht, ist das ihrer Meinung nach so, als wolle man untrainiert einen Marathon laufen. Da ist was dran, schließlich ist eine Geburt so etwas wie ein Mega-Workout.

In diesem Kapitel geben wir Ihnen Fitnesstipps für die Schwangerschaft und führen ein paar Vorsichtsmaßregeln auf, die Sie beachten sollten.

Vergessen Sie aber auf keinen Fall, sich von Ihrem Arzt die Erlaubnis einzuholen, bevor Sie sich an Ihr Trainingsprogramm machen. Es gibt einige Übungen, die unter keinen Umständen in der Schwangerschaft absolviert werden sollten!

Je fitter Sie sind, desto leichter ist die Schwangerschaft

In diesem kurzen Abschnitt zeigen wir Ihnen, dass Fitness für Schwangere von großem Vorteil sein kann. Die gesamten 40 Wochen sind leichter zu überstehen, Wehen und Geburt werden einfacher, und Sie erreichen nach der Geburt Ihr früheres Gewicht schneller zurück.

In der folgenden Liste haben wir all die Vorteile zusammengestellt, die Sie haben, wenn Sie während der Schwangerschaft weiter an Ihrer Fitness arbeiten:

✔ **Weniger Rückenschmerzen:** Wie Sie wahrscheinlich wissen, wird durch das Wachsen des Fötus zusätzlicher Druck auf Hüften und Rücken ausgeübt, was zu einem steifen Rücken und Schmerzen führen kann. Mit dem Training während der Schwangerschaft können Sie Ihre Haltung verbessern und Ihre Rücken-, Hüft- und Gesäßmuskeln in Form bringen und dadurch Rückenschmerzen vermeiden.

✔ **Moderate Gewichtszunahme:** Wir können es nicht oft genug betonen: Während der Schwangerschaft müssen Sie wegen der zusätzlichen Fettspeicher und des Blutes, die das Baby zum Wachsen benötigt, an Gewicht zunehmen. Vom Eigengewicht des Babys brauchen wir dabei gar nicht erst zu reden. Viele Frauen nehmen aber zu viel zu und brauchen später Jahre, um das Gewicht wieder loszuwerden. Manche werden es auch nie wieder los. Neueste Studien zeigen, dass Frauen, die regelmäßig bis zu Niederkunft trainieren, in einem gesunden Maß an Gewicht zulegen, aber fast vier Kilo weniger zunehmen als ihre untrainierten Geschlechtsgenossinnen.

- ✔ **Guter Schlaf:** Wenn Sie wie viele Frauen in der Schwangerschaft Schlafprobleme haben, kann ein Training für gesunden Nachtschlaf sorgen.
- ✔ **Weniger Komplikationen bei der Geburt:** Mehrere Studien zeigen, dass durchtrainierte Frauen weniger Probleme bei der Geburt haben und weniger schmerzstillende Medikamente brauchen.
- ✔ **Kürzere Wehendauer:** Einer der erstaunlichsten Vorteile, den durchtrainierte Schwangere haben, ist die Tatsache, dass die Wehendauer erheblich (um ein Drittel) kürzer sind. Bei trainierten Frauen beginnen die Wehen außerdem ungefähr fünf Tage früher.
- ✔ **Das Baby ist schlanker:** Untersuchungen haben ergeben, dass durchtrainierte Frauen schlankere Babys bekommen. Die Kinder bleiben außerdem anschließend bis zum Alter von fünf Jahren schlanker, was dem Baby vom ersten Tag an in puncto Fitness Vorteile bringt. In Kapitel 20 erklären wir, wie Sie dafür sorgen können, dass Ihre Kinder weiterhin fit und gesund bleiben.
- ✔ **Sie kommen schneller wieder zu Ihrem früheren Gewicht:** Durchtrainierte Frauen haben nach der Geburt weniger Gewicht zu verlieren und nehmen das zusätzliche Gewicht außerdem schneller wieder ab als untrainierte Frauen.

Workout-Aktivitäten in der Schwangerschaft

Viele der in diesem Buch aufgeführten Aktivitäten eignen sich auch für die Zeit der Schwangerschaft. Beachten Sie aber die Zusatzinformationen zu den verschiedenen Disziplinen in den folgenden Abschnitten.

Wie Sie am besten gehen

Die meisten Frauen, die Sport treiben, tun das bis zum Tag der Geburt. Joggerinnen werden vielleicht zu einem Programm wechseln, bei dem sie abwechselnd walken und joggen oder irgendwann nur noch walken, wenn sie merken, dass das Joggen für den unteren Rücken und die Knie zu anstrengend ist. Mit fortschreitender Schwangerschaft sollten Sie extreme Steigungen vermeiden, die den Puls in die Höhe treiben und höheren Druck auf den unteren Rücken ausüben.

Achten Sie dabei besonders auf Ihre Haltung. Stehen Sie aufrecht, halten Sie Ihren Rücken gerade und die Schultern straff und nach unten, keinesfalls gekrümmt, und strecken Sie Ihre Brust heraus. Die Arme sollten entspannt sein; bewegen Sie sie nach vorne und hinten und lassen Sie sie nicht quer über den Körper schwingen. Bei heißem oder schwülem Wetter sollten Sie auf das Walken verzichten, weil Ihr Puls zu schnell steigen wird. Lassen Sie es auch lieber sein, wenn der Boden vereist ist, da Ihr Gleichgewichtssinn leicht gestört ist. Wenn das Wetter Sie dazu verdammt, zu Hause zu bleiben und auf das Laufband zu steigen, halten Sie sich an den Stützen fest (aber nicht festklammern); das Gehen auf Laufbändern fordert Ihren Gleichgewichtssinn stärker als das auf dem Boden.

Achten Sie darauf, Walking-Schuhe zu tragen, die Sie ausreichend stützen. Da Sie mehr als sonst wiegen, werden Ihre Gelenke besonders belastet. Ihre Füße können um eine halbe Schuhgröße anschwellen – geben Sie ihnen den Freiraum.

Lassen Sie sich treiben

Es gibt Schwangere, die fühlen sich besonders nach dem sechsten Monat beim Walken nicht mehr wohl, so dass sie zu Low-Impact-Aktivitäten wie Schwimmen wechseln. Manche sagen sogar, dass sie sich nur im Wasser richtig wohl fühlen.

Workouts im Wasser sind toll, weil Sie sich keine Gedanken über Ihr Gleichgewicht machen müssen. Das Wasser trägt Ihr Gewicht und das Ihres Babys und nimmt den Druck von Ihrem unteren Rücken. Im Wasser ist auch die Schwerkraft geringer, und daher wird Druck von Ihren Gelenken genommen. Und nichts ist beruhigender und wohltuender, als durch Wasser zu gleiten; Schwimmen kann sogar dazu führen, dass durch die Schwangerschaft hervorgerufene Schwellungen abnehmen. Und zu guter Letzt können Sie im Wasser auch nicht stürzen.

Man kann im Wasser wunderbar trainieren. Sie können im Schwimmbecken laufen, ein paar Runden schwimmen und Ihre Muskeln mit besonderen Sportgeräten stärken, wie zum Beispiel Schwimmflossen und Styroporbrettern. Im Laufe der Schwangerschaft werden Sie vielleicht Ihren Wasser-Workout ändern müssen. Bestimmte Übungen zwingen Sie, den Rücken durchzubiegen, was Ihnen vielleicht unangenehm ist, genauso wie die Beinbewegung beim Brustschwimmen. Vergessen Sie nicht, Wasser zu trinken – man kann auch beim Schwimmen unter Wassermangel leiden.

Low-Impact-Aerobic und Yoga

Viele Fitnessstudios und Kliniken bieten Kurse für Aerobic, Krafttraining oder Yoga an, die speziell auf Schwangere und junge Mütter zugeschnitten sind. Natürlich sind die Übungen an die Einschränkungen angepasst, denen schwangere Frauen unterworfen sind (zum Beispiel Gleichgewichtsprobleme, veränderter Körperschwerpunkt, geschwächte Gelenke).

Die meisten Teilnehmerinnen lieben diese Kurse, da sie in ihnen mehr Unterstützung erfahren als in den regulären Trainingskursen. Hier gibt es keinen wild gewordenen Feldwebel, der seine Schäfchen im Kasernenhofton über den Hallenboden scheucht. Und auch Frauen in sexy Zweiteilern, die eigentlich nur mitmachen, um ihren knackigen Po vorzuführen, sind hier eher selten zu finden.

Viel Wasser trinken und ja nicht überhitzen

Schwanger oder nicht, Sie sollten nie zum Workout gehen, ohne eine Wasserflasche dabeizuhaben. Und wenn Sie dann auch noch für das Leben eines anderen Menschen verantwortlich sind, ist es besonders wichtig, genug Wasser zu sich zu nehmen. Meistens ist Dehydrierung die Ursache für Krämpfe, besonders die in den Beinen, und sie kann unter anderem noch zu einem erhöhten Blutdruck und Puls führen. Trinken Sie immer schon, bevor Sie durstig sind – wenn Ihnen nämlich erst Ihr Körper sagen muss, dass er Wasser braucht, leiden Sie schon an Wassermangel.

Trainieren Sie in einer gut gelüfteten Umgebung und achten Sie darauf, dass Sie Kleidung tragen, die atmet. Die Temperatur Ihres Babys hängt vollkommen davon ab, ob Sie Ihren Körper kühlen können. Die Natur hat es so eingerichtet, dass schwangere Frauen Hitzestress, der durch Sport hervorgerufen ist, abbauen können – aber nur bis zu einem gewissen Grad. Eine besonders hohe Körpertemperatur irritiert den Fötus und kann zu einer Frühgeburt führen.

Schwangere Frauen verfügen über einen sehr wirkungsvollen Mechanismus, der den Fötus vor einer Überhitzung schützt. Trainierte Frauen fangen schon bei niedrigeren Temperaturen an zu schwitzen als andere, oder anders gesagt: Sie können ihre Körpertemperatur leichter wieder senken. Diese Anpassungsfähigkeit funktioniert allerdings nur bis zu einem bestimmten Punkt. Übertreiben Sie es deshalb nicht!

Weiterhin Gewichte heben

Wenn Sie vor Ihrer Schwangerschaft keine Gewichte gehoben haben, sollten Sie jetzt auch nicht damit anfangen, zumindest nicht ohne Anleitung. Aber wenn Sie sich mit dem Gewichtheben auskennen und es gewohnt sind, die Hanteln zu schwingen, gibt es keinen Grund, warum Sie jetzt damit aufhören sollten. Solange Sie sich Ihrem Zustand angemessen verhalten, gibt es sogar eine ganze Reihe von Gründen, warum Sie dabei bleiben sollten. (Wir wollen hier keine Neulinge davon abhalten, während der Schwangerschaft mit dem Krafttraining zu beginnen, aber Sie sollten auf jeden Fall mit einem Trainer arbeiten, der viel Erfahrung mit Schwangeren hat, oder einen speziellen Gewichthebekurs für Schwangere besuchen.)

Gewichtheben während der Schwangerschaft hilft, ein allgemeines Unwohlsein zu vermindern, und kann sogar die Schulter- und Rückenschmerzen lindern, die durch die vergrößerten Brüste und den wachsenden Uterus verursacht werden. Tägliche Übungen werden nicht viel Mühe bereiten, und wenn dann der große Tag kommt, haben Sie mehr Kraft, um Ihren kleinen Freudenspender fest in die Arme zu schließen (die Windeltasche, den Kinderwagen, Autositz, die Flaschen und Spiele nicht zu vergessen, die Sie von nun an mit sich herumschleppen werden).

Sie müssen Ihr Krafttraining an Ihren sich ständig ändernden Körper anpassen. Vielleicht ziehen Sie Geräte freien Gewichten vor, weil sie Ihnen mehr Unterstützung und Gleichgewicht geben. Mit einigen Geräten werden Sie natürlich nichts mehr anfangen können. Im siebten Monat kann man einfach nicht mehr auf dem Bauch liegen und Curls für den Beinbizeps machen. Ein paar Gerätehersteller haben sich um dieses Problem gekümmert und ein Gerät entwickelt, das Sie von der Seite aus benutzen. Aber die meisten Studios werden über keine besonderen Geräte für Schwangere verfügen, deshalb sollten Sie Ihren Trainer bitten, Ihnen ein paar praktikable Alternativen zu den üblichen Übungen zu zeigen. Viele Studios haben Geräte für die Übung der Beinbizepse, die man im Stehen oder Sitzen benutzt.

Achten Sie besonders auf die Muskeln, die die Hauptlast Ihrer zeitweisen Bürde tragen, wie Ihre Knie, Knöchel und der untere Rücken. Wenn eine Übung unangenehm wird, sollten Sie diese einstellen. Wann immer Ihnen schwindlig oder übel wird oder Sie ein Ziehen im Unterleib, den Hüften oder an einer anderen Stelle des Körpers spüren, wählen Sie eine andere Übung.

Wenn Sie schwanger sind, sollten Sie andere Ziele als sonst verfolgen. Versteifen Sie sich nicht darauf, Ihre Muskeln zu formen oder eine persönliche Bestleistung auf der Brustpresse zu erreichen. Stattdessen sollten Sie sich darum bemühen, Ihre Kraft zu erhalten und die Bewegung zu genießen. Die letzten paar Wiederholungen jedes Satzes sollten eine gewisse Anstrengung darstellen, aber Sie dürfen dabei nicht das Letzte aus sich herausholen. Sie können davon ausgehen, dass Sie gegen Ende der Schwangerschaft weniger Gewichte heben können, weil Sie weniger Kraft haben. Atmen Sie gleichmäßig und achten Sie auf Ihre Haltung. Umfassen Sie die Hanteln nicht zu fest. Wenn Sie zu fest zupacken, erhöht das Ihren Blutdruck, der so und so durch die Übungen in die Höhe schnellen wird.

Diese Aktivitäten sollten Sie vermeiden

Die folgenden sportlichen Aktivitäten lassen sich mit einer Schwangerschaft nicht vereinbaren:

- Tauchen. Der hohe Unterwasserdruck kann dem Baby schaden.
- Wasserski. Das Risiko von Stürzen ist sehr hoch. Wenn Wasser in die Vagina eindringt, riskieren Sie in weniger sauberen Gewässern außerdem eine Infektion.
- Bei Kontaktsportarten wie Fußball, Volleyball, Basketball und Hockey ist die Wahrscheinlichkeit von Stürzen ebenfalls sehr hoch. Bei Kontakten mit Gegnerinnen kann es außerdem zu Verletzungen kommen.
- Beim alpinen Skifahren, Kunsteislaufen, Reiten und Moutainbiking riskieren Sie zu stürzen.
- Langlaufski, Rudern und manchmal auch Joggen können den Körper unter Umständen zu sehr beanspruchen.

Überanstrengen Sie sich nicht

Bis vor ein paar Jahren galt allgemein die Regel, dass der Puls einer Schwangeren nicht höher als 140 Schläge pro Minute sein sollte. Viele sportliche Frauen empfanden diese Richtlinie als Einschränkung; trainierte Sportlerinnen sind während der Schwangerschaft Marathons gelaufen und hatten dabei einen Puls bis zu 190, ohne dass es zu Problemen gekommen wäre. Inzwischen wurde die Empfehlung zurückgenommen.

Für eine Anfängerin ist die 140er-Regel aber trotzdem eine gute Richtlinie (siehe Kapitel 6 zu Einzelheiten darüber, wie man den Pulsschlag misst). Die Schwangerschaft ist nicht unbedingt die richtige Gelegenheit, um festzustellen, wie schnell Sie auf dem Laufband laufen können. Wenn Sie keine Lust auf die Errechnung des Pulses haben, wählen Sie einfach den Redetest: Halten Sie sich bei Ihren Übungen so weit zurück, dass Sie noch ein Gespräch führen können. Ganz allgemein kann man raten: Achten Sie auf Ihren Körper. Er wird Ihnen mitteilen, wie sehr Sie sich belasten können. Und fragen Sie Ihren Arzt nach Richtlinien, die Ihrem Fitnesslevel angemessen sind.

Achten Sie während des Trainings in der Schwangerschaft auf die folgenden Anzeichen dafür, dass Sie zu viel trainieren, und teilen Sie sie so bald wie möglich Ihrem Arzt oder Ihrer Hebamme mit.

- ✔ **Schmerzen:** Wann immer man ein Übungsprogramm beginnt, wird sich ein leichter Muskelkater nicht vermeiden lassen. Wenn Sie aber echte leichte Schmerzen verspüren, stellen Sie das Training ein und beraten Sie sich mit Ihrem Arzt oder Ihrer Hebamme.

- ✔ **Müdigkeit:** Wenn Sie sich den Tag über ungewöhnlich müde fühlen – nicht nur, wenn Sie trainieren –, ruhen Sie sich einen Tag aus und beraten Sie sich mit Ihrem Arzt oder Ihrer Hebamme.

- ✔ **Überhitzung:** Wenn Sie sehr viel schwitzen, sich schwach fühlen, beim Training Übelkeit oder Schwindel verspüren, sollten Sie das Training einstellen, viel Wasser trinken, ruhen, sich mit Ihrem Arzt oder Ihrer Hebamme beraten.

  Trainieren Sie niemals während der heißesten Stunden des Tages und in schlecht durchlüfteten Räumen.

- ✔ **Dehydrierung:** Ein zu hoher Wasserverlust ist schlecht für Sie und Ihr Baby. Halten Sie immer eine Wasserflasche in greifbarer Nähe und überprüfen Sie bei jedem Gang zur Toilette die Farbe des Urins (je heller, desto besser). Bedenken Sie aber, dass der Morgenurin meistens dunkel oder orange ist, auch wenn Sie genug getrunken haben. Dieser Urin ist deshalb kein Maßstab. Wenn Ihr Urin gold- oder orangefarbig aussieht, müssen Sie mehr Flüssigkeit zu sich nehmen. Wenn sich die Farbe nicht ändert, obwohl Sie mehr Wasser trinken, beraten Sie sich mit Ihrem Arzt oder Ihrer Hebamme.

Ein Workout während der Schwangerschaft ist schön und gut. Wichtig ist aber, dass Sie die Workout-Routine sofort verändern, wenn Sie merken, dass etwas nicht stimmt mit Ihnen. Neben den weiter oben beschriebenen Anzeichen dafür, dass Sie zu viel trainiert haben, sollten Sie auch folgende Warnzeichen beachten. Wenn Sie eines dieser Signale bemerken, beraten Sie sich mit Ihrem Arzt oder Ihrer Hebamme.

- **Kontraktionen:** Kontraktionen sind nur ein gutes Zeichen, wenn Ihr Stichtag nur noch ein oder zwei Wochen entfernt ist. Anderenfalls können sie ein Anzeichen für verfrüht einsetzende Wehen sein.
- **Schwindel:** Dies könnte ein Zeichen für Blutarmut (zu wenig rote Blutkörperchen) oder eine andere Krankheit sein.
- **Dyspnoe:** Dieses Krankheitsbild äußert sich in Kurzatmigkeit oder in einer schnellen und flachen Atmung.
- **Kopfschmerzen:** Obwohl viele Schwangere häufiger über Kopfschmerzen als vor der Schwangerschaft klagen (meistens verursacht durch Müdigkeit und Stress), sollten Sie sich an Ihrem Arzt oder Ihre Hebamme wenden, wenn diese besonders stark sind oder längere Zeit nicht nachlassen. Kopfschmerzen können ein Indiz für *Praeclampsie* (schwangerschaftsbedingter Bluthochdruck) sein.
- **Verstärkt angeschwollene Beine:** Können auch ein Zeichen für schwangerschaftsbedingten Bluthochdruck oder für eine Thrombose sein, bei der ein Blutpfropf eine Vene verstopft.
- **Muskelschwäche:** Eine Muskelschwäche kann sich unterschiedlich äußern: Entweder fühlt sich der gesamte Körper schwach und zerschlagen an oder die Schwäche konzentriert sich auf eine Muskelpartie wie etwa den rechten Arm oder eine Körperhälfte.
- **Blutungen:** Blutungen und Austritt von Fruchtwasser können auf verschiedene Komplikationen hindeuten: Die Plazenta könnte den gesamten oder einen Teil des Gebärmutterhalses blockiert haben. Möglich wären auch eine Ablösung der Plazenta vom Uterus, verfrühte Wehen oder eine Fehlgeburt. Die Plazenta ist ein Organ, das den Fötus im Uterus mit Sauerstoff und Nährstoffen versorgt und dessen Stoffwechselprodukte abtransportiert.
- **Das Baby bewegt sich nicht:** Falls die normalen Bewegungen des Babys, die ab der 18. bis 22. Schwangerschaftswoche gefühlt werden können, schwächer werden oder ganz aufhören, hat das Baby möglicherweise Probleme. Das Baby ist während des Trainings normalerweise ruhig, aber 20 bis 30 Minuten nach Ende des Trainings sollten Sie wieder erste Bewegungen verspüren.

Legen Sie sich nach dem dritten Monat nicht mehr auf den Rücken

Um den vierten Monat herum wird Ihnen vielleicht schwindlig werden, wenn Sie sich auf den Rücken legen. Das heißt, dass Ihr Kleines auf Ihrer großen Beckenvene liegt, einer Hauptschlagader, die Blut zum Herzen transportiert. Die Übungen lassen sich auf verschiedene Arten ändern, um dieses Schwindelgefühl zu vermeiden. Wenn Sie beispielsweise gerne auf dem Rücken liegend Bauchübungen gemacht haben, können Sie ein zusammengelegtes Handtuch oder eine kleine Decke unter eine Hüfte legen. Das hebt Ihren Körper leicht an und rollt das Baby von der Vene weg. Es gibt auch viele Schwangerschaftsübungen, die Sie ausführen können, wenn Sie sich mit dem Rücken gegen eine Wand lehnen, wenn Sie stehen oder auf einem Stuhl sitzen. Zusätzlich können Sie sanfte Übungen mit einem Physioball machen – einem großen, aufblasbaren Ball, der wie ein robuster Strandball aussieht.

Eine Freundin von uns hat einen solchen Ball mit in den Kreißsaal genommen. Als sie in Presswehen kam (wenn das Baby stark gegen die Wirbelsäule drückt und dadurch schreckliche Rückenschmerzen verursacht), hat sie den Ball hinter sich gegen eine Wand gelehnt und ihren Rücken dagegen gedrückt. Die Schmerzen ließen sofort nach, als sie den Ball mit dem Rücken an der Wand hin und her rollte und sich auf diese Weise massierte. Die Krankenschwestern haben zwar erst etwas befremdet geguckt, aber als sie sahen, dass es funktioniert, waren sie von der Idee ganz angetan.

Bleiben Sie auch nach der Geburt am Ball

Der Workout scheint vielleicht eine übermenschliche Anstrengung zu erfordern, wenn Sie zwei Stunden Schlaf in der Nacht bekommen haben und sich überhaupt so fühlen, als seien Sie in der Wäscheschleuder herumgewirbelt worden. Aber selbst kurze, leichte Workouts, wie ein flotter zehnminütiger Marsch, werden Ihnen dabei helfen, sich Ihre Kraft zu erhalten (und das in einer Zeit, in der Sie sie wirklich brauchen); durch die körperlichen Übungen werden Sie nachts auch besser schlafen. Der Workout wird Ihnen dabei helfen, besser mit der Niedergeschlagenheit zurechtzukommen, die unter anderem von dem Schlafmangel herrühren kann.

Nehmen Sie sich aber nicht zu viel vor. Es gibt keinen vernünftigen Grund, warum Sie sich zu etwas zwingen sollten, wenn Ihnen schon der Gang zum Bad wie eine sportliche Meisterleistung erscheint, die eine Olympiamedaille wert wäre. Sobald Sie sich dazu bereit fühlen (ein paar Tage oder Wochen nach der Geburt), fangen Sie mit einem einfachen Programm an, zum Beispiel dem täglichen Walking. Arbeiten Sie sich nach und nach zu raschen Märschen mit dem Baby im Kinderwagen vor. Sie können auch in Erwägung ziehen, einen Baby-Jogger zu kaufen oder ein spezielles Wägelchen, das Sie an Ihr Fahrrad hängen können, damit Sie Ihren kleinen Schreihals unbesorgt mit auf eine Radtour nehmen können.

Wenn die Geburt ohne Komplikationen verlaufen ist, können Sie nach sechs Wochen (oder früher, wenn Ihr Arzt sein OK gegeben hat) mit anstrengenden Sportarten wie Schwimmen,

Jogging oder Gewichtheben beginnen. Achten Sie aber darauf, ganz langsam anzufangen. Ihre Bauchmuskulatur war stark gedehnt worden und stützt Ihren Rücken lange nicht mehr so gut wie vor der Schwangerschaft. Sprechen Sie mit Ihrem Arzt, bevor Sie wieder mit Ihrem Programm einsetzen.

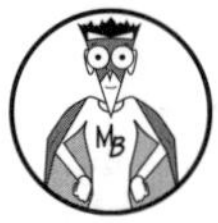

Sie werden sich besser fühlen, wenn Sie bald nach der Geburt wieder Sport treiben, aber erwarten Sie nicht, dadurch schneller wieder auf Ihr altes Gewicht zu kommen. Die Forschung ist sich noch nicht schlüssig, aber es scheint, dass Sie nach demselben Muster abnehmen wie Frauen, die keinen Sport treiben, wenn Sie nach einer Geburt normal essen und Sport treiben. Mit anderen Worten, es wird ungefähr sechs Monate bis ein Jahr dauern, bis Sie wieder bei dem Gewicht angelangt sind, das Sie vor der Schwangerschaft hatten. Aber Ihre Fitness können Sie um einiges schneller zurückgewinnen.

Aktivitäten für den Nachwuchs

20

In diesem Kapitel

- Fördern Sie das Fitnessbewusstsein Ihres Kindes
- Nutzen Sie die Energien der Kinder
- Fitness für Teenager

Die Statistiken zum Übergewicht von Kindern sind erschreckend. Viel zu viele Kinder sind leicht bis erheblich übergewichtig. Und diese Zahl steigt in jedem Jahr weiter an. Als Resultat von zu wenig Bewegung und zu vielen Kalorien entwickeln diese Kinder ernsthafte Krankheiten wie beispielsweise Bluthochdruck, Erwachsenen-Diabetes oder Arthritis.

Um Ihre Kinder zu fitten Menschen zu machen, können Sie die folgenden beiden Punkte kombinieren:

- **Nutzen Sie den natürlichen Bewegungsdrang der Kinder.** Kinder spielen gerne, sowohl drinnen als auch draußen, und all die spielerischen Aktivitäten sind tatsächlich nichts anderes als Training. Letzten Endes ist jede Art von Aktivität (laufen, klettern, fangen spielen, tanzen, schwimmen) ein Training. Kinder zu irgendeiner Art von Aktivität zu überreden, ist deshalb normalerweise nicht schwierig.

  Wenn Sie selbst allerdings körperliches Training als Quälerei betrachten und es Ihren Kindern als solche präsentieren, müssen Sie sich nicht wundern, wenn die Kinder darauf nicht anspringen. Spielen Sie aber regelmäßig mit den Kindern – von Fußballspielen bis hin zum Seilspringen – und räumen Sie dem Spiel eine hohe Priorität ein, dann werden sie in wenigen Wochen gar nicht mehr ohne Aktivitäten auskommen wollen.

- **Machen Sie Ihren Kindern gesundes Essen schmackhaft.** Wenn Sie Ihren Kühlschrank mit den gesündesten, frischesten und köstlichsten Lebensmitteln füllen, die Sie sich leisten können, wird der künstlich geweckte Appetit Ihres Kindes auf fette Speisen und Zucker sehr schnell vergehen. Viele Eltern glauben, dass ihre Kinder hungern müssten, wenn sie ihnen nicht all die gewünschten Pizzas, Kekse und anderen Snacks anbieten. Sicher, wenn Sie Ihre Küchenregale mit Tofu und grünem Tee füllen, werden Sie anfangs wahrscheinlich auf keine große Begeisterung stoßen. Aber das Angebot an Obst, frischem Gemüse, fettfreiem Joghurt, salzarmen und ballaststoffreichen Snacks und anderen gesunden Lebensmitteln trainiert den Geschmack Ihres Kindes allmählich in Richtung »Gesundes Essen«.

Versuchen Sie, mit Ihren Kindern jeden Tag an die frische Luft zu gehen, und sei es auch nur für ein paar Minuten. Wenn Sie nach einem langen und harten Arbeitstag nach Hause kommen und sehen, dass Ihr Jüngster darauf wartet, mit Ihnen noch eine Runde auf dem Fahrrad zu drehen oder ein paar Bälle ins Tor zu knallen, ist das sicherlich anstrengend. Aber die Zeit, die Sie mit Ihren Kindern spielend verbringen, stärkt das Band zwischen Ihnen und gewöhnt sie an die Routine regelmäßiger sportlicher Betätigung.

Gehen Sie mit Ihrem Kind an die frische Luft

Kinder dazu zu bringen, nach draußen an die frische Luft zu gehen, ist so schwierig, wie einen Vogel zum Fliegen zu bewegen. Die meisten Kinder würden nicht im Traum daran denken, *nicht* zum Spielen nach draußen zu gehen. In der folgenden Liste finden Sie einige Spiele, mit denen Sie Kinder sofort nach draußen locken können. (Und all diese Spiele sind eine Art von Training, weil sie Kinder stark und schlank machen.)

- ✔ Alle Arten von Ballspielen
- ✔ Auf Bäume klettern, Abenteuerspiele
- ✔ Seilspringen
- ✔ Kästchenhüpfen
- ✔ Dreirad fahren
- ✔ Wandern im Wald

Ein Kind, das daran gewöhnt ist, den größten Teil des Tages vor dem Fernseher zu verbringen, wird die Welt jenseits der Haustür als fremdes Terrain betrachten, in das es sich nicht hineinwagt. Es ist Ihre Aufgabe, diese Einstellung zu ändern, indem Sie dem Kind zeigen, dass Spielen mehr Spaß macht als irgendeine Fernsehsendung.

Nehmen Sie Ihr Kind mit zum Training

Ein Baby ist beim Workout kein Problem: Sie legen es einfach in den Kinderwagen und fangen mit dem Training an. Wenn das Baby noch sehr klein ist, viel schläft und schon zufrieden ist, wenn Sie sich mit ihm im selben Raum aufhalten, stehen Ihnen (fast) alle Workout-Möglichkeiten offen.

Mit einem Kleinkind wird die Sache schon schwieriger. Ein zwei- oder dreijähriges Kind will Sie wahrscheinlich überallhin begleiten – und das in einer Geschwindigkeit, die es selbst bestimmt. Wenn Sie es zum Training mitnehmen, wird Ihr Workout leiden, denken Sie vermutlich. Wenn Sie es aber zu Hause lassen, verpassen Sie eine wertvolle Gelegenheit, es für alle Zeiten an körperliche Fitness zu gewöhnen. Was also sollen Sie tun?

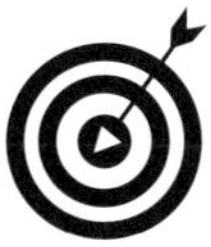

Nehmen Sie das Kind mit! Sie können einige Workouts pro Woche für sich allein einplanen *und* zusammen mit dem Kind trainieren und dabei Ihre Trainingsziele weiterhin im Auge behalten. Sie müssen nur den Begriff Workout etwas anders definieren. Wenn Sie gerne joggen, warum spielen Sie mit Ihrem Kind nicht einfach 20 Minuten lang Fangen im Garten, wobei Sie spielend eine ganz schöne Distanz zurücklegen können. Wenn Sie Walking-Fan sind, setzen Sie den Nachwuchs in die Sportkarre und machen Sie mit ihm zehn Minuten Power-Walking. Anschließend können Sie das Kind an die Hand nehmen und fünf Minuten spazieren gehen. Wiederholen Sie diese Übung vier bis fünf Mal, und Sie haben einen guten Workout für Mutter und Kind absolviert. Wenn Sie normalerweise Aerobic machen, warum legen Sie nicht mit Ihrem Jüngsten mal eine kesse Sohle aufs Parkett?

Spaß muss sein

Es ist Ihre Aufgabe, dem Kind bei der Entscheidung zu helfen, was ihm Spaß macht, und entsprechend zu handeln. Halten Sie sich nicht daran, was Sie selbst als Training definieren. Kein Kleinkind muss auf einem Laufband oder einem Ergometer trainieren. Auch Aktivitäten wie etwa Fußballspielen, Wandern, Tanzen oder Dreiradfahren halten das Kind in Bewegung.

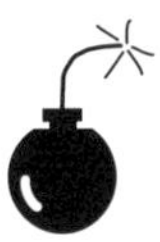

Kinder haben ein feines Gespür für den Unterschied zwischen ernsthaftem Training und Spielen. Sie werden Ihr Kind nicht zu einer im Grunde genommen langweiligen Aktivität wie einer Runde auf dem Laufband oder auf dem Rudergerät bewegen können, indem Sie es als Spiel bezeichnen. Wichtig ist, mit dem Kind tatsächlich zu spielen und die Erwachsenenvorstellungen von Training aufzugeben. Sie selbst mögen vielleicht Power-Walking, Ihr Kind aber nicht. Sie können beide Kraft und Ausdauer trainieren, wenn Sie mit ihm und den Nachbarskindern Fangen spielen.

Betonen Sie den Spaß-Aspekt beim gemeinsamen Workout. Kümmern Sie sich nicht um Technik oder Geschwindigkeit. Bewegen Sie sich einfach und haben Sie Spaß. Wenn Ihr Kind nach zehn bis 15 Minuten müde wird, ist das OK. Wenn Sie drei Mal am Tag jeweils eine Viertelstunde mit dem Kind spielen, addiert sich das auf insgesamt 45 Minuten Training, was für Sie beide schon ein ganz beachtliches Trainingspensum ist.

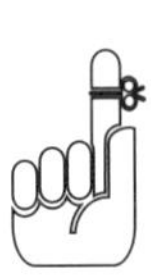

Auch wenn Sie die Spiele und Aktivitäten vorschlagen, sollten Sie dem Kind die Entscheidung überlassen. Vielleicht spielen Sie einen Monat lang Fangen im Garten. Was soll's, das ist immerhin besser, als dem Kind die eigenen Wünsche und Erwartungen aufzudrängen und zu riskieren, dass es die Lust am Spielen verliert.

Vermeiden Sie Fastfood

Neue Studien haben gezeigt, dass Kinder innerhalb eines Jahres mit Fastfood-Mahlzeiten Extra-Kalorien (die Kalorien, die für ein normales Wachstum nicht erforderlich sind) zu sich nehmen, die für drei Kilo Übergewicht reichen. Das bedeutet, dass ein Kind in zehn Jahren 30 Kilo Übergewicht ansammelt. Diese Studie, an der über 6.000 Kinder teilgenommen haben, hat außerdem gezeigt, dass Kinder, die Fastfood essen, mehr Fett und Zucker und weniger Obst und Gemüse essen als andere Kinder.

Machen Sie den Besuch im Burger-Restaurant zu einer Ausnahme. Gehen Sie stattdessen lieber in ein normales Restaurant oder kochen Sie gleich selber. Gerade Kleinkinder helfen gerne beim Kochen, und mit ein bisschen Unterstützung von Ihrer Seite können sie eine Vielzahl von Vorbereitungsarbeiten in der Küche erledigen.

Wenn es aber unbedingt mal Fastfood sein muss, wählen Sie Sandwiches mit gegrilltem Hühnchen, Putenbrust-Sandwiches aus Vollkornweizen, eine gebackene Kartoffel (mit fettarmer Kräutercreme und knackiger Gemüsebeilage) oder einen Salat (aber ohne Käse).

Wenn die Kinder aus dem Spielalter heraus sind

Je älter Ihr Kind wird, desto »uncooler« wird Spielen. Mit Freunden im Einkaufszentrum herumhängen und nicht Seilspringen auf dem Spielplatz ist dann angesagt. Wie bewegt man ein Kind, das dem Spielalter entwachsen, aber noch kein Teenager ist, dazu, sich sportlich zu betätigen?

Das kommt ganz darauf an, wie Sie das Kind an ein sportliches Training heranführen. Wenn Sie sagen: »Komm, lass uns mal 40 Minuten joggen gehen, es ist gerade so schön warm draußen«, wird es wahrscheinlich sofort zu einem Freund laufen, dessen Eltern einen größeren Vorrat an Pizzas im Gefrierschrank eingelagert haben. Der Trick funktioniert folgendermaßen:

- ✔ **Machen Sie das Training zu einem Spaß.** Lassen Sie das Kind bestimmen, welche Aktivität Sie beide gemeinsam ausführen sollen. Machen Sie ein paar Vorschläge, damit Sie nicht eine halbe Stunde damit verbringen, zu überlegen, wie die halbstündige Trainingsrunde gestaltet werden soll.
- ✔ **Lassen Sie es cool aussehen.** Die Definition von »cool« ist von Ihrem Kind abhängig. Da müssen Sie schon fragen. Vielleicht fragen Sie es sogar, was Sie anziehen sollen, damit es sich nicht in Grund und Boden schämen muss, wenn es von seinen Freunden zusammen mit Ihnen gesehen wird.
- ✔ **Beteiligen Sie auch die Freunde Ihres Kindes an Ihren Aktivitäten – natürlich nur, wenn sie cool sind.**
- ✔ **Ermutigen Sie das Kind, sich für die Schulmannschaft etc. zu qualifizieren.** Kinder haben meistens eine Menge Spaß bei Teamsportarten, bei denen sie Gleichaltrige kennen lernen und erfahren, wie man als Mannschaft zusammenarbeiten muss.

Lassen Sie das Auto in der Garage stehen

Wenn Sie ein Kind im Alter zwischen 10 und 14 Jahren haben, werden Sie wahrscheinlich sehr viel Zeit damit verbringen, es zu den unterschiedlichen Veranstaltungen zu fahren und wieder abzuholen. Wie wär's denn, wenn Sie diese Touren durch Laufen oder Radfahren ersetzen? Du willst zum Gitarrenunterricht? Dann fahr die zwei Kilometer doch einfach mit dem Fahrrad. Du willst dir in der Bibliothek ein Buch ausleihen? Dann geh die Strecke doch einfach mal zu Fuß. Das gilt natürlich nur, wenn Sie nicht gerade auf dem Lande wohnen und die Wege tatsächlich sehr weit sind.

Ob Sie Ihr Kind zur Schule, in den Park oder zu einem Freund bringen, das Auto sollte immer die letzte Option sein. Wenn Sie schon mit dem Auto fahren müssen, parken Sie möglichst weit von Ihrem Ziel entfernt, um sich selbst und dem Kind die Chance zu geben, sich die Beine zu vertreten. Machen Sie ihm klar, dass Sie nicht etwa die uncoolste Mutter der Welt sind, sondern dass die Bewegung gut für Sie ist.

Schränken Sie den TV-Konsum ein

Nach einem harten Arbeitstag wollen Sie nichts anderes als in den Sessel fallen, zur Fernbedienung greifen und abschlaffen, richtig? Zeit zur Entspannung ist natürlich absolut notwendig. Aber stundenlang vor dem Fernseher zu hocken, ist eher eine (schlechte) Angewohnheit als eine Notwenigkeit. Das Dumme ist, dass Kinder gerne ihre Eltern imitieren. Fernsehen und Videospiele machen Spaß, darüber besteht kein Zweifel, aber Spaß machen auch ein Fußballspiel oder ein Spaziergang durch den Park. Wenn Sie es schaffen, die Zeit vor dem Fernseher zu einzuschränken (und »einschränken« bedeutet: eine halbe Stunde pro Tag), machen Sie damit wertvolle Zeit zum gemeinsamen Spielen, zum Lesen oder für den gemeinsamen Familienschwatz frei.

Es ist wohl keine Überraschung, dass mit zunehmendem TV-Konsum auch das Übergewichtigkeitsniveau angestiegen ist.

Aktivieren Sie Ihre Teenager

Als Teenager sind Ihre Kinder meistens schon ziemlich festgelegt: Entweder sind es aktive Teenager, die sich in verschiedenen Schulsportarten engagieren, oder sie sind mehr oder weniger völlig inaktiv. Falls Ihr Teenager zur letzteren Art gehört oder nicht das ganze Jahr über Sport treibt, können Sie ihm mit wenigen einfachen Schritten helfen, aktiver zu werden. In den folgenden Abschnitten zeigen wir Ihnen, was Sie dazu tun müssen.

Gesundes Essen für Teenager

Wenn Sie Ihren Teenagern gesundes Essen nahe bringen wollen, sollten Sie sich auf Snacks spezialisieren. Der Begriff Snack lässt Sie vielleicht an Chips, Kekse und Pizza-Plätzchen denken. Aber ein Snack ist genau genommen eine kleine Leckerei, mit der man sich die Zeit zwischen den Hauptmahlzeiten vertreibt. Kein Teenager wird aus der Schule kommen und sich bei der Aussicht auf einen Topf mit Blumenkohl die Lippen lecken. Sie können ihm aber eine Auswahl an Snacks anbieten, die gesund sind und trotzdem gut schmecken. Hier eine Auswahl der Möglichkeiten:

- ✔ Gemüsepizza mit fettarmem Käse
- ✔ Suppen und Chiligerichte mit Hühnerbrust, Putenhack oder anderen fettarmen Fleischsorten
- ✔ Fettfreies oder -armes Dressing mit Stangensellerie, Brokkoli-Röschen, Cherry-Tomaten und anderen Gemüsesorten, die Ihr Kind mag
- ✔ Weintrauben, Apfel- und Orangenspalten, Bananen, Pfirsiche, Birnen, Pflaumen und andere Obstsorten
- ✔ Rosinen, Datteln und andere Trockenfrüchte ohne Zuckerzusatz
- ✔ Fett- und salzarme Kekse, Reis- oder Maiskekse
- ✔ Reine Fruchtsäfte
- ✔ Natürliche Erdnussbutter auf Vollkornweizen-Crackern, Äpfeln oder Bananen
- ✔ Fettarmer oder fettfreier Pudding oder Joghurt
- ✔ Studentenfutter
- ✔ Fettarme Eiscreme
- ✔ Gefrorener Joghurt
- ✔ Fettarme Chips und Salsa
- ✔ Houmus und Vollkorn-Pita-Brot in kleinen Scheiben
- ✔ Nüsse oder Sonnenblumenkerne
- ✔ Fettarme heiße Schokolade

Schaffen Sie neue Traditionen

Dreht sich in Ihrer Familie alles ums Essen und Bequemlichkeit oder sind Sie aktiv und gehen an die frische Luft, wann immer es möglich ist? Wie auch immer Ihre Routine aussieht, fragen Sie Ihr Kind einfach mal, ob es nicht dabei helfen möchte, eine neue Tradition zu begründen.

- ✔ Ist der Sonntagmorgen wirklich die Zeit für Spiegeleier mit Schinken? Wie wär's stattdessen mit einem Spaziergang durch den Park oder einer Radtour durch die nähere Umgebung?
- ✔ Werden Geburtstage normalerweise mit einem reichhaltigen Essen und einer dicken Sahnetorte gefeiert? Holen Sie Ihr Kind an seinem Geburtstag doch einfach mal von der Schule ab und machen Sie mit ihm eine Wanderung durch den nächsten Naturpark – inklusive Picknick.
- ✔ Verbringen Sie im Einkaufszentrum mehr Zeit an der Imbisstheke als beim Shopping? Essen Sie lieber zu Hause und laufen Sie vor dem Einkaufen zwei Mal um den Parkplatz vor dem Einkaufszentrum. Oder belohnen Sie sich dafür, dass Sie die Feiertagseinkäufe erledigt haben, mit einem Abstecher ins Schwimmbad oder auf den Basketballplatz.
- ✔ Wird bei Ihnen in der Zeit zwischen Weihnachten und Neujahr ständig gegessen – fette Gänse und Enten, Sahnetorten, Marzipan und viele, viele Plätzchen? Was würde wohl passieren, wenn Sie diese Kalorienbomben durch Obst ersetzen? Wie wär's, wenn Sie die Feiertage dazu nutzten, mit der Familie durch den Schnee zu wandern? Vielleicht könnten Sie an einem der freien Tage auch die Freunde Ihres Kindes zu einem gemeinsamen Tischtennisturnier einladen.

Tradition muss kein Synonym für schlechte Angewohnheiten sein. Reden mit Ihrem Kind darüber, wie Sie die alte Routine kreativ verändern können. Vielleicht können Sie Ihre Familie nicht von der Tradition abbringen, am 2. Weihnachtsfeiertag ins Kino zu gehen, aber versuchen Sie, sie davor oder danach zu einem ausgedehnten Spaziergang zu überreden.

Lassen Sie Ihr Kind seine Lieblingssportart finden

Wenn Ihr Kind aktiver Sportler ist, haben Sie als Eltern ein hartes Schicksal. Sie müssen es voll unterstützen, Sie müssen für alle möglichen Ausrüstungsgegenstände, Trainingslager und andere Veranstaltungen bezahlen und so viele Wettkämpfe wie möglich besuchen, das Kind zum Training fahren und so weiter. Weiter sollen Sie aber auch wirklich nicht gehen. Egal wie sehr Sie es sich wünschen, dass Ihr Kind die nächsten Stadtmeisterschaften im Freistil gewinnt, mit Druck und erzwungenen Extra-Trainingseinheiten werden Sie nichts erreichen.

Die wenigsten Kinder schaffen es, Weltklassesportler zu werden. Wenn Ihr Kind sich einem bestimmten Sport widmet und ihn mit Leidenschaft ausübt, sollten Sie dieses Engagement rückhaltlos unterstützen – was viel Geld und Zeit bedeutet, die Sie dafür aufbringen müssen. Wenn er oder sie dann aber beschließt, eine andere Sportart zu probieren, sollten Sie auch diese Entscheidung unterstützen. Das Kind wird Freundschaften schließen, die vielleicht ein Leben lang halten, und wertvolle Lektionen über Teamwork lernen. Die meisten Kinder, die zu einem bestimmten Sport gezwungen werden, bleiben meist nicht lange dabei.

Wenn Ihr Kind plötzlich jedes Interesse an den Sportarten verliert, die in der Schule oder im Verein angeboten werden, haben Sie die Möglichkeit, zusammen mit ihm eine Alternative zu finden. Suchen Sie sich irgendeine Aktivität aus, die Sie beide mögen (von Yoga bis Inline-Skating ist alles möglich), kaufen Sie sich die beste Ausrüstung und legen Sie los. Konzentrieren Sie sich dabei auf den Spaß-Aspekt und nicht so sehr auf den idealen Puls, die Workout-Intensität und den Kalorienverbrauch.

Aktiv bleiben im Alter

21

In diesem Kapitel

- Was Fitness Ihnen im Alter nützt
- Ein Übungsprogramm für Senioren
- Vorsicht bei den Übungen
- Trainingsmöglichkeiten für ältere Menschen

In den reiferen Jahren sollten Sie doch eigentlich all das genießen, worauf Sie sich ein Leben lang gefreut haben: Ruhestand, Entspannung und die vielen Senioren-Ermäßigungen. Viele Senioren leiden aber an einer Vielzahl unterschiedlicher Krankheiten und Probleme, was dazu führt, dass sie ihre Kraft und Ausdauer viel zu schnell verlieren.

Das Geheimnis, langsamer alt zu werden und dabei gleichzeitig gesund zu bleiben, liegt in einem einzigen Wort: Fitness. Aktivität im Alter bietet Ihnen erhebliche Vorteile: Sie sehen jünger aus, fühlen sich jünger und schützen sich vor lebensbedrohlichen Krankheiten. In diesem Kapitel zeigen wir Ihnen diese Vorteile, sagen Ihnen, wie und wo Sie damit anfangen können, fit zu werden, und geben ein paar Sicherheitstipps.

Halten Sie sich mit Training fit

Wenn Sie zu den Senioren gehören, die Fitness für ein Vorrecht der Jugend halten, sollten Sie einmal genau überlegen. Eine gerade veröffentlichte Studie hat gezeigt, dass Menschen über 60 Jahre genauso hart trainieren und davon genauso profitieren können wie junge Leute.

Die Gründe dafür, im Alter mit einem Training zu beginnen oder ein Training weiterzuführen, sind stichhaltig: Einer davon ist die Tatsache, dass Sie sich 10 bis 20 Jahre jünger fühlen werden. Überlegen Sie mal, in welchem Maße Sie Ihr Leben durch eine Kombination von Ausdauer- (Walking oder Radfahren) und Krafttraining (Gewichtheben) verbessern könnten, das Sie mehrmals in der Woche absolvieren.

- ✔ Sie werden mehr Energie haben.
- ✔ Sie werden weniger unter Depressionen und Ängsten leiden.
- ✔ Sie können leichter abnehmen.
- ✔ Sie verbessern die Knochendichte, bauen Muskelkraft auf und verlangsamen den altersbedingten Muskelabbau.
- ✔ Sie verbessern Ihr Gleichgewichtsgefühl, was Sie vor Stürzen und Knochenbrüchen bewahren kann.

- Sie können Ihre Rückenschmerzen lindern (besonders mit Gewichtheben).
- Sie stärken Ihr Immunsystem.
- Sie senken den Blutdruck.
- Sie verringern das Risiko von Herzerkrankungen, Arthritis, Diabetes, Darmkrebs, Alzheimer und Altersdemenz.
- Ihre geistige Vitalität nimmt zu.
- Sie werden unabhängiger bei Ihren alltäglichen Aktivitäten.

Wenn Sie eine Arzneimittelwerbung sehen würden, die nur die Hälfte dieser Vorteile aufzählen würde, würden Sie bestimmt sofort zu Ihrem Arzt laufen und um ein entsprechendes Rezept bitten. Hier also Ihr Übungsrezept: Lassen Sie bei Ihrem Arzt ein Check-up machen und – egal, wie viel sportliche Erfahrungen Sie haben oder wie alt Sie sind – fangen Sie dann sofort mit Ausdauerübungen (siehe Teil III), Krafttraining (siehe Teil IV) oder einer Kombination von beidem (siehe Teil V) in kleiner Dosierung (drei bis fünf Tage pro Woche) an. Wenn der erste Muskelkater verschwunden ist und Sie etwas fitter geworden sind, verlängern Sie Ihre Workout-Zeit, steigern Sie Ihr Tempo und legen Sie etwas mehr Gewicht auf die Hantel. Und denken Sie auch an das tägliche Stretching (siehe Kapitel 4).

Wo soll ich anfangen?

Finden Sie die Idee, mit einem Workout zu beginnen, ein bisschen gewagt oder wissen Sie nicht, wo Sie anfangen sollen? Da sind Sie nicht allein: 85 Prozent aller Senioren trainieren ihren Körper nicht regelmäßig. Wenn das auch für Sie gilt, haben Sie mit diesem Buch die richtige Lektüre in der Hand. Alle Hinweise und Informationen in diesem Buch gelten auch für Sie. Wenn Sie früher keinen Workout gemacht haben, finden Sie in Kapitel 1 eine Menge Tipps, wie Sie Ihren gegenwärtigen Fitnesszustand testen können. Blättern Sie danach zu Kapitel 2, in dem Sie erfahren, welche Workout-Ziele Sie sich setzen können.

Einer der wichtigsten Gründe dafür, dass viele Senioren sich nicht an eine Workout-Routine halten, liegt am Fehlen sofort erkennbarer Resultate. Laufen Sie nicht auch in diese Falle! Fit werden braucht seine Zeit. Wenn Sie aber mit einer Kombination aus Ausdauer- und Krafttraining beginnen, werden Sie schon in ein oder zwei Wochen kleine Unterschiede bemerken. Nach einem Monat passen Ihnen vielleicht Ihre alten Hemden wieder, und nach drei Monaten werden sich Ihre Enkel vielleicht darüber wundern, dass Oma oder Opa sie mit dem Fahrrad überholt. Regelmäßiges Training ist wie eine Quelle, aus der Sie ein Stückchen Jugend schöpfen können. Der Zaubertrank braucht seine Zeit, bis er seine Wirkung zeigt, aber wenn Sie eine Disziplin gefunden haben, die Ihnen Spaß macht, werden Sie sie nach kurzer Zeit nicht mehr missen mögen.

Ausdauer-Workouts für ein gesundes Herz

Da ein Ausdauertraining den Puls senkt, die Lungenfunktion verbessert und Ihnen mehr Energie gibt, sollten Sie es in Ihr Workout-Programm aufnehmen. In Kapitel 6 erfahren Sie, was als Ausdauertraining gilt und was nicht, wie weit Sie beim Training gehen dürfen und wie viel Kilometer (oder Minuten) Sie laufen oder Rad fahren müssen, um optimal trainiert zu sein.

Wenn Sie Informationen über Ausdauergeräte wie beispielsweise Laufbänder, Ellipsentrainer, Stepper oder Ergometer brauchen, lesen Sie Kapitel 7, in dem diese Geräte in allen Einzelheiten vorgestellt werden. In diesem Kapitel finden Sie außerdem Tipps, wie sich Langeweile beim Training bekämpfen lässt und wie Sie Abwechslung in die tägliche Routine bringen können.

Wenn Sie ein Ausdauertraining mit einem Widerstandstraining (im folgenden Abschnitt) verbinden wollen, sollten Sie es mit Zirkeltraining versuchen, das wir in Kapitel 13 behandeln.

Suchen Sie sich ein Studio, das auf Ihre Bedürfnisse eingeht

Sie werden wahrscheinlich nicht viele, speziell auf Senioren zugeschnittene Fitnessstudios finden, aber mit ein wenig Glück können Sie vielleicht ein Studio finden, das Ihre individuellen Bedürfnisse erfüllt. In Kapitel 16 finden Sie Hinweise zur Wahl des richtigen Fitnessstudios. Wenn Sie interessiert sind an einer Mitgliedschaft in einem Fitnessclub, nehmen Sie sich ein paar Minuten Zeit für dieses Kapitel. Wenn Sie ein Studio besuchen, das für Sie in Frage kommen könnte, sollten Sie die folgenden Fragen stellen:

- ✔ **Hat einer der Mitarbeiter Erfahrungen im Training von Senioren?** Mit einem Trainer, der sich ausschließlich mit jungen Leuten beschäftigt, können Sie nicht viel anfangen.
- ✔ **Gibt es spezielle Fitnesskurse für Senioren?** Manche Fitnessstudios bieten spezielle Kurse für Senioren an – von Marathon-Trainingsgruppen bis hin zu Pilates und Yoga. Wenn der örtliche Club keine Seniorenaktivitäten anbietet, fragen Sie mal beim Sportverein, bei der Volkshochschule oder den örtlichen Familienbildungsstätten nach.
- ✔ **Wie steht's mit einem Seniorenrabatt?** Wenn Sie schon im Museum und anderen öffentlichen Einrichtungen Rabatt bekommen, warum nicht auch im Fitnessclub? Scheuen Sie sich nicht, nach Ermäßigungen zu fragen. Rabatte werden nicht immer groß angepriesen, aber vielleicht können Sie ja ein schönes Schnäppchen machen.

Widerstandstraining bringt frische Kraft

Wenn Sie meinen, Gewichtheben sei nur etwas für junge Bodybuilder-Typen, sollten Sie Kapitel 9 lesen, in dem Sie einiges über die Vorteile des so genannten Widerstandstrainings erfahren. Wenn Sie ein oder zwei Tage Gewichttraining in Ihre Workout-Routine aufnehmen, gewinnen Sie an Kraft und können mehr Kalorien zu sich nehmen, ohne zuzunehmen. Und haben Sie keine Angst: Die meisten Leute entwickeln durch Gewichttraining keine schwellenden Bizepse oder Brustmuskeln. Die Muskeln werden dadurch lediglich trainiert und besser ausgeformt. Wenn Sie nicht wissen, wie man mit der Gewichtheberausrüstung umgeht, lesen Sie Kapitel 11. In Kapitel 12 erfahren Sie, wie Sie sich ein eigenes Krafttrainingsprogramm zusammenstellen können.

Der größte Vorteil eines Widerstandstrainings ist die allgemeine Kraftsteigerung, die Ihnen größere Unabhängigkeit im Alltag verleiht. Sie können wieder ohne Probleme Ihre Einkäufe zum Auto tragen, können Ihre Möbel umstellen, wann immer es Ihnen gefällt, und müssen nicht extra darauf warten, bis der Schwiegersohn sich mal wieder blicken lässt.

Pilates trainiert das Gleichgewichtsgefühl

Jedes Jahr hat einer von vier Senioren im Alter von über 65 Jahren einen ernsthaften Sturz mit Verletzungen, die zu einer Einschränkung der Mobilität führen können. Glücklicherweise können Sie die Wahrscheinlichkeit, einen Sturz zu erleben, durch ein Fitnesstraining erheblich verringern. Und wenn Sie mal fallen, ist die Chance größer, den Sturz rechtzeitig abfangen und abmildern zu können. Sowohl Ausdauer- als auch Krafttraining verbessern das Gleichgewichtsgefühl. Pilates (siehe Kapitel 15) konzentriert sich ganz besonders auf das Training der *Kernmuskeln* Ihres Körpers (Bauchmuskeln, Rücken-, Hüft- und Gesäßmuskeln). Wenn diese Muskeln kräftig genug sind, sind Gleichgewichtsprobleme kein Thema mehr.

Versuchen Sie es einfach mal mit einem Pilates-Kurs oder besorgen Sie sich ein Pilates-Video. Dieses Training ist zu Anfang vielleicht etwas schwierig (in Kapitel 15 finden Sie einige Beispielübungen), steigert aber die Kraft in den Kernmuskeln und stärkt den Gleichgewichtssinn in einem Ausmaß, dass Sie sich fragen werden, wie Sie es jemals ohne Pilates ausgehalten haben. In Kapitel 18 finden Sie Informationen über BOSU, ein Kardio-Workoutgerät, das für die Stärkung von Gleichgewichtsgefühl und Beweglichkeit bekannt ist.

Stretching und Yoga steigern die Beweglichkeit

Stretching (entweder als eigene Disziplin, wie in Kapitel 4 gezeigt, oder im Rahmen einer Yoga-Routine) kann der Verkürzung von Muskeln und Bändern vorbeugen. Diese Verkürzung ist einer der Gründe dafür, dass manche Menschen im Alter einen Buckel entwickeln. Wir raten Ihnen, täglich einige Stretch- und einfache Yoga-Übungen durchzuführen – auch an den Tagen, für die Sie an sich keinen Workout eingeplant haben. Wenn Sie diese Routine erst verinnerlicht haben, werden Sie feststellen, dass das Stretch-Training und die daraus resultierende wundervolle Entspannung zu den schönsten Momenten des Tages gehören.

Sicherheitstipps für Senioren

Bevor Sie mit einem Fitnessprogramm beginnen, lassen Sie sich vorsichtshalber von Ihrem Arzt untersuchen. Beim Workout sollten Sie die folgenden Sicherheitshinweise beachten:

✔ Wärmen Sie sich vor dem Workout auf und lassen Sie es mit einer Abkühlphase ausklingen (siehe Kapitel 6). Machen Sie außerdem einige Stretchübungen (siehe Kapitel 4).

✔ Achten Sie darauf, ob Sie sich während des Trainings unterhalten können. Wenn Sie Probleme damit haben, verringern Sie die Trainingsintensität oder machen Sie eine kleine Pause.

✔ Halten Sie bei den Übungen niemals den Atem an, besonders nicht beim Gewichtheben.

✔ Nehmen Sie genug Flüssigkeit zu sich (siehe Kapitel 7). Denken Sie immer daran: Wenn Sie sich durstig fühlen, hat der Flüssigkeitsmangel schon eingesetzt.

✔ Wenn es warm ist, tragen Sie Sportbekleidung aus Hightech-Fasern, die die Wärme besser ableiten. Denken Sie auch an die Sonnenbrille und eine Baseballkappe.

✔ Im Winter sollten Sie mehrere Lagen Sweatshirts oder Hosen übereinander anziehen. Wenn der Körper warm wird, können Sie eine Lage nach der anderen ablegen.

✔ Wenn Sie erkältet sind oder, was noch schlimmer ist, eine Grippe haben, machen Sie ein paar Tage Trainingspause.

✔ Stellen Sie das Training ein, wenn Sie eines der folgenden Anzeichen bemerken:

- Übelkeit, Schwächegefühl, Schwindel
- Rasender oder unregelmäßiger Puls
- Kalter Schweiß
- Brust- oder Nackenschmerzen, Engegefühl in der Brust
- Muskelschmerzen
- Übermäßige Müdigkeit oder starkes Schwächegefühl

Lernen Sie neue Freunde kennen

Ein Workout ist eine tolle Gelegenheit, um Menschen aller Altersstufen zu treffen – was natürlich besonders für Fitnessstudios gilt. Wenn Sie kein Fitnesscenter an Ihrem Wohnort haben, fragen Sie bei der Volkshochschule nach altersgerechten Kursen und schauen Sie auch mal in den Anzeigenteil Ihrer Zeitung Viele Selbsthilfegruppen annoncieren dort ihre Treffen. Natürlich können Sie zusammen mit Freunden und Familienangehörigen auch einen eigenen Workout-Club gründen. Ob Sie mit Ihren neuen Freunden im Fitnessstudio plaudern oder mit Ihren Enkeln im Park spazieren gehen, nutzen Sie Ihr Training immer auch als Gelegenheit zu sozialer Interaktion.

Teil VIII

Der Top-Ten-Teil

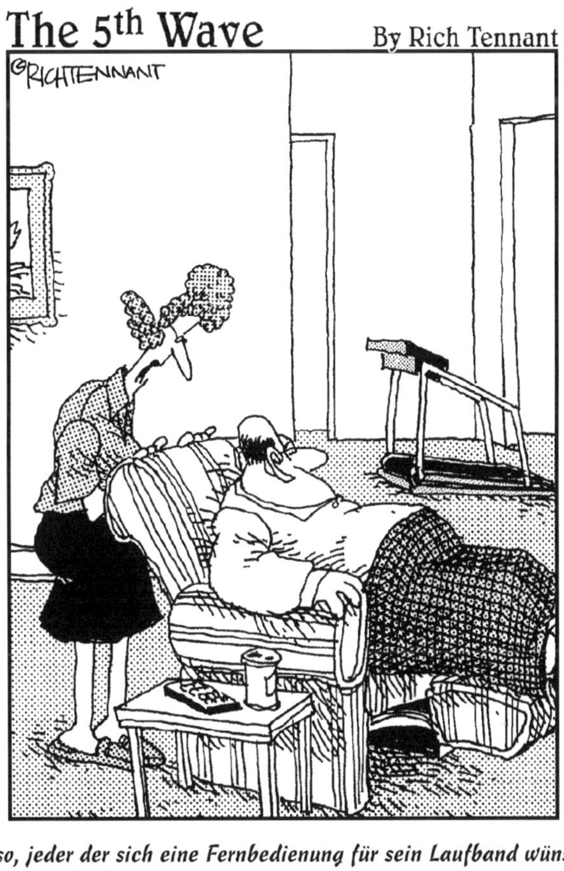

»Also, jeder der sich eine Fernbedienung für sein Laufband wünscht, hat nicht wirklich begriffen, um was es dabei überhaupt geht.«

In diesem Teil ...

setzen wir die Dummies-Tradition fort, wichtige Informationen einfach und übersichtlich in Zehner-Blöcken zusammenzustellen. Wenn Sie nicht sicher sind, ob Fitness sich für Sie lohnt, empfehlen wir Ihnen, in Kapitel 22 nachzuschlagen. Dort finden Sie die zehn wichtigsten Gründe für ein Fitnessprogramm. Kapitel 23 zeigt Ihnen, dass Sie schon für weniger als 100 Euro gute Fitnessgeräte und -hilfsmittel bekommen können. In Kapitel 24 nennen wir Ihnen die zehn besten Strategien gegen den drohenden Motivationsverlust.

Zehn wichtige Gründe für ein Fitnesstraining

22

In diesem Kapitel

- Verringern Sie Ihr Krankheitsrisiko
- Halten Sie Ihr Gewicht
- Gutes Aussehen kann auch nicht schaden
- Auch der Geist wird trainiert
- Training fördert die soziale Interaktion
- Steigern Sie Ihre Arbeitsleistung
- Vorteile für die ganze Familie
- Training macht einfach Spaß
- Genießen Sie das Leben

Wenn Sie nicht bereits wüssten, dass Training wichtig ist, hätten Sie das Geld für dieses Buch wohl eher in Süßigkeiten angelegt. Aber wenn man ein Workout-Programm beginnt, ist es immer wichtig zu wissen, warum man eigentlich diese merkwürdigen Eisenklötze anstatt zarter Bierdosen stemmt und so viele T-Shirts einschwitzt, dass die Waschmaschine gar nicht mehr zur Ruhe kommt.

Selbst wenn Sie bereits begeisterter Workout-Fan sind, werden Sie wahrscheinlich immer mal wieder erleben, dass die besten Vorsätze gegen die Trägheit keine Chance haben. Entweder sind Sie zu müde oder zu beschäftigt. Vielleicht hat auch der Hund die Hanteln versteckt. Wir haben diese Entschuldigungen alle schon gehört (und selbst benutzt). Wenn Sie einen dieser Momente erleben, schlagen Sie schnell dieses Kapitel auf. Besser noch: Kopieren Sie die Seiten und kleben Sie sie an die Kühlschranktür. Ein Blick auf diese Liste, und die Trägheit wird im Nu verfliegen.

Workouts helfen nicht gegen eingewachsene Zehennägel, Autobahnstaus oder schlechte TV-Talkshows. Wie wir aber in diesem Kapitel zeigen werden, kann Bewegung viele andere Wunder wirken. Hier also die zehn wichtigsten Gründe für einen Workout.

Sie verringern Ihr Krankheitsrisiko

Der wichtigste Grund für Workout ist vielleicht die Tatsache, dass Sie gesünder werden können. Die Gründe in der folgenden Liste reichen Ihnen vielleicht schon, um sofort zu den Laufschuhen zu greifen.

- ✔ **Sie erhöhen die Wahrscheinlichkeit für ein langes und gesundes Leben.** Eine Studie, die mit mehr als 20.000 Männern über acht Jahre lang durchgeführt wurde, hat ergeben, dass schlanke, aber untrainierte Männer eine höhere Sterblichkeitsrate aufwiesen als trainierte schlanke Männer. Sogar dicke trainierte (ja, auch diese Kombination ist möglich, wenn man nämlich mehr Kalorien zu sich nimmt, als durch den Workout verbrannt werden) Männer hatten eine geringere Sterblichkeitsrate als die schlanken Untrainierten.

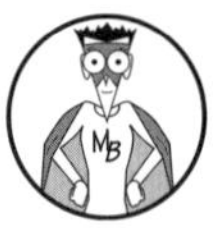

Sie haben mehr Energie. Leute, die sich über fehlende Energie zum Training beklagen, übersehen die Tatsache, dass ein Workout in Wirklichkeit Energie bringt. Eine Untersuchung mit Frauen um die 40 hat ergeben, dass sie nach einem Jahr Gewichthebetraining um 27 Prozent aktiver geworden sind.

- ✔ **Sie müssen nie mehr Schäfchen zählen.** Nach zwölf Wochen Aerobic und Krafttraining haben Testpersonen angegeben, schneller einschlafen und länger durchschlafen zu können als vor dem Training. Menschen, die sich wenig bewegt haben, aber mit einem regelmäßigen Training beginnen, verlängern die Dauer der Tiefschlafphase, die am erholsamsten ist.
- ✔ **Sie bleiben munter und beweglich.** Nur fünf Minuten Stretching am Tag halten Ihre Muskeln und Sie selbst beweglich und agil. Ob Sie nach der Handtasche auf den Rücksitz greifen oder sich nach dem Handtuch auf dem Badezimmerfußboden bücken müssen – Beweglichkeit ist von entscheidender Bedeutung im Alltag.
- ✔ **Sie verbessern Ihren Gleichgewichtssinn.** Nach drei Monaten Training zeigen 80-Jährige bei Balanceübungen (zum Beispiel auf einer gerade Linie gehen oder auf einem Bein stehen) die gleichen Leistungen wie drei bis zehn Jahre jüngere Menschen. Mit dem richtigen Gleichgewichtsgefühl erhalten Sie sich einen energischen Gang, der Sie vor Stürzen bewahren kann.
- ✔ **Sie erkälten sich nicht so schnell.** Ein moderates Training stärkt das Immunsystem. Menschen, die regelmäßig zum Walking gehen, zeigen weniger Erkältungssymptome als Stubenhocker.
- ✔ **Sie können die Schwächung des Immunsystems ausgleichen, die durch Gewichtsverlust verursacht wird.** Forschungen deuten darauf hin, dass eine Diät zu einem Verlust der Abwehrzellen führt, ein Aerobic-Programm oder ein Gewichttraining diesen Verlust jedoch wettmachen kann.
- ✔ **Sie erhöhen die Wahrscheinlichkeit, mit dem Rauchen aufhören zu können.** Leute, die intensiv trainieren, während sie versuchen, mit dem Rauchen aufzuhören, erhöhen die Wahrscheinlichkeit, endgültig aufzuhören, um das Doppelte. Außerdem nehmen sie auch nur halb so viel zu wie die Leute, die nicht trainieren.

- ✔ **Sie erhöhen das Plasmavolumen.** Regelmäßiges Training erhöht das Volumen der flüssigen Blutbestandteile. Das Blut wird dadurch dünner, was in einer Verringerung des Herzinfarktrisikos resultiert.
- ✔ **Sie schwächen die PMS-Symptome ab.** Fitnesstraining kann die Rücken- und Kopfschmerzen sowie die Ängste, die Teil des prämenstruellen Syndroms (PMS) sind, abschwächen. Bei regelmäßigem Training ist die Wahrscheinlichkeit von PMS sogar noch geringer.
- ✔ **Eine Geburt verläuft weitaus schneller.** Forschungen deuten darauf hin, dass die Wehen von trainierten Frauen um ein Drittel kürzer sind als bei untrainierten Frauen. Trainierte Frauen haben außerdem ein geringeres Risiko von Frühgeburten und erleben weniger Depressionen nach der Geburt.
- ✔ **Sie können die Symptome der Menopause mildern.** Aktive Frauen in den Wechseljahren erleben erheblich weniger das Gefühl aufsteigender Hitze als ihre inaktiven Geschlechtsgenossinnen. Und nach dem Training erleben sie häufig einen Stimmungsaufschwung.
- ✔ **Sie kräftigen Ihre Knochen.** Sowohl bei Männern als auch bei Frauen beginnt der Knochenabbau im Alter von 30 bis 40 Jahren. Gewichtheben kann diesen Abbau nicht nur stoppen, sondern manchmal sogar umkehren und damit das Risiko, an Osteoporose zu erkranken, drastisch reduzieren. Auch Walken und Joggen hilft, die Knochen gesund zu halten.
- ✔ **Sie bekommen nicht so leicht eine Stressfraktur.** Eine an Rekruten während der neunwöchigen Grundausbildung durchgeführte Untersuchung hat gezeigt, dass bei Männern mit unterdurchschnittlicher Beinkraft die Wahrscheinlichkeit, eine Stressfraktur und andere durch Überbeanspruchung verursachte Verletzungen zu entwickeln, fünf Mal höher war.
- ✔ **Sie bekommen nicht so leicht Sehnenscheidenentzündung.** Mit trainierten Armmuskeln ist die Wahrscheinlichkeit, dieses Leiden zu entwickeln, weitaus niedriger. Unter Sehnenscheidenentzündung leiden meistens Menschen, die ständig die gleiche Bewegung ausführen, wie etwa Supermarktkassiererinnen oder Schreibkräfte.
- ✔ **Sie können Arthritisschmerzen lindern.** Arthritispatienten können nicht nur unbesorgt an Workout-Programmen teilnehmen, sondern werden häufig auch mit einer Linderung der Schmerzen und gesteigerter Mobilität belohnt.
- ✔ **Sie verringern das Risiko von Gelenkverletzungen.** Kräftige Muskeln bieten Knochen und Gelenken mehr Unterstützung. Sie können sich also weniger leicht ein verstauchtes Fußgelenk nach einem gewagten Sprung von der letzten Treppenstufe zuziehen.
- ✔ **Sie erholen sich schneller von einem Unfall.** Wenn Sie, was wir nicht hoffen wollen, mal einen Verkehrsunfall oder einen anderen ernsten Unfall haben, wird Ihnen Ihre körperliche Fitness nutzen. Untrainierte Menschen haben eine geringere Überlebenschance und erholen sich langsamer.

- **Sie können Krampfaderschmerzen lindern.** Durch die überdehnten Krampfadern sammelt sich sehr viel Blut in den Beinen. Ein Training hilft, die dadurch verursachten Schmerzen zu lindern. Die Bewegung der Wadenmuskeln sorgt dafür, dass das Blut aus den Beinen heraus nach oben befördert wird.
- **Sie können Schmerzen im unteren Rückenbereich lindern.** Kräftige Bauch- und Rückenmuskeln beugen Rückenschmerzen vor
- **Sie können eine Rückenoperation vermeiden.** Eine Studie hat herausgefunden, dass die meisten Rückenschmerzpatienten, denen von einem Arzt eine Operation empfohlen worden ist, in der Lage waren, diesen Eingriff durch ein aggressives Rückentraining zu umgehen. 16 Monate nach Ende des Trainingsprogramms mussten nur noch drei von 36 Patienten operiert werden.
- **Sie halten den Blutdruck niedrig.** Menschen, die regelmäßig trainieren, haben eine um 30 Prozent niedrigere Wahrscheinlichkeit, einen fürs Herz bedrohlichen Bluthochdruck zu entwickeln. Regelmäßiger Workout kann auch Patienten helfen, die bereits unter Bluthochdruck leiden.
- **Sie halten Ihre Prostata gesund.** Drei Stunden Walking in der Woche kann das Risiko einer gutartigen Prostatavergrößerung verringern.
- **Sie werden nicht so leicht zuckerkrank.** Körperliche Fitness mit der damit verbundenen Senkung des Blutzucker- und Blutfettspiegels kann die Wahrscheinlichkeit, an Diabetes zu erkranken, drastisch senken. Und wenn Sie schon Diabetes haben, kann ein regelmäßiges Training unter ärztlicher Aufsicht die Symptome lindern.
- **Sie erkranken nicht so leicht an Dickdarmkrebs.** Ein moderates tägliches Training, wie etwa ein einstündiges Walking oder eine halbe Stunde Jogging, kann das Risiko, an Dickdarmkrebs zu erkranken, um 46 Prozent senken.
- **Sie können das Brustkrebsrisiko senken.** Studien deuten darauf hin, dass körperlich aktive Frauen weniger häufig an Brustkrebs erkranken als untrainierte Frauen.
- **Sie senken das Risiko, eine Erkrankung der Herzkranzgefäße zu entwickeln, der Todesursache Nummer eins in den USA.** Untrainierte Menschen haben die gleiche Wahrscheinlichkeit, Herzerkrankungen zu erleiden, wie Raucher. Körperliches Training kann dazu beitragen, den Cholesterinspiegel, besonders den des schlechten LDL-Cholesterins, zu senken. Wenn Sie allerdings erblich vorbelastet sind, kann Training allein den Cholesterinspiegel auch nicht in gesunden Grenzen halten.
- **Sie senken das Risiko, einen Schlaganfall zu erleiden.** Wenn Sie mehr als 1.000 Kalorien in der Woche durch körperliches Training (beispielsweise vier Stunden Walking pro Woche) verbrennen, haben Sie ein geringeres Schlaganfallrisiko. Wenn Sie 2.000 bis 3.000 Kalorien durch Training verbrauchen, können Sie das Risiko weiter drastisch senken.

Sie können Ihr Gewicht kontrollieren

Natürlich können Sie auch mit einer Diät abnehmen, aber leider verschwinden dabei eher die Muskeln als das Fett. Ein Gewichttraining verhindert, dass Muskeln beim Abnehmen abgebaut werden. Aerobic ist der effizienteste Weg zum Verbrennen von Kalorien. In der folgenden Liste sehen Sie die gewichtsbezogenen Vorteile eines regelmäßigen Trainings.

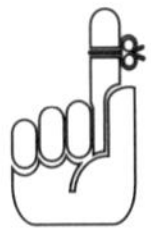

Sie regen den Stoffwechsel an. Was keine Pille, kein Pulver und kein Kraut schafft, das kann ein Gewichttraining leisten: Jedes Pfund Muskelmasse, das Sie entwickeln, verbrennt 30 bis 50 Kalorien pro Tag – keine hohe Zahl, die aber eine Gewichtszunahme im Alter verhindern kann. Bei fünf Kilo Muskelmasse sind das aber auch immerhin 300 bis 500 Kalorien.

- ✔ **Sie können mehr essen, ohne zuzunehmen.** Wenn Sie 2.000 Kalorien pro Woche auf einem Stepper verbrauchen, können Sie sich auch die Extraportion Weihnachtsgans erlauben.
- ✔ **Sie nehmen nicht so leicht wieder zu.** Die meisten Menschen nehmen das mühsam abgenommene Gewicht in ein bis drei Jahren wieder zu, weil sie nicht trainieren. Unter denjenigen, die es schaffen, ihr Gewicht zu halten, absolvieren 95 Prozent ein regelmäßiges Training.

Sie sehen einfach besser aus

Kein Workout kann es schaffen, aus Lieschen Müller eine Heidi Klum zu machen. Mit dem richtigen Programm können Sie aber wenigstens für einen knackigeren Po, festere Arme und wohl geformte Beine sorgen, die Ihnen folgende Vorteile bringen:

- ✔ **Sie können beim nächsten Klassentreffen Eindruck machen.** Waren Sie in der Schule das unscheinbare Mauerblümchen, mit dem sich niemand abgeben wollte? Beginnen Sie einfach ein Fitnessprogramm, und Sie werden der Star des nächsten Klassentreffens.
- ✔ **Sie können wieder ärmellose Blusen tragen.** Mit gut geformten Armen landen Sie vielleicht sogar noch einmal im Fernsehen.
- ✔ **Sie können sich wieder an den FKK-Strand trauen.** Na, vielleicht auch nicht. Aber Studien haben ergeben, dass trainierte Menschen selbstbewusster sind, was ihren Körper angeht, als untrainierte.
- ✔ **Sie sehen nicht nur jünger aus, sondern fühlen sich auch entsprechend.** Eine Studie hat gezeigt, dass Frauen in den Wechseljahren, die ein Jahr lang zweimal pro Woche ein Gewichttraining absolviert hatten, die Knochendichtewerte von 15 bis 20 Jahre jüngeren Frauen hatten.

Mehr Selbstvertrauen und Zufriedenheit

Viele Studien zeigen, dass man sich nach einem Workout einfach besser fühlt. Dieses Phänomen ist unter Joggern als *Runners' High* bekannt. Sowohl Aerobic- als auch Gewichttraining scheinen diesen Gefühlsschub zu verursachen.

- ✔ **Sie entwickeln ein Selbstvertrauen, das sich auch auf andere Lebensbereiche ausdehnt.** Das Gefühl, zu wissen, dass Sie in der Lage sind, 10.000 Meter zu laufen oder 20 Liegestütze zu machen, gibt Ihnen auch das Selbstvertrauen für die Präsentation vor Ihrem wichtigsten Kunden.
- ✔ **Sie verbessern Ihr Gedächtnis.** Eine Untersuchung hat gezeigt, dass vormals inaktive Frauen im Alter zwischen 60 und 75 Jahren, die drei Mal pro Woche eine Walking-Einheit absolvierten, ein um 25 Prozent besseres Gedächtnis hatten als ihre inaktiven Geschlechtsgenossinnen.
- ✔ **Sie leiden weniger unter Stress.** Mehr als 150 Studien haben es gezeigt: Regelmäßiges Training macht Sie lockerer und gelassener im Umgang mit stressigen Situationen.
- ✔ **Sie beruhigen den Geist und verbessern Ihre Atmung.** Aktivitäten wie beispielsweise Yoga, Pilates und Stretching sind das ideale Mittel gegen den Stress der modernen Welt mit ihren Handys, Faxgeräten und Computern. Lernen Sie, richtig zu atmen, und Sie können besser mit Stress und Ärger umgehen.
- ✔ **Sie haben den besseren Durchblick.** Sie erfahren eine Menge mehr über Ihre Nachbarschaft, wenn Sie durch die Straßen laufen, spazieren oder mit den Rad fahren, als wenn Sie mit dem Auto vorbeiflitzen.
- ✔ **Sie werden langfristig zufriedener.** Ein Workout macht nicht nur kurzfristig glücklich. Regelmäßiges Training sorgt auch für langfristige Zufriedenheit.
- ✔ **Sie haben weniger Depressionen.** Verschiedene Untersuchungen haben deutlich gezeigt, dass ein regelmäßiges Training klinisch depressiven Menschen aller Altersstufen helfen kann. Depressionen scheinen nach vier Wochen regelmäßigen Trainings zu verschwinden. Die deutlichsten Verbesserungen haben sich nach etwa 17 Wochen Training gezeigt.
- ✔ **Sie haben ein gesundes Ventil für jeden Ärger.** Anstatt den Chef anzubrüllen, können Sie Ihre Aggressionen in der nächsten Kickboxing-Stunde abbauen.

Die Vorteile im zwischenmenschlichen Bereich

Ein flotter Spaziergang oder eine Fahrradtour mit einem Freund oder mit dem Partner ist eine gute Gelegenheit, die neuesten Klatschgeschichten auszutauschen und sich über Freunde und die jeweiligen Familien auf dem Laufenden zu halten.

Sie verbessern auch Ihre Chancen, einen Partner fürs Leben zu finden. Haben Sie keine Lust mehr, in Kneipen oder auf irgendwelchen Veranstaltungen auf den Richtigen zu warten? Treten

Sie einfach einem Fitness- oder Sportclub bei, dort finden Sie haufenweise Menschen mit den gleichen Interessen.

Selbst wenn Sie nicht auf der Suche nach einem Partner sind, ist der Beginn einer neuen sportlichen Aktivität eine gute Gelegenheit, die sozialen Kontakte auszuweiten. Wenn Sie sich einem Wanderverein anschließen oder einem Fußballclub beitreten, treffen Sie Menschen aller Altersstufen und sozialen Schichten, die Sie anders wahrscheinlich nie kennen gelernt hätten.

Sie können bei der Arbeit mehr leisten

Ob Sie nun Krankenpfleger oder Anwältin, Geigenspielerin oder Hausmeister sind – Sie werden in jedem Fall davon profitieren, dass Sie viel mehr Energie, Konzentration und Ausdauer haben als zu den Stubenhockerzeiten. Schauen Sie sich folgende Gründe an:

- ✔ **Sie leiden weniger unter der Schichtarbeit:** Sind Sie Nachtkassierer in einer Tankstelle? Müssen Sie bei der Polizei in Wechselschichten arbeiten? Regelmäßiges Training mildert die dadurch verursachten Gesundheitsprobleme wie Schlafstörungen, unter denen besonders die Leute leiden, deren Arbeitsrhythmus nicht mit dem natürlichen Rhythmus des Körpers übereinstimmt.
- ✔ **Sie können besser im Team arbeiten.** Wenn Sie sich einem Fußballverein, einer Wandergruppe oder einem Fahrradclub anschließen, müssen Sie einfach lernen, mit anderen Menschen umzugehen. Diese Fähigkeit kann Ihnen schon beim nächsten Meeting oder der nächsten Elternversammlung von Nutzen sein.

Sie werden außerdem mehr Jobmöglichkeiten haben. Um Feuerwehrmann, Polizist oder Pilot zu werden, muss man einen Gesundheitstest bestehen. Und wenn Sie sich zum Ziel gesetzt haben, Türsteher vor Ihrer Lieblingsdisko zu werden, sind stramme Muskeln eine Einstellungsvoraussetzung.

Sie können Ihrer Firma eine Menge Ausgaben ersparen. Angestellte, die an firmeneigenen Fitnessprogrammen teilnehmen, müssen in der Regel weniger häufig zum Arzt und haben weniger Ausfallzeiten. Viele Unternehmen haben mit derartigen Programmen schon Millionen gespart.

Die Familie profitiert von Ihrer Fitness

Ein gemeinsames Training ist eine gute Gelegenheit, um die gesamte Familie zusammenzuführen. Natürlich können Sie sich auch im Wohnzimmer zusammensetzen und die Dias vom letzten Urlaub anschauen. Eine fitte Familie kann aber auch zusammen laufen, Rad fahren oder Pingpong spielen. Gemeinsames Training bietet folgende Vorteile:

- **Sie gewinnen als junger Vater an Selbstvertrauen.** Eine mit 87 jungen Vätern durchgeführte Studie hat folgendes Ergebnis gezeigt: Die trainierten Väter zeigten mehr Selbstvertrauen, was ihre neue Rolle anging, als die untrainierten. Das Gleiche gilt bestimmt auch für junge Mütter, obwohl es in dem Bereich noch keine Untersuchungen gegeben hat.

- **Sie geben Ihren Kindern ein gutes Beispiel.** Sie wollen doch sicher, dass Ihre Kinder gesund aufwachsen. Mit einem regelmäßigen Training können Sie ihnen ein gutes Vorbild sein. Das ist besonders wichtig in einer Zeit, in der die Übergewichtigkeit bei Kindern ständig zunimmt.

- **Die Kinder zeigen in der Schule bessere Leistungen.** Aktive Mädchen haben in der Regel bessere Schulnoten als inaktive. Bei ihnen ist außerdem die Schulabbrecherrate niedriger, dafür aber die Wahrscheinlichkeit höher, ein Universitätsstudium zu beginnen.

- **Kinder leisten mehr in den naturwissenschaftlichen Fächern.** Marie Curie hat weder einen Marathon gelaufen noch Fußball gespielt, aber viele Studien haben gezeigt, dass sportliche Mädchen bessere Noten in den naturwissenschaftlichen Fächern bekommen als ihre untrainierten Geschlechtsgenossinnen.

- **Sie entdecken Fähigkeiten in Ihren Kindern, die Sie nicht gekannt haben.** Vielleicht ist gerade Ihr Kind ein Tennistalent wie Steffi Graf, und Sie haben es nur nie entdeckt. Geben Sie den Kindern Gelegenheit zum Sport, oder Sie werden es nie herausfinden.

- **Ihre Kinder sind belastbarer.** Untersuchungen haben gezeigt, dass sportliche Kinder Enttäuschungen und Ablehnung besser wegstecken können als inaktive Kinder. Fitte Kinder sind außerdem weniger stressanfällig.

- **Ihre Kinder fangen wahrscheinlich nicht an zu rauchen.** Bei Mädchen und Jungen, die ihre Freizeit mit sportlichen Aktivitäten ausfüllen, ist die Wahrscheinlichkeit, mit dem Rauchen anzufangen, weitaus geringer als bei inaktiven Kindern.

- **Sie können mit den Enkelkindern mithalten.** Wäre es nicht schön, mit dem Enkel Fußball spielen zu können, ohne anschließend fürchterliche Knieschmerzen zu haben? Regelmäßiges Training verleiht Ihnen die Kraft und die Ausdauer, die Sie zu einem würdigen Gegner beim nächsten Familien-Fußballturnier machen wird.

Auch für die Gesundheit Ihres Dackels können Sie etwas tun. Nehmen Sie ihn mit, wenn Sie Ihre Runden durch den Stadtpark laufen. Tiere lieben Bewegung. Sie tollen lieber mit Ihnen herum, als im Haus den lebenden Bettvorleger zu spielen.

Sie können Ihr Konkurrenzstreben ausleben

Bei einem 5.000-Meter-Lauf oder einem Firmen-Golfturnier können Sie Ihr Konkurrenzstreben auf gesunde Weise ausleben. Selbst ein einsames Rennen gegen die Uhr kann diesem Zweck dienen und bewirkt, dass Sie auch in anderen Sportarten besser werden. Ein besonderes Tor oder ein gemeiner Aufschlag beim Tennis bringt nur vorübergehende Befriedigung. Regelmäßiges Training aber gibt Ihnen die Ausdauer und Beweglichkeit, mit der Sie Ihre Gegner zu Boden zwingen – auf dem Tennisplatz oder auf dem Fußballfeld.

Sie haben mehr Spaß im Leben

Wenn Sie eine Aktivität gefunden haben, die Sie mögen, sei es Step-Aerobic oder Indoor-Klettern, hören Sie auf, das Training als Quälerei zu betrachten, und freuen sich auf die nächste Trainingsrunde. Das Training ist wie die Pause in der Schule: die Zeit, in der Sie nicht ernst sein müssen, sondern herausgehen und spielen dürfen.

Sie haben außerdem eine Menge mehr Ferienoptionen. Anstatt wieder eine Kreuzfahrt oder Busreise zu machen, können Sie über die Alpen wandern oder mit dem Rad zum Nordkap fahren. Und anstatt sich zu Hause den ganzen Winter über einzuschließen und mit mehreren Pulloverlagen die zunehmenden Pfunde zu kaschieren, sollten Sie lieber Ski fahren, Schlittschuh laufen oder auf Schneeschuhen durch den verschneiten Wald wandern. All diese anstrengenden Aktivitäten verhindern die früher regelmäßige Gewichtszunahme während der kalten Jahreszeit.

Sie können das Leben besser genießen

Natürlich ist dies eine etwas allgemein gehaltene Kategorie. Tatsache ist aber, dass man mehr Spaß hat im Leben, wenn man fit ist. Werfen Sie noch einen Blick auf die folgenden Punkte:

- ✔ **Sie sind kreativer.** Eine Studie hat ergeben, dass die Probanden bei einem Kreativitätstest während eines Aerobic-Trainings besser abgeschnitten haben als die Testpersonen, die sich ein Video angeschaut haben. Nicht sehr überraschend: Viele Menschen haben bei körperlicher Betätigung die besten Ideen.
- ✔ **Sie können Ihre Zeitungsstapel abarbeiten.** Sieht es in Ihrem Wohnzimmer aus wie in einer Altpapier-Wiederverwertungsanlage? Fühlen Sie sich schuldig, dass Sie nicht dazu kommen, alle abonnierten Zeitschriften zu lesen? Sie können zwei Fliegen mit einer Klappe schlagen, wenn Sie die Zeitungen auf dem Ergometer oder dem Stepper abarbeiten.
- ✔ **Sie trainieren Ihre mathematischen Fähigkeiten.** Beim Zusammenstellen der Gewichte müssen Sie rechnen können. Wie schwer ist eine Hantelstange von 20 Kilo plus zwei Gewichte von jeweils 2,5 Kilo plus zwei Gewichte von jeweils 5 Kilo? Die Rechnungen werden etwas komplizierter, wenn Sie feststellen wollen, mit welcher Durchschnittsgeschwindigkeit Sie die tägliche Jogging-Runde absolviert haben.
- ✔ **Sie können sich im Haus nützlich machen.** Sie können das widerspenstige Gurkenglas endlich allein aufschrauben und brauchen keine Hilfe mehr, wenn es darum geht, das Gästebett für den Wochenendbesuch aufzustellen.

- ✔ **Sie sind produktiver.** Müssen Sie bei der Gartenarbeit alle 20 Minuten eine Pause machen, damit sich die schmerzenden Knie erholen können? Schaffen Sie nicht alle Erledigungen, weil Sie eine Pause brauchen? Verzichten Sie auf einen Besuch bei Ihrer besten Freundin, weil sie im fünften Stock wohnt und das Haus keinen Fahrstuhl hat? Wenn Sie fit sind, haben Sie damit keine Probleme mehr.

- ✔ **Sie schauen nicht so oft in den Fernseher.** Wenn körperliches Training Teil Ihres Lebens ist, haben Sie einfach keine Zeit mehr fürs Fernsehen.

- ✔ **Sie haben immer einen Grund für eine Shopping-Tour.** Sie können sich ohne jedes Schuldgefühl endlos viele Dinge kaufen, wie beispielsweise Pulsmesser, Hanteln, Gewichtheberhandschuhe, Alufelgen fürs Fahrrad oder eine schicke Windjacke für das Outdoor-Training.

- ✔ **Sie haben mehr Spaß im Ruhestand.** Wir haben nichts gegen Scrabble und Rommé, aber Senioren haben mehr Möglichkeiten, sich zu unterhalten – von Golf über Gartenarbeit bis zu Weltreisen.

- ✔ **Sie erfahren eine Menge über Ihren Körper.** Beim Gewichtheben werden Sie mit Ihren Muskeln und deren Aufgaben sehr gut vertraut. Sie merken, dass Ihre Rückenmuskeln arbeiten müssen, wenn Sie eine Stange an sich heranziehen, und erfahren, dass die Brustmuskeln tätig werden müssen, wenn Sie die Stange von sich wegstoßen.

- ✔ **Sie lernen eine neue Sprache.** Bizeps, Trizeps, Quadrizeps – schon nach kürzester Zeit werden Sie die Fachbegriffe aus der Workout-Welt beherrschen und können Ihre Freunde mit den neuen Fremdworten beeindrucken.

- ✔ **Sie werden die Leistungen der Sportler, die Sie im TV sehen, besser zu schätzen wissen.** Sie verstehen gar nicht, wie schwer es ist, einen schnellen Aufschlag zu spielen, einem blitzschnellen Aufwärtshaken auszuweichen oder 100 Kilometer bergauf zu radeln, wenn Sie es nicht einmal selbst versucht haben. Wenn Sie selber trainieren, werden Sie Veranstaltungen wie etwa die Tour de France oder den Berlin-Marathon mit ganz anderen Augen betrachten.

23

Zehn gute Investitionen in Ihre Fitness unter 100 Euro

In diesem Kapitel

- Wie mache ich mir das Training angenehmer?
- Wertvolle Hilfen
- Belohnen Sie sich für die harte Arbeit

Sie können zwar Tausende von Euro für Hightech-Trainingsgeräte ausgeben, aber einige der wertvollsten Fitnessprodukte sind schon für unter 100 Euro zu haben.

In diesem Kapitel empfehlen wir Ihnen verschiedene einfache Produkte und Dienstleistungen, die Schmerz in Vergnügen und Schinderei in Spaß verwandeln können. Diese zehn preiswerten Fitness-Investitionen werden sich vielfach auszahlen. Wir beginnen die Behandlung der Gegenstände mit dem billigsten und arbeiten uns dann in der Preisskala langsam weiter nach oben.

Eine Wasserflasche

Sie werden die zwei Liter Flüssigkeit, die Sie täglich mindestens trinken sollen, wahrscheinlich eher schaffen, wenn Sie ständig eine Flasche Wasser mit sich herumtragen – im Studio, im Büro oder vor dem Fernseher. Wenn Sie immer erst vom Laufband steigen und durch den ganzen Übungsraum bis zum nächsten Wasserhahn laufen müssen, werden Sie es sich wahrscheinlich jedes Mal anders überlegen. Ehrlich, es gibt absolut keine Entschuldigung dafür, keine Wasserflasche zu besitzen. Sie werden häufig als Werbegeschenk vergeben, wenn man einem Fitnessclub beitritt oder ein neues Fahrrad kauft. Und selbst wenn Sie eine kaufen müssten, würde es Sie nicht mehr als lumpige fünf Euro kosten.

Auch wenn eine Wasserflasche für das Indoor-Training ein ideales Hilfsmittel ist, gibt es für das Outdoor-Training ein noch besseres Produkt – das so genannte Hydration Pack. Es handelt sich dabei um einen isolierten Wasserbehälter, der beim Radfahren, Wandern oder Joggen wie ein leichter Rucksack getragen wird. Wenn Sie trinken wollen, angeln Sie sich mit dem Mund einfach den langen flexiblen Schlauch, der über die Schulter nach vorne geführt wird. Es werden von diesem Produkt mittlerweile sogar Winterversionen mit einem kälteisolierten Schlauch hergestellt. Untersuchungen deuten darauf hin, dass Hydration-Pack-Träger mehr Flüssigkeit zu sich nehmen als Flaschenträger. Das ist zu verstehen: Schließlich ist es bequemer, auf einen Schlauch zu beißen, der direkt neben dem Mund baumelt, als erst lange nach der Flasche zu suchen. Hydration Packs kosten zwischen 40 und 100 Euro. Viele Modelle sind auch mit Taschen ausgestattet, in denen Sie kleine Snacks, Geld, Reserveventile fürs Fahrrad und Ähnliches unterbringen können.

Ein gutes Paar Socken

Beim Kauf Ihrer Sportschuhe, Inline-Skates, Skier, Hemden und Jacken haben Sie sich wahrscheinlich einige Gedanken gemacht. Aber wie war es bei den Socken? Wahrscheinlich haben Sie sich irgendeinen 10er-Pack Sportsocken vom Grabbeltisch gegriffen und sind schnurstracks zur Kasse marschiert.

Es hört sich vielleicht lächerlich an, aber es werden für fast jede Sportart speziell zugeschnittene Socken angeboten. Und normalerweise sind sie auch ihr Geld wert. Socken fungieren als Puffer zwischen dem Fuß und dem Schuh und sollen Blasen- und Hornhautbildung und andere Fußprobleme vermeiden. Jede Sportart belastet die Füße auf eine ganz eigene Art und Weise. Und für jede Sportart braucht man einen anderen Schuh. Da ist es einleuchtend, wenn man auch unterschiedliche Socken anziehen muss. Es gibt sogar Unterschiede zwischen Laufsocken (Polsterung über Zehen und Spann) und Walking-Socken (mehr Polsterung im Hackenbereich).

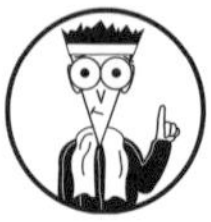

Suzanne hat früher zum Radfahren immer dieselben Socken angezogen wie zum Fernsehen. Erst an einem Paar Radler-Socken, die sie auf irgendeiner Wohltätigkeitsveranstaltung geschenkt bekam, hat sie den Unterschied erkannt. Radler-Socken leiten den Schweiß ab und lassen den Fuß atmen. Und wenn es regnet, bekommt man keine kalten Füße. Die zehn Euro für ein Paar schweißableitende Socken gibt Suzanne jetzt gerne aus.

Eine Stretching-Matte

Natürlich können Sie Ihre Stretchübungen auch auf einem Handtuch oder einem Perserteppich machen, aber Hand aufs Herz, wie oft tun Sie das? Eine Matte macht das Stretching bequemer und erinnert Sie immer daran, Ihre Beweglichkeitsübungen zu machen. Für sieben Euro bekommen Sie schon eine Übungsmatte aus flexiblem Plastikmaterial. Diese billigeren Matten lassen sich zwar schlecht zusammenrollen, passen aber in voller Länge gut unter ein Bett. Wenn Sie rund 30 Euro mehr ausgeben wollen, bekommen Sie auch eine Matte mit Stoffbezug, die sich bequem zusammenfalten lässt.

Wenn Sie Yoga- oder Meditationsübungen (siehe Kapitel 14) machen, sollten Sie sich für eine rutschfeste Matte entscheiden, die zwischen 15 und 40 Euro kosten. Diese Matten bestehen aus einem weichen, dünnen Plastikmaterial und sind mit einem rutschfesten Überzug versehen. Dieser Überzug kann Sie gut bei den Bewegungen unterstützen, die viel Balance erfordern.

Gewichtheberhandschuhe

Gewichtheben ist zwar gut für die Muskeln, nicht aber für die Handflächen. Nach einigen Wochen Gewichtheben und Training an den entsprechenden Geräten werden sich Ihre Handflächen wie Sandpapier anfühlen. Dagegen und auch gegen Schwielenbildung können Gewichtheberhandschuhe helfen, die Sie in Sportgeschäften für 15 bis 20 Euro bekommen.

Handschuhe verhindern nicht nur Schwielen und Blasen, sondern geben Ihnen auch einen besseren Griff. Suzanne schwört, dass sie mehr Klimmzüge schafft, wenn sie Handschuhe trägt, als wenn sie die glatte Stange mit bloßen Händen greifen muss. Sie ist inzwischen so an ihre Handschuhe gewöhnt, dass sie sie sogar mit in die Ferien nimmt.

Ein Workout-Protokoll

Sie werden vielleicht sagen, dass die Aufzeichnung von Workout-Ergebnissen in einem Tagebuch ein bisschen übertrieben ist. Schließlich haben wir alle doch schon genug Papierkram am Hals. Ein Workout-Protokoll liefert aber die Beweise für Ihr Trainingsengagement. Nicht ist motivierender, als die Erfolge schwarz auf weiß niedergeschrieben zu sehen.

Notieren Sie sich so viele Einzelheiten wie möglich (siehe auch Kapitel 2). Ein Workout-Protokoll muss keine besondere Form haben. Ein billiges Notizheft reicht völlig aus. Wir selbst bevorzugen die speziell für diesen Zweck vorlinierten Protokolle, die man im Sportgeschäft kaufen kann. Sie geben den Workouts noch mehr Bedeutung, als sie ohnehin schon haben. Viele enthalten auch wertvolle Trainingstipps und Übungsanregungen.

Eine Sporttasche

Sie würden wohl nicht im Traum daran denken, Ihre Hemden, Hosen, Socken und Schuhe in der Hand zu tragen, wenn Sie auf Reisen gehen. Aber es gibt tatsächliche viele, die mit vielen Plastiktüten für Walkman, Shampoo, Bekleidung und andere Dinge, die man beim Workout braucht, zum Training erscheinen. Vielleicht wissen diese armen Menschen einfach nicht, wie raffiniert moderne Sporttaschen sind. Die besten Taschen sind mit Einsätzen für alle nur denkbaren Gegenstände ausgestattet: kleine Einsätze für Mitgliedskarte, Geld, Hausschlüssel etc., große Einsätze für Bekleidung und speziell belüftete Einsätze für die verschwitzten T-Shirts und Socken. Es gibt außerdem Taschen, die auf bestimmte Sportarten zugeschnitten sind. In speziellen Inline-Skate-Taschen können Sie die Skates unterbringen; Fußballtaschen haben spezielle Einsätze, um die schmutzigen Stollen an den Schuhen von den übrigen Gegenständen fern zu halten.

Sie können eine gute Tasche schon für weniger als 50 Euro bekommen. Achten Sie beim Kauf auf ein solides und leicht waschbares Material. Am besten ist ein Nylongewebe; Baumwolle reißt leicht und verschmutzt zu schnell. Eine gute Sporttasche sollte einen steifen Boden haben, damit sie beim Abstellen aufrecht stehen bleibt. Wir bevorzugen Taschen, die außer Handgriffen auch Schulterriemen haben. Manchmal lässt sich eine Tasche einfach bequemer auf dem Rücken als in der Hand transportieren. Wenn Sie nach dem Training oft im Dunkeln nach Hause gehen müssen, sollten Sie darauf achten, dass die Tasche mit reflektierenden Warnstreifen ausgestattet ist.

Ein Pulsmessgerät

Pulsmessgeräte sind sowohl für Leistungssportler als auch für Hobby-Athleten eine gute Wahl. Da Ihr Pulsschlag immer genau anzeigt, wie hart Sie trainieren, können Sie mit seiner Hilfe Ihre Trainingsintensität sehr genau festlegen. Wir empfehlen diese Dinger allen Anfängern, die erst noch lernen müssen, wie weit sie beim Training gehen können. Sie eignen sich außerdem gut für Athleten, die für einen Wettkampf trainieren und das Gefühl kennen lernen wollen, am Leistungsmaximum zu trainieren. In Kapitel 6 finden Sie weitere Details über Pulsmessgeräte.

Die Preise gehen von 49 Euro für ein einfaches Gerät bis zu 400 Euro für einen Apparat, mit dem Sie die Daten auf Ihren Rechner übertragen und sogar Leistungskurven erstellen können.

Ein persönlicher Trainer

Einen persönlichen Trainer einzustellen, das scheint für die meisten von uns ein ähnlicher Luxus zu sein, wie sich seinen eigenen Chef aussuchen zu können. Nur die wenigsten sind so privilegiert. Aber wir reden hier nicht von einem lebenslangen Engagement. Sie können sich einen Trainer auch für ein paar Stunden mieten, um sich von ihm auf den richtigen Weg bringen zu lassen. Persönliche Fitnesstrainer verlangen zwischen 25 und 100 Euro pro Stunde. Wenn Sie sich mit einem Freund zusammentun, müssen Sie vielleicht sogar weniger bezahlen.

Wenn Sie den Trainer nur für wenige Stunden mieten wollen, sprechen Sie mit ihm, damit Sie in der kurzen Zeit so viel wie möglich behandeln können. Und seien Sie sich über Ihre Ziele im Klaren. Wollen Sie eine Workout-Routine lernen, die Sie auch auf Geschäftsreisen durchführen können, oder wollen Sie Ratschläge für die Fahrradtour in den nächsten Ferien? Brauchen Sie ein Trainingsprogramm zum Abnehmen? Überlegen Sie sich die Fragen, die Sie stellen müssen. Machen Sie sich Notizen. Sie wollen doch, dass die Investition sich lohnt!

Eine Massage

Bravo, Sie haben jetzt einen Monat lang trainiert und verdienen eine Belohnung. Was gibt es da Besseres als eine kräftige Massage?

Eine Massage löst die Verspannung in den Muskeln, lindert Stress und bringt Entspannung. Untersuchungen haben ergeben, dass eine Massage sogar die Erholung des Körpers nach einem Workout beschleunigen kann, da sie das Blut schneller fließen lässt, was in einer besseren Versorgung der Muskeln mit Sauerstoff und Nährstoffen resultiert. Eine Massage kann Sie außerdem geistig wachsamer werden lassen. Eine Studie hat gezeigt, dass die Testpersonen, die gerade massiert worden waren, verschiedene mathematische Probleme in der Hälfte der Zeit und mit weniger Fehlern lösen konnten als die Probanden ohne Massage.

Wir sind zwar nicht so sehr daran interessiert, dass Sie Ihre Algebrafertigkeiten ausbauen, empfehlen Ihnen aber trotzdem jederzeit eine Massage. Und das hat seinen Grund: Es fühlt sich einfach guuuut an! Je nachdem, wo Sie leben, kann eine einstündige Massage zwischen 30 und 100 Euro kosten. Wenn Sie den Masseur ins Haus kommen lassen, müssen Sie aber ein bisschen mehr aufwenden. Schließlich hat er auch Fahrkosten und muss seine ganzen Utensilien hin- und herschleppen.

Achten Sie darauf, dass Sie sich auch wirklich von einem ausgebildeten, das heißt staatlich geprüften Massagetherapeuten behandeln lassen. Eine laienhafte Massage kann durchaus das Gegenteil von dem bewirken, was sie eigentlich soll, und die Schmerzen in den Muskeln zusätzlich verstärken.

Eine Message

Zehn Strategien gegen den Motivationsverlust

24

In diesem Kapitel

- Bereiten Sie sich auf einen Wettkampf vor
- Lassen Sie sich von anderen inspirieren
- Peppen Sie Ihre Workouts auf

Manche Menschen entwickeln die Motivation für einen Workout sozusagen automatisch. Diese Leute haben für Sport die gleiche Leidenschaft, die andere für Wein, Autorennen oder das Börsengeschehen aufbringen.

Für die meisten von uns ist es aber leider so, dass die Motivation kommt und geht, wie sie will. Die Wahrheit ist, dass selbst die größten Fitnessfans manchmal keine Lust haben, die Schuhe anzuziehen und zum Training zu gehen.

Was unterscheidet nun die Leute, die sich aus dem tiefen Tal der Unlust befreien können, von den armen Wesen, die diesem Gefühl einfach nachgeben? Es gibt nicht nur eine einzige Strategie. Erfolgreiche Sportler verfügen über ein größeres Repertoire an Taktiken. In den folgenden Abschnitten finden Sie die besten Motivationsstrategien. Eine davon wird bestimmt auch bei Ihnen funktionieren.

Trainieren Sie für einen Wettkampf

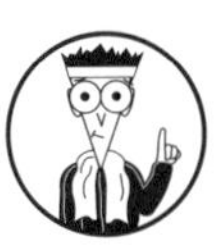

Suzanne hat einmal einen Gewichtheber interviewt, der sich selbst als »ziemlich faulen Typen« beschrieb. »Wenn ich nicht gerade für die Olympischen Spiele trainieren würde«, sagte er, »würde ich wahrscheinlich nicht mal zum Workout gehen.«

Auch wenn Sie vielleicht nicht gerade vorhaben, 200 Kilo vor Tausenden von Zuschauern zu stemmen, kann allein schon das Bewusstsein, für ein bestimmtes Sportereignis zu trainieren, Motivation für einen Workout sein. Gelegenheiten gibt's wie Sand am Meer: Es könnte ein 5.000-Meter-Lauf sein, ein Halbmarathon oder eine 150-Kilometer-Radtour, um nur einige zu nennen. Sobald Sie Ihre Startgebühr eingezahlt haben, werden Sie ein neues Gefühl entwickeln. Und das anschließende Gefühl, den Wettkampf bestanden zu haben, lässt sich mit nichts anderem vergleichen.

Wenn Sie Anfänger sind, sind Sportveranstaltungen für einen guten Zweck eine gute Gelegenheit, sich zu motivieren. Sie können sich erstens in Form bringen und haben zweitens das gute Gefühl, sich für eine gute Sache einzusetzen.

Halten Sie sich immer Ihre Ziele vor Augen

Der »faule« Olympionike aus dem vorigen Abschnitt hat ein Bild von den olympischen Ringen neben seinem Bett hängen. Manche Leute kleben sich ihre Ziele an die Badezimmer- oder Kühlschranktür. Suzanne kennt einen Schwimmer, der sich seine Ziele auf ein Kickboard geschrieben hat. Liz hat eine Klientin, die sich ihre Ziele als Bildschirmschoner auf ihren Rechner geladen hat. Immer wenn sie eine Pause macht, werden sie ihr automatisch vor Augen geführt.

Wo auch immer Sie Ihre Ziele notieren – schauen Sie sie täglich an, um sich Ihre Motivation zu erhalten. Was, Sie haben sich noch keine Gedanken über Ihre Ziele gemacht? Dann blättern Sie am besten sofort zurück zu Kapitel 2 und lesen es gründlich durch.

Trainieren Sie in einem Club oder einem Team

Als Suzanne noch alleine Rad fuhr, schlug sie ein eher moderates Tempo an und verlor meistens nach 30 Kilometern die Lust am Radeln. Sie kam immer nach Hause, ohne sich richtig angestrengt zu haben. Manchmal war sie so unmotiviert, dass sie den Wecker so lange weiterstellte, bis es zu spät war für einen Workout. Heutzutage springt sie beim ersten Summton aus dem Bett, mixt sich schnell einen Fruchtsaft zurecht und springt dann aufs Fahrrad. Der Grund liegt darin, dass sie sich einer Gruppe von 15 Radlern angeschlossen hat, die sich an drei Tagen in der Woche zum gemeinsamen Cycling-Workout treffen. Suzanne hat jetzt so viel Spaß am Radeln, dass ihr selbst die 50-minütige Fahrt zum Treffpunkt nichts ausmacht. Ein weiterer Pluspunkt: Durch das Training mit der Gruppe, die zunächst sehr viel schneller als Suzanne war, ist sie zu einer weitaus stärkeren Radlerin geworden.

Ob Sie sich nun einer Radlergruppe, einer Fußballmannschaft oder einem Schwimmclub anschließen, sicher ist, dass deren Mitglieder immer zu Ihrer Motivation beitragen werden. Keine Sorge, wenn Sie der Langsamste in der Gruppe sind. Seien Sie so schnell, wie es eben geht. Nach einiger Zeit werden Sie schon mit der Gruppe mithalten können. Lassen Sie sich nicht entmutigen, wenn eine Gruppe Sie nicht gleich mit offenen Armen empfängt. In manche Cliquen kommt man nicht so schnell hinein. Wenn Sie sich aber nicht abschrecken lassen, werden Sie bald einer oder eine der ihren sein.

Trainieren Sie zusammen mit einem Freund

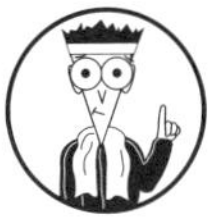

Wenn Sie keine Gruppe finden können, deren Terminplan sich mit Ihrem Tagesablauf vereinbaren lässt, trainieren Sie einfach zusammen mit einem Freund oder einer Freundin. Als Liz' Freundinnen Patty und Ann für ein Triathlon trainierten, trafen sie sich jeden Morgen um 4 Uhr zu einer gemeinsamen Fahrradtour, danach ging es zum Gewichtheben und anschließend zum Yoga. An den Wochenenden joggten und schwammen sie zusammen. Nach sechs Monaten gemeinsamen Trainings haben sie den Triathlon mit Erfolg abgeschlossen. Beide waren der Meinung, dass sie es ohne die Unterstützung und Motivation der anderen nicht geschafft hätten. »Wenn ich nicht gewusst hätte, dass Ann auf mich wartet, wäre ich morgens um vier bestimmt nicht aus den Federn gekommen«, sagte Patty.

Testen Sie regelmäßig Ihre Fitness

Ein regelmäßiges Training bringt Vorteile, die nicht unbedingt greifbar sind, wie beispielsweise mehr Energie und ein größeres Selbstbewusstsein. Sie können den Erfolg aber auch an harten Zahlen ablesen, nämlich wie viel Kilo auf der Hantel Sie heben können, um wie viel langsamer der Ruhepuls geworden ist, wie schnell Sie auf einem Kilometer sind oder wie viel Kilo Sie abgenommen haben. (Wir erklären all diese Tests in Kapitel 1.) Wenn Sie all diese Werte in einem Protokoll niederschreiben, können Sie Ihre Fortschritte über längere Zeit verfolgen.

Im ersten Jahr Ihres Trainings sollten Sie sich alle drei Monate testen lassen. (Zu Beginn eines Workout-Programms macht man immer die schnellsten Fortschritte, danach geht es weniger flott weiter.) Nach dem ersten Jahr empfehlen wir halbjährliche Tests.

Wenn Sie für ein bestimmtes Ereignis trainieren, sollten Sie einmal im Monat wie in einem richtigen Rennen alles geben und gegen die Uhr laufen. Wenn Sie es sich zum Ziel gesetzt haben, einen Kilometer in einer bestimmten Zeit zu laufen, sollten Sie Ihre Zeit selber einmal pro Monat stoppen. Wenn Sie richtig trainiert haben, werden Sie Ihrem Ziel mit jedem Monat etwas näher kommen.

Bringen Sie Abwechslung in Ihre Workouts

Für manche Menschen ist Routine ein Lebenselixier. Suzanne radelt oft zusammen mit einem 67 Jahre alten ehemaligen Rennradler namens Barry, der seit 41 Jahren an jedem Sonnabend die gleiche Route fährt. Zum Leidwesen seiner Frau weigert Barry sich auch, im Urlaub etwas anderes zu machen als Radfahren, weil er seine tägliche Radtour einfach nicht missen möchte.

Die meisten von uns brauchen allerdings ein bisschen Abwechslung, um motiviert zu bleiben. Aus diesem Grund sollten Sie es vielleicht mit einem Crosstraining versuchen, was nichts anderes bedeutet, als dass die Aktivitäten neu gemischt werden. Crosstraining hat für jeden eine andere Bedeutung. Sie könnten zum Beispiel die Disziplin variieren: Laufen am Montag, Radeln am Dienstag, Wandern am Mittwoch etc. Sie könnten aber auch die Geschwindigkeit oder das Terrain variieren: Schnell joggen in einer flachen Gegend am ersten Tag, langsam joggen in hügeligem Gelände am nächsten Tag etc. Sie könnten aber auch unterschiedliche Geräte verwenden: An einem Tag trainieren Sie am Seilzuggerät, am nächsten arbeiten Sie mit freien Gewichten und so weiter ... Wenn Sie immer nur auf dem Laufband trainieren, sollten Sie mal Ihren Horizont erweitern und auf den Ergometer steigen.

Ziehen Sie sich richtig an

Wir wollen Sie nicht dazu ermutigen, jede neue Mode auf dem Gebiet der Fitnessbekleidung mitzumachen – aber auch nicht dazu, das Fehlen passender Kleidung als Entschuldigung zu benutzen, um den Workout auszulassen. Aber schicke neue Jogging-Shorts oder superbequeme neue Sportschuhe könnten tatsächlich eine Menge dazu beitragen, Sie zum Training zu bewegen. Vielleicht fühlen Sie sich in den neuen Klamotten einfach besser, und außerdem können Sie Ihren Trainingskolleginnen mit dem neuen Outfit zu verstehen geben, dass Sie eine von ihnen sind.

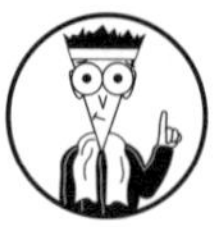

Als Liz mit dem Indoor-Klettern anfing, erschien sie zuerst immer in Jogging-Shorts und T-Shirt. Sie bemerkte, dass alle anderen Kletterdamen Tank Tops und Trainingshosen trugen, bei denen sie an den Beinen den elastischen Gummizug abgeschnitten hatten. Nach und nach passte sich Liz dem neuen Dresscode an und war um zwei Erkenntnisse reicher. Sie hatte erstens herausgefunden, dass die anderen sie in dem Moment anerkannten, als sie so aussah, als würde sie den Sport ernst nehmen. Aber noch wichtiger war die Erkenntnis, dass es tatsächlich einen Grund dafür gibt, dass Kletterer sich in der beschriebenen Weise anzogen. Lange Trainingshosen schützen vor Schrammen und blauen Flecken. Da die elastischen Bänder an den Hosenbeinen abgeschnitten sind, kann man sich freier bewegen. Und ärmellose Tank Tops geben ganz einfach mehr Armfreiheit.

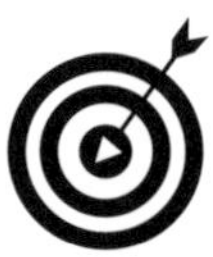

Wenn Sie eine bestimmte Aktivität besonders mögen, schauen Sie sich genau an, was die Trainingskolleginnen tragen. Das eine oder andere ausgesuchte Kleidungsstück könnte Sie in puncto Workout-Motivation unterstützen.

Lassen Sie sich unterhalten

Die richtige Kombination von sportlichen Aktivitäten mit den kleinen Freuden des Lebens kann die Zeit für einen Workout wie im Fluge vergehen lassen. Vielleicht haben Sie mehr Spaß am Laufbandtraining, wenn Sie sich dabei eine Folge von *Sex and the City* anschauen oder die neueste Stones-CD anhören.

Heutzutage haben Sie mehr Möglichkeiten als jemals zuvor, sich beim Workout unterhalten zu lassen. Die meisten Studios verfügen über irgendeine Art von Hightech-Unterhaltungssystem mit TV-, Radio- und manchmal sogar Internetzugang.

Wenn Sie nicht ins Studio gehen, können Sie zum Training den eigenen CD-Player mitnehmen und Musik hören. Moderne CD-Player haben keine Aussetzer mehr, auch wenn Sie sehr schnell laufen. Am besten eignen sich jedoch ultraleichte MP3-Player, auf denen Sie viele Stunden Musik speichern können. Achten Sie aber auf Ihre Umgebung, wenn Sie mit Player laufen oder gehen. Bei lauter Begleitmusik kann man leicht das Hupen eines Autos überhören.

Lesen Sie Erfolgsgeschichten

Wir reden hier nicht von den Anzeigen mit den erstaunlichen Vorher-nachher-Vergleichen, in denen ein miesepetriger Fettklops »in nur sechs Wochen« auf wundersame Weise in einen strahlenden Muskelprotz verwandelt wird.

Nein, wir meinen hier die echten Erfolgsgeschichten, die in seriösen Fitnessmagazinen und auf Fitness-Websites erscheinen. Die besten von ihnen bieten nicht nur Motivationshilfen, sondern auch detaillierte und realistische Ratschläge.

Nicht alle Erfolgsgeschichten handeln vom Abnehmen. Manche Geschichten haben den Kampf gegen Magersucht zum Thema, andere erzählen von Menschen, die nach dem ersten Schlaganfall mit dem Training angefangen haben. Und Sie finden diese Geschichten nicht nur in den einschlägigen Fitnesszeitungen, sondern auch in anderen Illustrierten, Frauenzeitschriften und Herrenmagazinen.

Stichwortverzeichnis

F

G

H

I

J

K

T

U

V

W

Y

Z